U0276327

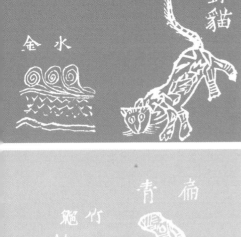

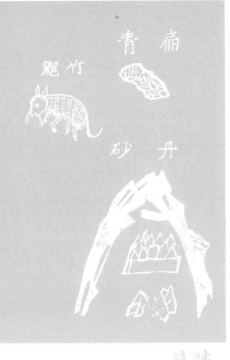

野貓

金水

青扁

魁竹

砂丹

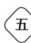

本草纲目

全本插图版

五

【明】李时珍 —— 撰

赵尚华 赵怀舟 点校

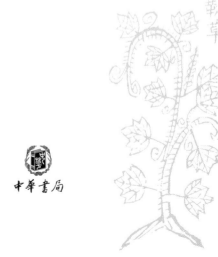

中华书局

第五册目录

第四十四卷　鳞部

目录

鲈鱼《嘉祐》

鳜鱼《开宝》　鰧鱼附

鲨鱼《纲目》

杜父鱼《拾遗》

石斑鱼《纲目》

石鲋鱼《拾遗》

黄鲴鱼《纲目》

鯈鱼《纲目》

鲙残鱼《食鉴》（即银鱼）

鱵鱼《纲目》

鱊鱼《纲目》

金鱼《纲目》　丹鱼附

右附方旧十三，新六十。

鳞之四无鳞鱼二十八种，附录九种

鳢鱼《本经》

鳗鲡鱼《别录》

海鳗鲡《日华》

鳝鱼《别录》

鳅鱼《纲目》

鳣鱼《拾遗》（即黄鱼）

鲟鱼《拾遗》

牛鱼《拾遗》

鮠鱼《拾遗》（即鮰鱼）

鮧鱼《别录》（即鲇鱼）

鳛鱼《纲目》（即孩儿鱼）

鮠鱼《拾遗》

黄颡鱼《食疗》

河豚《开宝》

海豚鱼《拾遗》

比目鱼《食疗》

鮹鱼《拾遗》

鲛鱼《唐本草》(即沙鱼)

乌贼鱼《本经》　柔鱼附

章鱼《纲目》

海鹞鱼《拾遗》(即邵阳鱼)

文鳐鱼《拾遗》

鱼虎《拾遗》

鱼师《纲目》

海蛇《拾遗》

虾《别录》

海虾《拾遗》

海马《拾遗》

附录

鲍鱼《别录》(即鳆鱼)

鳔鮧《拾遗》(即鳔胶)

鱼鲙《拾遗》

鱼鲊《拾遗》

鱼脂《拾遗》

鱼魫《纲目》

鱼鳞《纲目》

鱼子《纲目》

诸鱼有毒《拾遗》

右附方旧九,新六十。

第四十四卷　鳞部

鳞之三鱼类三十一种

鲤鱼《本经·上品》

【释名】〔时珍曰〕鲤鳞有十字文理,故名鲤。虽困死,鳞不反白。〔颂曰〕崔豹云:兖州人呼赤鲤为玄驹,白鲤为白骥,黄鲤为黄骓。

【集解】〔《别录》曰〕生九江池泽。取无时。〔颂曰〕处处有之。其脊中鳞一道,从头至尾,无大小,皆三十六鳞,每鳞有小黑点。诸鱼惟此最佳,故为食品上味。〔弘景曰〕鲤为诸鱼之长,形既可爱,又能神变,乃至飞越江湖,所以仙人琴高乘之也。山上水中有此,不可食。

肉

〔气味〕甘,平,无毒。〔《日华》曰〕凉,有小毒。〔宗奭曰〕鲤,至阴之物,其鳞故三十六。阴极则阳复,故《素问》言鱼热中。王叔和言热则生风,食之多能发风热。《日华》言凉,非也。风家食之,贻祸无穷。〔时

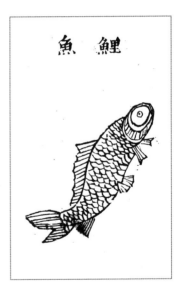

鲤鱼

珍曰〕按丹溪朱氏言：诸鱼在水，无一息之停，皆能动风动火，不独鲤也。〔诜曰〕鲤脊上两筋及黑血有毒，溪涧中者毒在脑，俱不可食。凡炙鲤鱼不可使烟入目，损目光，三日内必验也。天行病后、下痢及宿癥，俱不可食。服天门冬、朱砂人不可食。不可合犬肉及葵菜食。

〔主治〕煮食，治咳逆上气，黄疸，止渴。生者，治水肿脚满，下气（《别录》）。治怀妊身肿，及胎气不安（《日华》）。煮食，下水气，利小便（时珍）。作鲙，温补，去冷气，痃癖气块，横关伏梁，结在心腹（藏器）。治上气，咳嗽喘促（《心镜》）。烧末，能发汗，定气喘咳嗽，下乳汁，消肿。米饮调服，治大人小儿暴痢。用童便浸煨，止反胃及恶风入腹（时珍）。

〔发明〕〔时珍曰〕鲤乃阴中之阳，其功长于利小便。故能消肿胀黄疸，脚气喘嗽，湿热之病。作鲙则性温，故能去痃结冷气之病。烧之则从火化，故能发散风寒，平肺通乳，解肠胃及肿毒之邪。按刘河间云：鲤之治水，鹜之利水，所谓因其气相感也。

〔附方〕旧五，新八。

水肿范汪：用大鲤鱼一头，醋三升，煮干食。一日一作。○《外台》：用大鲤一尾，赤小豆一升，水二斗，煮食饮汁，一顿服尽，当下利尽即差。

妊娠水肿方同上。

水肿胀满赤尾鲤鱼（一斤）破开，不见水及盐，以生矾五钱研末，入腹内，火纸包裹，外以黄土泥包，放灶内煨熟取出，去纸、泥，送粥。食头者上消，食身、尾者下消，一日用尽。屡试经验（杨拱《医方摘要》）。

妊娠感寒用鲤鱼一头烧末，酒服方寸匕，令汗出（《秘录》）。

胎气不长用鲤鱼肉同盐、枣煮汁，饮之（《集验》）。

胎动不安及妇人数伤胎，下血不止。鲤鱼一个（治净），阿胶（炒）一两，糯米二合，水二升，入葱、姜、橘皮、盐各少许，煮臛食。五七日效（《圣惠方》）。

乳汁不通用鲤鱼一头烧末。每服一钱，酒调下（《产宝》）。

咳嗽气喘用鲤鱼一头去鳞，纸裹炮熟，去刺研末，同糯米煮粥，空心食（《心镜》）。

恶风入腹久肿恶风入腹，及女人新产，风入产户内，如马鞭，嘘吸短气咳嗽者。用鲤鱼长一尺五寸，以尿浸一宿，平旦以木篦从头贯至尾，文火炙熟，去皮，空心顿食。勿用盐、醋（《外台》）。

反胃吐食用鲤鱼一头，童便浸一夜，炮焦研末，同米煮粥食之（《寿域》）。

一切肿毒已溃未溃者。用鲤鱼烧灰，醋和涂之，以愈为度（《外台》）。

积年骨疽一捏一汁出者。熬饴糖勃疮上，仍破生鲤鱼擒之。顷时刮视，虫出。更洗傅药，虫尽则愈（《肘后》）。

小儿木舌长大满口。鲤鱼肉切片贴之，以帛系定（《圣惠》）。

鲊

〔气味〕咸，平，无毒。〔弘景曰〕不可合豆藿食，乃成消渴。

〔主治〕杀虫（藏器）。

〔附方〕新一。

聤耳有虫脓血日夜不止。用鲤鱼鲊三斤，鲤鱼脑一枚，鲤鱼肠一具（洗切），乌麻子（炒研）一升，同捣，入器中，微火炙暖，布裹贴耳。两食顷，有白虫出，尽则愈。慎风寒（《千金》）。

胆

〔气味〕苦，寒，无毒。〔甄权曰〕蜀漆为使。

〔主治〕目热赤痛,青盲,明目。久服强悍,益志气(《本经》)。点眼,治赤肿翳痛。涂小儿热肿(甄权)。点雀目,燥痛即明(《肘后》)。滴耳,治聋(藏器)。

〔附方〕旧一,新三。

小儿咽肿喉痹者。用鲤鱼胆二七枚,和灶底土,以涂咽外,立效(《千金方》)。

大人阴痿鲤鱼胆、雄鸡肝各一枚为末,雀卵和丸小豆大。每吞一丸(《千金方》)。

睛上生晕不问久新。鲤鱼长一尺二寸者,取胆滴铜镜上,阴干。竹刀刮下。每点少许(《总录》)。

赤眼肿痛《圣济总录》:用鲤鱼胆十枚,腻粉一钱,和匀瓶收,日点。○《十便良方》:用鲤胆五枚,黄连末半两,和匀,入蜂蜜少许,瓶盛,安饭上蒸熟。每用贴目眦,日五七度。亦治飞血赤脉。

脂

〔主治〕食之,治小儿惊忤诸痫(大明)。

脑髓

〔主治〕诸痫(苏恭)。煮粥食,治暴聋(大明)。和胆等分,频点目眦,治青盲(时珍)。

〔附方〕新二。

耳卒聋竹筒盛鲤鱼脑,于饭上蒸过,注入耳中(《千金》)。

耳脓有虫鲤鱼脑和桂末捣匀,绵裹塞之(《千金方》)。

血

〔主治〕小儿火疮,丹肿疮毒,涂之立差(苏恭)。

肠

〔主治〕小儿肌疮(苏恭)。聤耳有虫,同酢捣烂,帛裹塞之。痔瘘有虫，切断炙熟，帛裹坐之。俱以虫尽为度（时珍）。

子〔弘景曰〕合猪肝食，害人。

目

〔主治〕刺疮伤风、伤水作肿。烧灰傅之，汁出即愈（藏器）。

齿

〔主治〕石淋（《别录》）。〔颂曰〕《古今录验》：治石淋。用齿一升研末，以三岁醋和。分三服，一日服尽。《外台》：治卒淋，用酒服。〔时珍曰〕古方治石淋多用之，未详其义。

骨

〔主治〕女子赤白带下（《别录》）。阴疮，鱼鲠不出（苏恭）。

皮

〔主治〕瘾疹（苏恭）。烧灰水服，治鱼鲠六七日不出者。日二服（《录验》）。

鳞

〔主治〕产妇滞血腹痛，烧灰酒服。亦治血气（苏颂）。烧灰，治吐血，崩中漏下，带下痔瘘，鱼鲠（时珍）。

〔发明〕〔时珍曰〕古方多以皮、鳞烧灰，入崩漏、痔瘘药中，盖取其行滞血耳。治鱼鲠者，从其类也。

〔附方〕新三。

痔漏疼痛　鲤鱼鳞二三片，绵裹如枣形，纳入坐之，其痛即止（《儒门事亲》）。

诸鱼骨鲠　鲤脊三十六鳞，焙研，凉水服之，其刺自跳出，神妙（笔峰《杂兴》）。

鼻衄不止鲤鱼鳞炒成灰。每冷水服二钱（《普济方》）。

鲅鱼 音序。○《纲目》

【释名】鲢鱼（《《纲目》》）。〔时珍曰〕酒之美者曰酯，鱼之美者曰鲅；陆佃云：鲅，好群行相与也，故曰鲅；相连也，故曰鲢。《传》云"鱼属连行"，是矣。

【集解】〔时珍曰〕鲅鱼，处处有之。状如鳙，而头小形扁，细鳞肥腹。其色最白，故《西征赋》云：华鲂跃鳞，素鲅扬鬐。失水易死，盖弱鱼也。

肉

【气味】甘，温，无毒。

【主治】温中益气。多食，令人热中发渴，又发疮疥（时珍）。

鳙鱼 音庸。○《拾遗》

【释名】鲦鱼（音秋。《山海经》）。〔时珍曰〕此鱼中之下品，盖鱼之庸常以供馐食者，故曰鳙、曰鲦。郑玄作鳙鱼。

【集解】〔藏器曰〕陶注鲍鱼云：今以鳙鱼长尺许者，完作淡干鱼，都无臭气。其鱼目旁，有骨名乙，《礼记》云"食鱼去乙"是矣。然刘元绍言：海上鳙鱼，其臭如尸，海人食之。当别一种也。〔时珍曰〕处处江湖有之，状似鲢而色黑。其头最大，有至四五十斤者。味亚于鲢。鲢之美在腹，鳙之美在头。或以鲢、鳙为一物，误矣。首之大小，色之黑白，大不相侔。《山海经》云"鲦鱼似鲤，大首，食之已疣"，是也。

肉

【气味】甘，温，无毒。〔藏器曰〕只可供食，别无功用。

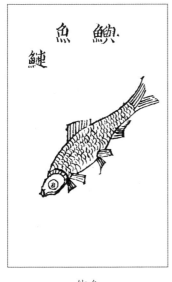

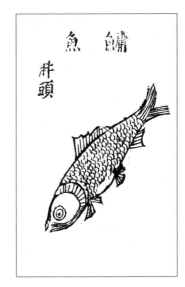

鲹鱼　　　　　　　　　　鳙鱼

【主治】暖胃益人（汪颖）。食之已疣。多食，动风热，发疮疥（时珍）。

鳟鱼《纲目》

【释名】鮅鱼（必）、赤眼鱼（《《纲目》》）。〔时珍曰〕《说文》云：鳟（鮅），赤目鱼也。孙炎云：鳟好独行。尊而必者，故字从尊，从必。

【集解】〔时珍曰〕处处有之。状似鲜而小，赤脉贯瞳，身圆而长，鳞细于鲜，青质赤章。好食螺、蚌，善于遁网。

肉

【气味】甘，温，无毒。

【主治】暖胃和中。多食，动风热，发疥癣（时珍）。

鯇鱼音患。○《拾遗》

【释名】鰀鱼（音缓）、草鱼（《纲目》）。〔时珍曰〕鯇又音混，郭璞作鮌。其性舒缓，故曰鯇，曰鰀，俗名草鱼，因其食草也。江、闽畜鱼者，以草饲之焉。

【集解】〔藏器曰〕鯇生江湖中，似鲤。〔时珍曰〕郭璞云"今鮌子，似鳟而大"是矣。其形长身圆，肉厚而松，状类青鱼。有青鯇、白鯇二色。白者味胜，商人多鲝之。

肉

〔气味〕甘，温，无毒。〔时珍曰〕李鹏飞云：能发诸疮。

〔主治〕暖胃和中（时珍）。

胆腊月收取阴干。

〔气味〕苦，寒，无毒。

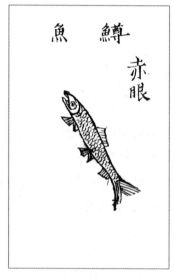

鳟鱼

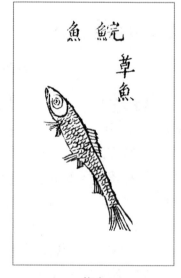

鯇鱼

〔主治〕喉痹飞尸,暖水和搅服（藏器）。

一切骨鲠、竹木刺在喉中,以酒化二枚,温呷取吐（时珍）。

青鱼 宋《开宝》

【释名】〔时珍曰〕青亦作鲭,以色名也。大者名鲤鱼。

【集解】〔颂曰〕青鱼生江湖间,南方多有。北地时或有之,取无时。似鲤、鲩而背正青色。南方多以作鲊,古人所谓五侯鲭鲊即此。其头中枕骨蒸令气通,曝干状如琥珀。荆楚人煮拍作酒器、梳、篦,甚佳。旧注言可代琥珀者,非也。

肉

〔气味〕甘,平,无毒。〔《日华》曰〕微毒。服术人忌之。

〔主治〕脚气湿痹（《开宝》）。同韭白煮食治脚气脚弱烦闷,益气力（张鼎）。

鲊

〔气味〕与服石人相反（《开宝》）。〔弘景曰〕不可合生胡荽、生葵菜、豆藿、麦酱同食。

头中枕

〔主治〕水磨服,主心腹卒气痛（《开宝》）。治血气心痛,平水气（《日华》）。作饮器,解蛊毒（时珍）。

眼睛汁

〔主治〕注目,能夜视

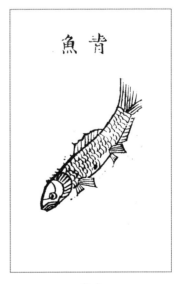

青鱼

（《开宝》）。

胆腊月收取阴干。

〔气味〕苦，寒，无毒。

〔主治〕点暗目，涂热疮（《开宝》）。消赤目肿痛，吐喉痹痰涎及鱼骨鲠，疗恶疮（时珍）。

〔发明〕〔时珍曰〕东方青色，入通肝胆，开窍于目。用青鱼胆以治目疾，盖取此义。其治喉痹骨鲠，则取漏泄系乎酸苦之义也。

〔附方〕新三。

乳蛾喉痹青鱼胆含咽。○一方：用汁灌鼻中，取吐。○万氏：用胆矾盛青鱼胆中，阴干。每用少许，吹喉取吐。○一方：用朴硝代胆矾。

赤目障翳青鱼胆频频点之。○一方：加黄连、海螵蛸末等分。○龚氏《易简》：用黄连切片，井水熬浓，去滓待成膏，入大青鱼胆汁和就，入片脑少许，瓶收密封。每日点之，甚妙。

一切障翳鱼胆丸：用青鱼胆、鲤鱼胆、青羊胆各七个、牛胆半两，熊胆二钱半，麝香少许，石决明一两，为末，糊丸梧子大。每空心茶下十丸（《龙木论》）。

竹鱼《纲目》

【集解】〔时珍曰〕出桂林湘、漓诸江中。状如青鱼，大而少骨刺。色如竹色，青翠可爱，鳞下间以朱点。味如鳜鱼肉，为广南珍品。

肉

【气味】甘，平，无毒。

【主治】和中益气，除湿气（时珍）。

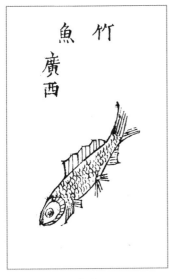

竹鱼

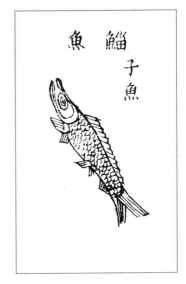

鲻鱼

鲻鱼 宋《开宝》

【释名】子鱼（《《纲目》》）。〔时珍曰〕鲻，色缁黑，故名。粤人讹为子鱼。

【集解】〔志曰〕鲻鱼生江河浅水中。似鲤，身圆头扁，骨软，性喜食泥。〔时珍曰〕生东海。状如青鱼，长者尺余。其子满腹，有黄脂味美，獭喜食之。吴越人以为佳品，腌为鲞腊。

肉

【气味】甘，平，无毒。

【主治】开胃，通利五脏。久食，令人肥健。与百药无忌（《开宝》）。

白鱼宋《开宝》

【释名】鲦鱼（音乔，去声。〖《纲目》〗）。〔时珍曰〕白亦作鲌。白者，色也。鲦者，头尾向上也。

【集解】〔刘翰曰〕生江湖中。色白头昂，大者长六七尺。〔时珍曰〕鲌形窄，腹扁，鳞细，头尾俱向上，肉中有细刺。武王白鱼入舟即此。

肉

【气味】甘，平，无毒。〔诜曰〕鲜者宜和豉作羹，虽不发病，多食亦泥人。经宿者勿食，令人腹冷。炙食，亦少动气。或腌，或糟藏，皆可食。〔瑞曰〕多食生痰。与枣同食，患腰痛。

【主治】开胃下食，去水气，令人肥健（《开宝》）。助脾气，调五脏，理十二经络，舒展不相及气（《食疗》）。

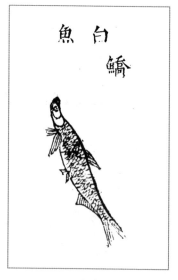

白鱼

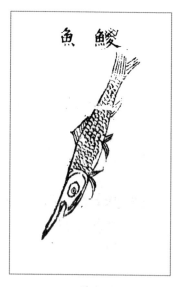

鲛鱼

治肝气不足,补肝明目,助血脉。灸疮不发者,作鲙食之,良。患疮疖人食之,发脓(《日华》)。

【发明】〔时珍曰〕白鱼比他鱼似可食,亦能热中发疮。所谓补肝明目,调五脏,理十二经络者,恐亦溢美之词,未足多信。当以《开宝》注为正。

鳡鱼《食疗》

【释名】〔时珍曰〕鳡性䑋鱼,其目睒视,故谓之鳡。《异物志》以为石首鱼,非也。《食疗》作鯸,古无此字。

【集解】〔时珍曰〕鳡生江湖中。体圆厚而长,似鳤鱼而腹稍起,扁额长喙,口在颔下,细鳞腹白,背微黄色。亦能䑋鱼。大者二三十斤。

肉

【气味】甘,平,无毒。

【主治】补五脏,益筋骨,和脾胃。多食宜人,作鲊尤宜,曝干香美,亦不发病(孟诜)。

鳠鱼音感。○《纲目》

【释名】鮿鱼(音绀。〖《异苑》〗)、鳒鱼(〖《御览》〗)、黄颊鱼(〖《食鉴》〗)。〔时珍曰〕鳠,敢也。鮿,胎也。胎(音陷),食而无厌也。健而难取,吞䑋同类,力敢而胎物者也。其性独行,故曰鳒。《诗》云"其鱼鲂鳒"是矣。

【集解】〔时珍曰〕鳠生江湖中。体似鳡而腹平,头似鲩而口大,颊似鲇而色黄,鳞似鳟而稍细。大者三四十斤,䑋鱼最毒,池中有此,不能畜鱼。《东山经》云"姑儿之水多鳠鱼",是也。《异苑》云:诸鱼欲产,鮿辄以头冲其腹,世谓之众鱼生母。然诸

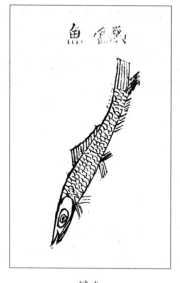 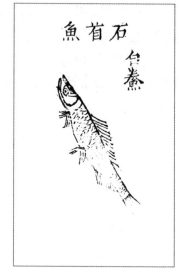

鳡鱼　　　　　　　　石首鱼

鱼生子,必雄鱼冲其腹。仍尿白以盖其子,不必尽是鲹鱼也。

肉

【气味】甘,平,无毒。

【主治】食之已呕,暖中益胃(时珍)。

石首鱼宋《开宝》

【释名】石头鱼(《岭表录》)、鮸鱼(音免。○《拾遗录》)、江鱼(《浙志》)、黄花鱼(《临海志》),干者名鲞鱼(音想。〖《圣惠》〗)。亦作鳣。〖《集韵》〗。〔时珍曰〕鲞能养人,人恒想之,故字从养。罗愿云:诸鱼薧干皆为鲞,其美不及石首,故独得专称。以白者为佳,故呼白鲞。若露风则变红色,失味也。

【集解】〔志曰〕石首鱼,出水能鸣,夜视有光,头中有石如棋子。一种野鸭,头中有石,云是此鱼所化。〔时珍曰〕生东南海中。其形如白鱼,扁身弱骨,细鳞黄色如金。首有白石二枚,莹洁如玉。至秋化为冠凫,即野鸭有冠者也。腹中白鳔可作胶。《临海异物志》云:小者名踏水,其次名春来。田九成《游览志》云:每岁四月,来自海洋,绵亘数里,其声如雷。海人以竹筒探水底,闻其声乃下网,截流取之。泼以淡水,皆圉圉无力。初水来者甚佳,二水、三水来者,鱼渐小而味渐减矣。

【附录】墨头鱼〔时珍曰〕四川嘉州出之。状类鲜子,长者及尺。其头黑如墨,头上有白子二枚。又名北斗鱼。常以二三月出,渔人以火夜照叉之。

肉

〔气味〕甘,平,无毒。

〔主治〕合莼菜作羹,开胃益气(《开宝》)。

鲞

〔主治〕炙食,能消瓜成水,治暴下痢,及卒腹胀,食不消(《开宝》)。消宿食,主中恶。鲜者不及(张鼎)。

〔发明〕〔时珍曰〕陆文量《菽园杂记》云:痢疾最忌油腻、生冷,惟白鲞宜食。此说与《本草》主下痢相合。盖鲞饮咸水而性不热,且无脂不腻。故无热中之患,而消食理肠胃也。

〔附方〕新一。

蜈蚣咬伤白鲞皮贴之(《集成》)。

头中石鱿

〔主治〕下石淋,水磨服,亦烧灰饮服,日三(《开宝》)。研末或烧研水服,主淋沥,小便不通。煮汁服,解砒霜毒、野菌毒、蛊毒(时珍)。

〔附方〕新二。

石淋诸淋石首鱼头石十四个,当归等分,为末。水二升,煮一升，顿服立愈（《外台秘要》）。

聤耳出脓石首鱼魫研末，或烧存性研，掺耳（《集简方》）。

勒鱼《纲目》

【释名】〔时珍曰〕鱼腹有硬刺勒人，故名。

【集解】〔时珍曰〕勒鱼出东南海中，以四月至。渔人设网候之，听水中有声，则鱼至矣。有一次、二次、三次乃止。状如鲥鱼，小首细鳞。腹下有硬刺，如鲥腹之刺，头上有骨，合之如鹤喙形。干者谓之勒鲞，吴人嗜之。甜瓜生者，用勒鲞骨插蒂上，一夜便熟。石首鲞骨亦然。

肉

〔气味〕甘，平，无毒。

〔主治〕开胃暖中。作鲞尤良（时珍）。

鳃

〔主治〕疟疾。以一寸入七宝饮，酒、水各半煎，露一夜服（时珍○《摘玄方》）。

鲚鱼音剂。○《食疗》

【释名】鮆鱼（音剂。〖《山海经》〗）、鮤鱼（音列。〖《尔雅翼》〗）、鱴刀（音篾。〖《尔雅》〗）、魛鱼（音刀。〖郭璞〗）、鳢鱼（〖《异物志》〗。《广韵》音遒，亦作鮂）、望鱼（〖《魏武食制》〗）。〔时珍曰〕鱼形如剂物裂篾之刀，故有诸名。《魏武食制》谓之望鱼。

【集解】〔时珍曰〕鲚生江湖中，常以三月始出。状狭而长薄，如削木片，亦如长薄尖刀形。细鳞白色。吻上有二硬须，腮下有长鬣如麦芒。腹下有硬角刺，快利若刀。腹后近尾有短鬣，

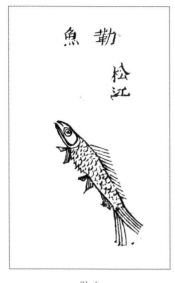

勒鱼

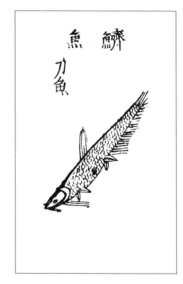

鲚鱼

肉中多细刺。煎、炙或作鲊、鲞食皆美,烹煮不如。《淮南子》云:
鱯鱼饮而不食,鳣鲔食而不饮。又《异物志》云:鳠鱼仲夏从海
中溯流而上。长尺余,腹下如刀,肉中细骨如鸟毛。云是鳠鸟所
化,故腹内尚有鸟肾二枚。其鸟白色,如鹥群飞。至仲夏,鸟藏
鱼出,变化无疑。然今鲚鱼亦自生子,未必尽鸟化也。

肉

〔气味〕甘,温,无毒。〔诜曰〕发疥,不可多食。〔源曰〕
助火,动痰,发疾。

鲊

〔主治〕贴痔瘘(时珍)。

〔附方〕新一。

瘘有数孔用耕垡土烧赤,以苦酒浸之,合壁土令热,以大
鱯鲊展转染土贴之。每日一次(《千金方》)。

鲥鱼《食疗》

【释名】〔甯源曰〕初夏时有,余月则无,故名。

【出产】〔时珍曰〕按孙愐云:鲥出江东。今江中皆有,而江东独盛。故应天府以充御贡。每四月鲚鱼出后即出,云从海中溯上,人甚珍之。惟蜀人呼为瘟鱼,畏而不食。

【集解】〔时珍曰〕鲥,形秀而扁,微似鲂而长,白色如银,肉中多细刺如毛,其子甚细腻。故何景明称其银鳞细骨,彭渊材恨其美而多刺也。大者不过三尺,腹下有三角硬鳞如甲,其肪亦在鳞甲中,自甚惜之。其性浮游,渔人以丝网沉水数寸取之,一丝挂鳞,即不复动。才出水即死,最易馁败。故袁达《禽虫述》云:鲥鱼挂网而不动,护其鳞也。不宜烹煮,惟以笋、苋、芹、荻之属,连鳞蒸食乃佳。亦可糟藏之。其鳞与他鱼不同,石灰水浸过,晒干层层起之,以作女人花钿甚良。

肉

【气味】甘,平,无毒。〔诜曰〕稍发疳痼。

【主治】补虚劳(孟诜)。蒸下油,以瓶盛埋土中,取涂汤火伤,甚效(甯源)。

嘉鱼宋《开宝》

【释名】鮇鱼(音味。〔郭璞〕)、拙鱼(《纲目》)、丙穴鱼(《《杂俎》》)。〔藏器曰〕左思《蜀都赋》云:嘉鱼出于丙穴。李善注云:鱼以丙日出穴。或云:穴向丙耳,鱼岂能择日出入耶?按《抱朴子》云:燕避戊己,鹤知夜半。鱼岂不知丙日乎?〔时珍曰〕嘉,美也。杜甫诗云"鱼知丙穴由来美",是矣。河阳呼为鮇鱼,言味美也;蜀人呼为拙鱼,言性钝也。丙穴之说不一。

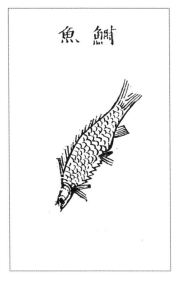
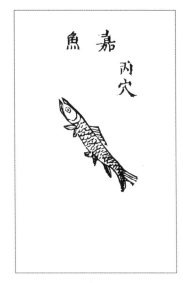

鲥鱼　　　　　　　　　嘉鱼

按《文选注》云：丙穴在汉中沔县北，有二所，常以三、八月取之。丙，地名也。《水经》云：丙水出丙穴。穴口向丙，故名。嘉鱼常以三月出穴，十月入穴。黄鹤云：蜀中丙穴甚多，不独汉中也。嘉州、雅州、梁山、大邑、顺政诸县，皆有丙穴。嘉鱼常以春末出游，冬月入穴。

　　【集解】〔志曰〕嘉鱼，乃乳穴中小鱼也。常食乳水，所以益人。〔时珍曰〕按任豫《益州记》云：嘉鱼，蜀郡处处有之。状似鲤，而鳞细如鳟，肉肥而美，大者五六斤。食乳泉，出丙穴。二三月随水出穴，八九月逆水入穴。《夔州志》云：嘉鱼，春社前出，秋社后归。首有黑点，长身细鳞，肉白如玉。味颇咸，食盐泉故也。范成大《虞衡志》云：嘉鱼，状如鲥而多脂，味极美，梧州人以为鲊饷远。刘恂《岭表录》云：苍梧戎城县江水口出嘉鱼，似鳟而肥美，众鱼莫及。每炙食以芭蕉叶隔火，恐脂滴火灭也。又可为脡。

肉

【气味】甘，温，无毒。〔诜曰〕微有毒，而味多珍美。

【主治】食之，令人肥健悦泽（《开宝》）。煮食，治肾虚消渴，劳瘦虚损（藏器）。

【发明】〔志曰〕此鱼食乳水，功用同乳。能久食之，力强于乳，有似英鸡。〔诜曰〕常于崖石下孔中，食乳石沫，故补益也。

鲳鱼《拾遗》

【释名】鲍鱼（《录异》）、鲳鳈鱼（《拾遗》）、昌鼠（藏器）。〔时珍曰〕昌，美也，以味名。或云：鱼游于水，群鱼随之，食其涎沫，有类于娼，故名。闽人讹为鲍鱼。广人连骨煮食，呼为狗瞌睡鱼。

【集解】〔藏器曰〕鲳鱼生南海。状如鲫，身正圆，无硬骨，作炙食至美。〔时珍曰〕闽、浙、广南海中，四五月出之。《岭表录》云：鲍鱼形似鳊鱼，脑上突起，连背身圆肉厚，白如鳜肉，只有一脊骨。治之以葱、姜，煮之以粳米，其骨亦软而可食。

肉

〔气味〕甘，平，无毒。

〔主治〕令人肥健，益气力（藏器）。

腹中子

〔气味〕有毒。令人痢下（藏器）。

鲫鱼《唐本草》

【释名】鲋鱼（音附。〖《唐本》〗）。〔时珍曰〕按陆佃《埤雅》云：鲫鱼旅行，以相即也，故谓之鲫；以相附也，故谓之鲋。

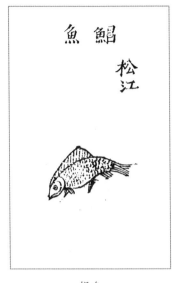

鲳鱼

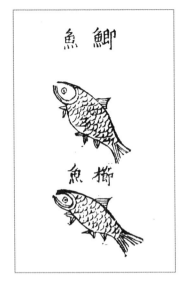

鲫鱼

【集解】〔保昇曰〕鲫，所在池泽有之。形似小鲤，色黑而体促，肚大而脊隆。大者至三四斤。〔时珍曰〕鲫喜偎泥，不食杂物，故能补胃。冬月肉厚子多，其味尤美。郦道元《水经注》云：蕲州广济青林湖鲫鱼，大二尺，食之肥美，辟寒暑。东方朔《神异经》云：南方湖中多鲫鱼，长数尺，食之宜暑而辟风寒。《吕氏春秋》云：鱼之美者，有洞庭之。观此，则鲫为佳品，自古尚矣。

【附录】鳊鱼（《《食疗》》）。〔诜曰〕一种鳊鱼，与鲫颇同而味不同，功亦不及。云鳊是栉化；鲫是稷米所化，故腹尚有米色。宽大者是鲫，背高腹狭小者是鳊也。〔时珍曰〕孟氏言鲫、鳊皆栉、稷化成者，殊为谬说。惟鯬鼠化鳊，鳊化鯬鼠，刘绩《霏雪录》中尝书之，时珍亦尝见之，此亦生生化化之理。鲫、鳊多子，不尽然尔。鳊鱼即《尔雅》所谓鳜鯞，郭璞所谓妾鱼、婢鱼，崔豹所谓青衣鱼，世俗所谓鳞鮍鲫也。似鲫而小，且薄黑而扬赤。其行以三为率,一前二后,若婢妾然,故名。〔颂曰〕黔中一种重唇石鲫鱼,味美,亦鲫之类也。

肉

〔气味〕甘,温,无毒。〔鼎曰〕和蒜食,少热;同沙糖食,生疳虫;同芥菜食,成肿疾;同猪肝、鸡肉、雉肉、鹿肉、猴肉食,生痈疽;同麦门冬食,害人。

〔主治〕合五味煮食,主虚羸(藏器)。温中下气(大明)。止下痢肠痔(保昇。○夏月热痢有益,冬月不宜)。合莼作羹,主胃弱不下食,调中益五脏。合茭首作羹,主丹石发热(孟诜)。生捣,涂恶核肿毒不散及疬疮。同小豆捣,涂丹毒。烧灰,和酱汁,涂诸疮十年不瘥者。以猪脂煎灰服,治肠痈(苏恭)。合小豆煮汁服,消水肿。炙油,涂妇人阴疳诸疮,杀虫止痛。酿白矾烧研饮服,治肠风血痢。酿硫黄煅研,酿五倍子煅研,酒服,并治下血。酿茗叶煨服,治消渴。酿胡蒜煨研饮服,治膈气。酿绿矾煅研饮服,治反胃。酿盐花烧研,掺齿疼。酿当归烧研,揩牙乌髭止血。酿砒烧研,治急疳疮。酿白盐煨研,搽骨疽。酿附子炙焦,同油涂头疮白秃(时珍)。

〔发明〕〔震亨曰〕诸鱼属火,独鲫属土,有调胃实肠之功。若多食,亦能动火。

〔附方〕旧五,新三十二。

鹘突羹治脾胃虚冷不下食。以鲫鱼半斤切碎,用沸豉汁投之,入胡椒、荜茇、干姜、橘皮等末,空心食之(《心镜》)。

卒病水肿用鲫鱼三尾,去肠留鳞,以商陆、赤小豆等分,填满扎定,水三升,煮糜去鱼,食豆饮汁。二日一作,不过三次,小便利，愈（《肘后方》）。

消渴饮水用鲫鱼一枚，去肠留鳞，以茶叶填满，纸包煨熟食之。不过数枚即愈（《吴氏心统》）。

肠风下血《百一方》：用活鲫一大尾，去肠留鳞，入五倍子末填满，泥固煅存性，为末。酒服一钱（或饭丸），日三服。○又用硫黄一两，如上法服，亦效。

酒积下血酒煮鲫鱼，常食最效（《便民食疗》方）。

肠痔滴血常以鲫鱼作羹食（《外台》）。

肠风血痔用活鲫鱼，翅侧穿孔，去肠留鳞，入白矾末二钱，以棕包纸裹煨存性，研末。每服二钱，米饮下，每日二服（《直指方》）。

血痢噤口方同上。

反胃吐食用大鲫鱼一尾，去肠留鳞，入绿矾末令满，泥固煅存性，研末。每米饮服一钱，日二（《本事》）。

膈气吐食用大鲫鱼去肠留鳞，切大蒜片填满，纸包十重，泥封，晒半干，炭火煨熟，取肉和平胃散末一两杵，丸梧子大，密收。每服三十丸，米饮下（《经验》）。

小肠疝气每顿用鲫鱼十个，同茴香煮食。久食自愈（《生生编》）。

妊娠感寒时行者。用大鲫一头烧灰，酒服方寸匕（无汗腹中缓痛者，以醋服），取汗（《产乳》）。

热病目暗因差后食五辛而致。用鲫鱼作臛食之（《集验方》）。

目生弩肉鲜鲫鱼，取肉一片，中央开窍，贴于眶上。日三五度（《圣济总录》）。

妇人血崩鲫鱼一个（长五寸者）去肠，入血竭、乳香在内,绵包烧存性,研末。每服三钱,热酒调下(叶氏《摘玄方》)。

小儿齁喘活鲫鱼七个,以器盛,令儿自便尿养之。待红,煨熟食,甚效。一女年十岁用此,永不发也(《集简方》)。

小儿舌肿鲜鲫鱼切片贴之,频换(《总微论》)。

小儿丹毒从髀起,若热流下,令阴头赤肿出血。用鲫鱼肉(切)五合,赤小豆末二合,捣匀,入水和,傅之(《千金方》)。

小儿秃疮《千金》:用鲫鱼烧灰,酱汁和涂。○一用鲫鱼去肠,入皂矾烧研搽。○危氏:用大鲫去肠,入乱发填满,烧研,入雄黄末二钱。先以齑水洗拭,生油调搽。

小儿头疮昼开出脓,夜即复合。用鲫鱼(长四寸)一枚,去肠,大附子一枚,去皮研末填入。炙焦研傅,捣蒜封之,效(《圣惠》)。

走马牙疳用鲫鱼一个去肠,入砒一分,生地黄一两,纸包烧存性,入枯白矾、麝香少许,为末掺之。

牙疳出血大鲫鱼一尾,去肠留鳞,入当归末,泥固烧存性,入煅过盐和匀,日用(《圣惠方》)。

揩牙乌须方同上。

刮骨取牙用鲫鱼一个去肠,入砒在内。露于阴地,待有霜刮下,瓶收。以针搜开牙根,点少许,咳嗽自落。○又方:用硇砂入鲫鱼肉,煨过瓶收,待有霜刮取,如上法用。

诸疮肿毒鲫鱼(一斤者)去肠,柏叶填满,纸裹泥包煅存性,入轻粉二钱,为末。麻油调搽(《普济方》)。

恶疮似癞十余年者,鲫鱼烧研,和酱清傅之(《千金方》)。

浸淫毒疮凡卒得毒气攻身,或肿痛,或赤痒,上下周匝,烦毒欲死,此浸淫毒疮也。生鲫鱼切片,和盐捣贴,频易之(《圣惠方》)。

骭上便毒鲫鱼一枚,山药五钱,同捣敷之,即消(《医林集要》）。

骨疽脓出黑色鲫鱼一个去肠，入白盐令满扎定，以水一盏，石器内煮至干焦为末。猪油调搽，少痛勿怪（危氏方）。

手足瘭疽累累如赤豆，剥之汁出。大鲫鱼长三四寸者，乱发一鸡子大，猪脂一升，同煎膏，涂之（《千金方》）。

臁胫生疮用中鲫鱼三尾洗净，穿山甲二钱，以长皂荚一挺，劈开两片夹住扎之。煨存性，研末。先以井水洗净脓水，用白竹叶刺孔贴之，候水出尽，以麻油、轻粉调药傅之，日一次（《直指方》）。

小儿撮口出白沫。以艾灸口之上下四壮。鲫鱼烧研，酒调少许灌之。仍掐手足。儿一岁半，则以鱼网洗水灌之（《小儿方》）。

妇人阴疮方见主治。

鲙

〔主治〕久痢赤白，肠澼痔疾，大人小儿丹毒风眩（藏器）。治脚风及上气（思邈）。温脾胃，去寒结气（时珍）。

鲊

〔主治〕瘑疮。批片贴之，或同桃叶捣傅，杀其虫（时珍）。

〔附方〕新一。

赤痢不止鲫鱼二脔（切），秫米一把，薤白一虎口（切）。合煮粥，食之（《普济方》）。

头

〔主治〕小儿头疮口疮，重舌目翳（苏恭）。烧研饮服，疗咳嗽（藏器）。烧研饮服，治下痢。酒服，治脱肛及女人阴脱，仍以油调搽之。酱汁和，涂小儿面上黄水疮（时珍）。

子忌猪肝。

〔主治〕调中，益肝气（张鼎）。

骨

〔主治〕蜃疮。烧灰傅，数次即愈（张鼎）。

胆

〔主治〕取汁，涂痔疮、阴蚀疮，杀虫止痛。点喉中，治骨鲠竹刺不出（时珍）。

〔附方〕旧一，新二。

小儿脑疳鼻痒，毛发作穗，黄瘦。用鲫鱼胆滴鼻中，三五日甚效（《圣惠》）。

消渴饮水 用浮石、蛤蚧、蝉蜕等分，为末。以鲫鱼胆七枚，调服三钱，神效（《本事》）。

滴耳治聋 鲫鱼胆一枚，乌驴脂少许，生麻油半两，和匀，纳入楼葱管中，七日取滴耳中，日二次（《圣惠方》）。

脑

〔主治〕耳聋。以竹筒蒸过，滴之（《圣惠》）。

鲂鱼 音房。○《食疗》

【释名】鳊鱼（音编。《尔雅翼》）。〔时珍曰〕鲂，方也。鳊，扁也。其状方，其身扁也。

【集解】〔时珍曰〕鲂鱼处处有之，汉沔尤多。小头缩项，穹脊阔腹，扁身细鳞，其色青白。腹内有肪，味最腴美。其性宜活水。故《诗》云："岂其食鱼，必河之鲂。"俚语云：伊洛鲤鲂，美如牛羊。又有一种火烧鳊，头尾俱似鲂，而脊骨更隆。上有赤鬣连尾，如蝙蝠之翼，黑质赤章，色如烟熏，故名。其大有至二三

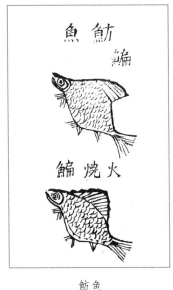

鲂鱼

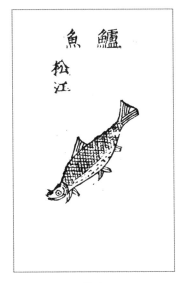

鲈鱼

十斤者。

肉

【气味】甘,温,无毒。

【主治】调胃气,利五脏。和芥食之,能助肺气,去胃风,消谷。作鲙食之,助脾气,令人能食。作羹臛食,宜人,功与鲫同。患疮痢人勿食（孟诜）。

鲈鱼 宋《嘉祐》

【释名】四鳃鱼（《纲目》）。〔时珍曰〕黑色曰卢。此鱼白质黑章,故名。淞人名四鳃鱼。

【集解】〔时珍曰〕鲈出吴中,淞江尤盛,四五月方出。长仅数寸,状微似鳜而色白,有黑点,巨口细鳞,有四鳃。杨诚斋诗颇尽其状,云:鲈出鲈乡芦叶前,垂虹亭下不论钱。买来玉尺如何短,铸出银梭直是圆。白质黑章三四点,细鳞巨口一双鲜。春风已有真风味,想得秋风更迥然。《南郡记》云:吴人献淞江鲈鲙于隋炀帝。帝曰:金齑玉鲙,东南佳味也。

肉

【气味】甘,平,有小毒。〔宗奭曰〕虽有小毒,不甚发病。〔禹锡曰〕多食,发痃癖疮肿,不可同奶酪食。李鹏飞云:肝不可食,剥人面皮。〔诜曰〕中鲈鱼毒者,芦根汁解之。

【主治】补五脏,益筋骨,和肠胃,治水气。多食宜人,作鲊尤良。曝干甚香美(嘉祐)。益肝肾(宗奭)。安胎补中。作鲙尤佳(孟诜)。

鳜鱼 居卫切。〇《开宝》

【释名】罽鱼(音蓟。《纲目》)、石桂鱼(《开宝》)、水豚(《日华》)。〔时珍曰〕鳜,蹶也,其体不能屈曲如僵蹶也。罽,缋也,其纹斑如织缋也。〔大明曰〕其味如豚,故名水豚,又名鳜豚。〔志曰〕昔有仙人刘凭,常食石桂鱼。桂、鳜同音,当即是此。

【集解】〔时珍曰〕鳜生江湖中。扁形阔腹,大口细鳞。有黑斑,其斑纹尤鲜明者为雄,稍晦者为雌,皆有鬐鬣刺人。厚皮紧肉,肉中无细刺。有肚能嚼,亦啖小鱼。夏月居石穴,冬月偎泥罧,鱼之沉下者也。小者味佳,至

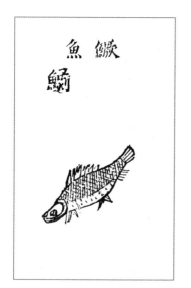

鳜鱼

三五斤者不美。李鹏飞《延寿书》云:鳜,鬐刺凡十二,以应十二月。误鲠害人,惟橄榄核磨水可解,盖鱼畏橄榄故也。

【附录】鰧鱼〔时珍曰〕按《山海经》云:合水多鰧鱼。状如鳜,居于逵,苍文赤尾。食之不痈,可以治瘘。郭注云:鰧,音滕。逵乃水中穴道交通者。愚按鰧之形状、居止、功用,俱与鳜同,亦鳜之类也。《日华子》谓鳜为水豚者,岂此鰧与?

肉

〔气味〕甘,平,无毒。〔《日华》曰〕微毒。

〔主治〕腹内恶血,去腹内小虫,益气力,令人肥健(《开宝》)。补虚劳,益脾胃(孟诜)。治肠风泻血(《日华》)。

〔发明〕〔时珍曰〕按张杲《医说》云:越州邵氏女年十八,病劳瘵累年,偶食鳜鱼羹遂愈。观此,正与补劳、益胃、杀虫之说相符,则仙人刘凭、隐士张志和之嗜此鱼,非无谓也。

尾

〔主治〕小儿软疖,贴之良(时珍)。

胆

〔气味〕苦,寒,无毒。

〔主治〕骨鲠,不拘久近(时珍)。

〔附方〕旧一。

骨鲠竹木刺入咽喉,不拘大人小儿,日久或入脏腑,痛刺黄瘦甚者,服之皆出。腊月收鳜鱼胆,悬北檐下令干。每用一皂子许,煎酒温呷。得吐,则鲠随涎出;未吐再服,以吐为度。酒随量饮,无不出者。鳢、鲩、鲫胆皆可(《胜金方》)。

鲨鱼《纲目》

【释名】鮀鱼(《尔雅》)、吹沙(郭璞)、沙沟鱼(俗名）、沙鰛（音问。〖《纲目》〗）。〔时珍曰〕此非海中沙鱼,乃南方溪涧中小鱼也。居沙沟中,吹沙而游,咂沙而食。鮀者,肉多形圆,陀陀然也。

【集解】〔时珍曰〕鲨鱼,大者长四五寸,其头尾一般大。头状似鳟,体圆似鳝,厚肉重唇。细鳞,黄白色,有黑斑点文。背有鬐刺甚硬。其尾不歧。小时即有子。味颇美。俗呼为阿浪鱼。

肉

【气味】甘,平,无毒。

【主治】暖中益气（时珍）。

杜父鱼《拾遗》

【释名】渡父鱼（《纲目》）、黄鲴鱼（音么。〖《纲目》〗）、船碇鱼（《纲目》）、伏念鱼（《临海志》）。〔时珍曰〕杜父当

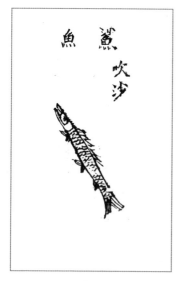

鲨鱼

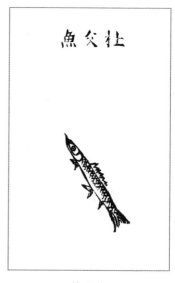

杜父鱼

作渡父。溪涧小鱼,渡父所食也。见人则以喙插入泥中,如船碇也。

【集解】〔藏器曰〕杜父鱼生溪涧中。长二三寸,状如吹沙而短,其尾歧,大头阔口,其色黄黑有斑。脊背上有鬐刺,螫人。

【气味】甘,温,无毒。

【主治】小儿差颓。用此鱼擘开,口咬之,七下即消(藏器。○差颓,阴核大小也)。

石斑鱼《纲目》

【释名】石矾鱼(《延寿书》)、高鱼(《《异物志》》)。

【集解】〔时珍曰〕石斑生南方溪涧水石处。长数寸,白鳞黑斑。浮游水面,闻人声则划然深入。《临海水土记》云:长者尺余,其斑如虎文,而性淫,春月与蛇医交牝,故其子有毒。《南方异物志》云:高鱼似鳟,有雌无雄,二、三月与蜥蜴合于水上,其胎毒人。《酉阳杂俎》云:石斑与蛇交。南方有土蜂,土人杀此鱼标树上,引鸟食之,蜂窠皆尽也。

子及肠

【气味】有毒,令人吐泻。《医说》云:用鱼尾草研汁,服少许解之。

石鮅鱼《拾遗》

【集解】〔藏器曰〕生南方溪涧中。长一寸,背黑腹下赤。南人以作鲊,云甚美。

【气味】甘,平,有小毒。

【主治】疮疥癣(藏器)。

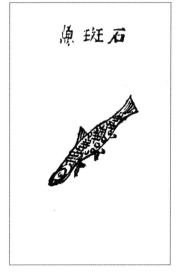

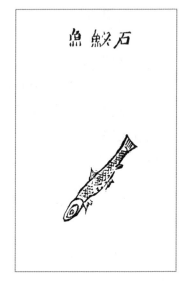

石斑鱼　　　　　　　　　　石鮇鱼

黄鲴鱼 音固。○《纲目》

【释名】黄骨鱼（《《纲目》》）。〔时珍曰〕鱼肠肥曰鲴。此鱼肠腹多脂，渔人炼取黄油然灯，甚腥也。南人讹为黄姑，北人讹为黄骨鱼。

【集解】〔时珍曰〕生江湖中小鱼也。状似白鱼，而头尾不昂，扁身细鳞，白色。阔不逾寸，长不近尺。可作鲊菹，煎炙甚美。

肉

〔气味〕甘，温，无毒。

〔主治〕白煮汁饮，止胃寒泄泻（时珍）。

油

〔主治〕疮癣有虫，燃灯，昏人目（时珍）。

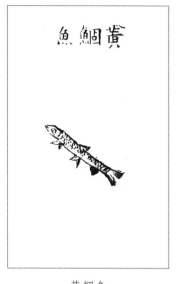

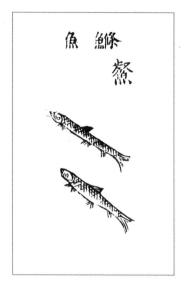

黄鲴鱼　　　　　　　　　鲦鱼

鲦鱼《纲目》

【释名】白鲦（音条。〖《尔雅翼》〗）、鲹鱼（音餐。〖《埤雅》〗）、鮂鱼（音囚。〖《六书故》〗）。〔时珍曰〕鲦，条也。鲹，粲也。鮂，囚也。条，其状也。粲，其色也。囚，其性也。

【集解】〔时珍曰〕鲦，生江湖中小鱼也。长仅数寸，形狭而扁，状如柳叶，鳞细而整，洁白可爱，性好群游。〖《荀子》曰〗鲦，浮阳之鱼也。最宜鲊菹。

【气味】甘，温，无毒。

【主治】煮食，已忧暖胃，止冷泻（时珍）。

鲙残鱼《食鉴》

【释名】王余鱼（《纲目》）、银鱼（〖《尔雅翼》〗）。〔时珍曰〕按《博物志》云：吴王阖闾江行，食鱼鲙，弃其残余于水，化为此鱼，故名。或又作越王及僧宝志者，益出傅会，不足致辩。

【集解】〔时珍曰〕鲙残出苏、淞、浙江。大者长四五寸，身圆如箸，洁白如银，无鳞。若已鲙之鱼，但目有两黑点尔。彼人尤重小者，曝干以货四方。清明前有子，食之甚美。清明后子出而瘦，但可作鲊腊耳。

【气味】甘，平，无毒。

【主治】作羹食，宽中健胃（甯源）。

鱵鱼 音针。○《纲目》

【释名】姜公鱼（俗名）、铜哾鱼（音税。《临海志》）。〔时珍曰〕此鱼喙有一针，故有诸名。俗云姜太公钓针，亦傅会也。

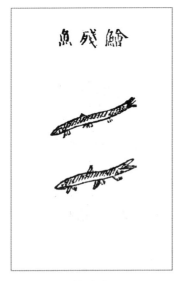

鲙残鱼

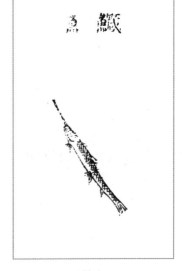

鱵鱼

【集解】〔时珍曰〕生江湖中。大小形状，并同鲙残，但喙尖有一细黑骨如针为异耳。《东山经》云：汜水北注于湖，中多箴鱼，状如鲦，其喙如针。即此。

【气味】甘，平，无毒。

【主治】食之无疫（时珍）。

鳞鱼 音聿。○《纲目》

【释名】春鱼（俗名）、作腊，名鹅毛脡（《《北户录》》）。〔时珍曰〕《尔雅》云：鳞鲋，小鱼也。名义未详。春，以时名也。脡，以干腊名也。

【集解】〔时珍曰〕按段公路《北户录》云：广之恩州出鹅毛脡，用盐藏之，其细如毛，其味绝美。郭义恭所谓武阳小鱼大如针，一斤千头，蜀人以为酱者也。又《一统志》云：广东阳江县出之，即鳞鱼儿也。然今兴国州诸处亦有之，彼人呼为春鱼。云春月自岩穴中随水流出，状似初化鱼苗。土人取收，曝干为脡，以充苞苴。食以姜、醋，味同虾米。或云即鳢鱼苗也。

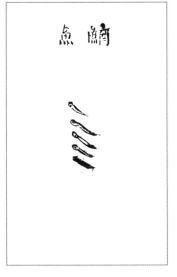

鳞鱼

【气味】甘，平，无毒。

【主治】和中益气，令人喜悦（时珍）。

金鱼《纲目》

【集解】〔时珍曰〕金鱼有鲤、鲫、鳅、鳘数种，鳅、鳘尤难得，独金鲫耐久，前古罕知。惟《北户录》云：出邛婆塞江，脑中有金，盖亦讹传。《述异记》载：晋桓冲游庐山，见湖中有赤鳞鱼。即此也。自宋始有畜者，今则处处人家养玩矣。春末生子于草上，好自吞啖，亦易化生。初出黑色，久乃变红。又或变白者，名银鱼。亦有红、白、黑、斑相间无常者。其肉味短而韧。《物类相感志》云：金鱼食橄榄渣、肥皂水即死。得白杨皮不生虱。又有丹鱼，不审即此类否？今附于下。

【附录】丹鱼按《抱朴子》云：丹水出京兆上洛县西北冢岭山，入于均水。中出丹鱼。先夏至十日，夜伺之。鱼浮水侧，必有赤光上照，赫然若火。割血涂足，可以履水。

肉

【气味】甘、咸，平，无毒。

【主治】久痢（时珍）。

【附方】新一。

久痢噤口病势欲绝。用金丝鲤鱼一尾，重一二斤者，如常治净，用盐、酱、葱，必入胡椒末三四钱，煮熟，置病人前嗅之，欲吃随意。连汤食一饱，病即除根，屡治有效（杨拱《医方摘要》）。

鳞之四 无鳞鱼二十八种，附录九种

鳢鱼《本经·上品》

【释名】蠡鱼（《本经》）、黑鳢（《图经》）、玄鳢（《埤

雅》）、乌鳢（《纲目》）、鲖鱼
（音同。《本经》）、文鱼（《《埤
雅》》）。〔时珍曰〕鳢首有七星，
夜朝北斗，有自然之礼，故谓之
鳢。又与蛇通气，色黑，北方之鱼
也，故有玄、黑诸名。俗呼火柴头
鱼，即此也。其小者名鲖鱼。苏
颂《图经》引《毛诗》诸注，谓鳢
即鲩鱼者，误矣。今直削去，不烦
辩正。

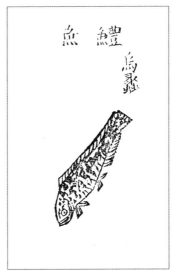

鳢鱼

【集解】〔《别录》曰〕生九
江池泽。取无时。〔弘景曰〕处处
有之。言是公蛎蛇所化，然亦有
相生者。性至难死，犹有蛇性也。〔时珍曰〕形长体圆，头尾相
等，细鳞玄色，有斑点花文，颇类蝮蛇，有舌有齿有肚，背腹有鬣
连尾，尾无歧。形状可憎，气息鲜恶，食品所卑。南人有珍之者，
北人尤绝之。道家指为水厌，斋箓所忌。

肉

〔气味〕甘，寒，无毒。有疮者不可食，令人瘢白
（《别录》）。〔源曰〕有小毒，无益，不宜食之。〔宗奭曰〕能发痼
疾。疗病亦取其一端耳。

〔主治〕疗五痔，治湿痹，面目浮肿，下大水（《本
经》。〔弘景曰〕合小豆白煮，疗肿满甚效）。下大小便，壅塞
气。作鲙，与脚气、风气人食，良（孟诜）。主妊娠有
水气（苏颂）。

〔附方〕旧三，新二。

十种水气垂死鳢鱼（一斤重者）煮汁，和冬瓜、葱白作羹食（《心镜》）。

下一切气〔诜曰〕用大鳢一头开肚，入胡椒末半两，大蒜三两颗，缝合，同小豆一升煮熟，下萝卜三五颗，葱一握，俱切碎，煮熟，空腹食之至饱，并饮汁。至夜，泄恶气无限也。三五日更一作。

肠痔下血鳢鱼作鲙，以蒜齑食之。忌冷、毒物（《外台》）。

一切风疮顽癣疥癞，年久不愈者，不过二三服必愈。用黑火柴头鱼一个（即乌鳢也），去肠肚，以苍耳叶填满。外以苍耳安锅底，置鱼于上，少少着水，慢火焨熟，去皮骨淡食。勿入盐酱，功效甚大（《医林集要》）。

浴儿免痘除夕黄昏时，用大乌鱼一尾，小者二三尾，煮汤浴儿，遍身七窍俱到。不可嫌腥，以清水洗去也。若不信，但留一手或一足不洗，遇出痘时，则未洗处偏多也。此乃异人所传，不可轻易（杨拱《医方摘要》）。

肠及肝

〔主治〕冷败疮中生虫（《别录》）。肠以五味炙香，贴痔瘘及蛀骭疮，引虫尽为度（《日华》）。

胆

〔气味〕甘，平。〔《日华》曰〕诸鱼胆苦，惟此胆甘可食为异也。腊月收取，阴干。

〔主治〕喉痹将死者，点入少许即差，病深者水调灌之（《灵苑方》）。

鳗鲡鱼《别录·中品》

【释名】白鳝（《纲目》）、蛇鱼（《纲目》），干者名风鳗（《赤城志》）。〔时珍曰〕鳗鲡旧注音漫黎。按许慎《说文》，鲡与鳢同。赵辟公《杂录》亦云：此鱼有雄无雌，以影漫于鳢鱼，则其子皆附于鳢鬐而生，故谓之鳗鲡。与许说合，当以鳢音为正。曰蛇，曰鳝，象形也。

【集解】〔颂曰〕所在有之。似鳝而腹大，青黄色。云是蛟蜃之属，善攻江岸，人酷畏之。〔诜曰〕歙州溪潭中出一种背有五色文者，头似蝮蛇。入药最胜。江河中难得五色者。〔时珍曰〕鳗鲡，其状如蛇，背有肉鬣连尾，无鳞有舌，腹白。大者长数尺，脂膏

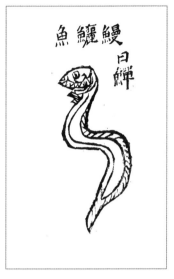

鳗鲡鱼

最多。背有黄脉者，名金丝鳗鲡。此鱼善穿深穴，非若蛟蜃之攻岸也。或云鲇亦产鳗，或云鳗与蛇通。

【正误】〔弘景曰〕鳗鲡能缘树食藤花。〔恭曰〕鲵鱼能上树。鳗无足，安能上树耶？谬说也。

肉

〔气味〕甘，平，有毒。〔思邈曰〕大温。〔士良曰〕寒。〔宗奭曰〕动风。〔吴瑞曰〕腹下有黑斑者，毒甚。与银杏同食，患软风。〔机曰〕小者可食。重四五斤及水行昂头者，不可食。尝见舟人食之，七口皆死。〔时珍曰〕按《夷坚续志》云：四目者杀人。背有白点无鳃者，不可食。妊娠食之，令胎有疾。

〔主治〕五痔疮瘘，杀诸虫（《别录》。〔诜曰〕痔瘘熏之虫即死。杀诸虫，烧炙为末，空腹食，三五度即差）。治恶疮，女人阴疮虫痒，治传尸疰气劳损，暖腰膝，起阳（《日

华》)。疗湿脚气,腰肾间湿风痹,常如水洗。以五味煮食,甚补益。患诸疮瘘病疬风人,宜长食之（孟诜）。治小儿疳劳,及虫心痛（时珍）。妇人带下,疗一切风瘙如虫行,又压诸草石药毒,不能为害（张鼎）。

〔发明〕〔颂曰〕鱼虽有毒,以五味煮羹,能补虚损,及久病劳瘵。〔时珍曰〕鳗鲡所主诸病,其功专在杀虫去风耳。与蛇同类,故主治近之。《稽神录》云:有人病瘵,相传染死者数人。取病者置棺中,弃于江以绝害。流至金山,渔人引起开视,乃一女子,犹活。取置渔舍,每以鳗鲡食之,遂愈。因为渔人之妻。张鼎云:烧烟熏蚊,令化为水。熏毡及屋舍竹木,断蛀虫。置骨于衣箱,断诸蠹。观此,则《别录》所谓能杀诸虫之说,益可证矣。

〔附方〕旧三。

诸虫心痛多吐清水。鳗鲡淡煮,饱食三五度,即差（《外台》)。

骨蒸劳瘦用鳗鲡二斤治净,酒二盏煮熟,入盐、醋食之（《圣惠》)。

肠风下虫同上。

膏

〔主治〕诸瘘疮（陶弘景）。耳中虫痛（苏恭）。曝干微炙取油,涂白驳风,即时色转,五七度便差（宗奭）。○《集验方》云:白驳生头面上,浸淫渐长似癣者。刮令燥痛,炙热脂搽之,不过三度即差。

骨及头

〔主治〕炙研入药,治痔痢肠风崩带。烧灰敷恶疮。烧熏痔瘘,杀诸虫（时珍）。

〔附方〕旧一。

一切恶疮用蛇鱼骨炙为末,入诸色膏药中贴之,外以纸护之（《经验》）。

血

〔主治〕疮疹入眼生翳，以少许点之（时珍）。

海鳗鲡《日华》

【释名】慈鳗鲡（《日华》）、猧狗鱼（《日华》）。

【集解】〔《日华》曰〕生东海中。类鳗鲡而大，功用相同。

【气味】同鳗鲡。

【主治】治皮肤恶疮疥、疳䘌、痔瘘（《日华》）。〔时珍曰〕按李九华云：狗鱼暖而不补。即此。

鳝善鱼《别录·上品》

【释名】黄鲹（音旦。〖《异苑》〗）。〔宗奭曰〕鳝腹黄，故世称黄鳝。〔时珍曰〕《异苑》作黄鲹。云黄疸之名，取乎此也。藏器言当作鳣鱼，误矣。鳣字平声，黄鱼也。

【集解】〔韩保昇曰〕鳝鱼生水岸泥窟中。似鳗鲡而细长，亦似蛇而无鳞，有青、黄二色。〔时珍曰〕黄质黑章，体多涎沫，大者长二三尺，夏出冬蛰。一种蛇变者名蛇鳝，有毒害人。南人鬻鳝肆中，以缸贮水，畜数百头。夜以灯照之，其蛇化者，必项下有白点。通身浮水上，即弃之。或

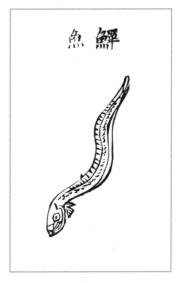

鱼鳝

鳝鱼

以蒜瓣投于缸中,则群鳝跳掷不已,亦物性相制也。〔藏器曰〕作脍,当重煮之,不可用桑柴,亦蛇类也。〔弘景曰〕鳝是荇芩根所化,又云死人发所化。今其腹中自有子,不必尽是变化也。

肉

〔气味〕甘,大温,无毒。〔思邈曰〕黑者有毒。〔弘景曰〕性热能补。时行病后食之,多复。〔宗奭曰〕动风气。多食,令人霍乱。曾见一郎官食此,吐利几死也。〔时珍曰〕按《延寿书》云:多食,发诸疮,亦损人寿。大者,有毒杀人。不可合犬肉、犬血食之。

〔主治〕补中益血,疗沈唇(《别录》)。补虚损,妇人产后恶露淋沥,血气不调,羸瘦,止血,除腹中冷气肠鸣,及湿痹气(藏器)。善补气,妇人产后宜食(震亨)。补五脏,逐十二风邪。患湿风、恶气人,作脍空腹饱食,暖卧取汗出如胶,从腰脚中出,候汗干,暖五枝汤浴之,避风。三五日一作,甚妙(孟诜)。专贴一切冷漏、痔瘘、臁疮引虫(时珍)。

〔附方〕新二。

臁疮蛀烂用黄鳝鱼数条打死,香油抹腹,蟠疮上系定,顷则痛不可忍,然后取下看,腹有针眼皆虫也。未尽更作,后以人胫骨灰,油调搽之(《奇效》)。

肉痔出血鳝鱼煮食,其性凉也(《便民食疗》)。

血尾上取之。

〔主治〕涂癣及瘘(藏器)。疗口眼㖞斜,同麝香少许,左㖞涂右,右㖞涂左,正即洗去。治耳痛,滴数点入耳。治鼻衄,滴数点入鼻。治疹后生翳,点少许入目。治赤疵,同蒜汁、墨汁频涂之。又涂赤游风

（时珍）。

〔发明〕〔时珍曰〕鳝善穿穴，无足而窜，与蛇同性，故能走经脉疗十二风邪，及口㖞、耳目诸窍之病。风中血脉，则口眼㖞斜，用血主之，从其类也。

头五月五日收。

〔气味〕甘，平，无毒。

〔主治〕烧服，止痢，主消渴，去冷气，除痞癥，食不消（《别录》）。同蛇头、地龙头烧灰酒服，治小肠痈有效（《集成》）。百虫入耳，烧研，绵裹塞之，立出（时珍）。

皮

〔主治〕妇人乳核硬疼，烧灰空心温酒服（《圣惠》）。

鳅（鰌）鱼 音酋。○《纲目》

【释名】泥鳅（俗名）、鰼鱼（《尔雅》）。〔时珍曰〕按陆佃云：鰼性酋健，好动善扰，故名。小者名鰍鱼。孙炎云：鰼者，寻习其泥也。

【集解】〔时珍曰〕海鳅生海中，极大。江鳅生江中，长七八寸。泥鳅生湖池，最小，长三四寸，沉于泥中。状微似鳝而小，锐首圆身，青黑色，无鳞。以涎自染，滑疾难握。与他鱼牝牡，故《庄子》云“鳅与鱼游”。生沙中者微有文采。闽、广人劙去脊骨，作臛食甚美。《相感志》云：灯心煮鳅甚妙。

【气味】甘，平，无毒。〔弘景曰〕不可合白犬血食。一云凉。

【主治】暖中益气，醒酒，解消渴（时珍）。同米粉煮羹食，调中收痔（吴球）。

【附方】新五。

消渴饮水用泥鳅鱼（十头阴干，去头尾，烧灰）、干荷叶等分为末。每服二钱，新汲水调下，日三。名沃焦散（《普济方》）。

喉中物哽用生鳅鱼，线牢缚其头，以尾先入喉中，牵拽出之（《普济方》）。

揩牙乌髭泥鳅鱼一枚，槐蕊、狼把草各一两，雄燕子一个，酸石榴皮半两，捣成团，入瓦罐内，盐泥固济，先文后武，烧炭十斤，取研，日用。一月以来，白者皆黑（《普济》）。

阳事不起泥鳅煮食之（《集简方》）。

牛狗羸瘦取鳅鱼一二枚，从口鼻送入，立肥也（陈藏器）。

鳢鱼音邅。○《拾遗》

〔校正〕〔时珍曰〕《食疗》黄鱼系重出，今并为一。

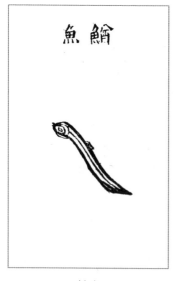

鳅鱼

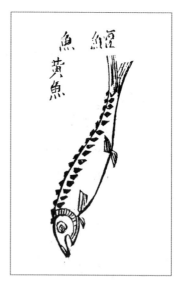

鳢鱼

【释名】黄鱼（《食疗》）、蜡鱼（《御览》）、玉版鱼（《《六书故》》）。〔时珍曰〕鳣肥而不善游，有遭如之象。曰黄曰蜡，言其脂色也。玉版，言其肉色也。《异物志》名含光，言其脂肉夜有光也。《饮膳正要》云：辽人名阿八儿忽鱼。

【集解】〔藏器曰〕鳣长二三丈，纯灰色，体有三行甲。逆上龙门，能化为龙也。〔时珍曰〕鳣出江淮、黄河、辽海深水处，无鳞大鱼也。其状似鲟，其色灰白，其背有骨甲三行，其鼻长有须，其口近颔下，其尾歧。其出也，以三月逆水而上。其居也，在矶石湍流之间。其食也，张口接物听其自入，食而不饮，蟹鱼多误入之。昔人所谓"鳣鲔岫居"，世俗所谓"鲟鳇鱼吃自来食"是矣。其行也，在水底，去地数寸。渔人以小钩近千斤沉而取之，一钩着身，动而护痛，诸钩皆着。船游数日，待其困惫，方敢掣取。其小者近百斤。其大者长二三丈，至一二千斤。其气甚腥。其脂与肉层层相间，肉色白，脂色黄如蜡。其脊骨及鼻，并鬐与鳃，皆脆软可食。其肚及子盐藏亦佳，其鳔亦可作胶。其肉骨煮炙及作鲊皆美。《翰墨大全》云：江淮人以鲟鳇鱼作鲊名片酱，亦名玉版鲊也。

肉

〔气味〕甘，平，有小毒。〔诜曰〕发气动风，发疮疥。和荞麦食，令人失音。〔宁源曰〕味极肥美，楚人尤重之。多食，生热痰。作鲊奇绝，亦不益人。〔时珍曰〕服荆芥药，不可食。

〔主治〕利五脏，肥美人。多食，难克化（时珍）。

肝

〔气味〕无毒。

〔主治〕恶疮疥癣。勿以盐炙食（藏器）。

鲟鱼《拾遗》

【释名】 鳣鱼（寻、淫二音。《说文》）、鲔鱼（音洧。《陆玑》）、王鲔（《尔雅》）、碧鱼（《纲目》）。〔时珍曰〕此鱼延长，故从寻从覃，皆延长之义。《月令》云：季春，天子荐鲔于寝庙。故有王鲔之称。郭璞云：大者名王鲔，小者名叔鲔，更小者名鮥子（音洛）。李奇《汉书注》云：周洛曰鲔，蜀曰鲍鳣（音亘懵）。《毛诗义疏》云：辽东、登、莱人名尉鱼，言乐浪尉仲明溺海死，化为此鱼。盖尉亦鲔字之讹耳。《饮膳正要》云：今辽人名乞里麻鱼。

【集解】 〔藏器曰〕鲟生江中。背如龙，长一二丈。〔时珍曰〕出江淮、黄河、辽海深水处，亦鳣属也。岫居，长者丈余。至春始出而浮阳，见日则目眩。其状如鳣，而背上无甲。其色青碧，腹下色白。其鼻长与身等，口在颔下，食而不饮。颊下有青斑纹，如梅花状。尾歧如丙。肉色纯白，味亚于鳣，鬐骨不脆。罗愿云：鲟状如鬵鼎，上大下小，大头哆口，似铁兜鍪。其鳔亦可作胶，如鳣鲠也。亦能化龙。

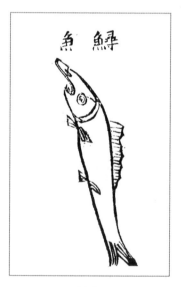

鲟鱼

肉

〔气味〕甘，平，无毒。

〔诜曰〕有毒。味虽美而发诸药毒，动风气，发一切疮疥。久食，令人心痛腰痛。服丹石人忌之。勿与干笋同食，发瘫痪风。小儿食之，成咳嗽及癥瘕。作鲊虽珍,亦不益人。

〔主治〕补虚益气,令人肥健（藏器）。煮汁饮,治血淋（孟诜）。

鼻肉作脯名鹿头,亦名鹿肉,言美也。

〔主治〕补虚下气（藏器）。

子状如小豆。

〔主治〕食之肥美,杀腹内小虫（藏器）。

牛鱼《拾遗》

【集解】〔藏器曰〕生东海,其头似牛。〔时珍曰〕按《一统志》云:牛鱼出女直混同江。大者长丈余,重三百斤。无鳞骨,其肉脂相间,食之味长。又《异物志》云:南海有牛鱼,一名引鱼,重三四百斤,状如鳢,无鳞骨,背有斑纹,腹下青色。知海潮,肉味颇长。观二说,则此亦鳝属也。鳝、引声亦相近。

肉

【气味】阙。无毒。

【主治】六畜疫疾。作干脯为末,以水和灌鼻,即出黄涕。亦可置病牛处,令气相熏（藏器）。

鮠鱼音桅。○《拾遗》

【释名】鮰鱼（音回。《六书故》）、鳠鱼（化、获二音。〔郭璞〕）、鯢鱼（化上声。《六书故》）、鳜鱼（癫。《图经》）。〔时珍曰〕北人呼鳠,南人呼鮠,并与鮰音相近。迩来通称鮰鱼,而鳠、鮠之名不彰矣。鯢,又鳠者之转也。秦人谓其发癫,呼为鳜鱼。余见鲇鱼。

【集解】〔时珍曰〕鮠,生江淮间无鳞鱼,亦鲟属也。头尾身鬐俱似鲟状,惟鼻短尔。口亦在颔下,骨不柔脆,腹似鲇鱼,背有肉鬐。郭璞云"鳡鱼似鲇而大,白色"者,是矣。

【正误】〔藏器曰〕鮸生海中,大如石首。不腥,作鲙如雪。隋朝吴都进鮸鱼鲙,取快日曝干瓶盛。临食以布裹水浸用,与初鲙无异。〔时珍曰〕藏器所说,出杜宝《拾遗录》。其说云:隋大业六年,吴郡献海鮸干鲙。其法:五、六月取大鮸四五尺者,鳞细而紫,无细骨,不腥。取肉切晒极干,以新瓶盛之,泥封固。用时以布裹水浸,少顷去水,则胶白如新也。珍按此乃海鮸,即石首之大者,有鳞不腥。若江河鮧鱼,则无鳞极腥矣。陈氏盖因鮸、鮧二字相类,不加考究,遂致谬误耳。今正之。

肉

【气味】甘,平,无毒。〔颂曰〕能动痼疾。不可合野猪、野鸡肉食,令人生癞。

【主治】开胃,下膀胱水(藏器)。

鮧鱼音夷。○《别录·上品》

【释名】鳀鱼(音题)、鰋鱼(音偃)、鲇鱼(〖并《尔雅翼》〗)。〔时珍曰〕鱼额平夷低偃,其涎粘滑。鮧,夷也。鰋,偃也。鲇,粘也。古曰鰋,今曰鲇;北人曰鰋,南人曰鲇。

【集解】〔弘景曰〕鳀,即鲇也。又有鳡,似鳀而大。鮸,似鳀而色黄。人鱼,似鲇而有四足。〔保昇曰〕口腹俱大者,名鳡;背青口小者,名鲇;口小背黄腹白者,名鮸。〔时珍曰〕二说俱欠详核。鲇乃无鳞之鱼,大首偃额,大口大腹,鮸身鳠尾,有齿有胃有须。生流水者,色青白;生止水者,色青黄。大者亦至三四十斤,俱是大口大腹,并无口小者。鳡即今之鮠鱼,似鲇而口在颔下,尾有歧,南人方音转为鮸也。今厘正之。凡食鲇、鮸,先割翅

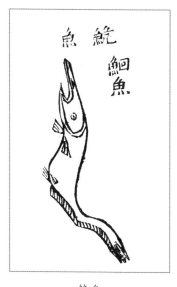

鮠鱼

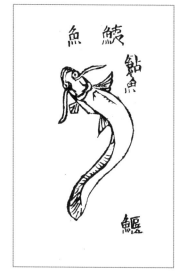

鮧鱼

下悬之,则涎自流尽,不粘滑也。

肉

〔气味〕甘,温,无毒。〔诜曰〕无鳞,有毒,勿多食。〔颂曰〕寒而有毒,非佳品也。赤目、赤须、无腮者,并杀人。不可合牛肝食,令人患风多噎。不可合野猪肉食,令人吐泻。〔弘景曰〕不可合鹿肉食,令人筋甲缩。〔时珍曰〕反荆芥。

〔主治〕百病(《别录》)。作臛,补人(弘景)。疗水肿,利小便(苏恭)。治口眼㖞斜,活鲇切尾尖,朝吻贴之即正。又五痔下血肛痛,同葱煮食之(时珍)。

〔附方〕新一。

身面白驳鲇鱼(半斤)一头,去肠,以粳饭、盐、椒如常作鲊,以荷叶作三包系之。更以荷叶重包,令臭烂。先以布拭赤,乃炙鲊包,乘热熨,令汗出。以绵衣包之,勿令见风,以瘥为度

（《总录》）。

涎

〔主治〕三消渴疾，和黄连末为丸，乌梅汤每服五七丸，日三服，效（苏颂）。

目

〔主治〕刺伤中水作痛，烧灰涂之（思邈）。

肝

〔主治〕骨鲠（时珍）。

〔附方〕新一。

骨鲠在喉栗子肉上皮半两（研末），乳香、鲇鱼肝各一分，同捣，丸梧子大。以绵裹一丸，水润，外留绵线吞下，钓出（《总录》）。

鳀鱼 音啼。○《纲目》

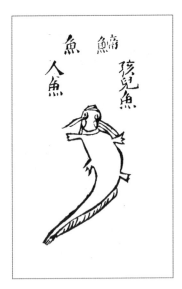

鳀鱼

〔校正〕〔时珍曰〕旧注见鮧鱼，今分出。

【释名】人鱼（弘景）、孩儿鱼（〖刘辰翁〗）。〔时珍曰〕鳀声如孩儿，故有诸名。作鳀、鮧者，并非。

【集解】〔弘景曰〕人鱼，荆州临沮青溪多有之。似鳀而有四足，声如小儿。其膏然之不消耗，秦始皇骊山冢中所用人鱼膏是也。〔宗奭曰〕鳀鱼形微似獭，四足，腹重坠如囊，身微紫色，无鳞，与鲇、鲍相类。尝剖视之，中有小蟹、小鱼、小石数枚也。〔时珍曰〕孩儿鱼有二种：生江湖中，形色皆如鲇、鮠，腹下翅形似足，其腮颊轧轧，音如儿啼，即鲵鱼也；一种生溪涧中，形声皆同，但能上树，乃鲵鱼也。《北山经》云：决水多人鱼。状如鲵，四足，音如婴儿。食之无瘕疾。又云：休水北注于洛，中多鲵鱼。状如鳌蜼而长距，足白而对，食之无蛊疾，可以御兵。按此二说，前与陶合，后与寇合，盖一物也。今渔人网得，以为不利，即惊异而弃之，盖不知其可食如此也。○徐铉《稽神录》云：谢仲玉者，曾见妇人出没水中，腰以下皆鱼。乃人鱼也。又《甄异记》云：查道奉使高丽，见海沙中一妇人，肘后有红鬣。问之。曰：人鱼也。此二者，乃名同物异，非鲵、鲵也。

【气味】甘，有毒。

【主治】食之，疗瘕疾（弘景）。无蛊疾（时珍）。

鲵鱼 音倪。○《拾遗》

【释名】人鱼（《山海经》）、鲉鱼（音纳。〖《蜀志》〗）、鳎鱼（音塔。〖《唐韵》〗），大者名鰕（音霞。〖《尔雅》〗）。〔时珍曰〕鲵，声如小儿，故名。即鲵鱼之能上树者。俗云鲇鱼上竿，乃此也。与海中鲸，同名异物。蜀人名鲉，秦人名鳎。《尔雅》云：大者曰鰕。《异物志》云：有鱼之体，以足行如虾，故名鰕。陈藏器以此为鳎鱼，欠考矣。又云一名王鲔，误矣，王鲔乃鲟鱼也。

【集解】〔藏器曰〕鲵生山溪中。似鲇有四足，长尾，能上树。天旱则含水上山，以草叶覆身，张口，鸟来饮水，因吸食之。声如小儿啼。〔时珍曰〕案郭璞云：鲵鱼似鲇，四脚，前脚似猴，后脚似狗，声如儿啼，大者长八九尺。《山海经》云：决水有人鱼，状如鲵，食之无痴疾。《蜀志》云：雅州西山溪谷出鲉鱼。似鲇有足，能缘木，声如婴儿，可食。《酉阳杂俎》云：峡中人食鲵鱼，缚树上,鞭至白汁出如构汁,方可治食。不尔,有毒也。

【气味】甘,有毒。

【主治】食之无痴疾(《山海经》)。

黄颡鱼《食疗》

【释名】黄鲿鱼(古名)、黄颊鱼(《诗疏》)、鲩魠(央轧。〖《食疗》〗)、黄鱽(〖罗愿〗)。〔时珍曰〕颡、颊以形,鲿以味,鲩魠以声也。今人析而呼为黄鲹、黄鱽。陆玑作黄扬,讹矣。

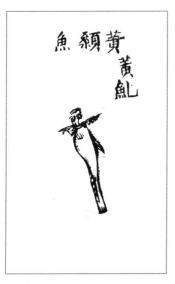

黄颡鱼

【集解】〔时珍曰〕黄颡,无鳞鱼也。身尾俱似小鲇,腹下黄,背上青黄,腮下有二横骨,两须,有胃。群游作声如轧轧。性最难死。陆玑云:鱼身燕头,颊骨正黄。鱼之有力能飞跃者。陆佃云:其胆春夏近下,秋冬近上。亦一异也。

【气味】甘,平,微毒。〔诜曰〕无鳞之鱼不益人,发疮疥。〔时珍曰〕反荆芥,害人。

【主治】肉,至能醒酒(弘景)。祛风(吴瑞)。煮食,消水肿,利小便。烧灰,治瘰疬久溃不收敛,及诸恶疮(时珍)。

【附方】新三。

水气浮肿用黄颡三尾,绿豆一合,大蒜三瓣,水煮烂,去鱼食豆,以汁调商陆末一钱服。其水化为清气而消。诗云:一头黄颡八须鱼,绿豆同煎一合余。白煮作羹成顿服,管教水肿自消除(《集要》)。

瘰疬溃坏用黄虮鱼破开,入蓖麻子二十粒,扎定,安厕坑中,冬三日,春秋一日,夏半日,取出洗净,黄泥固济,煅存性研,香油调傅。

臁疮浸淫方同上(并《普济》)。

涎翅下取之。

〔主治〕消渴(吴瑞)。

〔附方〕新一。

生津丸治消渴饮水无度。以黄颡鱼涎和青蛤粉、滑石末等分,丸梧子大。每陈粟米汤下三十丸(《圣济总录》)。

颊骨

〔主治〕喉痹肿痛,烧研,茶服三钱(时珍。○并出《普济》)。

河豚 宋《开宝》

〔校正〕并入《食疗》鯸鲐、《拾遗》鯢鱼。

【释名】鯸鲐(《《食疗》)。一作鯸鲐。(《吴都赋》)、鯯鲐(《日华》)、鯢鱼(《《拾遗》)。一作鲑。(《论衡》)、嗔鱼(《拾遗》)、吹肚鱼(俗)、气包鱼(《《纲目》)。〔时珍曰〕豚,言其味美也。侯夷,状其形丑也。鯢,谓其体圆也。吹肚、气包,象其嗔胀也。《北山经》名鲥鱼。音沛。

【集解】〔志曰〕河豚,江、淮、河、海皆有之。〔藏器曰〕腹白,背有赤道如印,目能开阖。触物即嗔怒,腹胀如气球浮起,故人以物撩而取之。〔时珍曰〕今吴越最多。状如蝌蚪,大者尺余,背色青黑。有黄缕文,无鳞无腮无胆,腹下白而不光。率以三头

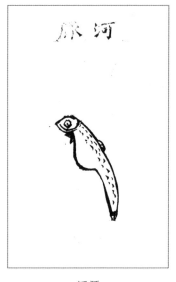

河豚

相从为一部。彼人春月甚珍贵之,尤重其腹腴,呼为西施乳。严有翼《艺苑雌黄》云:河豚,水族之奇味,世传其杀人。余守丹阳宣城,见土人户户食之。但用菘菜、蒌蒿、荻芽三物煮之,亦未见死者。南人言鱼之无鳞无腮,无胆有声,目能眨者,皆有毒。河豚备此数者,故人畏之。然有二种,其色淡黑有文点者,名斑鱼,毒最甚。或云三月后则为斑鱼,不可食也。又案雷公《炮炙论》云:鲑鱼插树,立便干枯;狗胆涂之,复当荣盛。《御览》云:河豚鱼虽小,而獭及大鱼不敢唼之。则不惟毒人,又能毒物也。王充《论衡》云:万物含太阳火气而生者,皆有毒。在鱼则鲑与鲦鲰。故鲑肝死人,鲦鲰螫人。

【气味】甘,温,无毒。〔宗奭曰〕河豚有大毒,而云无毒何也?味虽珍美,修治失法,食之杀人,厚生者宜远之。〔藏器曰〕海中者大毒,江中者次之。煮之不可近铛,当以物悬之。〔时珍曰〕煮忌煤炱落中。与荆芥、菊花、桔梗、甘草、附子、乌头相反。宜荻笋、蒌蒿、秃菜。畏橄榄、甘蔗、芦根、粪汁。案:陶九成《辍耕录》:凡食河豚,一日内不可服汤药,恐犯荆芥,二物大相反。亦恶乌头、附子之属。余在江阴,亲见一儒者,因此丧命。河豚子尤不可食,曾以水浸之,一夜大如芡实也。世传中其毒者,以至宝丹或橄榄及龙脑浸水皆可解。复得一方,惟以槐花微炒,与干燕脂等分同捣粉,水调灌之,大妙。又案:《物类相感志》

言：凡煮河豚，用荆芥同煮五七沸，换水则无毒。二说似相反，得非河豚之毒入于荆芥耶？宁从陶说，庶不致悔也。

【主治】补虚，去湿气，理腰脚，去痔疾，杀虫（《开宝》）。伏硇砂（《土宿本草》）。

肝及子

〔气味〕有大毒。〔藏器曰〕入口烂舌，入腹烂肠，无药可解。惟橄榄木、鱼茗木、芦根、乌芨草根煮汁可解。〔时珍曰〕吴人言其血有毒，脂令舌麻，子令腹胀，眼令目花，有"油麻子胀眼睛花"之语。而江阴人盐其子，糟其白，埋过治食，此俚言所谓"舍命吃河豚"者耶？

〔主治〕疥癣虫疮。用子同蜈蚣烧研，香油调，搽之（时珍）。

海豚鱼《拾遗》

【释名】海狶（《文选》），生江中者名江豚（《拾遗》）。江猪（《纲目》）、水猪（《异物志》）、𩶭鱼（音忌。〖《尔雅疏》〗）、馋鱼（音谗。〖《纲目》〗）、鲯鲇（音敷沛。〖《魏武食制》〗）。〔时珍曰〕海豚、江豚，皆因形命名。郭璞赋"海狶、江豚"是也。《魏武食制》谓之鲯鲇。《南方异物志》谓之水猪。又名馋鱼，谓其多涎也。

【集解】〔藏器曰〕海豚生海中，候风潮出没。形如豚，鼻在脑上作声，喷水直上，百数为群。其子如蠡鱼子，数万随母而行。人取子系水中，其母自来就而取之。江豚生江中，状如海豚而小，出没水上，舟人候之占风。其中有油脂，点灯照樗蒲即明，照读书工作即暗，俗言懒妇所化也。〔时珍曰〕其状大如数百斤猪，形色青黑如鲇鱼，有两乳，有雌雄，类人。数枚同行，一浮一

没,谓之拜风。其骨硬,其肉肥,不中食。其膏最多,和石灰艌
船良。

肉

〔气味〕咸,腥,味如水牛肉,无毒。

〔主治〕飞尸、蛊毒、瘴疟,作脯食之(藏器)。

肪

〔主治〕摩恶疮、疥癣、痔瘘,犬马瘑疥,杀虫(藏器)。

比目鱼《食疗》

【释名】鲽(音蝶。〖《尔雅》〗)、鞋底鱼(〖《尔雅翼》〗)。
〔时珍曰〕比,并也。鱼各一目,相并而行也。《尔雅》所谓"东
方有比目鱼,不比不行,其名曰鲽",是也。段氏《北户录》谓之
鳒(音兼),《吴都赋》谓之魪(音介),《上林赋》谓之魼(音墟)。

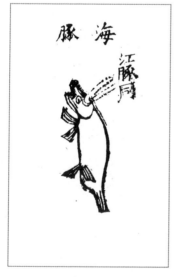

海豚鱼

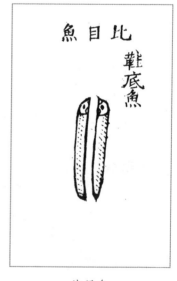

比目鱼

鰈,犹屟也；鰜,兼也；魪,相介也；魼,相胠也。俗名鞋底鱼,《临海志》名婢屣鱼,《临海水土记》名奴屩鱼,《南越志》名版鱼,《南方异物志》名箬叶鱼,皆因形也。

【集解】〔时珍曰〕案郭璞云：今所在水中有之。状如牛脾及女人鞋底,细鳞紫黑色,两片相合乃得行。其合处半边平而无鳞,口近腹下。刘渊林以为王余鱼,盖不然。

【气味】甘,平,无毒。

【主治】补虚益气力。多食动气（孟诜）。

鲛鱼 音梢。○《拾遗》

【集解】〔藏器曰〕出江湖。形似马鞭,尾有两歧,如鞭鞘,故名。

【气味】甘,平,无毒。

【主治】五痔下血,瘀血在腹（藏器）。

鲛鱼 《唐本草》

【释名】沙鱼（《拾遗》）、鮨鱼（鹊、错二音。《南越志》）、鳆鱼（音剥。《拾遗》）、溜鱼（《纲目》）。〔时珍曰〕鲛皮有沙,其文交错鹊驳,故有诸名。古曰鲛,今曰沙,其实一也。或曰：本名鲛,讹为鲛。段成式曰：其力健强,称为河伯健儿。〔藏器曰〕鲛与石决明,同名而异类也。

【集解】〔恭曰〕鲛出南海。形似鳖,无脚有尾。〔保昇曰〕圆广尺余,尾亦长尺许,背皮粗错。〔颂曰〕有二种,皆不类鳖,南人通谓之沙鱼。大而长喙如锯者曰胡沙,性善而肉美。小而皮粗者曰白沙,肉强而有小毒。彼人皆盐作修脯。其皮刮治去沙,剪作鲙,为食品美味,食之益人。其皮可饰刀靶。〔宗奭曰〕鲛

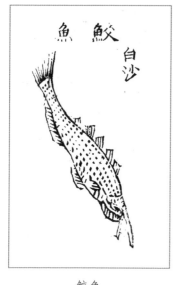

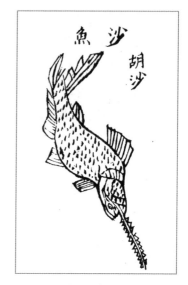

鲛鱼　　　　　　　　沙鱼（胡沙）

鱼、沙鱼形稍异，而皮一等。〔时珍曰〕古曰鲛，今曰沙，是一类而
有数种也，东南近海诸郡皆有之。形并似鱼，青目赤颊，背上有
鬣，腹下有翅，味并肥美，南人珍之。大者尾长数尺，能伤人。皮
皆有沙，如真珠斑。其背有珠文如鹿而坚强者，曰鹿沙，亦曰白
沙，云能变鹿也。背有斑文如虎而坚强者，曰虎沙，亦曰胡沙，
云虎鱼所化也。鼻前有骨如斧斤，能击物坏舟者，曰锯沙，又曰
挺额鱼，亦曰鳝鳝，谓鼻骨如镭斧也（音蕃）。沈怀远《南越志》
云：环雷鱼，鳝鱼也。长丈许。腹内有两洞，腹贮水养子。一腹
容二子。子朝从口中出，暮还入腹。鳞皮有珠，可饰刀剑，治骨
角。〔藏器曰〕其鱼状貌非一，皆皮上有沙，堪揩木，如木贼也。
小者子随母行，惊即从口入母腹中。

　　　肉

　　　〔气味〕甘，平，无毒。

〔主治〕作鲙,补五脏,功亚于鲫,亦可作鱐、鲊(诜)。甚益人(颂)。

皮

〔气味〕甘、咸,平,无毒。

〔主治〕心气鬼疰,蛊毒吐血(《别录》)。蛊气蛊疰(恭)。烧灰水服,主食鱼中毒(藏器)。烧研水服,解鲛鮧鱼毒,治食鱼鲙成积不消(时珍)。

〔附方〕旧一,新一。

治疰鲛鱼皮散〔颂曰〕胡洽治五尸鬼疰,百毒恶气。鲛鱼皮(炙)、朱砂、雄黄、金牙、蜀椒、细辛、鬼臼、干姜、莽草、天雄、麝香、鸡舌香、桂心各一两,贝母半两,蜈蚣、蜥蜴各(炙)二枚,为末。每服半钱,温酒服,日二。亦可佩之。〔时珍曰〕《千金》鲛鱼皮散:治鬼疰。用鲛鱼皮(炙)、龙骨、鹿角、犀角、麝香、蜈蚣、雄黄、朱砂、干姜、蜀椒、襄荷根、丁香等各一分,贝子十枚,为末。酒服方寸匕,加至二匕,日三服。亦可佩。

胆腊月收之。

〔主治〕喉痹,和白矾灰为丸,绵裹纳喉中,吐去恶涎即愈(诜)。

乌贼鱼《本经·中品》

【释名】乌鲗(《素问》)、墨鱼(《纲目》)、缆鱼(《日华》),干者名鲞(《日用》),骨名海螵蛸(《《尔雅翼》》)。〔颂曰〕陶隐居言此是鹢乌所化。今其口脚具存,犹颇相似。腹中有墨可用,故名乌鲗。能吸波噀墨,令水溷黑,自卫以防人害。又《南越志》云:其性嗜乌,每自浮水上,飞乌见之,以为死而啄之,乃卷取入水而食之,因名乌贼,言为乌之贼害也。〔时珍曰〕

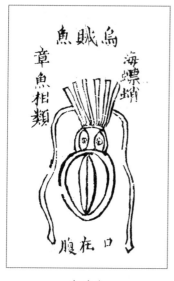

乌贼鱼

案罗愿《尔雅翼》云：九月寒乌入水，化为此鱼。有文墨可为法则，故名乌鲗。鲗者，则也。骨名海螵蛸，象形也。〔大明曰〕鱼有两须，遇风波即以须下碇，或粘石如缆，故名缆鱼。〔瑞曰〕盐干者名明鲞，淡干者名脯鲞。

【集解】〔《别录》曰〕乌贼鱼生东海池泽。取无时。〔颂曰〕近海州郡皆有之。形若革囊，口在腹下，八足聚生于口旁。其背上只有一骨，厚三四分，状如小舟，形轻虚而白。又有两须如带，甚长。腹中血及胆正如墨，可以书字。但逾年则迹灭，惟存空纸尔。世言乌贼怀墨而知礼，故俗谓是海若白事小吏也。〔时珍曰〕乌鲗无鳞有须，黑皮白肉，大者如蒲扇。炸熟以姜、醋食之，脆美。背骨名海螵蛸，形似樗蒲子而长，两头尖，色白，脆如通草，重重有纹，以指甲可刮为末，人亦镂之为钿饰。又《相感志》云：乌鲗过小满则形小也。〔藏器曰〕海人云：昔秦王东游，弃算袋于海，化为此鱼。故形犹似之，墨尚在腹也。〔禹锡曰〕陶弘景及《蜀本图经》皆言是鸐乌所化。鸐乃水鸟，似鸦短项，腹翅紫白，背上绿色。唐苏恭乃言无鸐乌，误矣。

【附录】柔鱼〔颂曰〕一种柔鱼，与乌贼相似，但无骨尔。越人重之。

肉

〔气味〕酸，平，无毒。〔瑞曰〕味珍美。动风气。

〔主治〕益气强志（《别录》）。益人，通月经（大明）。

骨一名海螵蛸

〔修治〕〔弘景曰〕炙黄用。〔敩曰〕凡使勿用沙鱼骨，其形真似。但以上文顺者是真，横者是假。以血卤作水浸，并煮一伏时漉出。掘一坑烧红，入鱼骨在内，经宿取出入药，其效加倍也。

〔气味〕咸，微温，无毒。〔普曰〕冷。〔权曰〕有小毒。〔之才曰〕恶白及、白蔹、附子。能淡盐，伏砒，缩银。

〔主治〕女子赤白漏下，经汁血闭，阴蚀肿痛，寒热癥瘕，无子（《本经》）。惊气入腹，腹痛环脐，丈夫阴中寒肿，令人有子，又止疮多脓汁不燥（《别录》）。疗血崩，杀虫（《日华》）。炙研饮服，治妇人血瘕，大人小儿下痢，杀小虫（藏器）。〔又曰〕投骨于井，水虫皆死。治眼中热泪，及一切浮翳，研末和蜜点之。久服益精（孟诜）。〔恭曰〕亦治牛马障翳。主女子血枯病，伤肝唾血下血，治疟消瘿。研末，敷小儿疳疮，痘疮臭烂，丈夫阴疮，汤火伤，跌伤出血。烧存性，酒服，治妇人小户嫁痛。同鸡子黄，涂小儿重舌鹅口。同蒲黄末，敷舌肿，血出如泉。同槐花末吹鼻，止衄血。同银朱吹鼻，治喉痹。同白矾末吹鼻，治蝎螫疼痛。同麝香吹耳，治聤耳有脓及耳聋（时珍）。

〔发明〕〔时珍曰〕乌鲗骨，厥阴血分药也，其味咸而走血也。故血枯血瘕，经闭崩带，下痢疳疾，厥阴本病也。寒热疟疾，聋、瘿、少腹痛，阴痛，厥阴经病也。目翳流泪，厥阴窍病也。厥阴属肝，肝主血，故诸血病皆治之。按《素问》云：有病胸胁支满者，妨于食，病至，则先闻腥臊臭，出清液，先唾血，四肢清，目眩，时时前后血，病名曰血枯。得之年少时，有所大脱血。或醉入房，中气竭肝伤，故月事衰少不来。治之以四乌鲗骨，一蔍茹为末，丸以雀卵，大如小豆。每服五丸，饮以鲍鱼汁，所以利肠中及伤肝也。观此，则其入厥阴血分无疑矣。

〔正误〕〔鼎曰〕久服，绝嗣无子。〔时珍曰〕按《本经》云：主癥瘕，无子。《别录》云：令人有子。孟诜亦云久服益精，而张鼎此说独相背戾，亦误矣。若云血病无多食咸，乌鲗亦主血闭，故有此说。然经闭有有余、不足二证。有余者血滞，不足者肝伤。乌鲗所主者，肝伤血闭不足之病，正与《素问》相合，岂有令人绝嗣之理？当以《本经》《别录》为正。恐人承误，故辨正之。

〔附方〕旧三，新二十。

女子血枯见上。

赤白目翳《圣惠》：治伤寒热毒攻眼，生赤白翳。用乌鲗鱼骨一两，去皮为末，入龙脑少许点之，日三。○治诸目翳，用乌鲗骨、五灵脂等分为细末，熟猪肝切片，蘸食，日二。

赤翳攀睛照水丹：治眼翳（惟浓者尤效）及赤翳攀睛贯瞳人。用海螵蛸一钱，辰砂半钱，乳细水飞澄取，以黄蜡少许，化和成剂收之。临卧时，火上旋丸黍米大，揉入眦中。睡至天明，温水洗下。未退，更用一次，即效（《海上方》）。

雀目夜眼乌贼骨半斤为末，化黄蜡三两和，捏作钱大饼子。每服一饼，以猪肝二两，竹刀批开，掺药扎定，米泔水半碗，煮熟食之，以汁送下（《杨氏家藏》）。

血风赤眼女人多之。用乌贼鱼骨二钱，铜青一钱，为末。每用一钱，热汤泡洗（《杨氏家藏》）。

疳眼流泪乌贼鱼骨、牡蛎等分，为末，糊丸皂子大。每用一丸，同猪子肝一具，米泔煮熟食（《经验》）。

底耳出脓海螵蛸半钱，麝香一字，为末。以绵杖缴净，吹入耳中（《澹寮方》）。

鼻疮疳蜃乌贼鱼骨、白及各一钱,轻粉二字,为末,搽之（钱乙《小儿方》）。

小儿脐疮出血及脓。海螵蛸、胭脂为末,油调搽之（《圣惠方》）。

头上生疮海螵蛸、白胶香各二钱,轻粉五分,为末。先以油润净乃搽末,二三次即愈（《卫生易简方》）。

疬疡白驳先以布拭赤,用乌贼骨磨三年酢,涂之（《外台秘要》）。

疔疮恶肿先刺出血,以海螵蛸末掺之,其疔即出（《普济方》）。

蝎螫痛楚乌贼骨一钱,白矾二分,为末嗜鼻。在左壁者嗜左鼻,在右壁者嗜右鼻（《卫生宝鉴》）。

灸疮不瘥乌贼骨、白矾等分为末。日日涂之（《千金》）。

小儿痰齁多年。海螵蛸末,米饮服一钱（叶氏《摘玄方》）。

小便血淋海螵蛸末一钱,生地黄汁调服。○又方:海螵蛸、生地黄、赤茯苓等分,为末。每服一钱,柏叶、车前汤下（《经验良方》）。

大肠下血不拘大人小儿,脏毒肠风及内痔,下血日久,多食易饥。先用海螵蛸炙黄,去皮研末。每服一钱,木贼汤下。三日后,服猪脏黄连丸（《直指方》）。

卒然吐血乌贼骨末,米饮服二钱（《圣惠方》）。

骨鲠在喉象牙屑、乌贼鱼骨、陈橘红（焙）等分为末,寒食面和饧,丸芡子大。每用一丸,含化咽汁（《圣济总录》）。

舌肿出血如泉。乌贼骨、蒲黄各等分,炒为细末。每用涂之（《简便单方》）。

跌破出血乌贼鱼骨末，傅之（《直指方》）。

阴囊湿痒乌贼骨、蒲黄，扑之（《医宗三法》）。

血

〔主治〕耳聋（甄权）。

腹中墨

〔主治〕血刺心痛，醋磨服之（藏器。炒、研，醋服亦可）。

章鱼《纲目》

【释名】章举（韩文）、𩵥鱼（音佶。《临海志》）。

【集解】〔颂曰〕章鱼、石距二物，似乌贼而差大，味更珍好。食品所重，不入药用。〔时珍曰〕章鱼生南海。形如乌贼而大，八足，身上有肉。闽、粤人多采鲜者，姜、醋食之，味如水母。韩退之所谓"章举马甲柱，斗以怪自呈"者也。石距亦其类，身小而足长，入盐烧食极美。

【气味】甘、咸，寒，无毒。〔时珍曰〕按李九华云：章鱼冷而不泄。

【主治】养血益气（时珍）。

海鹞鱼《拾遗》

【释名】邵阳鱼（《拾遗》。《食鉴》作少阳）、荷鱼（《纲目》。《广韵》作魺）、𫚕鱼（音忿。《广韵》）、鲉鮧鱼（音铺毗。《千金方》）、蕃踏鱼（番沓。《魏武食制》）、石砺（《拾遗》）。〔时珍曰〕海鹞，象形。少阳、荷，并言形色也。余义莫详。

【集解】〔藏器曰〕生东海。形似鹞，有肉翅，能飞上石头。齿如石版。尾有大毒，逢物以尾拨而食之。其尾刺人，甚者至死。候人尿处钉之，令人阴肿痛，拔去乃愈。海人被刺毒者，以鱼篛竹及海獭皮解之。又有鼠尾鱼、地青鱼,并生南海,总有肉翅,刺在尾中。食肉去刺。〔时珍曰〕海中颇多,江湖亦时有之。状如盘及荷叶,大者围七八尺。无足无鳞,背青腹白。口在腹下,目在额上。尾长有节,螫人甚毒。皮色肉味,俱同鲇鱼。肉内皆骨,节节联比,脆软可食,吴人腊之。《魏武食制》云:蕃踏鱼,大者如箕,尾长数尺。是矣。《岭表录异》云:鸡子鱼,嘴形如鹞,肉翅无鳞,色类鲇鱼,尾尖而长,有风涛即乘风飞于海上,此亦海鹞之类也。

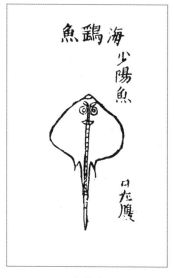

海鹞鱼

肉

〔气味〕甘、咸,平,无毒。〔时珍曰〕有小毒。

〔主治〕不益人(弘景)。男子白浊膏淋,玉茎涩痛(甯源)。

齿,无毒。

〔主治〕瘴疟,烧黑研末,酒服二钱匕(藏器)。

尾,有毒。

〔主治〕齿痛(陶弘景)。

文鳐鱼《拾遗》

【释名】飞鱼(《《拾遗》》)。

【集解】〔藏器曰〕生海南。大者长尺许,有翅与尾齐。群飞海上。海人候之,当有大风。《吴都赋》云"文鳐夜飞而触纶",是矣。〔时珍曰〕按《西山经》云:观水西注于流沙,多文鳐鱼。状如鲤,鸟翼鱼身,苍文白首赤喙。常以夜飞,从西海游于东海。其音如鸾鸡。其味酸甘,食之已狂。见则大穰。《林邑记》云:飞鱼身圆,大者丈余,翅如胡蝉。出入群飞,游翔翳荟,沉则泳于海底。又《一统志》云:陕西鄠县涝水出飞鱼,状如鲋,食之已痔疾也。

肉

【气味】甘、酸,无毒。

【主治】妇人难产,烧黑研末,酒服一钱。临月带之,令人易产（藏器）。已狂已痔（时珍）。

鱼虎《拾遗》

【释名】土奴鱼（《临海记》）。

【集解】〔藏器曰〕生南海。头如虎,背皮如猬有刺,着人如蛇咬。亦有变为虎者。〔时珍曰〕按《倦游录》云:海中泡鱼大如斗,身有刺如猬,能化为豪猪。此即鱼虎也。《述异记》云:老则变为鲛鱼。

【气味】有毒。

鱼师《纲目》

【集解】〔时珍曰〕陈藏器诸鱼注云:鱼师大者有毒杀人。今无识者。但《唐韵》云:鲕,老鱼也。《山海经》云:历虢之水,有师鱼,食之杀人。其即此欤?

海蛇《拾遗》

【释名】水母（《拾遗》）、樗蒲鱼（《拾遗》）、石镜（《《兼

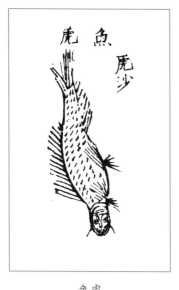

鱼虎

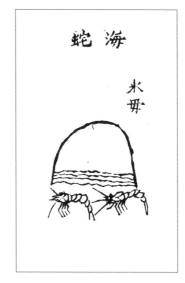

海蛇

名苑》》)。〔时珍曰〕蛇,作、宅二音。南人讹为海折,或作蜡、鲊者,并非。刘恂云:闽人曰蛇,广人曰水母。《兼名苑》名石镜也。

【集解】〔藏器曰〕蛇生东海。状如血蛤,大者如床,小者如斗。无眼目腹胃,以虾为目,虾动蛇沉,故曰水母目虾。亦犹蛩蛩之与驱骡也。炸出以姜、醋进之,海人以为常味。〔时珍曰〕水母形浑然凝结,其色红紫,无口眼腹。下有物如悬絮,群虾附之,咂其涎沫,浮泛如飞。为潮所拥,则虾去而蛇不得归。人因割取之,浸以石灰、矾水,去其血汁,其色遂白。其最厚者,谓之蛇头,味更胜。生、熟皆可食。茄柴灰和盐水淹之良。

【气味】咸,温,无毒。

【主治】妇人劳损,积血带下,小儿风疾丹毒,汤火伤(藏器)。疗河鱼之疾(时珍。○出《异苑》)。

虾《别录·下品》

【释名】〔时珍曰〕鰕，音霞（俗作虾），入汤则红色如霞也。

【集解】〔时珍曰〕江湖出者大而色白，溪池出者小而色青。皆磔须钺鼻，背有断节，尾有硬鳞，多足而好跃，其肠属脑，其子在腹外。凡有数种：米虾、糠虾，以精粗名也，青虾、白虾，以色名也。梅虾，以梅雨时有也。泥虾、海虾，以出产名也。岭南有天虾，其虫大如蚁，秋社后，群堕水中化为虾，人以作鲊食。凡虾之大者，蒸曝去壳，谓之虾米，食以姜、醋，馔品所珍。

【气味】甘，温，有小毒。〔诜曰〕生水田及沟渠者有毒，鲊内者尤有毒。〔藏器曰〕以热饭盛密器中作鲊食，毒人至死。〔孟诜曰〕无须及腹下通黑，并煮之色白者，并不可食。小儿及鸡、狗食之，脚屈弱。〔鼎曰〕动风，发疮疥冷积。〔源曰〕动风热，有病人勿食。

【主治】五野鸡病，小儿赤白游肿，捣碎傅之（孟诜）。作羹，治鳖瘕，托痘疮，下乳汁。法制，壮阳道；煮汁，吐风痰；捣膏，傅虫疽（时珍）。

【附方】新五。

鳖瘕疼痛《类编》云：景陈弟长子拱病鳖瘕，隐隐见皮内，痛不可忍。外医洪氏曰：可以鲜虾作羹食之。下腹未久痛即止。喜曰：此真鳖瘕也。吾求其所好，以尝试之尔。乃合一药如疗脾胃者，而碾附子末二钱投之，数服而消。明年又作，再如前治而愈，遂绝根本。

补肾兴阳用虾米一斤，蛤蚧二枚，茴香、蜀椒各四两。并以青盐化酒炙炒，以木香粗末一两和匀，乘热收新瓶中密封。每服一匙，空心盐酒嚼下，甚妙。

宣吐风痰用连壳虾半斤，入葱、姜、酱煮汁。先吃虾，后吃汁，紧束肚腹，以翎探引取吐。

臁疮生虫用小虾三十尾，去头、足、壳，同糯米饭研烂，隔纱贴疮上，别以纱罩之。一夜解下，挂看皆是小赤虫。即以葱、椒汤洗净，用旧茶笼内白竹叶，随大小剪贴，一日二换。待汁出尽，逐日煎苦楝根汤洗之，以好膏贴之。将生肉，勿换膏药。忌发物（《直指方》）。

血风臁疮生虾、黄丹捣和贴之，日一换（《集简方》）。

海虾《拾遗》

【释名】红虾（藏器）、鰝（浩。○《尔雅》）。

【集解】〔藏器曰〕海中红虾长一尺，须可为簪。崔豹《古今注》云：辽海间有飞虫如蜻蛉，名绀翻。七月群飞暗天。夷人食之，云虾所化也。〔时珍曰〕按段公路《北户录》云：海中大红虾长二尺余，头可作杯，须可作簪、杖。其肉可为鲙，甚美。又刘恂《岭表录》云：海虾皮壳嫩红色，就中脑壳与前双足有钳者，其色如朱，最大者长七八尺至一丈也。闽中有五色虾，亦长尺余。彼人两两干之，谓之对虾，以充上馔。

【气味】甘，平，有小毒。〔时珍曰〕同猪肉食，令人多唾。

鲊

〔主治〕飞尸蛔虫，口中疳蜃，龋齿头疮，去疥癣风瘙身痒，治山蚊子入人肉，初食疮发则愈（藏器）。

海马《拾遗》

【释名】水马〖弘景〗。〔弘景曰〕是鱼虾类也。状如马形，故名。

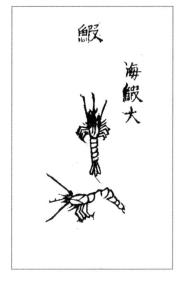

海虾

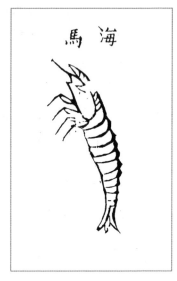

海马

【集解】〔藏器曰〕海马出南海。形如马,长五六寸,虾类也。《南州异物志》云:大小如守宫,其色黄褐。妇人难产割裂而出者,手持此虫,即如羊之易产也。〔宗奭曰〕其首如马,其身如虾,其背伛偻,有竹节纹,长二三寸。〔颂曰〕《异鱼图》云:渔人布网罟,此鱼多挂网上,收取曝干,以雌雄为对。〔时珍曰〕按《圣济总录》云:海马,雌者黄色,雄者青色。又徐表《南方异物志》云:海中有鱼,状如马头,其喙垂下,或黄或黑。海人捕得,不以啖食,曝干熁之,以备产患。即此也。又《抱朴子》云:水马合赤斑蜘蛛,同冯夷水仙丸服之,可居水中。今水仙丸无所考矣。

【气味】甘,温、平,无毒。

【主治】妇人难产,带之于身,甚验。临时烧末饮服,并手握之,即易产(藏器)。主难产及血气痛(苏颂)。暖水脏,壮阳道,消瘕块,治疔疮肿毒(时珍)。

【发明】〔时珍曰〕海马雌雄成对,其性温暖,有交感之义,故难产及阳虚房中方术多用之,如蛤蚧、郎君子之功也。虾亦壮阳,性应同之。

【附方】新二。

海马汤治远年虚实积聚癥块。用海马雌雄各一枚,木香一两,大黄(炒)、白牵牛(炒)各二两,巴豆四十九粒,青皮二两(童子小便浸软,包巴豆扎定,入小便内再浸七日,取出麸炒黄色,去豆不用),取皮同众药为末。每服二钱,水一盏,煎三五沸,临卧温服(《圣济录》)。

海马拔毒散治疗疮发背恶疮有奇效。用海马(炙黄)一对,穿山甲(黄土炒)、朱砂、水银各一钱,雄黄三钱,龙脑、麝香各少许为末,入水银研不见星。每以少许点之,一日一点,毒自出也(《秘传外科》)。

鲍鱼《别录·上品》

【释名】薨鱼(《礼记》。音考)、萧折鱼(《魏武食制》)、干鱼(《《周礼注疏》》)。〔时珍曰〕鲍,即今之干鱼也。鱼之可包者,故字从包。《礼记》谓之薨,《魏武食制》谓之萧折,皆以萧蒿承曝而成故也。其淡压为腊者,曰淡鱼,曰鱐鱼(音搜)。以物穿风干者,曰法鱼,曰鮛鱼(音怯)。其以盐渍成者,曰腌鱼,曰咸鱼,曰鲍鱼(音叶),曰鳒鱼(音蹇)。今俗通呼曰干鱼。旧注混淆不明,令并削正于下。

【集解】〔《别录》曰〕鲍鱼辛臭,勿令中咸。〔弘景曰〕俗人以盐鲍成,名鲍鱼,鲍字似鲍也。今鲍乃鱐鱼淡干者,都无臭气。不知入药者,正何种鱼也?方家亦少用之。〔恭曰〕李当之言:以绳穿贯而胸中湿者良。盖以鱼去肠绳穿,淡暴使干,则味辛不咸；鱼肥则中湿而弥臭似尸气，无盐故也。若鳏鱼则沔州、复州作之，以盐鲲成，味咸不辛，臭亦与鲍不同，湿亦非独胸中，以有盐故也。二者，杂鱼皆可为之。〔颂曰〕今汉、沔所作淡干鱼，味辛而臭者是也。或言海中自有一种鲍鱼，形似小鳙，气最臭，秦始皇车中乱臭者是此。然无的据。〔时珍曰〕《别录》既云勿令中咸，即是淡鱼无疑矣。诸注反自多事。按《周礼》注云：鲍鱼，以鱼置糗室中用糗干之而成。糗室，土室也。张耒《明道志》云：汉阳、武昌多鱼，土人剖之，不用盐，暴干作淡鱼，载至江西卖之。饶、信人饮食祭享，无此则非盛礼。虽臭腐可恶，而更以为奇。据此则鲍即淡鱼，益可证矣。但古今治法不同耳。又苏氏所谓海中一种鲍鱼，岂顾野王所载海中鮇鱼似鲍者耶？不然，即今之白鲞也。鲞亦干鱼之总称也。又今淮人以鲫作淡法鱼颇佳。入药亦当以石首鲫鱼者为胜。若汉、沔所造者，鱼性不一，恐非所宜。其咸鱼近时亦有用者，因附之。

【正误】〔保昇曰〕鮧鱼口小背黄者，名鲍鱼。〔时珍曰〕按鮧鱼注所引，是鮠鱼，非鲍鱼也，盖鮠、鲍字误耳。

肉

〔气味〕辛、臭，温，无毒。〔时珍曰〕李九华云：妊妇食之，令子多疾。

〔主治〕坠堕骸（与腿同）踠（厥）踠折，瘀血、血痹在四肢不散者，女子崩中血不止（《别录》）。煮汁，治女子血枯病伤肝，利肠。同麻仁、葱、豉煮羹，通乳汁（时珍）。

〔附方〕旧一。

妊娠感寒腹痛。干鱼一枚烧灰，酒服方寸匕，取汗瘥（《子母秘录》）。

头

〔主治〕煮汁,治眯目。烧灰,疗疔肿瘟气(时珍)。

〔附方〕新三。

杂物眯目鲍鱼头二枚,地肤子半合,水煮烂,取汁注目中,即出(《圣惠》)。

鱼脐疔疮似新火针疮,四边赤,中央黑。可针刺之,若不大痛,即杀人也。用腊月鱼头灰、发灰等分,以鸡溏屎和,涂之(《千金方》)。

预辟瘟疫鲍鱼头烧灰方寸匕,合小豆七枚末,米饮服之,令瘟疫气不相染也(《肘后方》)。

鲍鱼

〔气味〕咸,温,无毒。

〔主治〕小儿头疮出脓水。以麻油煎熟,取油频涂(时珍)。

穿鲍绳

〔主治〕眯目去刺,煮汁洗之,大良(苏恭)。

鳔鰔《拾遗》

【释名】鳔(匹少切。《拾遗》),作胶名鳔胶(《宋史》)。〔藏器曰〕鳔鰔(音逐题),乃鱼白也。〔时珍曰〕鳔鰔音逐夷。其音题者,鲇鱼也。按贾思勰《齐民要术》云:汉武逐夷至海上,见渔人造鱼肠于坑中,取而食之。遂命此名,言因逐夷而得是矣。沈括《笔谈》云:鳔鰔,乌贼鱼肠也。孙愐《唐韵》云:盐藏鱼肠也。《南史》云:齐明帝嗜鳔鰔,以蜜渍之,一食数升。观此则鳔与肠皆得称鳔鰔矣。今人以鳔煮冻作膏,切片以姜、醋食之,呼为鱼膏者是也。故宋齐丘《化书》云:鳔鰔与足垢无殊。鳔即诸鱼之白脬,其中空如泡,故曰鳔。可治为胶,亦名缫胶。诸鳔皆可为胶,而海渔多以石首鳔作之,名江鳔,谓江鱼之鳔也。粘物甚固。此乃工匠日用之物,而记籍多略之。

鳔

〔气味〕甘,平,无毒。

〔主治〕竹木入肉,经久不出者。取白傅疮上四边,肉烂即出（藏器）。止折伤血出不止（时珍）。烧灰,傅阴疮、瘘疮、月蚀疮（李珣）。

〔附方〕新一。

折伤出血但不透膜者。以海味中咸白鳔,大片色白有红丝者,成片铺在伤处,以帛缚之,血即止（《普济方》）。

鳔胶

〔气味〕甘、咸,平,无毒。

〔主治〕烧存性,治妇人产难,产后风搐,破伤风痉,止呕血,散瘀血,消肿毒。伏硇砂（时珍）。

〔附方〕新十。

产难鱼胶五寸,烧存性为末。温酒服（《皆效方》）。

产后搐搦强直者,不可便作风中,乃风入子脏,与破伤风同。用鳔胶一两,以螺粉炒焦,去粉为末。分三服,煎蝉蜕汤下（《产宝》）。

产后血运鳔胶烧存性,酒和童子小便调服三五钱,良（《事林广记》）。

经血逆行鱼胶切炒,新绵烧灰。每服二钱,米饮调下,即愈（《多能鄙事》）。

破伤风搐口噤强直者。危氏香胶散:用鱼胶（烧存性）一两,麝香少许,为末。每服二钱,苏木煎酒调下。仍煮一钱封疮口。○《保命集》：治破伤风，有表证未解者。用江鳔半两（炒焦），蜈蚣一对（炙研），为末。以防风、羌活、独活、川芎等分煎汤，调服一钱。

呕血不止鳔胶长八寸，广二寸，炙黄，刮二钱，以甘蔗节三十五个，取汁调下（《经验》）。

便毒肿痛已大而软者。《直指方》：用鱼鳔胶，热汤或醋煮软，乘热研烂贴之。○戴氏：治露痣（即羊核）。用石首胶一两，烧存性，研末酒服。外以石菖蒲生研盦之，效。

八般头风鱼鳔烧存性为末。临卧以葱酒服二钱。

赤白崩中鱼缥胶三尺，焙黄研末，同鸡子煎饼，好酒食之。

鱼鲙 音桧。○《拾遗》

【释名】鱼生（《《纲目》）。〔时珍曰〕刳切而成，故谓之鲙。凡诸鱼之鲜活者，薄切洗净血腥，沃以蒜菹、姜醋、五味食之。

【气味】甘，温，无毒。〔藏器曰〕近夜勿食，不消成积。勿饮冷水，生虫。时行病后食之，胃弱。勿同奶酪食，令人霍乱。不可同瓜食。〔时珍曰〕按《食治》云：凡杀物命，既亏仁爱，且肉未停冷，动性犹存，旋烹不熟，食犹害人。况鱼鲙肉生，损人尤甚，为癥瘕，为痼疾，为奇病，不可不知。昔有食鱼生而生病者，用药下出，已变虫形，鲙缕尚存；有食鳖肉而成积者，用药下出，已成动物而能行，皆可验也。

【主治】温补，去冷气湿痹，除膀胱水，腹内伏梁气块，冷痃结癖疝气，喉中气结，心下酸水，开胃口，利大小肠，补腰脚，起阳道（藏器）。宜脚气风气人，治上气喘咳（思邈）。鲫鲙：主久痢肠澼痔疾，大人小儿丹毒风眩（孟诜）。

【发明】〔汪颖曰〕鱼鲙辛辣，有劫病之功。予在苍梧见一妇人病吞酸，诸药不效。偶食鱼鲙，其疾遂愈。盖此意也。

鱼鲊《拾遗》

【释名】〔时珍曰〕按刘熙《释名》云：鲊，菹也。以盐糁酝酿而成也。诸鱼皆可为之。大者曰鲊，小者曰鮺。一云：南人曰鮺，北人曰鲊。

【气味】甘、咸，平，无毒。〔藏器曰〕凡鲊皆发疮疥。鲊内有发，害人。〔瑞曰〕鲊不熟者，损人脾胃，反致疾也。〔时珍曰〕诸鲊皆不可合生胡荽、葵、菜、豆、藿、麦、酱、蜂蜜食，令人消渴及霍乱。凡诸无鳞鱼鲊，食之尤不益人。

【主治】癣疮，和柳叶捣碎炙热傅之。取酸臭者，连糁和屋上尘，傅虫疮及马瘑疮（藏器）。治聤耳痔瘘，诸疮有虫，疗白驳、代指病，主下痢脓血（时珍）。

【附方】新二。

白驳风以荷叶裹鲊令臭，拭热，频频擦之，取效乃止（《千金方》）。

代指痛先刺去脓血，炙鲊皮裹之（《千金方》）。

鱼脂《拾遗》

【释名】鱼油（《纲目》）。〔时珍曰〕脂，旨也。其味甘旨也。

【气味】甘，温，有小毒。〔时珍曰〕鱼脂点灯，盲人目。

【主治】癥疾，用和石灰泥船鱼脂腥臭者二斤，安铜器内，燃火炷令暖，隔纸熨癥上，昼夜勿息火。又涂牛狗疥,立愈（藏器）。〔时珍曰〕南番用鱼油和石灰艌船。
亦用江豚油。

鱼鱿枕。○《纲目》

【释名】〔时珍曰〕诸鱼脑骨曰鱿,曰丁。鱼尾曰鲂（音
抹）,曰丙。鱼肠曰鲴,曰乙。鱼骨曰鲠,曰刺。鱼脬曰鳔,曰白。
鱼翅曰鳍,曰鬣。鱼子曰鲱,曰鲹。

【主治】能销毒（藏器）。解蛊毒。作器盛饮食,
遇蛊辄裂破也（时珍。○《延寿书》）。

鱼鳞《纲目》

【释名】〔时珍曰〕鳞者,邻也。鱼产于水,故鳞似邻。鸟
产于林,故羽似叶。兽产于山,故毛似草。鱼行上水,鸟飞上风,
恐乱鳞、羽也。

【主治】食鱼中毒,烦乱或成癥积,烧灰水服二钱
（时珍）。诸鱼鳞烧灰,主鱼骨鲠（《别录》）。

鱼子《纲目》

【释名】鲱（音米。〖《广韵》〗）、鲹（音蚁。〖《集韵》〗）。

【集解】〔孟诜曰〕凡鱼生子,皆粘在草上及土中。冬月寒
水过后,亦不腐坏。到五月三伏日,雨中,便化为鱼。〔时珍曰〕
凡鱼皆冬月孕子,至春末夏初则于淊水草际生子。有牡鱼随之,
洒白盖其子。数日即化出,谓之鱼苗,最易长大。孟氏之说,盖
出谬传也。

【气味】缺。

【主治】目中障翳（时珍）。

【发明】〔时珍曰〕鱼子古方未见用。惟《圣济总录》治目决明散中用之，亦不言是何鱼之子。大抵当取青鱼、鲤、鲫之属尔。

【附方】新一。

决明散治一切远年障翳，眦生弩肉，赤肿疼痛。用鱼子（活水中生下者）半两（以硫黄水温温洗净），石决明、草决明、青葙子、谷精草、枸杞子、黄连、炙甘草、枳实（麸炒）、牡蛎粉、蛇蜕（烧灰）、白芷、龙骨、黄檗各一两，白附子（炮）、白蒺藜（炒）、蝉蜕、黄芩（炒）、羌活各半两，虎睛一只（切作七片，文武火炙干，每一料用一片），右通为末。每服三钱，五更时茶服，午、夜再服。赤白翳膜，七日减去。弩肉赤肿痛不可忍者，三五日见效。忌猪、鱼、酒、面、辛辣、色欲。凡遇恼怒酒色风热即疼者，是活眼，尚可医治；如不疼，是死眼，不必医也（《总录》）。

诸鱼有毒《拾遗》

鱼目有睫，杀人。目得开合，杀人。逆腮，杀人。脑中白连珠，杀人。无鳃，杀人。二目不同，杀人。连鳞者，杀人。白鬐，杀人。腹中丹字，杀人。鱼师大者有毒，食之杀人。

第四十五卷　介部

目录

　　李时珍曰：介虫三百六十，而龟为之长。龟盖介虫之灵长者也。《周官·鳖人》取互物以时籍昌角切，春献鳖蜃，秋献龟鱼。祭祀供蠃蠯蠃螺蚳池以授醢人。则介物亦圣世供馔之所不废者，而况又可充药品乎？唐宋《本草》皆混入虫鱼，今析为《介部》。凡四十六种，分为二类：曰龟鳖，曰蚌蛤。

〔附注〕

　　魏吴普《本草》　　　李当之《药录》

　　宋雷敩《炮炙论》　　齐徐之才《药对》

唐甄权《药性》　　　孙思邈《千金》

唐孟诜、张鼎《食疗》　杨损之《删繁》

萧炳《四声》　　　　南唐陈士良《食性》

宋寇宗奭《衍义》　　大明《日华》

金张元素《珍珠囊》　元李杲《法象》

王好古《汤液》　　　朱震亨《补遗》

吴瑞《日用》　　　　明汪颖《食物》

明甯源《食鉴》　　　明汪机《会编》

介之一龟鳖类一十七种

水龟《本经》

秦龟《别录》

蠵龟《纲目》　鼋鼍、毫附

玳瑁《开宝》　撒八儿附

绿毛龟《蒙筌》

疟龟《拾遗》

鹗龟《拾遗》　旋龟附

摄龟《蜀本草》

贲龟《纲目》

鳖《本经》

纳鳖《图经》

能鳖《纲目》

朱鳖《拾遗》

珠鳖《纲目》

鼋《拾遗》

蟹《本经》

鲎鱼《嘉祐》

　　右附方旧一十九，新四十六。

第四十五卷　介部

介之一龟鳖类一十七种

水龟《本经·上品》

【释名】玄衣督邮(《古今注》)。〔时珍曰〕按许慎《说文》云:龟(龜)头与蛇头同。故字上从它,其下象甲、足、尾之形。它即古蛇字也。又《尔雅》龟有十种,郭璞随文傅会,殊欠分明。盖山、泽、水、火四种,乃因常龟所生之地而名也。其大至一尺已上者,在水曰宝龟,亦曰蔡龟,在山曰灵龟,皆国之守宝而

未能变化者也。年至百千,则具五色,而或大或小,变化无常。在水曰神龟。在山曰筮龟,皆龟之圣者也。火龟则生炎地,如火鼠也。摄龟则呷蛇龟也。文龟则蠵蟕、玳瑁也。后世不分山、泽、水、火之异,通以小者为神龟,年久者为灵龟,误矣。《本经》龟甲止言水中者,而诸注始用神龟。然神龟难得,今人惟取水中常龟入药。故今总标水龟,而诸龟可该矣。

【集解】〔时珍曰〕甲虫三百六十,而神龟为之长。龟形象

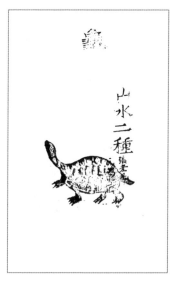

龟

离,其神在坎。上隆而文以法天,下平而理以法地。背阴向阳,
蛇头龙颈。外骨内肉,肠属于首,能运任脉。广肩大腰,卵生思
抱,其息以耳。雌雄尾交,亦与蛇匹。或云大腰无雄者,谬也。
今人视其底甲,以辨雌雄。龟以春夏出蛰脱甲,秋冬藏穴导引,
故灵而多寿。《南越志》云:神龟,大如拳而色如金,上甲两边如
锯齿,爪至利,能缘树食蝉。《抱朴子》云:千岁灵龟,五色具焉,
如玉如石。变化莫测,或大或小。或游于莲叶之上,或伏于蒉
丛之下。张世南《质龟论》云:龟老则神,年至八百,反大如钱。
夏则游于香荷,冬则藏于藕节。其息有黑气如煤烟,在荷心,状
甚分明。人见此气,勿辄惊动,但潜含油管噀之,即不能遁形矣。
或云:龟闻铁声则伏,被蚊叮则死。香油抹眼,则入水不沉。老
桑煮之则易烂。皆物理制伏之妙也。

龟甲

〔释名〕神屋（《本经》）、败龟版（《日华》）、败将（《日
华》）、漏天机（《图经》）。〔时珍曰〕并隐名也。

〔集解〕《别录》曰龟甲生南海池泽及湖水中。采无时。
勿令中湿,湿即有毒。〔陶弘景曰〕此用水中神龟,长一尺二寸者
为善。厣可供卜,壳可入药,亦入仙方。当以生龟炙取。〔韩保
昇曰〕湖州、江州、交州者,骨白而厚,其色分明,供卜、入药最良。
〔大明曰〕卜龟小而腹下曾钻十遍者,名败龟版,入药良。〔苏颂
曰〕今江湖间皆有之。入药须用神龟。神龟版当心前一处,四方
透明,如琥珀色者最佳。其头方脚短,壳圆版白者,阳龟也。头
尖脚长,壳长版黄者,阴龟也。阴人用阳,阳人用阴。今医家亦
不知如此分别。〔时珍曰〕古者取龟用秋,攻龟用春。今之采龟
者,聚至百十,生锯取甲,而食其肉。彼有龟王、龟相、龟将等名,
皆视其腹背左右之文以别之。龟之直中文,名曰千里。其首之

横文第一级左右有斜理皆接乎千里者,即龟王也。他龟即无此矣。言占事帝王用王,文用相,武用将,各依等级。其说与《逸礼》所载天子一尺二寸、诸侯八寸、大夫六寸、士庶四寸之说相合,亦甚有理。若天神龟、宝龟,世所难得,则入药亦当依此用之可也。《日华》用卜龟小甲,盖取便耳。又按《经》云:龟甲勿令中湿。一名神屋。陶言厣可供卜,壳可入药。则古者上下甲皆用之。至《日华》始用龟版,而后人遂主之矣。

〔正误〕〔吴球曰〕先贤用败龟版补阴,借其气也。今人用钻过及煮过者,性气不存矣。惟灵山诸谷,因风坠自败者最佳,田池自败者次之,人打坏者又次之。〔时珍曰〕按陶氏用生龟炙取,《日华》用灼多者,皆以其有生性神灵也。曰败者,谓钻灼陈久如败也。吴氏不达此理,而反用自死枯败之版,复谓灼者失性,谬矣。纵有风坠自死者,亦山龟耳。浅学立异误世,鄙人据以为谈,故正之。

〔修治〕以龟甲锯去四边,石上磨净,灰火炮过,涂酥炙黄用。亦有酒炙、醋炙、猪脂炙、烧灰用者。

〔气味〕甘,平,有毒。〔甄权曰〕无毒。〔时珍曰〕按《经》云:中湿者有毒,则不中湿者无毒矣。〔之才曰〕恶沙参、蜚蠊,畏狗胆。瘦银。

〔主治〕甲:治漏下赤白,破癥瘕痎疟,五痔阴蚀,湿痹四肢重弱,小儿囟不合。久服,轻身不饥(《本经》)。惊恚气,心腹痛,不可久立,骨中寒热,伤寒劳复,或饥体寒热欲死,以作汤,良。久服,益气资智,使人能食。烧灰,治小儿头疮难燥,女子阴疮(《别录》)。溺:主久嗽,断疟(弘景)。壳:炙末酒服,主风脚弱(萧炳)。版:治血麻痹(《日华》)。烧灰,治脱肛（甄权）。下甲：补阴，主阴血不足，去瘀血，止血痢，续筋骨，治劳倦，四肢无力（震亨）。治腰脚酸痛，补心肾，益大肠，止久痢久泄，主难产，消痈肿。烧灰，傅臁疮（时珍）。

〔发明〕〔震亨曰〕败龟板属金、水，大有补阴之功，而本草不言，惜哉！盖龟乃阴中至阴之物，禀北方之气而生，故能补阴、治血、治劳也。〔时珍曰〕龟、鹿皆灵而有寿。龟首常藏向腹，能通任脉，故取其甲以补心、补肾、补血，皆以养阴也。鹿鼻常反向尾，能通督脉，故取其角以补命、补精、补气，皆以养阳也。乃物理之玄微，神工之能事。观龟甲所主诸病，皆属阴虚血弱，自可心解矣。又见鳖甲。

〔附方〕旧二，新十二。

补阴丸丹溪方：用龟下甲（酒炙）、熟地黄（九蒸九晒）各六两，黄柏（盐水浸炒）、知母（酒炒）各四两，石器为末，以猪脊髓和丸梧子大。每服百丸，空心温酒下。一方：去地黄，加五味子（炒）一两。

疟疾不止龟版烧存性，研末。酒服方寸匕（《海上名方》）。

抑结不散用龟下甲（酒炙）五两，侧柏叶（炒）一两半，香附（童便浸，炒）三两，为末，酒糊丸梧子大。每空心温酒服一百丸。

胎产下痢用龟甲一枚，醋炙为末。米饮服一钱，日二（《经验方》）。

难产催生《秘录》：用龟甲烧末，酒服方寸匕。○《摘玄》：治产三五日不下，垂死，及矮小女子交骨不开者。用干龟壳一个（酥炙），妇人头发一握（烧灰），川芎、当归各一两。每服秤七钱，水煎服。如人行五里许，再一服。生胎、死胎俱下。

肿毒初起败龟版一枚，烧研，酒服四钱（《小山》）。

妇人乳毒同上方。

小儿头疮龟甲烧灰敷之（《圣惠方》）。

月蚀耳疮同上。

口吻生疮同上。

臁疮朽臭生龟一枚取壳，醋炙黄，更煅存性，出火气，入轻粉、麝香。葱汤洗净，搽敷之（《急救方》）。

人咬伤疮龟版骨、鳖肚骨各一片，烧研，油调搽之（叶氏《摘玄》）。

猪咬成疮龟版烧研，香油调搽之（叶氏《摘玄》）。

肉

〔气味〕甘、酸，温，无毒。〔弘景曰〕作羹臛大补，而多神灵，不可轻杀。书家所载甚多，此不具说。〔思邈曰〕六甲日、十二月俱不可食，损人神气。不可合猪肉、菰米、瓜、苋食，害人。

〔主治〕酿酒，治大风缓急，四肢拘挛。或久瘫缓不收，皆瘥（苏恭）。煮食，除湿痹风痹，身肿蹉折（孟诜）。治筋骨疼痛及一二十年寒嗽，止泻血、血痢（时珍）。

〔发明〕〔时珍曰〕按周处《风土记》云：江南五月五日煮肥龟，入盐、豉、蒜、蓼食之，名曰葅龟。取阴内阳外之义也。

〔附方〕旧一，新六。

热气湿痹腹内激热。用龟肉同五味煮食之。微泄为效（《普济方》）。

筋骨疼痛用乌龟一个，分作四脚。每用一脚，入天花粉、枸杞子各一钱二分，雄黄五分，麝香五分，槐花三钱，水一碗煎服（《纂要奇方》）。

十年咳嗽或二十年医不效者。生龟三枚,治如食法,去肠,以水五升,煮取三升浸曲,酿秫米四升如常法熟,饮之令尽,永不发。〇又方:用生龟一枚着坎中,令人溺之,浸至三日,烧研。以醇酒一升,和屑如干饭,顿服。须臾大吐,嗽囊出则愈。小儿减半(《肘后方》)。

痢及泻血乌龟肉,以沙糖水拌,椒和,炙煮食之。多度即愈(《普济方》)。

劳瘵失血田龟煮取肉,和葱、椒、酱、油煮食。补阴降火,治虚劳失血咯血,咳嗽寒热,累用经验(吴球《便民食疗》)。

年久痔漏田龟二三个,煮取肉,入茴香、葱、酱,常常食,累验。此疾大忌糟、醋等热物(《便民食疗》)。

血

〔气味〕咸,寒,无毒。

〔主治〕涂脱肛(甄权)。治打扑伤损,和酒饮之,仍捣生龟肉涂之(时珍)。

胆汁

〔气味〕苦,寒,无毒。

〔主治〕痘后目肿,经月不开,取点之,良(时珍)。

溺

〔采取〕〔颂曰〕按孙光宪《北梦琐言》云:龟性妒而与蛇交。惟取龟置瓦盆中,以鉴照之。龟见其影,则淫发失尿。急以物收取之。又法:以纸炷火上燢热,以点其尻,亦致失尿,但差缓耳。〔时珍曰〕今人惟以猪鬃或松叶刺其鼻,即尿出。似更简捷也。

〔主治〕滴耳,治聋(藏器)。点舌下,治大人中风舌喑,小儿惊风不语。摩胸、背,治龟胸、龟背(时珍)。

〔发明〕〔时珍曰〕龟尿走窍透骨，故能治喑、聋及龟背，染髭发也。按《峋嵝神书》言：龟尿磨瓷器，能令软；磨墨书石，能入数分。即此可推矣。

〔附方〕旧一，新二。

小儿龟背以龟尿摩其胸背，久久即差（孙真人）。

中风不语乌龟尿点少许于舌下，神妙（《寿域》）。

须发早白以龟尿调水蛭细末，日日捻之，自黑。末忌粗（谈野翁方）。

秦龟《别录·上品》

【释名】山龟（《《尔雅》》）。〔宗奭曰〕龟则四方皆有。但秦地山中多老龟，极大而寿，故取为用，以地别名。

【集解】〔《别录》曰〕秦龟生山之阴土中。二月、八月采。〔保昇曰〕今江南、岭南处处有之。冬月藏土中，春夏秋即出游溪谷。古人独取秦地者耳。〔弘景曰〕此即山中龟不入水者。其形大小无定，方药稀用。〔恭曰〕秦龟即蟕蠵，更无别也。〔士良曰〕秦人呼蟕蠵为山龟，是矣。〔藏器曰〕蟕蠵生海水中。秦龟生山阴，是深山中大龟，如碑下趺者。食草根竹萌，冬蛰春出。卜人亦取以占山泽，揭甲亦可饰器物。〔颂曰〕蟕蠵生岭南，别是一种山龟，非秦龟也。龟类甚多，罕能遍识。盖近世货币不用，知卜者稀，故尔弗贵也。〔时珍曰〕山中常龟，鹿喜食之。其大而可卜者，曰灵龟，年至百岁能变化者，曰筮龟。或伏于菁草之下，或游于卷耳、芩叶之上。《抱朴子》所谓山中巳日称时君者为龟，即此也。其蟕蠵或以为山龟，或云生海水中，其说不定。按《山海经》蟕龟生深泽中。应劭注《汉书》云：灵蟕，大龟也。雌曰蟕蠵，雄曰玳瑁。观此则秦龟是山龟，蟕蠵是泽龟，与《尔雅》山龟、泽龟、水龟相合。盖一种两类,故其占卜、入药、饰器,功用尤同耳。

甲

〔修治〕〔李珣曰〕经卜者更妙。以酥或酒炙黄用。

〔气味〕苦,温,无毒。

〔主治〕除湿痹气,身重,四肢关节不可动摇(《别录》)。顽风冷痹,关节气壅,妇人赤白带下,破积癥(李珣)。补心(宗奭)。治鼠瘘(时珍)。

〔发明〕〔宗奭曰〕大龟灵于物,故方家用以补心,然甚有验。〔时珍曰〕见龟甲。

〔附方〕新一。

鼠瘘刘涓子用山龟壳(炙)、狸骨(炙)、甘草(炙)、雄黄、桂心、干姜等分为末,饮服方寸匕,日三。仍以艾灸疮上,用蜜和少许,入疮中,良。

头

〔主治〕阴干炙研服,令人长远入山不迷(孟诜)。〔弘景曰〕前臑骨佩之亦然耳。

蟕龟《纲目》

【释名】蟕蠵(音兹夷。〖弘景〗)、灵蠵(《汉书》)、灵龟(郭璞注)、鼋鼊(音拘璧。〖《吴都赋》〗。一作蚼蟕。〖《交州记》〗)、赑屃(音备戏。〖《吴都赋》〗。《杂俎》作系臂者非)。皮名龟筒(〖《岭表录异》〗)。〔时珍曰〕蟕蠵鸣声如兹夷,故名。鼋鼊者,南人呼龟皮之音也。赑屃者,有力貌,今碑趺象之。或云大者为蟕蠵、赑屃,小者为鼋鼊。甚通。

【集解】〔弘景曰〕蟕蠵生广州。〔恭曰〕即秦龟也。〔藏器曰〕蟕蠵生海边。甲有文,堪为物饰。非山龟也。〔保昇曰〕苏

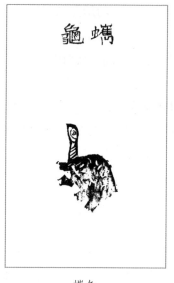

蟕蠵

恭之说,非通论也。按郭璞《尔雅注》云:蟕蠵出涪陵郡,大龟也。其缘甲文似瑇瑁,能鸣。甲亦可卜,俗呼灵龟是矣。〔颂曰〕蟕蠵别是一种山龟之大者,非秦龟也。《岭表录异》云:潮、循间甚多。人立背上,可负而行。乡人取壳,以生得全者为贵。初用木换出其肉。龟被楚毒,鸣吼如牛,声振山谷。古人谓生龟脱筒,指此。工人以其甲通明黄色者,煮拍陷瑇瑁为器,谓之龟筒。入药亦以生脱为上。〔《日华》曰〕蟕蠵即𪓟𪓐也。皮可宝装饰物。〔时珍曰〕蟕蠵诸说不一。按《山海经》云:蟕龟生深泽中。注云:大龟也。甲有文采,似瑇瑁而薄。应劭注《汉书》云:灵蠵,大龟也。雄曰瑇瑁,雌曰蟕蠵。据此二说,皆出古典。质以众论,则蟕蠵即𪓟𪓐之大者,当以藏器、《日华》为准也。生于海边,山居水食,瑇瑁之属。非若山龟不能入水也。故功用专于解毒,与瑇瑁相同,自可意会。刘欣期《交州记》云:蚼蠵似瑇瑁,大如笠,四足缦胡无指爪。其甲有黑珠文采,斑似锦文。但薄而色浅,不任作器,惟堪贴饰。今人谓之𪓐皮。《临海水土记》云:其形如龟鳖身,其甲黄点有光。广七八寸,长二三尺。彼人以乱瑇瑁。肉味如𪓐可食。卵大如鸭卵,正圆,生食美于鸟卵。《酉阳杂俎》云:系臂状如龟,生南海。捕者必先祭后取之。

【附录】𪓟𪓐(音迷麻)**𪓐**(音朝)〔时珍曰〕按《临海水

土记》云：蝳蝐，状似瑇瑁而甲薄，形大如龟，味极美，一枚有膏三斛。又有蟕，亦如瑇瑁，腹如羊胃可啖。并生海边沙中。

肉

〔气味〕甘，平，无毒。

〔主治〕去风热，利肠胃（时珍）。

血

〔气味〕咸，平，微毒。

〔主治〕疗俚人毒箭伤（弘景）。中刀箭闷绝者，刺饮便安（《日华》）。〔藏器曰〕南人用煿铜及蛇汁毒，亦多养此用。

龟筒

〔释名〕瑁皮（《《日华》》）。

〔气味〕甘、咸，平，无毒。

〔主治〕血疾，及中刀箭毒，煎汁饮（大明）。解药毒、蛊毒（时珍）。

玳瑁　宋《开宝》

【释名】玳瑁（音代昧，又音毒目。《海槎录》》）。〔时珍曰〕其功解毒，毒物之所媢嫉者，故名。

【集解】〔藏器曰〕玳瑁生岭南海畔山水间。大如扇，似龟，甲中有文。〔士良曰〕其身似龟，首、嘴如鹦鹉。〔颂曰〕今广南皆有，龟类也。大者如盘，其腹、背甲皆有红点斑文。入药须用生者乃灵。凡遇饮食有毒，则必自摇动，死者则不能，神矣。今人多用杂龟筒作器皿，皆杀取之，又经煮拍，故生者殊难得。〔时珍曰〕按范成大《虞衡志》云：玳瑁生海洋深处。状如龟蟕，而壳稍长，背有甲十三片，黑白斑文，相错而成。其裙边有花，缺如锯

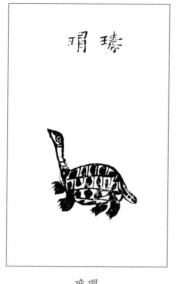

玳瑁

齿。无足而有四鬣,前长后短,皆有鳞,斑文如甲。海人养以盐水,饲以小鱼。又顾岕《海槎余录》云:大者难得,小者时时有之。但老者甲厚而色明,小者甲薄而色暗。世言鞭血成斑,谬矣。取时必倒悬其身,用滚醋泼之,则甲逐片应手落下。《南方异物志》云:大者如篷簰,背上有鳞大如扇,取下乃见其文。煮柔作器,治以鲛鱼皮,莹以枯木叶,即光辉矣。陆佃云:玳瑁不再交,望卵影抱,谓之护卵。

【附录】撒八儿〔时珍曰〕按刘郁《西使记》云:出西海中。乃玳瑁遗精,蛟鱼吞食吐出,年深结成者,其价如金。伪作者,乃犀牛粪也。窃谓此物贵重如此,必有功用,亦不知果是玳瑁遗精否?亦无所询证。姑附于此,以俟博识。

甲

〔气味〕甘,寒,无毒。〔宗奭曰〕入药用生者,性味全也。既经汤火,即不堪用,与生、熟犀义同。

〔主治〕解岭南百药毒(藏器)。破癥结,消痈毒,止惊痫(《日华》)。疗心风,解烦热,行气血,利大小肠,功与肉同(士良)。磨汁服,解蛊毒。生佩之,辟蛊毒(苏颂)。解痘毒,镇心神,急惊客忤,伤寒热结狂言(时珍)。

〔发明〕〔时珍曰〕玳瑁解毒清热之功,同于犀角。古方不用，至宋时至宝丹始用之也。又见鳖甲。

〔附方〕旧一，新三。

解蛊毒生玳瑁磨浓汁，水服一盏即消（杨氏《产乳》）。

预解痘毒遇行时服此，未发内消，已发稀少。用生玳瑁、生犀角各磨汁一合，和匀，温服半合，日三服，最良（《灵苑方》）。

痘疮黑陷乃心热血凝也。用生玳瑁、生犀角同磨汁一合，入猪心血少许，紫草汤五匙，和匀，温服（闻人规《痘疹论》）。

迎风目泪乃心肾虚热也。用生玳瑁、羚羊角各一两，石燕子一双，为末。每服一钱，薄荷汤下，日一服（《鸿飞集》）。

肉

〔气味〕甘，平，无毒。

〔主治〕诸风毒，逐邪热，去胸膈风痰，行气血，镇心神，利大小肠，通妇人经脉（士良）。

血

〔主治〕解诸药毒，刺血饮之（《开宝》）。

绿毛龟《蒙筌》

【释名】绿衣使者（《纲目》）。

【集解】〔时珍曰〕绿毛龟出南阳之内乡及唐县，今惟蕲州以充方物。养鬻者取自溪涧，畜水缸中，饲以鱼虾，冬则除水。久久生毛，长四五寸。毛中有金线，脊骨有三棱，底甲如象牙色，其大如五铢钱者，为真。他龟久养亦生毛，但大而无金线，底色黄黑为异尔。《南齐书》载永明中有献青毛神龟者，即此也。又《录异记》云：唐玄宗时，方士献径寸小龟，金色可爱。云置碗中，能辟蛇虺之毒。此亦龟之异也。

【修治】〔时珍曰〕此龟古方无用者。近世滋补方往往

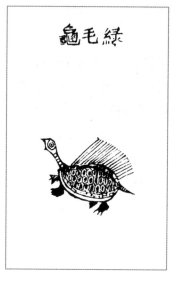

绿毛龟

用之,大抵与龟甲同功。刘氏先天丸用之,其法用龟九枚,以活鲤二尾安釜中,入水,覆以米筛,安龟在筛上蒸熟,取肉晒干。其甲仍以酥炙黄,入药用。又有连甲、肉、头、颈俱用者。

【气味】甘、酸,平,无毒。

【主治】通任脉,助阳道,补阴血,益精气,治瘘弱(时珍)。缚置额端,能禁邪疟;收藏书笥,可辟蠹虫(嘉谟)。

疟龟《拾遗》

【集解】〔藏器曰〕生高山石下。身偏头大。

【气味】无毒。

【主治】老疟发作无时,名瘴疟,俚人呼为妖疟。用此烧灰,顿服二钱,当微利。用头弥佳。或发时煮汤坐于中,或悬于病人卧处(藏器)。

鹗龟《拾遗》

【集解】〔藏器曰〕生南海。状如龟,长二三尺,两目在侧如鹗。亦呼水龟,非前水龟也。

【附录】旋龟〔时珍曰〕按《山海经》云:杻阳之山,怪水出焉。中多旋龟,鸟首虺尾,声如破木,佩之已聋。亦此类也。

【气味】无毒。

【主治】妇人难产,临月佩之,临时烧末酒服(藏器)。

摄龟《蜀本草》

【释名】呷蛇龟(〖《唐本》〗)。《日华》作夹蛇)、陵龟(郭璞)、鸯龟(陶弘景)、蠳龟(《抱朴子》)。〔恭曰〕鸯龟腹折,见蛇则呷而食之,故楚人呼呷蛇龟。江东呼陵龟,居丘陵也。〔时珍曰〕既以呷蛇得名,则摄亦蛇音之转,而蠳亦鸯音之转也。

【集解】〔弘景曰〕鸯、小龟也,处处有之。狭小而长尾。用卜吉凶,正与龟相反。〔保昇曰〕摄龟腹小,中心横折,能自开阖,好食蛇也。

肉

〔气味〕甘、寒,有毒。〔诜曰〕此物啖蛇,肉不可食,壳亦不堪用。

〔主治〕生研,涂扑损筋脉伤(士良)。生捣,罯蛇伤,以其食蛇也(陶弘景)。

尾

〔主治〕佩之辟蛇。蛇咬,则刮末傅之,便愈(《抱朴子》)。

甲

〔主治〕人咬疮溃烂,烧灰傅之(时珍。○出《摘玄》)。

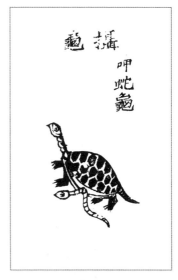

摄龟

贲龟音奔。○《纲目》

【释名】三足龟（《尔雅》）。

【集解】〔时珍曰〕按《山海经》云：狂水西南注伊水，中多三足龟。食之无大疾，可以已肿。《唐书》云：江州献六眼龟。《大明会典》云：暹罗国献六足龟。《宋史》云：赵霆献两头龟。此又前人所未知者也。

肉

【气味】

【主治】食之，辟时疾，消肿（《山海经》）。

鳖《本经·中品》

【释名】团鱼（俗名。〖《赤城志》〗）、神守（〖《埤雅》〗〔时珍曰〕鳖行蹩躠，故谓之鳖。《淮南子》曰：鳖无耳而守神。神守之名以此。陆佃云：鱼满三千六百，则蛟龙引之而飞，纳鳖守之则免。故鳖名神守）、河伯从事（《古今注》）。

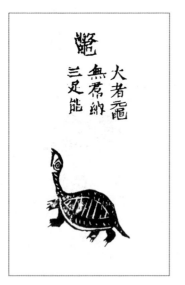

鳖

【集解】〔时珍曰〕鳖，甲虫也。水居陆生，穹脊连胁，与龟同类。四缘有肉裙，故曰龟，甲里肉；鳖，肉里甲。无耳，以目为听。纯雌无雄，以蛇及鼋为匹。故《万毕术》云：烧鼋脂可以致鳖也。夏月孚乳，其抱以影。《埤雅》云：卵生思抱。其伏随日影而转。在水中,上必有浮沫,名鳖津。人以此取之。今有呼鳖者,作声抚掌,望津而取,百十不失。《管子》云:涸水之精名曰蚼。以名呼之,可取鱼鳖。正此类也。《类从》云:鼍一鸣而鳖伏。性相制也。又畏蚊。生鳖遇蚊叮则死,死鳖得蚊煮则烂,而熏蚊者复用鳖甲。物相报复如此,异哉!《淮南子》曰:膏之杀鳖,类之不可推也。

鳖甲

〔修治〕〔《别录》曰〕鳖甲生丹阳池泽。采无时。〔颂曰〕今处处有之,以岳州沅江所出甲有九肋者为胜。入药以醋炙黄用。〔弘景曰〕采得,生取甲,剔去肉者,为好。凡有连厌及干岩者便真。若肋骨出者是煮熟,不可用。〔敩曰〕凡使,要绿色、九肋、多裙、重七两者为上。用六一泥固瓶子底,待干,安甲于中,以物撑起。若治癥块定心药,用头醋入瓶内,大火煎,尽三升,乃去裙、肋骨,炙干入用。若治劳去热药,不用醋,用童子小便煎,尽一斗二升,乃去裙留骨,石臼捣粉,以鸡膍皮裹之,取东流水三斗盆盛,阁于盆上,一宿取用,力有万倍也。〔时珍曰〕按《卫生宝鉴》云:凡鳖甲,以煅灶灰一斗,酒五升,浸一夜,煮令烂如胶漆用,更佳。桑柴灰尤妙。

〔气味〕咸,平,无毒。〔之才曰〕恶矾石、理石。

〔主治〕心腹癥瘕,坚积寒热,去痞疾息肉,阴蚀痔核恶肉(《本经》)。疗温疟,血瘕腰痛,小儿胁下坚(《别录》)。宿食,癥块痃癖,冷瘕劳瘦,除骨热,骨节间劳热,结实壅塞,下气,妇人漏下五色,下瘀血(甄权)。去血气,破癥结恶血,堕胎,消疮肿肠痈,并扑损瘀血(《日华》)。补阴补气(震亨)。除老疟疟母,阴毒腹痛,劳复食复,斑痘烦喘,小儿惊痫。妇人经脉不通,难产,产后阴脱,丈夫阴疮石淋,敛溃痈(时珍)。

〔发明〕〔宗奭曰〕《经》中不言治劳,惟《药性论》言治劳瘦骨热,故虚劳多用之。然甚有据,但不可过剂耳。〔时珍曰〕鳖甲乃厥阴肝经血分之药,肝主血也。试常思之,龟、鳖之属,功各有所主。鳖色青入肝,故所主者,疟劳寒热,痃瘕惊痫,经水痈肿阴疮,皆厥阴血分之病也。玳瑁色赤入心,故所主者,心风惊热,伤寒狂乱,痘毒肿毒,皆少阴血分之病也。秦龟色黄入脾,故所主者,顽风湿痹,身重蛊毒,皆太阴血分之病也。水龟色黑入肾,故所主者,阴虚精弱,腰脚酸痿,阴疟泄痢,皆少阴血分之病也。介虫阴类,故并主阴经血分之病,从其类也。

〔附方〕旧十三,新六。

老疟劳疟用鳖甲醋炙研末,酒服方寸匕。隔夜一服,清早一服,临时一服,无不断者。入雄黄少许,更佳(《肘后》)。

奔豚气痛上冲心腹。鳖甲(醋炙)三两,京三棱(煨)二两,捣二味为末。桃仁(去皮尖)四两,汤浸研汁三升,煎二升,入末不住手搅,煎良久,下醋一升,煎如饧,以瓶收之。每空心温酒服半匙(《圣济录》)。

血瘕癥癖〔甄权曰〕用鳖甲、琥珀、大黄等分作散,酒服二钱,少时恶血即下。若妇人小肠中血下尽,即休服也。

痃癖癥积〔甄权曰〕用鳖甲醋炙黄研末,牛乳一合,每调一匙,朝朝服之。

妇人漏下〔甄权曰〕鳖甲醋炙研末,清酒服方寸匕,日二。○又用干姜、鳖甲、诃黎勒皮等分为末,糊丸。空心下三十丸,日再。

妇人难产鳖甲烧存性,研末。酒服方寸匕,立出(梅师)。

劳复食复笃病初起,受劳伤食,致复欲死者。鳖甲烧研,水服方寸匕(《肘后方》)。

小儿痖疾用鳖甲炙研,乳服一钱,日二。亦可蜜丸服(《子母录》)。

卒得腰痛不可俛仰。用鳖甲炙研末,酒服方寸匕,日二(《肘后方》)。

沙石淋痛用九肋鳖甲醋炙研末,酒服方寸匕,日三服。石出瘥(《肘后方》)。

阴虚梦泄九肋鳖甲烧研。每用一字,以酒半盏,童尿半盏,葱白七寸同煎。去葱,日晡时服之,出臭汗为度(《医垒元戎》)。

吐血不止鳖甲、蛤粉各一两(同炒色黄),熟地黄一两半(晒干),为末。每服二钱,食后茶下(《圣济录》)。

痖痘烦喘小便不利者。用鳖甲二两,灯心一把,水一升半,煎六合,分二服。凡患此,小便有血者,中坏也。黑厌无脓者,十死不治(庞安时《伤寒论》)。

痈疽不敛不拘发背一切疮。用鳖甲烧存性,研掺甚妙(李楼《怪症奇方》)。

肠痈内痛鳖甲烧存性研,水服一钱,日三(《传信方》)。

阴头生疮人不能治者,鳖甲一枚烧研,鸡子白和傅(《千金翼》)。

沈唇紧裂用鳖甲及头,烧研傅之(《类要》)。

人咬指烂久欲脱者。鳖甲烧灰傅之(叶氏《摘玄方》)。

肉

〔气味〕甘,平,无毒。〔颂曰〕久食,性冷损人。〔藏器曰〕《礼记》食鳖去丑,谓颈下有软骨如龟形者也。食之令人患水病。凡鳖之三足者,赤足者,独目者,头足不缩者,其目四陷者,腹下有王字、卜字文者,腹有蛇文者(是蛇化也),在山上者(名旱鳖),并有毒杀人,不可食。〔弘景曰〕不可合鸡子食,苋菜食。昔有人剉鳖,以赤苋同包置湿地,经旬皆成生鳖。又有裹鳖甲屑,经五月皆成鳖者。〔思邈曰〕不可合猪、兔、鸭肉食,损人。不可合芥子食,生恶疮。妊妇食之,令子短项。〔时珍曰〕案《三元参赞书》言:鳖性冷,发水病。有冷劳气、癥瘕人不宜食之。《生生编》言:鳖性热。戴原礼言:鳖之阳聚于上甲,久食令人生发背。似与性冷之说相反。盖鳖性本不热,食之者和以椒、姜热物太多,失其本性耳。鳖性畏葱及桑灰。凡食鳖者,宜取沙河小鳖斩头去血,以桑灰汤煮熟,去骨甲换水再煮。入葱、酱作羹膳食乃良。其胆味辣,破入汤中,可代椒而辟腥气。李九华云:鳖肉主聚,鳖甲主散。食鳖,剉甲少许入之,庶几稍平。又言:薄荷煮鳖能害人。此皆人之所不知者也。

〔主治〕伤中益气,补不足(《别录》)。热气湿痹,腹中激热,五味煮食,当微泄(藏器)。妇人漏下五色,羸瘦,宜常食之(孟诜)。妇人带下,血瘕腰痛(《日华》)。去血热,补虚。久食,性冷(苏颂)。补阴(震亨)。作臛食,治久痢,长髭须。作丸服,治虚劳痃癖脚气(时珍)。

〔附方〕新三。

痃癖气块 用大鳖一枚,以蚕沙一斗,桑柴灰一斗,淋汁五度,同煮如泥,去骨再煮成膏,捣丸梧子大。每服十丸,日三(《圣惠方》)。

寒湿脚气 疼不可忍。用团鱼二个,水二斗,煮一斗,去鱼取汁,加苍耳、苍术、寻风藤各半斤,煎至七升,去渣,以盆盛熏蒸,待温浸洗,神效(《乾坤生意》)。

骨蒸咳嗽潮热。团鱼丸：用团鱼一个，柴胡、前胡、贝母、知母、杏仁各五钱，同煮，待熟去骨、甲、裙，再煮。食肉饮汁，将药焙研为末，仍以骨、甲、裙煮汁，和丸梧子大。每空心黄芪汤下三十丸，日二服。服尽，仍治参、芪药调之（《奇效方》）。

脂

〔主治〕除日拔白发，取脂涂孔中，即不生。欲再生者，白犬乳汁涂之（藏器）。

头阴干。

〔主治〕烧灰，疗小儿诸疾，妇人产后阴脱下坠，尸疰心腹痛（恭）。傅历年脱肛不愈（《日华》）。

〔附方〕旧一，新二。

小儿尸疰劳瘦，或时寒热。用鳖头一枚烧灰，新汲水服半钱，日一服（《圣惠方》）。

产后阴脱《千金》：用鳖头五枚烧研，井华水服方寸匕，日三。《录验》加葛根二两，酒服。

大肠肛脱久积虚冷。以鳖头炙研，米饮服方寸匕，日二服。仍以末涂肠头上（《千金》）。

头血

〔主治〕涂脱肛（出甄权）。风中血脉，口眼㖞僻，小儿疳劳潮热（时珍）。

〔发明〕〔时珍曰〕按《千金方》云：目睛唇动口㖞，皆风入血脉，急以小续命汤服之。外用鳖血或鸡冠血，调伏龙肝散涂之，干则再上，甚妙。盖鳖血之性，急缩走血，故治口㖞、脱肛之病。

〔附方〕新二。

中风口㖞鳖血调乌头末涂之。待正，则即揭去（《肘后方》）。

小儿疳劳治潮热往来，五心烦躁，盗汗咳嗽，用鳖血丸主之。以黄连、胡黄连各称二两,以鳖血一盏,吴茱萸一两,同入内浸过一夜,炒干,去茱、血研末。入柴胡、川芎、芜荑各一两,人参半两,使君子仁二十一个,为末,煮粟米粉糊和,为丸如黍米大。每用熟水,量大小,日服三(《全幼心鉴》)。

卵

〔主治〕盐藏煨食,止小儿下痢(时珍)。

爪

〔主治〕五月五日收藏衣领中,令人不忘(《肘后》)。

纳鳖宋《图经》

【集解】〔颂曰〕鳖之无裙,而头足不缩者,名曰纳。亦作魶。

肉

〔气味〕有毒。〔颂曰〕食之令人昏塞。以黄芪、吴蓝煎汤服之,立解。

甲

〔气味〕有小毒。

〔主治〕传尸劳,及女子经闭(苏颂)。

能奴来切鳖《纲目》

【释名】三足鳖(《《山海经》》)。

【集解】〔时珍曰〕《尔雅》云:鳖三足为能。郭璞云:今吴兴阳羡县君山池中出之。或以“鲧化黄熊”即此者,非也。

肉

【气味】大寒,有毒。〔颂曰〕食之杀人。〔时珍曰〕按陆粲《庚己编》云:太仓民家得三足鳖,命妇烹,食毕入卧,少顷形化为血水,止存发耳。邻人疑其妇谋害,讼之官。时知县黄廷宣鞫问不决，乃别取三足鳖，令妇如前烹治，取死囚食之，入狱亦化如前人。遂辨其狱。窃谓能之有毒，不应如此。然理外之事，亦未可以臆断也。而《山海经》云：从水多三足鳖，食之无蛊疫。近亦有人误食而无恙者，何哉？盖有毒害人，亦未必至于骨肉顿化也。

【主治】折伤，止痛化血，生捣涂之。道家辟诸厌秽死气，或画像止之（苏颂）。

朱鳖《拾遗》

【集解】〔藏器曰〕生南海。大如钱，腹赤如血。云在水中着水马脚，皆令仆倒也。〔时珍曰〕按《淮南子》云：朱鳖浮波，必有大雨。

【主治】丈夫佩之，刀剑不能伤。妇女佩之，有媚色（藏器）。

珠鳖《纲目》

【集解】〔时珍曰〕按《山海经》云：葛山澧水有珠鳖。状如肺而有目，六足有珠。《一统志》云：生高州海中。状如肺，四目六足而吐珠。《吕氏春秋》云：澧水鱼之美者，名曰珠鳖，六足有珠。《淮南子》云：蛤、蟹、珠鳖，与月盛衰。《埤雅》云：鳖珠在足，蚌珠在腹。皆指此也。

【气味】甘、酸，无毒。

【主治】食之，辟疫疠（时珍）。

鼋《拾遗》

【释名】〔时珍曰〕按《说文》云：鼋，大鳖也。甲虫惟鼋最大,故字从元。元者,大也。

【集解】〔颂曰〕鼋生南方江湖中。大者围一二丈。南人捕食之。肉有五色而白者多。其卵圆大如鸡、鸭子,一产一二百枚。人亦掘取以盐淹食,煮之白不凝。〔藏器曰〕性至难死,剔其肉尽,口犹咬物。可张乌鸢。〔弘景曰〕此物老者,能变为魅,非急弗食之。〔时珍曰〕鼋如鳖而大,背有膲胅,青黄色,大头黄颈,肠属于首。以鳖为雌,卵生思化,故曰鼋鸣鳖应。《淮南万毕术》云:烧鼋脂以致鳖。皆气类相感也。张鼎云:其脂摩铁则明。或云:此物在水食鱼,与人共体,具十二生肖肉,裂而悬之,一夜便觉垂长也。

甲

〔气味〕甘,平,无毒。

〔主治〕炙黄酒浸,治瘰疬,杀虫逐风,恶疮痔瘘,风顽疥瘙,功同鳖甲(藏器)。五脏邪气,杀百虫毒、百药毒,续筋骨(《日华》)。妇人血热(苏颂)。

肉

〔气味〕甘,平,微毒。

〔主治〕湿气、邪气、诸虫(藏器)。食之补益(陶弘景)。

脂

〔主治〕摩风及恶疮(孟诜)。

胆

〔气味〕苦,寒,有毒。

〔主治〕喉痹,以生姜、薄荷汁化少许服,取吐(时珍)。

蟹《本经·中品》

【释名】螃蟹（《蟹谱》）、郭索（扬雄《方言》）、横行介士（《蟹谱》）、无肠公子（《抱朴子》）。雄曰螂蚁，雌曰博带（《广雅》）。〔宗奭曰〕此物每至夏末秋初，如蝉蜕解。名蟹之意，必取此义。〔时珍曰〕按傅肱《蟹谱》云：蟹，水虫也，故字从虫。亦鱼属也，故古文从鱼。以其横行，则曰螃蟹。以其行声，则曰郭索。以其外骨，则曰介士。以其内空，则曰无肠。

【集解】〔《别录》曰〕蟹生伊洛池泽诸水中。取无时。〔弘景曰〕蟹类甚多，蟛蚏、拥剑、蟛蜞皆是，并不入药。海边又有蟛螖，似蟛蜞而大，似蟹而小，不可食。蔡谟初渡江，不识蟛螖，啖之几死。叹曰：读《尔雅》不熟，几为《劝学》者所误也。〔颂曰〕今淮海、汴东、河北陂泽中多有之，伊洛乃反难得也。今人以为食品佳味。俗传八月一日取稻芒两枝，长一二寸许，东行输送其长。故今南方捕蟹，差早则有衔芒。须霜后输芒方可食之，否则毒尤猛也。其类甚多：六足者名蛫（音跪），四足者名北，皆有大毒，不可食。其壳阔而多黄者名蟳，生南海中，其螯最锐，断物如芟刈也，食之行风气。其扁而最大，后足阔者，名蟛蚏，南人谓之拨棹子，以其后脚如棹也。一名蟳。随潮退壳，一退一长。其大者如升，小者如盏碟。两螯如手，所以异于众蟹也。其力至强，八月能与虎斗，虎不如也。一螯大、一螯小者，名拥剑，一名桀步。常以大螯斗，小螯食物。又名执火，以其螯赤也。其最小无毛者，名蟛蜞（音越），吴人讹为彭越。《尔雅》云：螖蜂，小者蟧。郭璞注云：即蟛蜞也。〔时珍曰〕蟹，横行甲虫也。外刚内柔，于卦象离。骨眼蜩腹，蛭脑鲎足。二螯八跪，利钳尖爪，壳脆而坚，有十二星点。雄者脐长，雌者脐团。腹中之黄，应月盈亏。其性

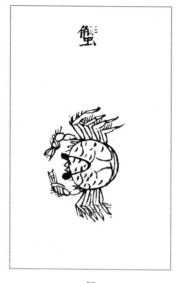

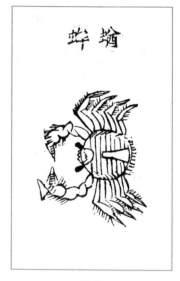

蟹　　　　　　　　　　　蜳蛑

多躁，引声噀沫，至死乃已。生于流水者，色黄而腥；生于止水者，色绀而馨。《佛书》言：其散子后即自枯死。霜前食物故有毒，霜后将蛰故味美。所谓入海输芒者，亦谬谈也。蟛蜞大于蟛蜎，生于陂池田港中，故有毒，令人吐下。似蟛蜞而生于沙穴中，见人便走者，沙狗也，不可食。似蟛蜞而生海中，潮至出穴而望者，望潮也，可食。两螯极小如石者，蚌江也，不可食。生溪间石穴中，小而壳坚赤者，石蟹也，野人食之。又海中有红蟹，大而色红。飞蟹能飞。善苑国有百足之蟹。海中蟹大如钱，而腹下又有小蟹如榆荚者，蟹奴也。居蚌腹者，蛎奴也，又名寄居蟹。并不可食。蟹腹中有虫，如小木鳖子而白者，不可食，大能发风也。〔宗奭曰〕取蟹以八九月蟹浪之时，伺其出水而拾之，夜则以火照捕之，时黄与白满壳也。

【修治】〔时珍曰〕凡蟹生烹，盐藏糟收，酒浸酱汁浸，皆为佳品。但久留易沙，见灯亦沙，得椒易膩。得皂荚或蒜及韶粉可免沙膩。得白芷则黄不散。得葱及五味子同煮则色不变。藏蟹名曰蝑蟹（音泻）。

蟹

【气味】咸，寒，有小毒。〔弘景曰〕未被霜，甚有毒，云食水莨所致。人中之，不疗多死也。独螯独目，两目相向、六足四足，腹下有毛，腹中有骨，头背有星点，足斑目赤者，并不可食，有毒害人。冬瓜汁、紫苏汁、蒜汁、豉汁、芦根汁，皆可解之。〔杨归厚曰〕娠妇食之，令子横生。〔宗奭曰〕此物极动风，风疾人不可食，屡见其事。〔时珍曰〕不可同柿及荆芥食，发霍乱动风，木香汁可解。详柿下。

【主治】胸中邪气，热结痛，喎僻面肿。能败漆。烧之致鼠（《本经》）。〔弘景曰〕仙方用之，化漆为水，服之长生。以黑犬血灌之，三日烧之，诸鼠毕至。〔颂曰〕其黄能化漆为水，故涂漆疮用之。其螯烧烟，可集鼠于庭也。解结散血，愈漆疮，养筋益气（《别录》）。散诸热，治胃气，理经脉，消食。以醋食之，利肢节，去五脏中烦闷气，益人（孟诜）。产后肚痛血不下者，以酒食之。筋骨折伤者，生捣炒罯之（《日华》）。能续断绝筋骨。去壳同黄捣烂，微炒，纳入疮中，筋即连也（藏器）。小儿解颅不合。以螯同白及末捣涂，以合为度（宗奭）。杀莨菪毒，解鳝鱼毒、漆毒，治疟及黄疸。捣膏涂疥疮、癣疮。捣汁，滴耳聋（时珍）。

蝑蟹

〔气味〕咸，寒，无毒。

〔主治〕解热气，治小儿痞气，煮食（《日华》）。

蟛蜞

〔气味〕咸,冷,有毒。

〔主治〕取膏,涂湿癣、疽疮（藏器）。

石蟹

〔主治〕捣傅久疽疮,无不瘥者（藏器）。

【发明】〔慎微曰〕蟹非蛇鳝之穴无所寄。故食鳝中毒者,食蟹即解,性相畏也。沈括《笔谈》云:关中无蟹,土人怪其形状,收干者悬门上辟疟。不但人不识,鬼亦不识也。〔时珍曰〕诸蟹性皆冷,亦无甚毒,为蝤最良。鲜蟹和以姜、醋,侑以醇酒,咀黄持螯,略赏风味,何毒之有?饕嗜者乃顿食十许枚,兼以荤膻杂进,饮食自倍,肠胃乃伤,腹痛吐利,亦所必致,而归咎于蟹,蟹亦何咎哉?洪迈《夷坚志》云:襄阳一盗,被生漆涂两目,发配不能睹物。有村叟令寻石蟹,捣碎滤汁点之,则漆随汁出而疮愈也。用之果明如初。漆之畏蟹,莫究其义。

【附方】新三。

湿热黄疸蟹烧存性研末,酒糊丸如梧桐子大。每服五十丸,白汤下,日服二次（《集简方》）。

骨节离脱生蟹捣烂,以热酒倾入,连饮数碗,其渣涂之。半日内,骨内谷谷有声即好。干蟹烧灰,酒服亦好（唐瑶《经验方》）。

中鳝鱼毒食蟹即解（董炳《验方》）。

蟹爪

〔主治〕破胞堕胎（《别录》）。破宿血,止产后血闭,酒及醋汤煎服良（《日华》）。能安胎（鼎）。〔颂曰〕胡洽方,治孕妇僵仆,胎上抢心,有蟹爪汤。堕生胎,下死胎,辟邪魅（时珍）。

〔附方〕新二。

《千金》神造汤治子死腹中，并双胎一死一生，服之令死者出，生者安，神验方也。用蟹爪一升，甘草二尺，东流水一斗，以苇薪煮至二升，滤去滓，入真阿胶三两令烊，顿服或分二服。若人困不能服者，灌入即活。

下胎蟹爪散治妊妇有病欲去胎。用蟹爪二合，桂心、瞿麦各一两，牛膝二两，为末。空心温酒服一钱（《千金》）。

壳

〔主治〕烧存性，蜜调，涂冻疮及蜂虿伤。酒服，治妇人儿枕痛及血崩腹痛，消积（时珍）。

〔附方〕新三。

崩中腹痛毛蟹壳烧存性，米饮服一钱（《证治要诀》）。

蜂虿螫伤蟹壳烧存性，研末。蜜调涂之（同上）。

熏辟壁虱蟹壳烧烟熏之（《摘玄》）。

盐蟹汁

〔主治〕喉风肿痛，满含细咽即消（时珍）。

鲎鱼音后。○宋《嘉祐》

【释名】〔时珍曰〕按罗愿《尔雅翼》云：鲎者，候也。鲎善候风，故谓之鲎。

【集解】〔藏器曰〕鲎生南海。大小皆牝牡相随。牝无目，得牡始行。牡去则牝死。〔时珍曰〕鲎状如惠文冠及熨斗之形，广尺余。其甲莹滑青黑色。鏊背骨眼，眼在背上，口在腹下，头如蜣螂。十二足，似蟹，在腹两旁，足长五六寸。尾长一二尺，有三棱如棕茎。背上有骨如角，高七八寸，如石珊瑚状。每过海，相负于背，乘风而游，俗呼鲎帆，亦曰鲎簰。其血碧色。腹有子如黍米，可为醢酱。尾有珠如粟。其行也雌常负雄，失其雌则雄

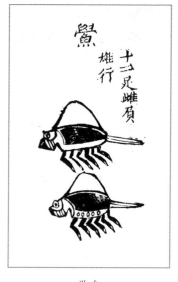

鲨鱼

即不动。渔人取之，必得其双。雄小雌大，置之水中，雄浮雌沉，故闽人婚礼用之。其藏伏沙上，亦自飞跃。皮壳甚坚，可为冠，亦屈为杓，入香中能发香气。尾可为小如意。脂烧之可集鼠。其性畏蚊，螫之即死。又畏隙光，射之亦死，而日中暴之，往往无恙也。南人以其肉作鲊酱。小者名鬼鲨，食之害人。

肉

〔气味〕辛、咸，平，微毒。〔藏器曰〕无毒。〔诜曰〕多食发嗽及疮癣。

〔主治〕治痔杀虫（孟诜）。

尾

〔主治〕烧焦，治肠风泻血，崩中带下，及产后痢（《日华》）。

〔发明〕〔藏器曰〕骨及尾烧灰，米饮服，大主产后痢；但须先服生地黄、蜜煎等讫，然后服此，无不断也。

胆

〔主治〕大风癞疾，杀虫（时珍）。

〔附方〕新一。

鲨胆散治大风癞疾。用鲨鱼胆、生白矾、生绿矾、腻粉、水银、麝香各半两，研不见星。每服一钱，井华水下。取下五色涎为妙（《圣济总录》）。

壳

〔主治〕积年呷嗽（时珍）。

〔附方〕新一。

积年咳嗽呀呷作声,用鲨鱼壳半两,贝母（煨）一两,桔梗一分,牙皂一分（去皮酥炙）,为末,炼蜜丸弹子大。每含一丸,咽汁。服三丸,即吐出恶涎而瘥（《圣惠》）。

第四十六卷　介部

目录

淡菜《嘉祐》

海蠃《拾遗》（即甲香）

甲煎《拾遗》

田螺《别录》

蜗蠃《别录》

蓼螺《拾遗》

寄居虫《拾遗》

海月《拾遗》 海镜附

海燕《纲目》

郎君子《海药》

　　右附方旧二十二，新九十六。

第四十六卷　介部

介之二蛤蚌类二十九种

牡蛎《本经·上品》

【释名】牡蛤（《别录》）、蛎蛤（《本经》）、古贲（《异物志》）、蚝（《韵会》）。〔弘景曰〕道家方以左顾是雄，故名牡蛎，右顾则牝蛎也。或以尖头为左顾，未详孰是。〔藏器曰〕天生万物皆有牝牡。惟蛎是咸水结成，块然不动，阴阳之道，何从而生？《经》言牡者，应是雄耳。〔宗奭曰〕《本经》不言左顾，止从陶说。而段成式亦云：牡蛎言牡，非谓雄也。且如牡丹，岂有牝丹乎？此物无目，更何顾眄？〔时珍曰〕蛤蚌之属，皆有胎生、卵生。独此化生，纯雄无雌，故得牡名。曰蛎曰蚝，言其粗大也。

【集解】〔《别录》曰〕牡蛎生东海池泽。采无时。〔弘景曰〕今出东海、永嘉、晋安。云是百岁雕所化。十一月采，以大者为好。其生着石，皆以口在上。举以腹向南视之，口斜向东，则是左顾。出广州南海者亦同，但多右顾，不堪用也。丹方及煮盐者，皆以泥釜，云耐水火，不破漏。皆除其甲口，止取胐胐如粉耳。〔颂曰〕今海旁皆有之，而通、泰及南海、闽中尤多。皆附石而生，魂礴相连如房，呼为蛎房。晋安人呼为蚝莆。初生止如拳石，四面渐长，有至一二丈者，崭岩如山，俗呼蚝山，每一房内有肉一块，大房如马蹄，小者如人指面。每潮来，诸房皆开，有小虫入,则合之以充腹。海人取者,皆凿房以烈火逼之,挑取其肉当食品,其味美好,更有益也。海族为最贵。〔时珍曰〕南海人以其蛎房砌墙,烧灰粉壁,食其肉谓之蛎黄。〔保昇曰〕又有蝲蛎,形短,不入药用。〔敩曰〕有石牡蛎,头边皆大,小夹沙石,真似牡蛎,只是园如龟壳。海牡蛎可用,只丈夫服之,令人无髭也。其真牡蛎,用火煅过,以璺试之,随手走起者是也。璺乃千年琥珀。

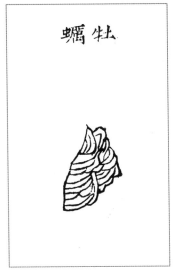

牡蛎

【修治】〔宗奭曰〕凡用,须泥固烧为粉。亦有生用者。〔敩曰〕凡用牡蛎,先用二十个,以东流水入盐一两,煮一伏时,再入火中煅赤,研粉用。〔时珍曰〕按温隐居云:牡蛎将童尿浸四十九日(五日一换),取出,以硫黄末和米醋涂上,黄泥固济,煅过用。

【气味】咸,平、微寒,无毒。〔之才曰〕贝母为之使。得甘草、牛膝、远志、蛇床子良。恶麻黄、辛夷、吴茱萸。伏硇砂。

【主治】伤寒寒热,温疟洒洒,惊恚怒气,除拘缓鼠瘘,女子带下赤白。久服,强骨节,杀邪鬼,延年(《本经》)。除留热在关节营卫,虚热去来不定,烦满心痛气结,止汗止渴,除老血,疗泄精,涩大小肠,止大小便,治喉痹咳嗽,心胁下痞热(《别录》)。粉身,止大人、小儿盗汗。同麻黄根、蛇床子、干姜为粉,去阴汗(藏器)。治女子崩中,止痛,除风热温疟,鬼交精出（甄权）。男子虚劳，补肾安神，去烦热，小儿惊痫（李珣）。去胁下坚满，瘰疬，一切疮肿（好古）。化痰软坚，清热除湿，止心脾气痛，痢下赤白浊，消疝瘕积块，瘿疾结核（时珍）。

【发明】〔权曰〕病虚而多热者，宜同地黄、小草用之。〔好古曰〕牡蛎入足少阴，为软坚之剂。以柴胡引之，能去胁下硬；以茶引之，能消项上结核；以大黄引之，能消股间肿；以地黄为使，能益精收涩，止小便，本肾经血分之药也。〔成无己曰〕牡蛎之咸，以消胸膈之满，以泄水气，使痞者消、硬者软也。〔元素曰〕壮水之主，以制阳光，则渴饮不思。故蛤蛎之类，能止渴也。

【附方】旧七，新十四。

心脾气痛 气实有痰者。牡蛎煅粉，酒服二钱（《丹溪心法》）。

疟疾寒热 牡蛎粉、杜仲等分为末，蜜丸梧子大。每服五十丸，温水下（《普济方》）。

气虚盗汗 上方为末。每酒服方寸匕（《千金方》）。

虚劳盗汗 牡蛎粉、麻黄根、黄芪等分为末。每服二钱，水一盏，煎七分，温服，日一（《本事方》）。

产后盗汗 牡蛎粉、麦麸（炒黄）等分。每服一钱，用猪肉汁调下（《经验》）。

消渴饮水 腊日或端午日，用黄泥固济牡蛎，煅赤研末。每服一钱，用活鲫鱼煎汤调下。只二三服愈（《经验方》）。

百合变渴 伤寒传成百合病，如寒无寒，如热无热，欲卧不卧，欲行不行，欲食不食，口苦，小便赤色，得药则吐利，变成渴疾，久不瘥者。用牡蛎（熬）二两，栝蒌根二两，为细末。每服方寸匕，用米饮调下，日三服取效（张仲景《金匮玉函方》）。

病后常衄 小劳即作。牡蛎十分，石膏五分，为末，酒服寸匕（亦可蜜丸），日三服（《肘后方》）。

小便淋闷服血药不效者。用牡蛎粉、黄檗（炒）等分为末。每服一钱，小茴香汤下，取效（《医学集成》）。

小便数多牡蛎五两烧灰，小便三升，煎二升，分三服。神效（《乾坤生意》）。

梦遗便溏牡蛎粉，醋糊丸梧子大。每服三十丸，米饮下，日二服（丹溪方）。

水病囊肿牡蛎（煅粉）二两，干姜（炮）一两，研末，冷水调糊扫上。须臾囊热如火，干则再上。小便利即愈。○一方，用葱汁、白面同调。小儿不用干姜（初虞世《古今录验方》）。

月水不止牡蛎煅研，米醋搜成团，再煅研末，以米醋调艾叶末熬膏，丸梧子大。每醋艾汤下四五十丸（《普济方》）。

金疮出血牡蛎粉傅之（《肘后》）。

破伤湿气口噤强直。用牡蛎粉，酒服二钱，仍外傅之，取效（《三因方》）。

发背初起古贲粉灰，以鸡子白和，涂四围，频上取效（《千金方》）。

痈肿未成用此拔毒。水调牡蛎粉末涂之。干更上（姚僧垣《集验方论》）。

男女瘰疬《经验》：用牡蛎（煅研）末四两，玄参末三两，面糊丸梧子大。每服三十丸，酒下，日三服。服尽除根。○初虞世云：瘰疬不拘已破未破。用牡蛎四两，甘草一两，为末。每食后，用腊茶汤调服一钱。其效如神。

甲疽溃痛弩肉裹趾甲，脓血不瘥者。用牡蛎头厚处，生研为末。每服二钱，红花煎酒调下，日三服。仍用敷之，取效（《胜金方》）。

面色**鳌黑**牡蛎粉研末,蜜丸梧子大。每服三十丸,白汤下,日一服。并炙其肉食之(《普济方》)。

肉

〔气味〕甘,温,无毒。

〔主治〕煮食,治虚损,调中,解丹毒,妇人血气。以姜、醋生食,治丹毒,酒后烦热,止渴(藏器)。炙食甚美,令人细肌肤,美颜色(苏颂)。

蚌 宋《嘉祐》

【释名】〔时珍曰〕蚌与蛤同类而异形。长者通曰蚌,圆者通曰蛤。故蚌从丰,蛤从合,皆象形也。后世混称蛤蚌者,非也。

【集解】〔弘景曰〕雉入大水为蜃。蜃即蚌也。〔藏器曰〕生江汉渠渎间,老蚌含珠,壳堪为粉。非大蛤也。〔时珍曰〕蚌类甚繁,今处处江湖中有之,惟洞庭、汉沔独多。大者长七寸,状如牡蛎辈;小者长三四寸,状如石决明辈。其肉可食,其壳可为粉。湖沔人皆印成锭市之,谓之蚌粉,亦曰蛤粉。古人谓之蜃灰,以饰墙壁,圹墓圹,如今用石灰也。

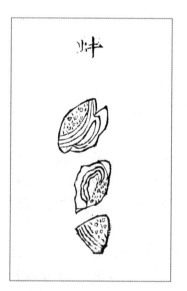

蚌

肉

〔气味〕甘、咸,冷,无毒。〔宗奭曰〕性微冷。多食,发风动冷气。〔震亨曰〕马刀、蚌、蛤、蛳、蚬,大同小异。寇氏止言冷,而不言湿。湿生热,热久则气上升而生痰生风,何冷之有?

〔主治〕止渴除热,解酒毒,去眼赤(孟诜)。明目除湿,主妇人劳损下血(藏器)。除烦,解热毒,血崩带下,痔瘘,压丹石药毒。以黄连末纳入取汁,点赤眼、眼暗(《日华》)。

蚌粉

〔气味〕咸,寒,无毒。〔《日华》曰〕能制石亭脂。〔《镜源》曰〕能制硫黄。

〔主治〕诸疳,止痢并呕逆。醋调,涂痈肿(《日华》)。烂壳粉:治反胃,心胸痰饮,用米饮服(藏器)。解热燥湿,化痰消积,止白浊带下痢疾,除湿肿水嗽,明目,搽阴疮湿疮痱痒(时珍)。

〔发明〕〔时珍曰〕蚌粉与海蛤粉同功,皆水产也。治病之要,只在清热行湿而已。《日华》言其治疳。近有一儿病疳,专食此粉,不复他食,亦一异也。

〔附方〕新六。

反胃吐食用真正蚌粉,每服称过二钱,捣生姜汁一盏,再入米醋同调送下(《急救良方》)。

痰饮咳嗽用真蚌粉新瓦炒红,入青黛少许,用淡齑水滴麻油数点,调服二钱。○《类编》云:徽宗时,李防御为入内医官时,有宠妃病痰嗽,终夕不寐,面浮如盘。徽宗呼李治之,诏令供状,三日不效当诛。李忧惶技穷,与妻泣别。忽闻外叫卖:咳嗽药一文一帖,吃了即得睡。李市十帖视之,其色浅碧。恐药性狂悍,并三服自试之,无他。乃取三帖为一,入内授妃服之。是夕嗽止,比晓面消。内侍走报,天颜大喜,赐金帛直万缗。李恐索方,乃寻访前卖药人,饮以酒,厚价求之,则此方也。云自少时从军,见主帅有此方,剽得以度余生耳。

痈疽赤肿用米醋和蚌蛤灰涂之,待其干,即易之(《千金》)。

雀目夜盲遇夜不能视物。用建昌军螺儿蚌粉三钱,为末,水飞过,雄猪肝一叶,披开纳粉扎定,以第二米泔煮七分熟,仍别以蚌粉蘸食,以汁送下。一日一作。与夜明砂同功(《直指方》)。

脚指湿烂用蚌蛤粉干搽之(《寿域》)。

积聚痰涎结于胸膈之间,心腹疼痛,日夜不止,或干呕哕食者,炒粉丸主之。用蚌粉一两,以巴豆七粒同炒赤,去豆不用,醋和粉丸梧子大。每服二十丸,姜酒下。丈夫脐腹痛,茴香汤下。女人血气痛,童便和酒下(孙氏《仁存方》)。

马刀《本经·下品》

〔校正〕并入《拾遗》齐蛤。

【释名】马蛤(《别录》)、齐蛤(《吴普》)、蜌(《尔雅》。音陛)、蠯(品、脾、排三音。出《周礼》)、蟶蜌(音亭蠯。《弘景》)、单姥(音善母。《李当之》)、烂岸(烂音掣。《衍义》)。〔时珍曰〕俗称大为马,其形象刀,故名。曰蛤、曰蠯,皆蚌字之音转也,古今方言不同也。《说文》云:园者曰蛎,长者曰蠯。江汉人呼为单姥,汴人呼为烂岸。《吴普本草》言:马刀即齐蛤,而唐、宋本草失收,陈藏器重出齐蛤,今并为一。

【集解】〔《别录》曰〕马刀生江湖池泽及东海。取无时。〔弘景曰〕李当之言:生江汉,长六七寸,食其肉似蚌。今人多不识,大抵似今蟶蜌而未见方用。〔韩保昇曰〕生江湖中细长小蚌也。长三四寸,阔五六分。〔颂曰〕今处处有之,多在沙泥中。头小锐。人亦谓之蚌。〔藏器曰〕齐蛤生海中。状如蛤,两头尖小。海人食之,别无功用。〔时珍曰〕马刀似蚌而小,形狭而长。其类甚多,长短大小,厚薄斜正,虽有不同,而性味功用,大抵则一。

壳炼粉用。

【气味】辛,微寒,有毒。得水,烂人肠。又云得水良。〔恭曰〕得火良。〔时珍曰〕按吴普云:神农、岐伯、桐君:咸,有毒。扁鹊:小寒,大毒。〔藏器曰〕远志、蜡,皆畏齐蛤。

【主治】妇人漏下赤白,寒热,破石淋。杀禽兽,贼鼠(《本经》)。能除五脏间热,肌中鼠鼷,止烦满,补中,去厥痹,利机关(《别录》)。消水瘿、气瘿、痰饮(时珍)。

肉同蚌。

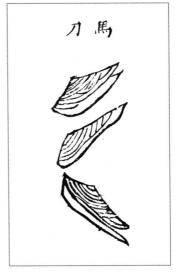

马刀

蟶蚶音咸进。○宋《嘉祐》

【释名】生蚶(《嘉祐》)、蟶蛤(《水土记》)。

【集解】〔藏器曰〕蟶蚶生东海。似蛤而扁,有毛。〔颂曰〕似蛤而长,身扁。〔宗奭曰〕顺安军界河中亦有之。与马刀相似。肉颇冷,人以作鲊食,不堪致远。

壳

【主治】烧末服,治痔病(藏器)。

肉〔宗奭曰〕多食发风。

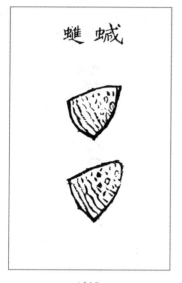

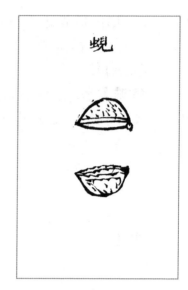

蜮蚜 蚬

蚬 宋《嘉祐》

【释名】扁螺(〖《隋书》〗)。〔时珍曰〕蚬,晛也。壳内光耀,如初出日采也。《隋书》云:刘臻父显嗜蚬,呼蚬为扁螺。

【集解】〔藏器曰〕处处有之。小如蚌,黑色。能候风雨,以壳飞。〔时珍曰〕溪湖中多有之。其类亦多,大小厚薄不一。渔家多食之耳。

肉

〔气味〕甘、咸,冷,无毒。〔藏器曰〕微毒。多食发嗽,及冷气消肾。

〔主治〕治时气,开胃,压丹石药毒及疔疮,下湿气,通乳,糟煮食良。生浸取汁,洗丁疮(苏恭)。去暴热,明目,利小便,下热气脚气湿毒,解酒毒目黄。

浸汁服,治消渴(《日华》)。生蚬浸水,洗痘痈,无瘢痕(时珍)。

烂壳

〔气味〕咸,温,无毒。

〔主治〕止痢(弘景)。治阴疮(苏恭)。疗失精反胃(《日华》)。烧灰饮服,治反胃吐食,除心胸痰水(藏器)。化痰止呕,治吞酸心痛及暴嗽。烧灰,涂一切湿疮,与蚌粉同功(时珍)。

〔附方〕旧一,新二。

卒嗽不止 用白蚬壳捣为细末。以熟米饮调,每服一钱,日三服,甚效(出《圣惠方》)。

痰喘咳嗽 用白蚬壳(多年陈者)烧过存性,为极细末。以米饮调服一钱,日三服(《急救方》)。

反胃吐食 用黄蚬壳并田螺壳(并取久在泥中者)各炒成白灰。每田螺壳灰二两,黄蚬壳灰一两,入白梅肉四个,同搜拌令匀作团。再入砂盒子内,盖定泥固。煅存性,研细末。每服二钱,用人参、缩砂汤调下。不然,用陈米饮调服亦可。凡觉心腹胀痛,将发反胃,即以此药治之(《是斋百一选方》)。

真珠宋《开宝》

【释名】珍珠(《开宝》)、蚌珠(《南方志》)、蠙珠(《禹贡》)。

【集解】〔李珣曰〕真珠出南海,石决明产也。蜀中西路女瓜出者是蚌蛤产,光白甚好,不及舶上者采耀。欲穿须得金刚钻也。〔颂曰〕今出廉州,北海亦有之。生于珠牡(亦曰珠母),蚌类也。按《岭表录异》云:廉州边海中有洲岛,岛上有大池,谓之珠池。每岁刺史亲监珠户,入池采老蚌,剖取珠以充贡。池虽在

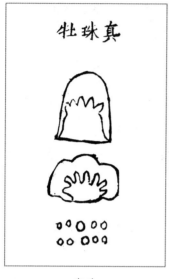

真珠

海上，而人疑其底与海通，池水乃淡，此不可测也。土人采小蚌肉作脯食，亦往往得细珠如米。乃知此池之蚌，大小皆有珠也。而今之取珠牡者，云得之海旁，不必是池中也。其北海珠蚌种类小别。人取其肉，或有得珠者，不甚光莹，亦不常有，不堪入药。又蚌中一种似江珧者，腹亦有珠，皆不及南海者奇而且多。〔宗奭曰〕河北溏泺中，亦有围及寸者，色多微红，珠母与廉州者不相类。但清水急流处，其色光白；浊水及不流处，其色暗也。〔时珍曰〕按《廉州志》云：合浦县海中有梅、青、婴三池。蜑人每以长绳系腰，携篮入水，拾蚌入篮即振绳，令舟人急取之。若有一线之血浮水，则葬鱼腹矣。又熊太古《冀越集》云：《禹贡》言淮夷蠙珠，后世乃出岭南。今南珠色红，西洋珠色白，北海珠色微青，各随方色也。予尝见蜑人入海，取得珠子树数担。其树状如柳枝，蚌生于树，不可上下。树生于石，蜑人凿石得树以求蚌，甚可异也。又《南越志》云：珠有九品：以五分至一寸八九分者为大品，有光彩；一边小平似覆釜者，名珰珠；次则走珠、滑珠等品也。《格古论》云：南番珠色白圆耀者为上，广西者次之。北海珠色微青者为上，粉白、油黄者下也。西番马价珠为上，色青如翠，其老色、夹石粉青、有油烟者下也。凡蚌闻雷则瘦瘦。其孕珠如怀孕，故谓之珠胎。中秋无月，则蚌无胎。左思赋云：蚌蛤珠胎，与月亏全，是矣。陆佃云：蚌蛤无阴阳牝牡，须雀蛤化成，故能生珠，专一与阴精也。龙珠在颔，蛇珠在口，鱼珠在眼，鲛珠在皮，鳖珠在足，蚌珠在腹。皆不及蚌珠也。

【修治】〔李珣曰〕凡用，以新完未经钻缀者研如粉，方堪服食。不细则伤人脏腑。〔敩曰〕凡用以新净者绢袋盛之。置牡蛎约重四五斤已来于平底铛中，以物四向支稳，然后着珠于上。乃下地榆、五花皮、五方草各（剉）四两，笼住，以浆水不住火煮三日夜。取出，用甘草汤淘净，于臼中捣细重筛，更研二万下，方可服食。〔慎微曰〕《抱朴子》云：真珠径寸以上，服食令人长生。以酪浆渍之，皆化如水银，以浮石、蜂巢、蛇黄等物合之，可引长三四尺，为丸服之。〔时珍曰〕凡入药，不用首饰及见尸气者。以人乳浸三日，煮过如上捣研。一法：以绢袋盛，入豆腐腹中，煮一炷香，云不伤珠也。

【气味】咸、甘，寒，无毒。

【主治】镇心。点目，去肤翳障膜。涂面，令人润泽好颜色。涂手足，去皮肤逆胪。绵裹塞耳，主聋（《开宝》）。磨翳坠痰（甄权）。除面黯，止泄。合知母，疗烦热消渴。合左缠根，治小儿麸豆疮入眼（李珣）。除小儿惊热（宗奭）。安魂魄，止遗精白浊，解痘疔毒，主难产，下死胎胞衣（时珍）。

【发明】〔时珍曰〕真珠入厥阴肝经，故能安魂定魄，明目治聋。

【附方】旧三，新九。

安魂定魄真珠末豆大一粒，蜜一蚬壳，和服，日三。尤宜小儿（《肘后》）。

卒忤不言真珠末，用鸡冠血和丸小豆大。以三四粒纳口中（《肘后》）。

灰尘迷目用大珠拭之则明也（《格古论》）。

妇人难产真珠末一两，酒服，立出（《千金》）。

胞衣不下真珠一两研末，苦酒服（《千金》）。

子死腹中真珠末二两，酒服，立出（《外台》）。

癍痘不发珠子七枚为末，新汲水调服（《儒门事亲》）。

痘疮疔毒方见《谷部》豌豆下。

肝虚目暗茫茫不见。真珠末一两，白蜜二合，鲤鱼胆二枚，和合，铜器煎至一半，新绵滤过瓶盛。频点取瘥（《圣惠方》）。

青盲不见方同上。

小儿中风手足拘急。真珠末（水飞）一两，石膏末一钱。每服一钱，水七分，煎四分，温服，日三（《圣惠方》）。

目生顽翳真珠一两，地榆二两，水二大碗煮干，取真珠以醋浸五日，热水淘去醋气，研细末用。每点少许，以愈为度。

石决明《别录·上品》

【释名】九孔螺（《日华》）、壳名千里光（《纲目》）。〔时珍曰〕决明、千里光，以功名也。九孔螺，以形名也。

【集解】〔弘景曰〕俗云是紫贝。人皆水渍，熨眼颇明。又云是鳆鱼甲。附石生，大者如手，明耀五色，内亦含珠。〔恭曰〕此是鳆鱼甲也。附石生，状如蛤，唯一片无对，七孔者良。今俗用紫贝，全非。〔颂曰〕今岭南州郡及莱州海边皆有之，采无时，旧注或以为紫贝，或以为鳆鱼甲。按紫贝即今砑螺，殊非此类。鳆鱼乃王莽所嗜者，一边着石，光明可爱，自是一种，与决明相近也。决明壳大如手，小者如三两指大，可以浸水洗眼，七孔、九孔者良，十孔者不佳。海人亦啖其肉。〔宗奭曰〕登、莱海边甚多。人采肉供馔，及干充苞苴。肉与壳两可用。〔时珍曰〕石决明形长如小蚌而扁，外皮甚粗，细孔杂杂，内则光耀，背侧一行有孔如穿成者。生于石崖之上，海人泅水，乘其不意，即易得之。否则紧粘难脱也。陶氏以为紫贝，雷氏以为真珠母，杨倞注《荀子》以为龟脚，皆非矣。惟鳆鱼是一种二类，故功用相同。吴越人以糟决明、酒蛤蜊为美品者，即此。

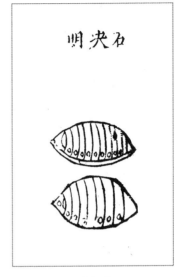

明决石

石决明

【修治】〔珣曰〕凡用以面裹煨熟，磨去粗皮，烂捣，再乳细如面，方堪入药。〔敩曰〕每五两用盐半分，同东流水入瓷器内煮一伏时，捣末研粉。再用五花皮、地榆、阿胶各十两，以东流水淘三度，日干，再研一万下，入药。服至十两，永不得食山桃，令人丧目。〔时珍曰〕今方家只以盐同东流水煮一伏时，研末水飞用。

壳

【气味】咸，平，无毒。〔保昇曰〕寒。〔宗奭曰〕肉与壳功同。

【主治】目障翳痛，青盲。久服，益精轻身（《别录》）。明目磨障（《日华》）。肝肺风热，青盲内障，骨蒸劳极（李珣）。水飞，点外障翳（寇宗奭）。通五淋（时珍）。

【附方】旧一，新四。

羞明怕日用千里光、黄菊花、甘草各一钱，水煎。冷服（《明目集验方》）。

痘后目翳用石决明（火煅，研）、谷精草各等分，共为细末。以猪肝蘸食（《鸿飞集》）。

小便五淋用石决明去粗皮，研为末，飞过。熟水服二钱，每日二服。如淋中有软硬物，即加朽木末五分（《胜金方》）。

肝虚目翳凡气虚、血虚、肝虚，眼白俱赤，夜如鸡啄，生浮翳者。用海蚌壳（烧过成灰）、木贼（焙）各等分为末。每服三钱，用姜、枣同水煎，和渣通口服。每日服两次（《经验方》）。

青盲雀目用石决明一两（烧过存性），外用苍术三两（去皮），为末。每服三钱，以猪肝批开，入药末在内扎定，砂罐煮熟，以气熏目。待冷，食肝饮汁（《龙木论》）。

解白酒酸用石决明（不拘多少）数个，以火炼过，研为细末。将酒荡热，以决明末搅入酒内，盖住。一时取饮之，其味即不酸。

海蛤《本经·上品》

【释名】〔时珍曰〕海蛤者，海中诸蛤烂壳之总称，不专指一蛤也。旧本云一名魁蛤，则又指是一物矣。系是误书，今削之。

【集解】〔《别录》曰〕海蛤生东海。〔保升曰〕今登、莱、沧州海沙湍处皆有，四五月淘沙取之。南海亦有之。〔恭曰〕海蛤细如巨胜子，光净莹滑者好。其粗如半杏人者为炝耳蛤，不堪入药。〔时珍曰〕按沈存中《笔谈》云：海蛤即海边沙泥中得之。大者如棋子，小者如油麻粒，黄白色，或黄赤相杂。盖非一类，乃诸蛤之壳，为海水砻砺，日久光莹，都非旧质。蛤类至多，不能分别其为何蛤，故通谓之海蛤也。余见下条。

【正误】〔吴普曰〕海蛤头有文，文如磨齿。〔时珍曰〕此乃魁蛤，非海蛤也，盖误矣，今正之。〔弘景曰〕海蛤至滑泽，云从雁

屎中得之,二三十过方为良。今
人多取相类者磨荡之。〔《日华》
曰〕此是雁食鲜蛤粪出者,有文
彩为文蛤,无文彩为海蛤。乡人
又以海边烂蛤壳,风涛打磨莹净
者,伪作之。〔藏器曰〕二说皆非
也。海蛤是海中烂壳,久在沙泥,
风波淘洗,自然圆净无文,有大有
小,以小者为佳,非一一从雁腹
中出也。文蛤是未烂时壳犹有文
者。二物本同一类。正如烂蚬、
蚌壳,所主亦与生者不同也。假
如雁食蛤壳,岂择文与不文耶?

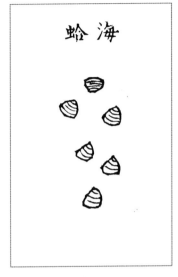

海蛤

〔宗奭曰〕海蛤、文蛤,陈说极是。今海中无雁,岂有粪耶?蛤有
肉时,犹可食也;肉既无矣,安得更粪过二三十次耶?陶说谬矣。
〔时珍曰〕海蛤是诸蛤烂壳,文蛤自是一种。陈氏言文蛤是未烂
时壳,则亦泛指诸蛤未烂者矣,其说未稳。但海中蛤蚌名色虽
殊,性味相类,功用亦同,无甚分别也。

【修治】〔敩曰〕凡使海蛤,勿用游波虫骨。真相似,只是
面上无光。误饵之,令人狂走欲投水,如鬼祟,惟醋解之立愈。
其海蛤用浆水煮一伏时,每一两入地骨皮、柏叶各二两,同煮一
伏时,东流水淘三次,捣粉用。〔保昇曰〕取得,以半天河煮五十
刻,以枸杞汁拌匀,入篁竹筒内蒸一伏时,捣用。

【气味】苦、咸,平,无毒。〔吴普曰〕神农:苦。岐伯:
甘。扁鹊:咸。〔权曰〕有小毒。〔之才曰〕蜀漆为之使。畏狗胆、
甘遂、芫花。

【主治】咳逆上气,喘息烦满,胸痛寒热(《本经》)。疗阴瘘(《别录》)。主十二水满急痛,利膀胱大小肠(《唐注》)。治水气浮肿,下小便,治嗽逆上气,项下瘤瘿(甄权)。疗呕逆,胸胁胀急,腰痛五痔,妇人崩中带下(《日华》)。止消渴,润五脏,治服丹石人有疮(萧炳)。清热利湿,化痰饮,消积聚,除血痢,妇人血结胸,伤寒反汗搐搦,中风瘫痪(时珍)。

【附方】旧二,新七。

水癖肿满〔藏器曰〕用海蛤、杏仁、汉防己、枣肉各二两,葶苈六两,为末研,丸梧子大。一服十丸,服至利下水为妙。

水肿发热小便不通者,海蛤汤主之。海蛤、木通、猪苓、泽泻、滑石、黄葵子、桑白皮各一钱,灯心三分,水煎服,日二(《圣惠方》)。

石水肢瘦其腹独大者,海蛤丸主之。海蛤(煅粉)、防己各七钱半,葶苈、赤茯苓、桑白皮各一两,陈橘皮、郁李仁各半两,为末,蜜丸如梧子大。每米饮下五十丸,日二次(《圣济总录》)。

气肿湿肿用海蛤、海带、海藻、海螵蛸、海昆布、凫茨、荔枝壳等分,流水煎服,日二次(何氏)。

血痢内热海蛤末,蜜水调服二钱,日二(《传信》)。

伤寒血结胸膈痛不可近,仲景无方,宜海蛤散主之,并刺期门穴。用海蛤、滑石、甘草各一两,芒硝半两,为末。每服二钱,鸡子清调服。更服桂枝红花汤,发其汗则愈。盖膻中血聚则小肠壅,小肠壅则血不行。服此则小肠通,血流行而胸膈利矣(朱肱《活人书》)。

伤寒搐搦〔寇宗奭曰〕伤寒出汗不彻,手脚搐者。用海蛤、川乌头各一两,穿山甲二两,为末,酒丸如弹子大,捏扁,置所患足心下。别擘葱白盖药,以帛缠定。于暖室中热水浸脚至膝上,水冷又添,候遍身汗出为度。凡一二日一作,以知为度。

中风瘫痪方同上。又具鲮鲤甲下。

衄血不止蛤粉一两(罗七遍),槐花半两(炒焦),研匀。每服一钱,新汲水调下(《杨氏家藏方》)。

文蛤《本经·上品》

【释名】花蛤(《《笔谈》》)。〔时珍曰〕皆以形名也。

【集解】〔《别录》曰〕文蛤生东海。表有文。取无时。〔弘景曰〕小大皆有紫斑。〔保昇曰〕今出莱州海中。三月中旬采。背上有斑文。〔恭曰〕大者圆三寸,小者圆五六分。〔时珍曰〕按沈存中《笔谈》云:文蛤即今吴人所食花蛤也。其形一头小,一头大,壳有花斑的便是。

【修治】同海蛤。

【气味】咸,平,无毒。

【主治】恶疮,蚀五痔(《本经》)。咳逆胸痹,腰痛胁急,鼠瘘大孔出血,女人崩中漏下(《别录》)。能止烦渴,利小便,化痰软坚,治口鼻中蚀疳(时珍)。

【发明】〔时珍曰〕按成无己云:文蛤之咸走肾,可以胜水气。

【附方】旧一,新一。

伤寒文蛤散张仲景云:病在阳,当以汗解,反以冷水噀

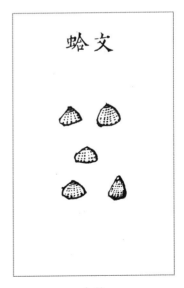

文蛤

之,或灌之,更益烦热,意欲饮水,反不渴者,此散主之。文蛤五两为末,每服方寸匕,沸汤下,甚效。

疳蚀口鼻数日欲尽。文蛤烧灰,以腊猪脂和,涂之(《千金翼》)。

蛤蜊梨。○宋《嘉祐》

【释名】〔时珍曰〕蛤类之利于人者,故名。

【集解】〔机曰〕蛤蜊,生东南海中,白壳紫唇,大二三寸者。闽、浙人以其肉充海错,亦作为酱醢。其壳火煅作粉,名曰蛤蜊粉也。

肉

〔气味〕咸,冷,无毒。〔藏器曰〕此物性虽冷,乃与丹石相反,服丹石人食之,令腹结痛。

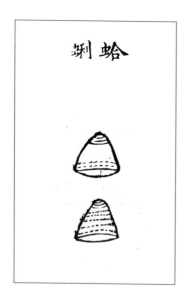

蛤蜊

〔主治〕润五脏,止消渴,开胃,治老癖为寒热,妇人血块,宜煮食之(禹锡)。煮食醒酒(弘景)。

〔发明〕〔时珍曰〕按高武《痘疹正宗》云:俗言蛤蜊海错能发疹,多致伤损脾胃,生痰作呕作泻,此皆嘻笑作罪也。又言痘毒入目者,以蛤蜊汁点之可代空青。夫空青得铜之精气而生,性寒可治赤目。若痘毒是脏腑毒气上冲,非空青可治。蛤蜊虽寒,而湿中有火,亦不可不知矣。

蛤蜊粉

〔释名〕海蛤粉(《《金匮钩玄》》)。〔时珍曰〕海蛤粉者，海中诸蛤之粉，以别江湖之蛤粉、蚌粉也。今人指称，但曰海粉、蛤粉，寇氏所谓"众蛤之灰"是矣。近世独取蛤蜊粉入药，然货者亦多众蛤也。大抵海中蚌、蛤、蚶、蛎，性味咸寒，不甚相远，功能软散，小异大同；非若江湖蚌蛤，无咸水浸渍，但能清热利湿而已。今药肆有一种状如线粉者，谓之海粉，得水则易烂，盖后人因名售物也。然出海中沙石间，故功亦能化痰软坚。

〔修治〕〔震亨曰〕蛤粉，用蛤蜊烧煅成粉，不入煎剂。〔时珍曰〕按吴球云：凡用蛤粉，取紫口蛤蜊壳，炭火煅成，以熟栝蒌连子同捣，和成团，风干用，最妙。

〔正误〕〔机曰〕丹溪有言：蛤粉即是海石，寇氏以海石注蛤粉，则二物可通用矣。海石即海蛤，蛤粉即蛤蜊壳烧成也。〔时珍曰〕海石乃海中浮石也，详见《石部》。汪氏诬引朱、寇之说为证，陈嘉谟《本草》又引为据。今考二公本书，并无前说，今正其误。

〔气味〕咸，寒，无毒。

〔主治〕热痰湿痰，老痰顽痰，疝气白浊带下。同香附末，姜汁调服，主心痛(震亨)。清热利湿，化痰饮，定喘嗽，止呕逆，消浮肿，利小便，止遗精白浊，心脾疼痛，化积块，解结气，消瘿核，散肿毒，治妇人血病。油调，涂汤火伤(时珍)。

〔发明〕〔震亨曰〕蛤粉能降能消，能软能燥。〔时珍曰〕寒制火而咸润下，故能降焉；寒散热而咸走血，故能消焉。坚者软之以咸，取其属水而性润也；湿者燥之以渗，取其经火化而利小便也。〔好古曰〕蛤粉乃肾经血分之药，故主湿嗽肾滑之疾。

〔附方〕旧一，新三。

气虚水肿昔滁州酒库攒司陈通,患水肿垂死,诸医不治。一妪令以大蒜十个捣如泥,入蛤粉,丸梧子大。每食前,白汤下二十丸。服尽,小便下数桶而愈(《普济方》)。

心气疼痛真蛤粉炒过白,佐以香附末等分,白汤淬服(《圣惠方》)。

白浊遗精洁古云:阳盛阴虚,故精泄也,真珠粉丸主之。用蛤粉(煅)一斤,黄柏(新瓦炒过)一斤,为细末,白水丸如梧子大。每服一百丸,空心用温酒下,日二次。蛤粉味咸而且能补肾阴,黄柏苦而降心火也。

雀目夜盲真蛤粉炒黄为末,以油蜡化和,丸皂子大,内于猪腰子中,麻扎定,蒸食之。一日一服(《儒门事亲》)。

蛏丑真切。○宋《嘉祐》

【释名】

【集解】〔藏器曰〕蛏生海泥中。长二三寸,大如指,两头开。〔时珍曰〕蛏乃海中小蚌也。其形长短大小不一,与江湖中马刀、蛴、蚬相似,其类甚多。闽、粤人以田种之,候潮泥壅沃,谓之蛏田。呼其肉为蛏肠。

肉

【气味】甘,温,无毒。〔诜曰〕天行病后不可食。

【主治】补虚,主冷痢,煮食之。去胸中邪热烦闷,饭后食之,与服丹石人相宜。治妇人产后虚损(《嘉祐》)。

担罗《拾遗》

【集解】〔藏器曰〕蛤类也。生新罗国,彼人食之。

【气味】甘,平,无毒。

【主治】热气消食。杂昆布作羹,主结气（藏器）。

车螯 宋《嘉祐》

【释名】蜃（音肾。〖《尔雅》〗）。〔时珍曰〕车螯俗讹为昌娥。蜃与蛟蜃之蜃,同名异物。《周礼》:鳖人掌互物,春献鳖蜃,秋献龟鱼。则蜃似为大蛤之通偁,亦不专指车螯也。

【集解】〔藏器曰〕车螯生海中,是大蛤,即蜃也。能吐气为楼台。春夏依约岛溆,常有此气。〔颂曰〕南海、北海皆有之,采无时。其肉,食之似蛤蜊,而坚硬不及。近世痈疽多用其壳,北中者不堪用。背紫色者,海人亦名紫贝,非矣。〔时珍曰〕其壳色紫,璀粲如玉,斑点如花。海人以火炙之则壳开,取肉食之。钟岏云:车螯、蚶、蛎,眉目内缺,犷壳外缄。无香无臭,瓦

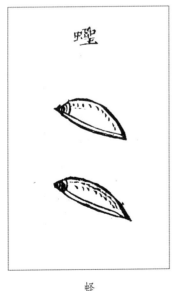

蛏

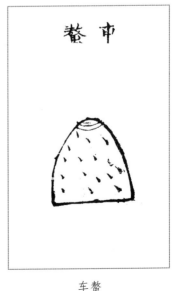

车螯

砾何殊？宜充庖厨，永为口食。罗愿云：雀入淮为蛤，雉入海为
蜃。比雀所化为大，故称大蛤也。肉可以食，壳可饰器物，灰可
闉塞墙壁。又可为粉饰面，俗呼蛤粉，亦或生珠，其为用多矣。
又《临海水土记》云：似车螯而角移不正者曰移角。似车螯而壳
薄者曰姑劳。似车螯而小者曰羊蹄，出罗江。昔人皆谓雉化者，
乃蛟蜃之蜃，而陈氏、罗氏以为蛤蜃之蜃，似误。详《鳞部》蛟
龙下。

肉

〔气味〕甘、咸，冷，无毒。〔诜曰〕不可多食。

〔主治〕解酒毒消渴，并痈肿（藏器）。

壳

〔气味〕同肉。

〔主治〕疮疖肿毒。烧赤，醋淬二度为末，同甘草
等分酒服。并以醋调傅之（《日华》）。消积块，解酒
毒，治痈疽发背焮痛（时珍）。

【发明】〔时珍曰〕车螯味咸，气寒而降，阴中之阴也。入
血分，故宋人用治痈疽，取恶物下，云有奇功。亦须审其气血虚
实老少如何可也。今外科鲜知用者。

【附方】新二。

车螯转毒散 治发背痈疽，不问浅深大小，利去病根，则免
传变。用车螯（即昌娥，紫背光厚者，以盐泥固济，煅赤出火毒）
一两，生甘草末二钱半，轻粉五分，为末。每服四钱，用栝蒌一
个，酒一碗，煎一盏，调服。五更转下恶物为度，未下再服。甚者
不过二服（《外科精要》）。

六味车螯散 治症同上。用车螯四个，黄泥固济，煅赤出
毒，研末。灯心三十茎，栝蒌一个（取仁炒香），甘草节（炒）二

钱，通作一服。将三味入酒二碗，煎半碗，去滓，入蜂蜜一匙，调车螯末二钱，腻粉少许，空心温服。下恶涎毒为度（《本事》）。

魁蛤《别录·上品》

〔校正〕〔时珍曰〕宋《嘉祐》别出蚶条，今据郭璞说合并为一。

【释名】魁陆（《别录》）、蚶（〖郭璞〗。一作魽。〖《玉篇》〗）、瓦屋子（《岭表录》）、瓦垄子（〖《海物异名》〗）。〔时珍曰〕魁者羹斗之名，蛤形肖之故也。蚶味甘，故从甘。案《岭表录异》云：南人名空慈子。尚书卢钧以其壳似瓦屋之垄，改为瓦屋、瓦垄也。广人重其肉，炙以荐酒，呼为天脔。广人谓之蜜丁。《名医别录》云：一名活东，误矣。活东，蝌斗也。见《尔雅》）、伏老（〖《图经》〗。〔颂曰〕《说文》云：老伏翼化为魁蛤，故名伏老）。

【集解】〔《别录》曰〕魁蛤生东海。正圆，两头空，表有文。采无时。〔弘景曰〕形似纺轩，小狭长，外有纵横文理，云是老蝠所化，方用至少。〔保昇曰〕今出莱州。形圆长，似大腹槟榔，两头有孔。〔藏器曰〕蚶生海中。壳如瓦屋。〔时珍曰〕按郭璞《尔雅注》云：魁陆即今之蚶也。状如小蛤而圆厚。《临海异物志》云：蚶之大者径四寸。背上沟文似瓦屋之垄，肉味极佳。今浙东以近海田

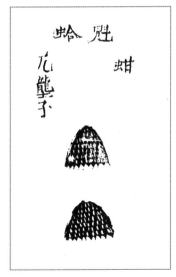

魁蛤

种之,谓之蚶田。

肉

〔气味〕甘,平,无毒。〔鼎曰〕寒。〔炳曰〕温。凡食讫,以饭压之。否则令人口干。〔时珍曰〕按刘恂曰:炙食益人。过多即壅气。

〔主治〕痿痹,泄痢便脓血(《别录》)。润五脏,止消渴,利关节。服丹石人宜食之,免生疮肿热毒(鼎)。心腹冷气,腰脊冷风,利五脏,健胃,令人能食(藏器)。温中消食起阳(萧炳)。益血色(《日华》)。

壳

〔修治〕〔《日华》曰〕凡用,取陈久者炭火煅赤,米醋淬三度,出火毒,研粉。

〔气味〕甘、咸,平,无毒。

〔主治〕烧过,醋淬,醋丸服,治一切血气、冷气、癥癖(《日华》)。消血块,化痰积(震亨)。连肉烧存性研,傅小儿走马牙疳有效(时珍)。

〔发明〕〔时珍曰〕咸走血而软坚,故瓦垄子能消血块,散痰积。

车渠《海药》

〔校正〕自《玉石部》移入此。

【释名】海扇(《霏雪录》)。〔时珍曰〕案《韵会》云:车渠,海中大贝也。背上垄文如车轮之渠,故名。车沟曰渠。刘绩《霏雪录》云:海扇,海中甲物也。其形如扇,背文如瓦屋。三月三日潮尽乃出。梵书谓之牟婆洛揭拉婆。

【集解】〔李珣曰〕车渠,云是玉石之类。生西国,形如蚌蛤,有文理。西域七宝,此其一也。〔时珍曰〕车渠,大蛤也。大者长二三尺,阔尺许,厚二三寸。壳外沟垄如蚶壳而深大,皆纵文如瓦沟,无横文也。壳内白皙如玉。亦不甚贵,番人以饰器物,谬言为玉石之类。或云玉中亦有车渠,而此蛤似之故也。沈存中《笔谈》云:车渠大者如箕,背有渠垄如蚶壳,以作器,致如白玉。杨慎《丹铅录》云:车渠作杯,注酒满过一分不溢。试之果然。

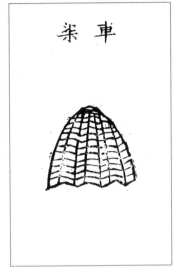

车渠

壳

【气味】甘、咸,大寒,无毒。

【主治】安神镇宅,解诸毒药及虫螫。同玳瑁等分,磨人乳服之,极验(珣)。

【发明】〔时珍曰〕车渠盖瓦垄之大者,故其功用亦相仿佛。

贝子《本经·下品》

【释名】贝齿(《别录》)、白贝(《日华》)、海𧴖(《明会典》)。俗作贝,音巴)。〔时珍曰〕贝(貝)字象形。其中二点,象其齿刻;其下二点,象其垂尾。古者货贝而宝龟,用为交易,以二为朋。今独云南用之,呼为海𧴖。以一为庄,四庄为手,四手为苗,五苗为索。〔颂曰〕贝腹下洁白,有刻如鱼齿,故曰贝齿。

【集解】〔《别录》曰〕贝子生东海池泽。采无时。〔弘景曰〕出南海。此是小小白贝子,人以饰军容服物者。〔珣曰〕云南极

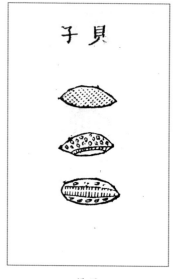

贝子

多，用为钱货交易。〔颂曰〕贝子，贝类之最小者。亦若蜗状，长寸许。色微白，亦有深紫黑者。今多穿与小儿戏弄，北人用缀衣及毡帽为饰，髻头家用以饰鉴，画家用以硏物。〔时珍曰〕贝子，小白贝也。大如拇指顶，长寸许，背腹皆白。诸贝皆背隆如龟背，腹下两开相向，有齿刻如鱼齿，其中肉如蝌蚪，而有首尾。故魏子才《六书精蕴》云：贝，介虫也。背穿而浑，以象天之阳；腹平而拆，以象地之阴。贝类不一。按《尔雅》云：贝在陆曰贆（音标），在水曰蜬（音函），大曰魧（音杭），小曰䗊（音脊），黑曰玄，赤曰贴，黄质白文曰余貾（音池），白质黄文曰余泉，博而颏曰蚆（音巴），大而险曰蜠（音困），小而椭曰鲼（音责）。又古有《相贝经》甚详。其文云：朱仲受之于琴高，以遗会稽太守严助曰：径尺之贝，三代之贞瑞，灵奇之秘宝。其次则盈尺，状如赤电黑云者，谓之紫贝。素质红章，谓之珠贝。青地绿文，谓之绶贝。黑文黄画，谓之霞贝。紫贝愈疾，珠贝明目，绶贝消气障，霞贝伏蛆虫。虽不能延龄增寿，其御害一也。复有下此者，鹰啄蝉脊，但逐湿去水，无奇功也。贝之大者如轮，可以明目。南海贝如珠砾白驳，性寒味甘，可止水毒。浮贝使人寡，勿近妇人，黑白各半是也。濯贝使人善惊，勿近童子，黄唇点齿有赤驳是也。虽贝使人病疟，黑鼻无皮是也。嚼贝使人胎消，勿示孕妇，赤带通脊是也。慧贝使人善忘，赤炽内壳有赤络是也。醤贝使童子愚,女人淫,有青唇赤鼻是也。碧贝使人盗,脊上有缕勾唇,雨则重,霁则轻是也。委贝使人志强,夜行能伏鬼魅百兽,赤而中圆,雨则轻,霁则重,是也。

【修治】〔珣曰〕凡入药,烧过用。〔敩曰〕凡使,勿用花虫壳,真相似,只是无效。贝子以蜜、醋相对浸之,蒸过取出,以清酒淘,研。

【气味】咸,平,有毒。

【主治】目翳,五癃,利水道,鬼疰蛊毒,腹痛下血(《本经》)。温疰寒热,解肌,散结热(《别录》)。烧研,点目去翳(弘景)。伤寒狂热(甄权)。下水气浮肿,小儿疳蚀吐乳(李珣)。治鼻渊出脓血,下痢,男子阴疮,解漏脯、面臙诸毒,射罔毒,药箭毒(时珍)。

【附方】旧四,新四。

目花翳痛 贝子一两,烧研如面,入龙脑少许点之。若有瘜肉,加真珠末等分(《千金方》)。

鼻渊脓血 贝子烧研。每生酒服二钱,日三服。

二便关格 不通闷胀,二三日则杀人。以贝齿三枚,甘遂二铢,为末,浆水和服,须臾即通也(《肘后方》)。

小便不通 白海肥一对,生一个,烧一个,为末,温酒服(田氏方)。

下疳阴疮 白海肥三个,煅红研末,搽之(《简便单方》)。

食物中毒 孙真人:贝子一枚,含之自吐。○《圣惠》:治漏脯毒,面臙毒,及射罔在诸肉中有毒。并用贝子烧研,水调半钱服。

中射罔毒 方同上。

药箭镞毒 贝齿烧研,水服三钱,日三服(《千金方》)。

紫贝《唐本草》

【释名】文贝（《纲目》）、砑螺（《《图经》》）。〔时珍曰〕《南州异物志》云：文贝甚大，质白文紫，天姿自然，不假外饰而光彩焕烂。故名。〔颂曰〕画家用以砑物。故名曰砑螺也。

【集解】〔恭曰〕紫贝出东、南海中。形似贝子而大二三寸，背有紫斑而骨白。南夷采以为货市。〔宗奭曰〕紫贝背上深紫有黑点。〔颂曰〕贝类极多，古人以为宝货，而紫贝尤贵。后世以多见贱，而药中亦希使之。〔时珍曰〕按陆玑《诗疏》云：紫贝，质白如玉，紫点为文，皆行列相当。大者径一尺七八寸。交阯、九真以为杯盘。

【修治】同贝子。

【气味】咸，平，无毒。

【主治】明目，去热毒（《唐本》）。小儿瘢疹目翳（时珍）。

【附方】新一。

瘢疹入目紫贝一个（即砑螺也），生研细末，用羊肝切片，掺上扎定，米泔煮熟，瓶盛露一夜，空心嚼食之（《婴童百问》）。

珂《唐本草》

【释名】马轲螺（《纲目》）、珧（恤。《吴都赋》》）。〔时珍曰〕珂，马勒饰也。此贝似之，故名。徐表作马轲。《通典》云：老雕入海为珧。即珂也。

【集解】〔《别录》曰〕珂生南海。采无时。白如蚌。〔恭曰〕珂，贝类也。大如鳆，皮黄黑而骨白，堪以为饰。〔时珍曰〕按：徐表《异物志》云：马轲螺，大者围九寸，细者围七八寸，长三四寸。

【修治】〔敩曰〕珂，要冬采得色白腻者，并有白旋水文。勿

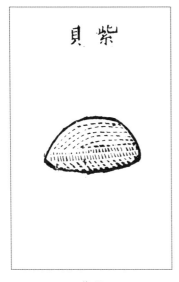

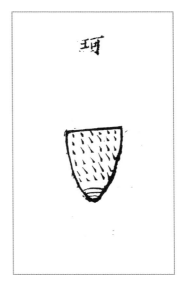

紫贝　　　　　　　　　　珂

令见火，即无用也。凡用以铜刀刮末研细，重罗再研千下，不入妇人药也。

【气味】咸，平，无毒。

【主治】目翳，断血生肌（《唐本》）。消翳膜，及筋弩肉，刮点之（李珣）。去面黑（时珍）。

【附方】新二。

目生浮翳马珂三分，白龙脑半钱，枯过白矾一分，研匀点之（《圣惠方》）。

面黑令白马珂、白附子、珊瑚、鹰矢白等分，为末。每夜人乳调傅，旦以温浆水洗之。同上。

石蚸音劫。○《纲目》

【释名】紫蚸（音劫，与蚸同。〖《荀子》〗）、紫蠙（音枵。

〖《江淹》〗)、龟脚（俗名）。

【集解】〔时珍曰〕石蜐生东南海中石上,蚌蛤之属。形如龟脚,亦有爪状,壳如蟹螯,其色紫,可食。《真腊记》云:有长八九寸者。江淹《石蜐赋》云:亦有足翼,得春雨则生花。故郭璞赋云:石蜐应节而扬葩。《荀子》云:东海有紫蚨、鱼、盐是矣,或指为紫贝及石决明者,皆非矣。

【气味】甘、咸,平,无毒。

【主治】利小便（时珍）。

淡菜宋《嘉祐》

【释名】壳菜（浙人所呼）、海蜌（音陛。《纲目》）、东海夫人（《拾遗》）。〔时珍曰〕淡以味,壳以形,夫人以似名也。

【集解】〔藏器曰〕东海夫人,生东南海中。似珠母,一头

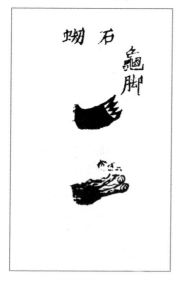

石蜐

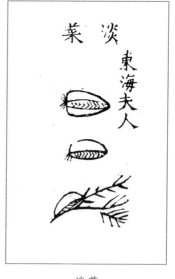

淡菜

尖，中衔少毛。味甘美，南人好食之。〔诜曰〕常时烧食即苦，不宜人。与少米先煮熟，后除去毛，再入萝卜，或紫苏，或冬瓜同煮，即更妙。〔《日华》曰〕虽形状不典，而甚益人。〔时珍曰〕按阮氏云：淡菜生海藻上，故治瘿与海藻同功。

【气味】甘，温，无毒。〔《日华》曰〕不宜多食。多食令人头闷目暗，得微利即止。〔藏器曰〕多食发丹石，令人肠结。久食脱人发。

【主治】虚劳伤惫，精血衰少，及吐血，久痢肠鸣，腰痛疝瘕，妇人带下，产后瘦瘠（藏器）。产后血结，腹内冷痛，治癥瘕，润毛发，治崩中带下，烧食一顿令饱（孟诜）。煮熟食之，能补五脏，益阳事，理腰脚气，能消宿食，除腹中冷气痃癖。亦可烧汁沸出食之（《日华》）。消瘿气（时珍）。

海蠃《拾遗》

〔校正〕〔时珍曰〕《唐本》甲香，今并为一。

【释名】流螺（《图经》）、假猪螺（《交州记》），厣名甲香（〖《唐本》〗）。〔时珍曰〕蠃与螺同，亦作蠡。蠃从虫，蠃省文，盖虫之蠃形者也。厣音掩，闭藏之貌。

【集解】〔颂曰〕海螺即流螺，厣曰甲香，生南海。今岭外、闽中近海州郡及明州皆有之，或只以台州小者为佳。其螺大如小拳，青黄色，长四五寸。诸螺之中，此肉味最厚，南人食之。《南州异物志》云：甲香大者如瓯面，前一边直搀长数寸，围壳岨峿有刺。其厣，杂众香烧之益芳，独烧则臭。今医家稀用，惟合香者用之。又有小甲香，状若螺子，取其蒂修合成也。海中螺类绝有大者。珠螺莹洁如珠，鹦鹉螺形如鹦鹉头，并可作杯。梭尾螺形如梭,今释子所吹者。皆不入药。〔时珍曰〕螺,蚌属也。大者如斗,出日南涨海中。香螺靥可杂甲香,老钿螺光彩可饰镜背者,红螺色微红,青螺色如翡翠,蓼螺味辛如蓼,紫贝螺即紫贝也。鹦鹉螺质白而紫,头如鸟形,其肉常离壳出食,出则寄居虫入居,螺还则虫出也。肉为鱼所食,则壳浮出,人因取之作杯。

肉

〔气味〕甘,冷,无毒。

〔主治〕目痛累年,或三四十年。生赢,取汁洗之;或入黄连末在内,取汁点之(藏器)。合菜煮食,治心痛(孙思邈)。

甲香

〔修治〕〔敩曰〕凡使,用生茅香、皂角同煮半日,石臼捣筛用之。〔《经验方》曰〕凡使,用黄泥同水煮一日,温水浴过。

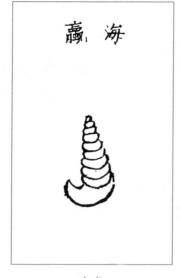

海蠃

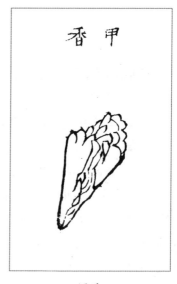

甲香

再以米泔或灰汁煮一日,再浴过;以蜜、酒煮一日,浴过煿干用。〔颂曰〕《传信方》载其法,云:每甲香一斤,以泔斗半,微火煮一复时,换泔再煮。凡三换漉出,众手刮去香上涎物。以白蜜三合,水一斗,微火煮干。又以蜜三合,水一斗,再煮。都三复时,以香烂止。乃以炭火烧地令热,洒酒令润,铺香于上,以新瓦盖上一伏时。待冷硬,石臼木杵捣烂。入沉香末三两,麝一分,和捣印成,以瓶贮之,埋过经久方烧。凡烧此香,须用大火炉,多着热灰、刚炭猛烧令尽,去之。炉旁着火暖水,即香不散。此法出于刘兖奉礼也。〔宗奭曰〕甲香善能管香烟,与沉、檀、龙、麝香用之,尤佳。

〔气味〕咸,平,无毒。

〔主治〕心腹满痛,气急,止痢下淋(《唐本》)。和气清神,主肠风痔瘘(李珣)。瘘疮疥癣,头疮馋疮甲疽,蛇、蝎、蜂螫(藏器)。

甲煎《拾遗》

【集解】〔藏器曰〕甲煎,以诸药及美果、花烧灰和蜡成口脂。所主与甲香略同,三年者良。〔时珍曰〕甲煎,以甲香同沉、麝诸药花物治成,可作口脂及焚爇也。唐李义山诗所谓“沉香甲煎为廷燎”者,即此。

【气味】辛,温,无毒。

【主治】甲疽,小儿头疮吻疮,口旁馋疮,耳后月蚀疮,虫蜂蛇蝎所螫之疮,并傅之(藏器)。

田嬴《别录·下品》

【集解】〔弘景曰〕田螺生水田中,及湖渎岸侧。形圆,大

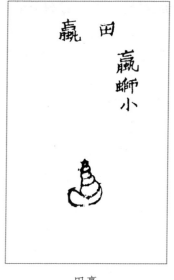

田赢

如梨、橘，小者如桃、李，人煮食之。〔保昇曰〕状类蜗牛而尖长，青黄色，春夏采之。〔时珍曰〕螺，蚌属也。其壳旋文。其肉视月盈亏，故王充云：月毁于天，螺消于渊。《说卦》云：离为赢，为蚌，为龟，为鳖，为蟹。皆以其外刚而内柔也。

肉

〔气味〕甘，大寒，无毒。

〔主治〕目热赤痛，止渴（《别录》）。煮汁，疗热醒酒。用真珠、黄连末内入，良久，取汁注目中，止目痛（弘景）。煮食，利大小便，去腹中结热，目下黄，脚气冲上，小腹急硬，小便赤涩，手足浮肿。生浸取汁饮之，止消渴。捣肉，傅热疮（藏器）。压丹石毒（孟诜）。利湿热，治黄疸。捣烂贴脐，引热下行，止噤口痢，下水气淋闭。取水，搽痔疮胡臭。烧研，治瘰疬癣疮（时珍）。

〔附方〕旧二，新廿一。

消渴饮水日夜不止，小便数者。《心镜》：用田螺五升，水一斗，浸一夜，渴即饮之。每日一换水及螺。或煮食饮汁亦妙。○《圣惠》：用糯米二升，煮稀粥一斗，冷定。入田中活螺三升在内，待螺食粥尽，吐沫出，乃收任性饮之，立效。

肝热目赤《药性论》：用大田螺七枚洗净，新汲水养去泥秽，换水一升浸洗取起。于净器中，着少盐花于甲内，承取自然汁点目。逐个用了,放去之。

烂弦风眼方法同上,但以铜绿代盐花。

饮酒口糜螺、蚌煮汁饮(《圣惠》)。

酒醉不醒用水中螺、蚌,葱、豉煮食饮汁,即解(《肘后》)。

小便不通腹胀如鼓。用田螺一枚,盐半匕,生捣,傅脐下一寸三分,即通。熊彦诚曾得此疾,异人授此方果愈(《类编》)。

噤口痢疾用大田螺二枚捣烂,入麝香三分作饼,烘热贴脐间。半日,热气下行,即思食矣。甚效(丹溪)。

肠风下血因酒毒者。大田螺五个,烧至壳白肉干,研末,作一服,热酒下(《百一》)。

大肠脱肛脱下三五寸者。用大田螺二三枚,将井水养三四日,去泥。用鸡爪黄连研细末,入厣内,待化成水。以浓茶洗净肛门,将鸡翎蘸扫之。以软帛托上,自然不再复发也(《德生堂经验方》)。

反胃呕噎田螺洗净水养,待吐出泥,澄取晒半干,丸梧子大。每服三十丸,藿香汤下。烂壳研服亦可(《经验方》)。

水气浮肿用大田螺、大蒜、车前子等分,捣膏摊贴脐上,水从便旋而下。象山县民病此,得是方而愈(仇远《稗史》)。

酒疸诸疸用田螺将水养数日,去泥,取出生捣烂,入好酒内,用布帛滤过,将汁饮之,日三服,日效(《寿域》)。

脚气攻注用生大田螺捣烂,傅两股上,便觉冷趋至足而安。又可傅丹田,利小便。董守约曾用有效(《稗史》)。

痔漏疼痛《乾坤生意》:用田螺一个,入片脑一分在内,取水搽之。仍先以冬瓜汤洗净。○孙氏:用田螺二枚,用针刺破,入白矾末同埋一夜,取螺内水扫疮上,又善能止痛也,甚妙。○《袖珍》:用马齿苋汤洗净,捣活螺蛳敷上,其病即愈。

腋气胡臭《乾坤生意》:用田螺一个,水养,俟靥开,挑巴豆仁一个在内,取置杯内,夏一夜,冬七夜,自然成水。常取搽之,久久绝根。○又方:大田螺一个,入麝香三分在内,埋露地下七日,取出。看患洗拭,以墨涂上,再洗,看有墨处是患窍,以螺汁点之,三五次即瘥。

瘰疬溃破用田螺连肉烧存性,香油调搽(《集要方》)。

疔疮恶肿用田螺入冰片,化水点疮上(《普济》)。

风虫癣疮用螺蛳十个,槿树皮末一两,同入碗内蒸熟,捣烂,入矾红三钱,以盐水调搽(孙氏)。

绕指毒疮生手足指上。以活田螺一枚,生用捣碎缚之,即瘥(《多能鄙事》)。

妒精阴疮大田螺二个,和壳烧存性,入轻粉同研,傅之,效(《医林集要》)。

壳

〔气味〕甘,平,无毒。

〔主治〕烧研,主尸疰心腹痛,失精。水渍饮汁,止泻(《别录》)。烂者烧研水服,止反胃,去卒心痛(藏器)。烂壳研细末服之,止下血,小儿惊风有痰,疮疡脓水(时珍)。

〔附方〕新三。

心脾痛不止者,水甲散主之。用田螺壳(溪间者亦可),以松柴片层层叠上,烧过火,吹去松灰,取壳研末。以乌沉汤、宽中散之类,调服二钱,不传之妙(《集要》)。

小儿头疮田螺壳烧存性,清油调,掺之(《圣惠》)。

小儿急惊远年白田螺壳烧灰,入麝香少许,水调灌之(《普济》)。

蜗嬴《别录》

【释名】 螺蛳（《《纲目》》）。〔时珍曰〕师，众多也。其形似蜗牛，其类众多，故有二名。烂壳名鬼眼睛（《《纲目》》）。

【集解】〔《别录》曰〕蜗螺生江夏溪水中。小于田螺，上有棱。〔时珍曰〕处处湖溪有之，江夏、汉沔尤多。大如指头，而壳厚于田螺，惟食泥水。春月，人采置锅中蒸之，其肉自出，酒烹糟煮食之。清明后其中有虫，不堪用矣。〔藏器曰〕此物难死，误泥入壁中，数年犹活也。

肉

〔气味〕甘，寒，无毒。

〔主治〕烛馆，明目下水（《别录》）。止渴（藏器）。醒酒解热，利大小便，消黄疸水肿，治反胃痢疾，脱肛痔漏（时珍）。○又曰：烛馆二字疑讹误。

〔附方〕新七。

黄疸酒疸小螺蛳养去泥土，日日煮食饮汁，有效（《永类》）。

黄疸吐血病后身面俱黄，吐血成盆，诸药不效。用螺十个，水漂去泥，捣烂露一夜，五更取清服。二三次，血止即愈。一人病此，用之经验（《小山怪证方》）。

五淋白浊螺蛳一碗，连壳炒热，入白酒三碗，煮至一碗，挑肉食之，以此酒下，数次即效（《扶寿精方》）。

小儿脱肛螺蛳二三升，铺在桶内坐之，少顷即愈（《简便》）。

痘疹目翳水煮螺蛳，常食佳（《济急仙方》）。

白游风肿螺蛳肉，入盐少许，捣泥贴之，神效（叶氏《摘玄方》）。

烂壳〔时珍曰〕泥中及墙壁上年久者良。火煅过用。

〔气味〕同。

〔主治〕痰饮积及胃脘痛（震亨）。反胃膈气，痰嗽鼻渊，脱肛痔疾，疮疖下疳，汤火伤（时珍）。

〔发明〕〔时珍曰〕螺乃蚌蛤之属，其壳大抵与蚌粉、蛤粉、蚶、蚬之类同功。合而观之，自可神悟。

〔附方〕新十。

卒得咳嗽屋上白螺（或白蚬）壳，捣为末，酒服方寸匕（《肘后方》）。

湿痰心痛白螺蛳壳洗净，烧存性，研末。酒服方寸匕，立止（《正传》）。

膈气疼痛白玉散：用壁上陈白螺蛳烧研。每服一钱，酒下，甚效（孙氏）。

小儿软疖用鬼眼睛（即墙上白螺蛳壳）烧灰，入倒挂尘等分，油调涂之（《寿域》）。

阴头生疮用溪港年久螺蛳烧灰，傅之（《奇效》）。

汤火伤疮用多年干白螺蛳壳煅研，油调傅（澹寮）。

杨梅疮烂古墙上螺蛳壳、辰砂等分，片脑少许，为末，搽之。

小儿哮疾向南墙上年久螺蛳为末，日晡时以水调成，日落时举手合掌皈依，吞之即效（叶氏《摘玄方》）。

瘰疬已破土墙上白螺蛳壳为末，日日傅之（谈野翁方）。

痘疮不收墙上白螺蛳壳，洗净煅研，掺之（《医方摘要》）。

蓼螺《拾遗》

【集解】〔藏器曰〕蓼螺生永嘉海中。味辛辣如蓼。〔时珍曰〕按《韵会》云：蓼螺，紫色有斑文。今宁波出泥螺，状如蚕豆，可代充海错。

肉

【气味】辛,平,无毒。

【主治】飞尸游蛊,生食之。浸以姜、醋,弥佳（藏器）。

寄居虫《拾遗》

【释名】寄生虫（《《纲目》》）。

【集解】〔藏器曰〕陶注蜗牛云:海边大有,似蜗牛,火炙壳便走出,食之益人。按寄居在螺壳间,非螺也。候螺蛤开,即自出食;螺蛤欲合,已还壳中。海族多被其寄。又南海一种似蜘蛛,入螺壳中,负壳而走。触之即缩如螺,火炙乃出。一名辟。无别功用。〔时珍曰〕按孙愐云:寄居在龟壳中者名曰蝐。则寄居亦非一种也。

【气味】缺。

【主治】益颜色,美心志（弘景）。

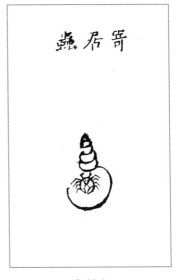

寄居虫

海月《拾遗》

【释名】玉珧（音姚。《《杂俎》》）、江珧（《周必大》）、马颊（《苏辙》）、马甲（《韩愈》）。〔藏器曰〕海月,蛤类也。似半月,故名。水沫所化,煮时犹变为水。〔时珍曰〕马甲、玉珧皆以形色名。万震赞云"厥甲美如珧玉",是矣。

【集解】〔时珍曰〕刘恂《岭表录异》云:海月大如镜,白色正圆,常死海旁。其柱如搔头尖,其甲美如玉。段成式《杂俎》云:玉珧形似蚌,长二三寸,广五寸,上大下小。壳中柱炙食,味如牛头胘项。王氏《宛委录》云:奉化县四月南风起,江珧一上,可得数百。如蚌稍大,肉腥韧不堪。惟四肉柱长寸许,白如珂雪,以鸡汁瀹食肥美。过火则味尽也。

【附录】海镜〔时珍曰〕一名镜鱼,一名琐蛣,一名膏药盘,生南海。两片相合成形,壳圆如镜,中甚莹滑,映日光如云母。内有少肉如蚌胎。腹有寄居虫,大如豆,状如蟹。海镜饥则出食,入则镜亦饱矣。郭璞赋云"琐蛣腹蟹,水母目虾",即此。

【气味】甘、辛,平,无毒。

【主治】消渴下气,调中利五脏,止小便。消腹中宿物,令人易饥能食。生姜、酱同食之（藏器）。

海燕《纲目》

【集解】〔时珍曰〕海燕出东海。大二寸,状扁而圆,背上青黑,腹下白脆,似海螵蛸,有纹如蕈茵。口在腹下,食细沙。口旁有五路正勾,即其足也。《临海水土记》云:阳遂足,生海中。背青黑,腹白,有五足,长短大小皆等不知头尾所在。生时体软,死即干脆。即此物也。《临海异物志》载"燕鱼长五寸,阴雨则飞起丈余",此或同名者也。

【气味】咸,温,无毒。

【主治】阴雨发损痛,煮汁服,取汗即解。亦入滋阳药（时珍）。

郎君子《海药》

【集解】〔珣曰〕郎君子生南海。有雌雄,状似杏仁,青碧色。欲验真假,口内含热放醋中,雌雄相逐,逡巡便合,即下卵如粟状者,真也。亦难得之物。〔时珍曰〕顾玠《海槎录》云:相思子状如螺,中实如石,大如豆。藏箧笥积岁不坏。若置醋中,即盘旋不已。按此即郎君子也。

【气味】缺。

【主治】妇人难产,手把之便生,极验。

《本草纲目》四十六卷终

第四十七卷　禽部

目录

　　李时珍曰：二足而羽曰禽。师旷《禽经》云：羽虫三百六十，毛协四时，色合五方，山禽岩栖，原鸟地处。林鸟朝嘲，水鸟夜哢。山禽咮短而尾修，水禽咮长而尾促。其交也，或以尾臎，或以睛昵，或以声音，或合异类。雉、孔与蛇交之类。其生也，或以翼孚卵，或以同气变，鹰化鸠之类。或以异类化，田鼠化鴽之类。或变入无情。雀入水为蛤之类。噫！物理万殊若此，学者其可不致知乎？五鸠九扈，少皞取以名官；雄雉鸤鸠，诗人得之观感。厥旨微矣。不妖夭，不覆巢，不殰卵，而庖人供六禽，翟音翅。氏攻猛鸟，蜡蔟覆夭鸟之巢。圣人之于物也，用舍仁杀之意，夫岂徒然哉？《记》曰：天产作阳。羽类则阳中之阳，大抵多养阳。于是集其可供庖药及毒恶当知者，为《禽部》，凡七十七种。分为四类：曰水，曰原，曰林，曰山。旧本《禽部》三品，共五十六种。今并入一种，自《兽部》移入一种，《虫部》移入一种，《有名未用》移入一种。

　　《神农本草经》四种梁陶弘景注

　　《名医别录》一十二种梁陶弘景注

　　《唐本草》二种唐苏恭

　　《本草拾遗》二十六种唐陈藏器

《食疗本草》二种唐孟诜、张鼎

《开宝本草》一种宋马志

《嘉祐本草》一十三种宋掌禹锡

《日华本草》一种宋人大明

《图经本草》一种宋苏颂

《食物本草》十种明汪颖

《本草纲目》五种明李时珍

〔附注〕

魏李当之《药录》	吴普《本草》
宋雷敩《炮炙》	齐徐之才《药对》
唐甄权《药性》	萧炳《四声》
唐李珣《海药》	孙思邈《千金》
杨损之《删繁》	南唐陈士良《食性》
蜀韩保昇《重注》	宋寇宗奭《衍义》
唐慎微《证类》	陈承《别说》
金张元素《珍珠囊》	元李杲《法象》
王好古《汤液》	吴瑞《日用》
朱震亨《补遗》	明徐用诚《发挥》
宁源《食鉴》	汪机《会编》
陈嘉谟《蒙筌》	

禽之一 水禽类二十三种

鹤《嘉祐》

鹳《别录》

鸨鸡《食物》　鹈鹕附

阳乌《拾遗》

鹕鴟《食物》

鶟鶘《纲目》

鹈鹕《嘉祐》（即淘鹅）

鹅《别录》

雁《本经》

鹄《食物》（即天鹅）

鸨《纲目》

鹜《别录》（即鸭）

凫《食疗》（即野鸭）

鹔鹍《拾遗》

鸳鸯《嘉祐》

𪄲鹈《嘉祐》

鸂鶒《拾遗》　旋目、方目附

鹭《食物》

鸥《食物》

鹢鹬《拾遗》

鹬鹕《别录》

鱼狗《拾遗》　翡翠附

蚊母鸟《拾遗》

　　右附方旧七，新十七。

第四十七卷　禽部

禽之一水禽类二十三种

鹤宋《嘉祐》

【释名】仙禽（《纲目》）、胎禽（《瘗鹤铭》）。〔时珍曰〕
鹤字,篆文象翘首短尾之形。一云白色皠皠,故名。八公《相鹤
经》云:鹤乃羽族之宗,仙人之骥,千六百年乃胎产。则胎、仙之
称以此。世谓鹤不卵生者,误矣。

【集解】〔禹锡曰〕鹤有玄有黄,有白有苍。入药用白者,
他色次之。〔时珍曰〕鹤大于鹄,
长三尺,高三尺余,喙长四寸。丹
顶赤目,赤颊青脚、修颈凋尾,粗
膝纤指。白羽黑翎,亦有灰色、苍
色者。尝以夜半鸣,声唳云霄。
雄鸣上风,雌鸣下风,声交而孕。
亦唼蛇虺,闻降真香烟则降,其粪
能化石,皆物类相感也。按:《相
鹤经》云:鹤,阳鸟也,而游于阴。
行必依洲渚,止不集林木。二年
落子毛,易黑点;三年产伏;又七
年羽翮具;又七年飞薄云汉;又七
年舞应节;又七年鸣中律;又七年

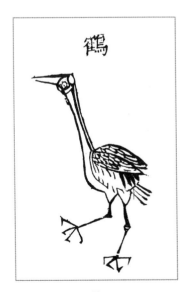

鹤

大毛落,氄毛生,或白如雪,或黑如漆;百六十年雌雄相视而孕;千六百年形始定,饮而不食,乃胎化也。又按俞琰云:龟鹤能运任脉,故多寿。无死气于中也。鹤骨为笛,甚清越。

白鹤血

〔气味〕咸,平,无毒。

〔主治〕益气力,补虚乏,去风益肺(《嘉祐》)。

〔发明〕〔禹锡曰〕按《穆天子传》云:天子至巨蒐氏,巨蒐之人献白鹤之血饮之。云益人气力也。

脑

〔主治〕和天雄、葱实服之,令人目明,夜能书字(《抱朴子》)。

卵

〔气味〕甘、咸,平,无毒。

〔主治〕预解痘毒,多者令少,少者令不出。每用一枚煮,与小儿食之(时珍。○出《活幼全书》)。

骨

〔主治〕酥炙,入滋补药(时珍)。

肫中砂石子

〔主治〕磨水服,解蛊毒邪(《嘉祐》)。

鹳《别录·下品》

【释名】皂君(《诗疏》)、负釜(同)、黑尻(〖同〗)。〔时珍曰〕鹳字,篆文象形。其背、尾色黑,故陆玑《诗疏》有皂君诸名。

【集解】〔弘景曰〕鹳有两种:似鹄而巢树者为白鹳,黑色曲颈者为乌鹳。今宜用白者。〔宗奭曰〕鹳身如鹤,但头无丹,项无乌带，兼不善唳，止以喙相击而鸣。多在楼殿吻上作窠。尝日夕观之，并无作池养鱼之说。〔时珍曰〕鹳似鹤而顶不丹，长颈赤喙，色灰白，翅尾俱黑。多巢于高木。其飞也，奋于层霄，旋绕如阵，仰天号鸣，必主有雨。其抱卵以影，或云以声眠之。《禽经》云：鹳生三子，一为鹤。巽极成震，极阴变阳也。震为鹤，巽为鹳也。

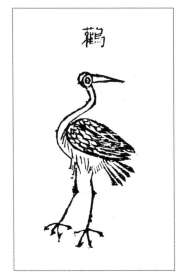

鹳

【正误】〔藏器曰〕人探巢取鹳子，六十里旱，能群飞激散雨也。其巢中以泥为池，含水满中，养鱼、蛇以哺子。鹳之伏卵恐冷，取礜石围之，以助暖气。〔时珍曰〕寥郭之大，阴阳升降，油然作云，沛然下雨。区区微鸟，岂能以私忿使天壤赤旱耶？况鹳乃水鸟，可以候雨乎？作池、取石之说，俱出自陆玑《诗疏》、张华《博物志》，可谓愚矣。

骨

〔气味〕甘，大寒，无毒。〔藏器曰〕有小毒。入沐汤浴头，令发尽脱，更不生也。又杀树木。

〔主治〕鬼蛊诸疰毒，五尸心腹痛（《别录》）。〔甄权曰〕亦可单炙黄研，空心暖酒服方寸匕。〔时珍曰〕《千金》治尸疰，有鹳骨丸。

脚骨及嘴

〔主治〕喉痹飞尸，蛇虺咬，及小儿闪癖，大腹痞满，并煮汁服之，亦烧灰饮服（藏器）。

卵

〔主治〕预解痘毒，水煮一枚，与小儿啖之，令不出痘，或出亦稀（时珍。○出《活幼全书》）。

屎

〔主治〕小儿天钓惊风，发歇不定。炒研半钱，入牛黄、麝香各半钱，炒蝎五枚，为末。每服半钱，新汲水服（时珍）。

鸹鸡《食物》

【释名】鸹鹿（《尔雅》）、麋鸹（《尔雅》）、鸹鹿（《尔雅翼》）、麦鸡（《纲目》）。〔时珍曰〕按罗愿云：鸹麋，其色苍，如麋也。鸹鹿，其声也。关西呼曰鸹鹿，山东呼曰鸹鹿（讹为错落），南人呼为鸹鸡，江人呼为麦鸡。

【集解】〔颖曰〕鸹鸡状如鹤大，而顶无丹，两颊红。〔时珍曰〕鸹，水鸟也，食于田泽洲渚之间。大如鹤，青苍色，亦有灰色者。长颈高脚，群飞，可以候霜。或以为即古之鹳鹬，其皮可为裘，与凤同名者也。

【附录】鹳鹬〔时珍曰〕按：罗愿《尔雅翼》云：鹳鹬水鸟，雁属也。似雁而长颈，绿色，皮可为裘，霜时乃来就暖。故《禽经》云：鹬飞则霜，鹳飞则雨。鹬即商羊也。又西方之凤，亦名鹳鹬。

肉

【气味】甘，温，无毒。

【主治】杀虫，解蛊毒（汪颖）。

【发明】〔时珍曰〕鸹，古人多食之。故宋玉《小招》云：鸹酸臇凫煎鸿鸧。景差《大招》云：炙鸹蒸凫黏鹑陈。今惟俚人

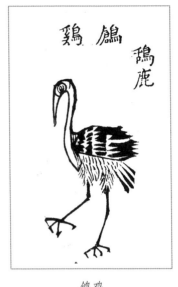 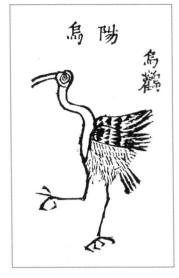

鸧鸡 阳乌

捕食,不复充馔品矣。

阳乌《拾遗》

【释名】阳鸦(《拾遗》)。

【集解】〔藏器曰〕阳乌出建州。似鹳而殊小,身黑,颈长而白。

嘴

【主治】烧灰酒服,治恶虫咬成疮(藏器)。

鹗鹙《食物》

【释名】扶老(《古今注》)、鴜鹙(俗作鹈鹙。〖《饮膳正要》〗)。〔时珍曰〕凡鸟至秋毛脱秃。此鸟头秃如秋毨,又如老人头童及扶杖之状,故得诸名。《说文》作秃鹙。

【集解】〔时珍曰〕秃鹙,水鸟之大者也。出南方有大湖泊处。其状如鹤而大,青苍色,张翼广五六尺,举头高六七尺,长颈赤目,头项皆无毛。其顶皮方二寸许,红色如鹤顶。其喙深黄色而扁直,长尺余。其嗉下亦有胡袋,如鹈鹕状。其足爪如鸡,黑色。性极贪恶,能与人斗,好啖鱼、蛇及鸟雏。《诗》云"有鹙在梁",即此。自元入我朝,常赋犹有鸳鹙之供献。按《饮膳正要》云:鸳鹙有三种:有白者、黑者,花者名为胡鸳鹙,其肉色亦不同也。又案景焕《闲谈》云:海鸟爰居,即今之秃鹙。其说与环氏《吴纪》所谓"乌之大者秃鹙,小者爰居",相合。今潦年鹙或飞来近市,人或怪骇,此又同鲁人怪爰居之意,皆由不常见耳。

肉

〔气味〕咸,微寒,无毒。《正要》曰:甘,温。

〔主治〕中虫、鱼毒(汪颖)。补中益气,甚益人,炙食尤美。作脯馐食,强气力,令人走及奔马(时珍。○出《饮膳正要》,及《古今注》《禽经》)。

髓

〔气味〕甘,温,无毒。

〔主治〕补精髓(《正要》)。

喙

〔主治〕鱼骨哽(汪颖)。

毛

〔主治〕解水虫毒(时珍。○出《埤雅》)。

爰居 音蒙童。○《纲目》

【释名】越王鸟(《纲目》)、鹤顶(同)、爰雕(同)。

【集解】〔时珍曰〕案刘欣期《交州志》云:爰居即越王鸟,

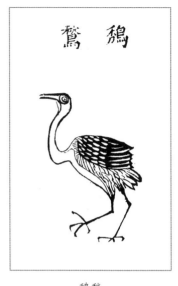

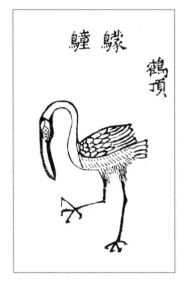

鹙鹠　　　　　　　　　鳣鳋

水鸟也。出九真、交阯。大如孔雀，喙长尺余，黄白黑色，光莹如漆，南人以为饮器。《罗山疏》云：越王鸟状如乌鸢，而足长口勾，末如冠，可受二升许，以为酒器，极坚致。不践地，不饮江湖，不唼百草，不食虫鱼，惟唼木叶。粪似熏陆香，山人得之以为香，可入药用。杨慎《丹铅录》云：鳣鳋，即今鹤顶也。

　　粪

【主治】水和，涂杂疮（竺真《罗山疏》）。

鹈鹕 宋《嘉祐》

【释名】犁鹕（《山海经》）、鴮鸅（音户泽。《尔雅》）、逃河（《嘉祐》）。一作淘。〔郭璞〕、淘鹅（《纲目》）。〔禹锡曰〕昔有人窃肉入河，化为此鸟，今犹有肉，因名逃河。〔时珍曰〕此俚言也。案：《山海经》云：沙水多犁鹕，其名自呼。后人转为鹈鹕耳。又吴谚云:夏至前来,谓之犁鹕,言主水也;夏至后来,谓之犁涂,言主旱也。陆玑云:遇小泽即以胡盛水,戽涸取鱼食,故曰戽鹕,曰淘河。俗名淘鹅,因形也。又讹而为驼鹤。

【集解】〔禹锡曰〕鹈鹕,大如苍鹅。颐下有皮袋,容二升物,展缩由之,袋中盛水以养鱼。云身是水沫,惟胸前有两块肉,列如拳。《诗》云:"惟鹈在梁,不濡其咮。"咮,喙也,言爱其嘴也。〔时珍曰〕鹈鹕处处有之,水鸟也。似鹗而甚大,灰色如苍鹅。喙长尺余,直而且广,口中正赤,颔下胡大如数升囊。好群飞,沉水食鱼,亦能竭小水取鱼。俚人食其肉,取其脂入药。用翅骨、骺骨作筒,吹喉、鼻药甚妙。其盛水养鱼,身是水沫之说,盖妄谈也。○又案晁以道云:鹈之属有曰漫画者,以嘴画水求鱼,无一息之停;有曰信天缘者,终日凝立,不易其处,俟鱼过乃取之。所谓信天缘者,即俗名青翰者也,又名青庄。此可喻人之贪廉。

脂油〔时珍曰〕剥取其脂,熬化掠取,就以其嗉盛之,则不渗漏。他物即透走也。

〔气味〕咸,温,滑,无毒。

〔主治〕涂痈肿,治风痹,透经络,通耳聋(时珍)。

〔发明〕〔时珍曰〕淘鹅油性走,能引诸药透入病所拔毒,故能治聋、痹、肿毒诸病。

〔附方〕新一。

耳聋用淘鹅油半匙,磁石一小豆,麝香少许,和匀,以绵裹成挺子,塞耳中,口含生铁少许。用三五次即有效(《青囊》)。

嘴

〔气味〕咸,平,无毒。

〔主治〕赤白久痢成疳,烧存性研末,水服一方寸匕(《嘉祐》)。

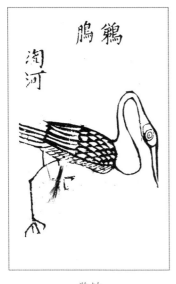

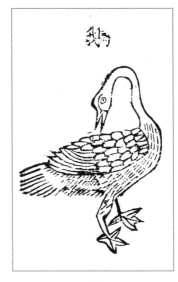

鹈鹕　　　　　　　　　　鹅

舌

〔主治〕疔疮（时珍）。

毛皮

〔主治〕反胃吐食，烧存性，每酒服二钱（时珍。○出《普济》）。

鹅《别录·上品》

【释名】家雁（《纲目》）、舒雁（《尔雅》）。〔时珍曰〕鹅鸣自呼。江东谓之舒雁，似雁而舒迟也。

【集解】〔时珍曰〕江淮以南多畜之。有苍、白二色，及大而垂胡者。并绿眼黄喙红掌，善斗，其夜鸣应更。师旷《禽经》云"脚近臎者能步"，鹅、鹜是也。又云"鹅伏卵则逆月"，谓向月取气助卵也。性能唼蛇及蚓，制射工，故养之能辟虫虺，或言鹅性不食生虫者,不然。

白鹅膏腊月炼收。

〔气味〕甘,微寒,无毒。

〔主治〕灌耳,治卒聋(《别录》)。润皮肤,可合面脂(《日华》)。涂面急,令人悦白。唇沈,手足皴裂,消痈肿,解礜石毒(时珍)。

肉

〔气味〕甘,平,无毒。〔《日华》曰〕白鹅:辛,凉,无毒。苍鹅:冷,有毒,发疮肿。〔诜曰〕鹅肉性冷,多食令人易霍乱,发痼疾。〔李鹏飞曰〕嫩鹅毒,老鹅良。

〔主治〕利五脏(《别录》)。解五脏热,服丹石人宜之(孟诜)。煮汁,止消渴(藏器)。

〔发明〕〔藏器曰〕苍鹅食虫,主射工毒为良;白鹅不食虫,止渴为胜。〔时珍曰〕鹅气味俱厚,发风发疮,莫此为甚,火熏者尤毒。曾目击其害,而本草谓其性凉利五脏,韩悆《医通》谓其疏风,岂其然哉?又葛洪《肘后方》云:人家养白鹅、白鸭,可辟、食射工。则谓白鹅不食虫、不发病之说,亦非矣。但比苍鹅薄乎云耳。若夫止渴,凡发胃气者皆能生津,岂独止渴者便曰性凉乎?参苓白术散乃治渴要药,何尝寒凉耶?

膍一名尾罂,尾肉也。〔时珍曰〕《内则》"舒雁膍不可食",为气臊可厌耳,而俗夫嗜之。

〔主治〕涂手足皴裂。纳耳中,治聋及聍耳(《日华》)。

血

〔气味〕咸,平,微毒。

〔主治〕中射工毒者,饮之,并涂其身(陶弘景)。解药毒。〔时珍曰〕祈祷家多用之。

胆

〔气味〕苦,寒,无毒。

〔主治〕解热毒及痔疮初起。频涂抹之,自消(时珍)。

〔附方〕新一。

痔疮有核白鹅胆二三枚,取汁,入熊胆二分,片脑半分,研匀,瓷器密封,勿令泄气。用则手指涂之,立效(刘氏《保寿堂方》)。

卵

〔气味〕甘,温,无毒。

〔主治〕补中益气。多食发痼疾(孟诜)。

涎

〔主治〕咽喉谷贼(时珍)。

〔发明〕〔时珍曰〕按:洪迈《夷坚志》云:小儿误吞稻芒,着咽喉中不能出者,名曰谷贼。惟以鹅涎灌之即愈。盖鹅涎化谷相制耳。

毛

〔主治〕射工水毒(《别录》)。小儿惊痫。又烧灰酒服,治噎疾(苏恭)。

〔发明〕〔弘景曰〕东川多溪毒,养鹅以辟之,毛羽亦佳,并饮其血。鹅未必食射工,盖以威相制耳。〔时珍曰〕《禽经》云:鹅飞则蜮沉。蜮即射工也。又《岭南异物志》云:邕州蛮人选鹅腹毳毛为衣、被絮,柔暖而性冷。婴儿尤宜之,能辟惊痫。柳子厚诗云:鹅毛御腊缝山罽,即此。盖毛与肉性不同也。

〔附方〕新二。

通气散治误吞铜钱及钩绳。鹅毛一钱(烧灰),磁石皂子大(煅),象牙一钱(烧存性),为末。每服半钱,新汲水下(《医方妙选》）。

噎食病白鹅尾毛烧灰，米汤每服一钱。

掌上黄皮

〔主治〕烧研，搽脚趾缝湿烂。焙研，油调，涂冻疮良（时珍。○出谈野翁诸方）。

屎

〔主治〕绞汁服，治小儿鹅口疮（时珍。○出《秘录》）。苍鹅屎：傅虫、蛇咬毒（《日华》）。

〔附方〕新一。

鹅口疮自内生出可治，自外生入不可治。用食草白鹅下清粪滤汁，入沙糖少许搽之。或用雄鹅粪眠倒者烧灰，入麝香少许搽之，并效（《永类钤方》）。

雁《本经·上品》

【释名】鸿（《《诗经》》）。〔时珍曰〕按《禽经》云：鳱以水言，自北而南。鳨以山言，自南而北。张华注云：鳱鳨并音雁。冬则适南，集于水干，故字从干；春则向北，集于山岸，故字从斤。小者曰雁，大者曰鸿。鸿，大也。多集江渚，故从江。梵书谓之僧娑。

【集解】〔《别录》曰〕雁生江南池泽，取无时。〔弘景曰〕《诗疏》云：大曰鸿，小曰雁。今雁类亦有大小，皆同一形。又有野鹅大于雁，似人家苍鹅，谓之驾鹅。雁在江湖，夏当产伏，故皆往北，恐雁门北人不食之也。虽采无时，以冬月为好。〔恭曰〕雁为阳鸟，与燕往来相反，冬南翔，夏北徂，孳育于北也，岂因北人不食之乎？〔宗奭曰〕雁热则即北，寒则即南，以就和气。所以为礼币者，一取其信，二取其和也。〔时珍曰〕雁状似鹅，亦有苍、白二色。今人以白而小者为雁，大者为鸿，苍者为野鹅，亦曰鸣鹅，《尔雅》谓之鹎鹅也。雁有四德：寒则自北而南，止于衡阳，热则自南而北，归于雁门，其信也；飞则有序而前鸣后和，其礼也；失偶不再配，其节也；夜则群宿而一奴巡警，昼则衔芦以避缯缴，其智也。而捕者絷之为媒，以诱其类，是则一愚矣。南来时瘠瘦不可食，北向时乃肥，故宜取之。又《汉》、《唐书》，并载有五色雁云。

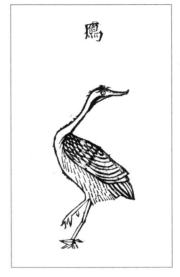

雁

雁肪

〔正误〕一名鹜肪（《《本经》》）。〔弘景曰〕鹜是野鸭，《本经》雁肪亦名鹜肪，是雁鹜相类而误耳。

〔气味〕甘，平，无毒。

〔主治〕风挛拘急偏枯，血气不通利。久服益气不饥，轻身耐老（《本经》）。○《心镜》云：上证，用肪四两炼净。每日空心暖酒一杯服一匙。长毛发须眉（《别录》）。〔诜曰〕合生发膏用之。杀诸石药毒（吴普）。治耳聋。和豆黄作丸，补劳瘦，肥白人（《日华》）。涂痈肿耳疳，又治结热胸痞呕吐。〔时珍曰〕《外台》治此证有雁肪汤。

〔附方〕新一。

生发雁肪日日涂之（《千金方》）。

肉

〔气味〕甘，平，无毒。〔思邈曰〕七月勿食雁，伤人神。

《礼》云"食雁去肾",不利人也。

〔主治〕风麻痹。久食助气,壮筋骨（《日华》）。利脏腑,解丹石毒（时珍）。

〔发明〕〔弘景曰〕雁肪人不多食,其肉亦应好。〔宗奭曰〕人不食雁,谓其知阴阳之升降,分少长之行序也。道家谓之天厌,亦一说耳。食之则治诸风。

骨

〔主治〕烧灰和米泔沐头,长发（孟诜）。

毛

〔主治〕喉下白毛,疗小儿痫有效（苏恭）。自落翎毛,小儿佩之,辟惊痫（《日华》）。

〔发明〕〔时珍曰〕案:《酉阳杂俎》云:临邑人,春夏罗取鸿雁毛以御暑。又《淮南万毕术》云:鸿毛作囊,可以渡江。此亦中流一壶之意,水行者不可不知。

屎白

〔主治〕灸疮肿痛,和人精涂之（梅师）。

鹄《食物》

【释名】天鹅（《《正要》》）。〔时珍曰〕案师旷《禽经》云"鹄鸣哠哠",故谓之鹄。吴僧赞宁云:凡物大者,皆以天名。天者,大也。则天鹅名义,盖亦类此。罗氏谓鹄即鹤,亦不然。

【集解】〔时珍曰〕鹄大于雁,羽毛白泽,其翔极高而善步,所谓鹄不浴而白,一举千里,是也。亦有黄鹄、丹鹄,湖、海、江、汉之间皆有之,出辽东者尤甚,而畏海青鹘。其皮毛可为服饰,谓之天鹅绒。案《饮膳正要》云:天鹅有四等:大金头鹅,似雁而长项,入食为上,美于雁;小金头鹅,形差小;花鹅,色花;一种不能鸣鹅,飞则翔响,其肉微腥。并不及大金头鹅,各有所产之地。

肉

〔气味〕甘,平,无毒。〔颖曰〕冷。〔忽氏曰〕热。

〔主治〕腌炙食之,益人气力,利脏腑（时珍）。

油 冬月取肪炼收。

〔气味〕缺。

〔主治〕涂痈肿,治小儿疳耳（时珍）。

〔附方〕新一。

疳耳出脓 用天鹅油调草乌末,入龙脑少许,和傅立效。无则以雁油代之（《通玄论》）。

绒毛

〔主治〕刀杖金疮,贴之立愈（汪颖）。

鸨 音保。《纲目》

【释名】独豹（《尔雅翼》）。〔时珍曰〕案罗愿云:鸨有豹文,故名独豹,而讹为鸨也。陆佃云:鸨性群居,如雁有行列,故字从㚇。㚇（音保),相次也。《诗》云"鸨行"是矣。

【集解】〔时珍曰〕鸨,水鸟也。似雁而斑文,无后趾。性不木止,其飞也肃肃,其食也龁。肥腯多脂,肉粗味美。闽语曰:鸨无舌,兔无脾。或云:纯雌无雄,与他鸟合。或云:鸨见鸷鸟,激粪射之,其毛自脱也。

肉

〔气味〕甘,平,无毒。〔时珍曰〕《礼记》:"不食鹄奥。"奥者,脆胜也,深奥之处也。

〔主治〕补益虚人,去风痹气(《正要》)。

肪

〔主治〕长毛发,泽肌肤,涂痈肿(时珍)。

鹜音木。○《别录·上品》

【释名】鸭(《说文》)、舒凫(《尔雅》)、家凫(《纲目》)、鴄鸣(音末匹。〖《广雅》〗)。〔时珍曰〕鹜通作木。鹜性质木,而无他心,故庶人以为贽。《曲礼》云:庶人执匹。匹,双鹜也。匹夫卑末,故《广雅》谓鸭为鴄鸣。《禽经》云:鸭鸣呷呷,其名自呼。凫能高飞,而鸭舒缓不能飞,故曰舒凫。

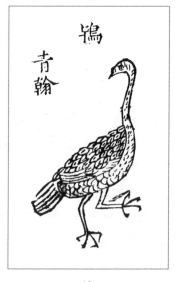

鸨

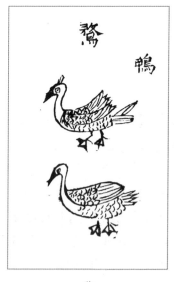

鹜

【正误】〔弘景曰〕鹜即鸭。有家鸭、野鸭。〔藏器曰〕《尸子》云：野鸭为凫，家鸭为鹜，不能飞翔，如庶人守耕稼而已。〔保昇曰〕《尔雅》云：野凫，鹜。而本草鹜肪，乃家鸭也。〔宗奭曰〕据数说，则凫、鹜皆鸭也。王勃《滕王阁序》云"落霞与孤鹜齐飞"，则鹜为野鸭明矣。勃乃名儒，必有所据。〔时珍曰〕四家惟藏器为是。陶以凫、鹜混称，寇以鹜为野鸭，韩引《尔雅》错舒凫为野凫，并误矣，今正之。盖鹜有舒凫之名，而凫有野鹜之称，故王勃可以通用，而其义自明。案：《周礼》"庶人执鹜"，岂野鸭乎？《国风》弋凫与雁，岂家鸭乎？屈原《离骚》云：宁与骐骥抗轭乎？将与鸡鹜争食乎？宁昂昂若千里驹乎？将泛泛若水中之凫乎？此以凫、鹜对言，则家也，野也，益自明矣。

【集解】〔时珍曰〕案《格物论》云：鸭，雄者绿头文翅，雌者黄斑色。但有纯黑、纯白者。又有白而乌骨者，药食更佳。鸭皆雄喑雌鸣。重阳后乃肥腴味美。清明后生卵，则内陷不满。伏卵闻砻磨之声，则殰而不成。无雌抱伏，则以牛屎妪而出之。此皆物理之不可晓者也。

鹜肪白鸭者良，炼过用。

〔气味〕甘，大寒，无毒。〔思邈曰〕甘，平。

〔主治〕风虚寒热，水肿（《别录》）。

〔附方〕新一。

瘰疬汁出不止。用鸭脂调半夏末敷之（《永类方》）。

肉

〔气味〕甘，冷，微毒。〔弘景曰〕黄雌鸭为补最胜。〔诜曰〕白鸭肉最良。黑鸭肉有毒，滑中，发冷利、脚气，不可食。目白者，杀人。〔瑞曰〕肠风下血人不可食。〔时珍曰〕嫩者毒，老者良。尾臎不可食，见《礼记》。昔有人食鸭肉成瘕，用秫米治之而愈。见秫米下。

〔主治〕补虚除客热，和脏腑，利水道，疗小儿惊痫（《别录》）。解丹毒，止热痢（《日华》）。头生疮肿。和葱、豉煮汁饮之，去卒然烦热（孟诜。○并用白鸭）。

〔发明〕〔刘完素曰〕鹜之利水，因其气相感而为使也。〔时珍曰〕鸭，水禽也。治水利小便，宜用青头雄鸭，取水木生发之象；治虚劳热毒，宜用乌骨白鸭，取金水寒肃之象也。

〔附方〕旧三，新一。

白凤膏葛可久云：治久虚发热，咳嗽吐痰，咳血，火乘金位者。用黑嘴白鸭一只，取血入温酒量饮，使直入肺经以润补之。将鸭干捋去毛，胁下开窍去肠拭净，入大枣肉二升，参苓平胃散末一升，缚定。用沙瓮一个，置鸭在内，以炭火慢煨。将陈酒一瓶，作三次入之。酒干为度，取起，食鸭及枣。频作取愈（《十药神书》）。

大腹水病小便短少。《百一方》：用青头雄鸭煮汁饮，厚盖取汗。○《心镜》：治十种水病垂死。用青头鸭一只，如常治切，和米并五味煮作粥食。○又方：用白鸭一只治净，以馈饭半升，同姜、椒入鸭腹中缝定，蒸熟食之。

头雄鸭者良。

〔主治〕煮服，治水肿，通利小便。〔恭曰〕古方有鸭头丸。

〔附方〕新一。

鸭头丸治阳水暴肿，面赤，烦躁喘急，小便涩，其效如神，此裴河东方也。用甜葶苈（炒）二两（熬膏），汉防己末二两，以绿头鸭血同头全捣三千杵，丸梧子大。每木通汤下七十丸，日三服。一加猪苓一两（《外台秘要》）。

脑

〔主治〕冻疮，取涂之良（时珍）。

血白鸭者良。

〔气味〕咸，冷，无毒。

〔主治〕解诸毒（《别录》）。热饮，解野葛毒。已死者，入咽即活（孟诜）。热血，解中生金、生银、丹石、砒霜诸毒，射工毒。又治中恶及溺水死者，灌之即活。蚯蚓咬疮，涂之即愈（时珍）。

〔附方〕新三。

卒中恶死或先病痛，或卧而忽绝。并取雄鸭，向死人口断其头，沥血入口。外以竹筒吹其下部，极则易人，气通即活也（《肘后》）。

解百蛊毒白鸭血热饮之（《广记》）。

小儿白痢似鱼冻者。白鸭杀取血，滚酒泡服，即止也（《摘玄方》）。

舌

〔主治〕痔疮杀虫，取相制也（时珍）。

涎

〔主治〕小儿痓风，头及四肢皆往后，以鸭涎滴之。又治蚯蚓吹小儿阴肿，取雄鸭抹之即消（时珍。○出《海上》）。

胆

〔气味〕苦、辛，寒，无毒。

〔主治〕涂痔核，良。又点赤目初起，亦效（时珍）。

肫衣即肫膛内皮也。

〔主治〕诸骨哽，炙研，水服一钱即愈，取其消导也（时珍）。

卵

〔气味〕甘、咸，微寒，无毒。〔诜曰〕多食发冷气，令人气短背闷。小儿多食，脚软。盐藏食之，即宜人。〔士良曰〕生疮毒者食之，令恶肉突出。〔弘景曰〕不可合鳖肉、李子食，害人。合椹食，令人生子不顺。

〔主治〕心腹胸膈热（《日华》）。

〔发明〕〔时珍曰〕今人盐藏鸭子，其法多端。俗传小儿泄痢，炙咸卵食之，亦间有愈者。盖鸭肉能治痢，而炒盐亦治血痢故耳。

白鸭通 即鸭屎也。与马通同义。

〔气味〕冷，无毒。

〔主治〕杀石药毒，解结缚，散畜热（《别录》）。主热毒、毒痢。又和鸡子白，涂热疮肿毒，即消。涂蚯蚓咬，亦效（孟诜）。绞汁服，解金、银、铜、铁毒（时珍）。

〔附方〕旧一，新二。

石药过剂白鸭屎为末，水服二钱，效（《百一方》）。

乳石发动烦热。用白鸭通一合，汤一盏渍之，澄清冷饮（《圣惠方》）。

热疮肿痛不可忍。用家鸭粪同鸡子清调傅，即消（《圣惠》）。

凫《食疗》

【释名】野鸭（《诗疏》）、野鹜（同上）、鸤（音施。〖《尔雅》〗）、沉凫（〖同上〗）。〔时珍曰〕凫从几（音殊），短羽高飞貌，凫义取此。《尔雅》云：鸤，沉凫也。凫性好没故也。俗作晨凫,云凫常以晨飞,亦通。

【集解】〔时珍曰〕凫,东南江海湖泊中皆有之。数百为群,晨夜蔽天,而飞声如风雨,所至稻粱一空。陆玑《诗疏》云:状似鸭而小,杂青白色,背上有文,短喙长尾,卑脚红掌,水鸟之谨愿者,肥而耐寒。或云食用绿头者为上,尾尖者次之。海中一种冠凫,头上有冠,乃石首鱼所化也。并宜冬月取之。

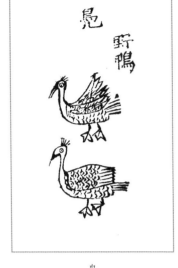

凫

肉

〔气味〕甘,凉,无毒。

〔诜曰〕九月以后,立春以前,即中食,大益病人,全胜家者,虽寒不动气。〔《日华》曰〕不可合胡桃、木耳、豆豉同食。

〔主治〕补中益气,平胃消食,除十二种虫。身上有诸小热疮,年久不愈者,但多食之,即瘥(孟诜)。治热毒风及恶疮疖,杀腹脏一切虫,治水肿(《日华》)。

血

〔主治〕解挑生蛊毒,热饮探吐(时珍。○出《摘玄》)。

鷉鷈音甓梯。○《拾遗》

【释名】须赢(《尔雅》)、水鸯(音札。○《正要》)、䴏鸭(《日用》)、刁鸭(《蜀本注》)、油鸭(俗)。〔时珍曰〕鷉鷈、须赢,并未详。鸯、刁、零丁,皆状其小也。油,言其肥也。

【集解】〔藏器曰〕鷉鷈,水鸟也。大如鸠,鸭脚连尾,不能陆行,常在水中。人至即沉,或击之便起。其膏涂刀剑不锈。
《续英华诗》云:马衔苜蓿叶,剑莹鸊鷉膏,是也。〔韩保昇曰〕野
鸭有与家鸭相似者,有全别者。其甚小者名刁鸭,味最佳。〔时
珍曰〕鸊鷉,南方湖溪多有之。似野鸭而小,苍白文,多脂味美。
冬月取之,其类甚多。扬雄《方言》所谓"野凫,甚小而好没水中
者,南楚之外谓之鸊鷉,大者谓之鹘鷉",是也。

肉

〔气味〕甘,平,无毒。

〔主治〕补中益气。五味炙食,甚美(时珍。○出
《正要》)。

膏

〔主治〕滴耳,治聋(藏器)。

鸳鸯宋《嘉祐》

【释名】黄鸭(《纲目》)、匹鸟(《《禽经》》)。〔时珍曰〕鸳
鸯终日并游,有宛在水中央之意也。或曰:雄鸣曰鸳,雌鸣曰鸯。
崔豹《古今注》云:鸳鸯雄雌不相离,人获其一,则一相思而死,
故谓之匹鸟。《涅槃经》谓之婆罗迦邻提。

【集解】〔时珍曰〕鸳鸯,凫类也,南方湖溪中有之。栖于
土穴中,大如小鸭。其质杏黄色,有文采,红头翠鬣,黑翅黑尾,
红掌,头有白长毛垂之至尾。交颈而卧,其交不再。

肉

【气味】咸,平,有小毒。〔孙曰〕苦,微温,无毒。〔瑞曰〕
酸,无毒。〔禹锡曰〕多食,令人患大风。

【主治】诸瘘疥癣,以酒浸。炙令热,傅贴疮上,
冷即易(《嘉祐》)。清酒炙食,治瘘疮。作羹臛食之,

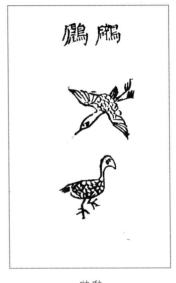

鸂鶒

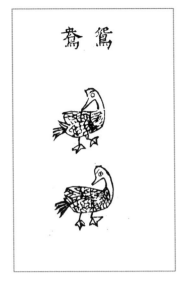

鸳鸯

令人肥丽。夫妇不和者，私与食之，即相爱怜（孟诜）。炙食，治梦寐思慕者（孙思邈）。

【附方】旧一，新一。

五痔瘘疮鸳鸯一只，治如常法，炙熟细切，以五味、醋食之。作羹亦妙（《食医心镜》）。

血痔不止鸳鸯一只，治净切片，以五味、椒、盐腌炙，空心食之（《奉亲养老》方）。

鸂鶒 音溪敕。○宋《嘉祐》

【释名】溪鸭（《异物志》）、紫鸳鸯（〖《尔雅翼》〗）。

〔时珍曰〕按：杜台卿《淮赋》云：鸂鶒寻邪而逐害。此鸟专食短狐，乃溪中敕逐害物者。其游于溪也，左雄右雌，群伍不乱，似有式度者，故《说文》又作溪鹉。其形大于鸳鸯，而色多紫，亦好并游,故谓之紫鸳鸯也。

【集解】〔禹锡曰〕鸂鶒,南方有短狐处多有之。性食短狐也,所居处无复毒气,人家宜畜之。形小如鸭,毛有五采,首有缨,尾有毛如船柁形。

肉

【气味】甘,平,无毒。冬月用之。

【主治】食之,去惊邪及短狐毒(《嘉祐》)。

鸐鸐 音交睛。○《拾遗》

【释名】交睆(《说文》)、茭鸡(俗)、鵊(音坚。出《尔雅》)。〔时珍曰〕按:《禽经》云:白鹢相睆而孕,鸐鸐睛交而孕。又曰:旋目其名鸐,方目其名鸐,交目其名鵊。观其眸子,而命名之义备矣。《说文》谓之交睆,睆亦目瞳子也。俗呼茭鸡,云多居

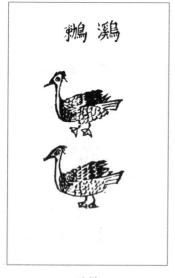

鸂鶒

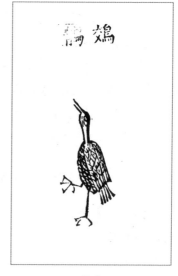

鸐鸐

茭菰中,而脚高似鸡。其说亦通。

【集解】〔藏器曰〕鸡鹁,水鸟也,出南方池泽。似鸭绿衣。人家养之,驯扰不去。可厌火灾。《异物志》云:鸡鹁巢于高树颠,生子穴中,衔其母翼,飞下饮食。〔时珍曰〕鸡鹁大如凫、鹜,而高似鸡,长喙好啄,其顶有红毛如冠,翠鬣碧斑,丹嘴青胫。养之可玩。

【附录】旋目水鸟也,生荆郢间。大如鹭而短尾,红白色,深目,目旁毛皆长而旋。《上林赋》云"交睛旋目"是矣。方目一名鸱(音纺),一名泽虞,俗名护田鸟,西人谓之虾蟆护,水鸟也。常在田泽中,形似鸥、鹭,苍黑色,头有白肉冠,赤足。见人辄鸣唤不去。渔人呼为乌鸡,闽人讹为姑鸡。

肉

【气味】甘、咸,平,无毒。

【主治】炙食,解诸鱼、虾毒(时珍)。

鹭《食物》

【释名】鹭鸶(《禽经》)、丝禽(陆龟蒙)、雪客(李昉所命)、春锄(《尔雅》)、白鸟(《《诗疏》》)。〔时珍曰〕《禽经》云:鹳飞则霜,鹭飞则露。其名以此。步于浅水,好自低昂,如春如锄之状,故曰春锄。陆玑《诗疏》云:青齐之间谓之春锄,辽东、吴扬皆云白鹭。

【集解】〔时珍曰〕鹭,水鸟也。林栖水食,群飞成序。洁白如雪,颈细而长,脚青善翘,高尺余,解指短尾,喙长三寸。顶有长毛十数茎,毵毵然如丝,欲取鱼则弭之。郭景纯云:其毛可为睫纚。《变化论》云:鹭以目盼而受胎。〔颖曰〕似鹭而头无丝、脚黄色者,俗名白鹤子。又有红鹤,相类色红,《禽经》所谓朱鹭是也。

肉

〔气味〕咸,平,无毒。

〔主治〕虚瘦,益脾补气,炙熟食之（汪颖）。

头

〔主治〕破伤风,肢强口紧,连尾烧研,以腊猪脂调傅疮口（《救急方》）。

鸥《食物》

【释名】鹥（音医。〖《诗经》〗）、水鸮（〖《说文》〗）。〔时珍曰〕鸥者浮水上,轻漾如沤也。鹥者,鸣声也。鸮者,形似也。在海者名海鸥,在江者名江鸥,江夏人讹为江鹅也。海中一种随潮往来,谓之信凫。

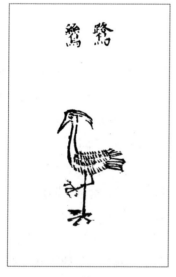

鹥

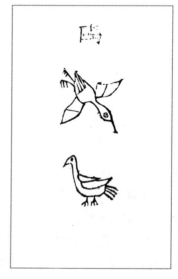

鸥

【集解】〔时珍曰〕鸥生南方江海湖溪间。形色如白鸽及小白鸡,长喙长脚,群飞耀日,三月生卵。罗氏谓青黑色,误矣。

肉

【气味】缺。

鹬鸼音烛玉。○《拾遗》

【释名】鸑鷟（《说文》）。〔时珍曰〕鹬鸼名义未详。案:许慎《说文》云:"鸑鷟,凤属也。又江中有鸑鷟,似凫而大,赤目。"据此则鹬鸼,乃鸑鷟声转。盖此鸟有文彩如凤毛,故得同名耳。

【集解】〔藏器曰〕鹬鸼,山溪有水毒处即有之,因为食毒虫所致也。其状如鸭而大,长项,赤目斑嘴,毛紫绀色,如鸡鹬色也。〔时珍曰〕案:《三辅黄图》及《事类合璧》,并以今人所呼白鹤子者为鹬鸼,谓其鸟洁白如玉也。与陈氏似鸭紫绀之说不同。白鹤子状白如鹭,长喙高脚,但头无丝耳。姿标如鹤,故得鹤名。林栖水食,近水处极多。人捕食之,味不甚佳。

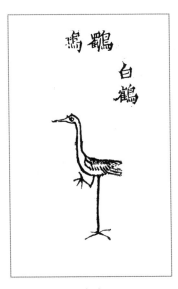

鹬鸼

毛及屎

【主治】烧灰水服,治溪毒、砂虱、水弩、射工、蜮、短狐、虾须等病。亦可将鸟近病人,即能唼人身,讫,以物承之,当有沙出,其沙即含沙射人之箭也。又可笼鸟近人,令鸟气相吸（藏器）。

【发明】〔藏器曰〕以上数

病大略相似,俱是山水间虫含沙射影所致。亦有无水处患者。或如疟,或如天行寒热,或有疮无疮。但夜卧时以手摩身体,有辣痛处,熟视当有赤点如针头,急捻之。以芋叶入内,刮出细沙,以蒜封之则愈,否则寒热渐深也。惟虾须疮最毒,十活一二,桂岭独多。但早觉时,以芋及甘蔗叶,屈角入肉,勾出其根如虾须状则愈。迟则根入至骨,有如疔肿,最恶,好着人隐处。〔时珍曰〕水弩、短狐、射工、蜮,一物也。陈氏分为四,非矣。溪毒,有气无形。砂虱,沙中细虫也。

鸬鹚《别录·下品》

【释名】鹚(音意。《尔雅》)、水老鸦(《衍义》)。〔时珍曰〕案韵书,卢与兹并黑也。此鸟色深黑,故名。鹚者,其声自呼也。

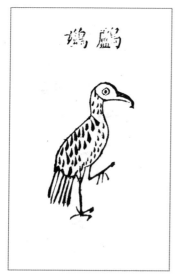

鸬鹚

【集解】〔时珍曰〕鸬鹚,处处水乡有之。似鹖而小,色黑。亦如鸦,而长喙微曲,善没水取鱼。日集洲渚,夜巢林木,久则粪毒多令木枯也。南方渔舟往往縻畜数十,令其捕鱼。杜甫诗:家家养乌鬼,顿顿食黄鱼。或谓即此。又一种似鸬鹚,而蛇头长项,冬月羽毛落尽,栖息溪岸,见人不能行,即没入水者,此即《尔雅》所谓鹢头、鱼鸡者,不入药用。鹢音拗。〔藏器曰〕一种头细身长项上白者,名鱼鸡。不入药用。

【正误】〔弘景曰〕此鸟不卵生，口吐其雏，亦一异也。〔藏器曰〕此鸟胎生，从口出，如兔吐儿，故产妇执之易生。〔宗奭曰〕人言孕妇忌食鸬鹚，为其口吐雏。尝官于澧州，公廨后有一大木，上有三四十窠。日夕视之，既能交合，又有碧色卵壳布地。则陶、陈之说，误听人言也。〔时珍曰〕一种鹢鸟（或作鷁）似鸬鹚而色白，人误以为白鸬鹚是也。雌雄相视，雄鸣上风，雌鸣下风而孕，口吐其子，庄周所谓白鹢相视，眸子不运而风化者也。昔人误以吐雏为鸬鹚，盖鹢、鹚音相近耳。鹢善高飞，能风能水，故舟首画之。又有似鹢而短项，背上绿色，腹背紫白色者，名青鹢。一名乌鷃。陶氏谓乌贼鱼乃此鸟所化。或云即鸭，非也。

肉

〔气味〕酸、咸，冷，微毒。

〔主治〕大腹鼓胀，利水道（时珍）。

〔发明〕〔时珍曰〕鸬鹚，《别录》不见功用。惟雷氏《炮炙论序》云：体寒腹大，全赖鸬鹚。注云：治腹大如鼓体寒者，以鸬鹚烧存性为末，米饮服之立愈。窃谓诸腹鼓大，皆属于热，卫气并循于血脉则体寒。此乃水鸟，其气寒冷而利水。寒能胜热，利水能去湿故也。又《外台》云：凡鱼骨哽者，但密念鸬鹚不已即下。此乃厌伏之意耳。

头

〔气味〕微寒。

〔主治〕哽及噎，烧研，酒服（《别录》）。

骨

〔主治〕烧灰水服，下鱼骨哽（弘景）。

〔附方〕新一。

雀卵面斑鸬鹚骨烧研，入白芷末，猪脂和，夜涂旦洗

（《摘玄方》）。

喙

〔主治〕噎病，发即衔之，便安（范汪）。

嗉

〔主治〕鱼哽，吞之最效（时珍）。

翅羽

〔主治〕烧灰，水服半钱，治鱼哽噎即愈（时珍。○出《太平御览》）。

蜀水花〔《别录》曰〕鸬鹚屎也。〔弘景曰〕溪谷间甚多，当自取之，择用白处。市卖者不可信。〔颂曰〕屎多在山石上，色紫如花，就石刮取。《别录》谓屎即蜀水花，而唐面膏方中，二物并用，未知其的。〔时珍曰〕当以《别录》为正。唐方盖传写之讹误也。

〔气味〕冷，微毒。

〔主治〕去面上黑黚黡痣（《别录》）。疗面瘢疵，及汤火疮痕。和脂油，傅疔疮（大明）。南人治小儿疳蛔，干研为末，炙猪肉蘸食，云有奇效（苏颂）。杀虫（时珍）。

〔附方〕旧二，新一。

鼻面酒齇鸬鹚屎一合研末，以腊月猪脂和之。每夜涂旦洗（《千金》）。

鱼骨哽咽鸬鹚屎研，水服方寸匕，并以水和涂喉外（范汪方）。

断酒鸬鹚屎烧研，水服方寸匕，日一服（《外台》）。

鱼狗《拾遗》

【释名】鸪（《尔雅》）、天狗（同）、水狗（同）、鱼虎

（《禽经》）、鱼师（同）、翠碧鸟
（《尔雅翼》）。〔时珍曰〕狗、
虎、师，皆兽之噬物者。此鸟害
鱼，故得此类命名。

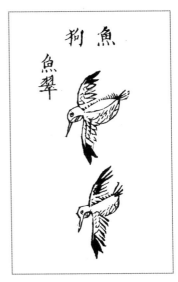

鱼狗

【集解】〔藏器曰〕此即翠
鸟也。穴土为窠。大者名翠鸟，小
者名鱼狗。青色似翠，其尾可为
饰。亦有斑白者，俱能水上取鱼。
〔时珍曰〕鱼狗，处处水涯有之。
大如燕，喙尖而长，足红而短，背
毛翠色带碧，翅毛黑色扬青，可饰
女人首物，亦翡翠之类。

肉

【气味】咸，平，无毒。

【主治】鱼哽，及鱼骨入肉不出，痛甚者，烧研饮
服。或煮汁饮，亦佳（藏器）。

【发明】〔时珍曰〕今人治鱼骨哽，取得去肠，用阴阳瓦泥
固煅存性，入药用。盖亦取其相制之意。

【附录】翡翠〔时珍曰〕《尔雅》谓之鹬，出交广南越诸地。
饮啄水侧，穴居生子，亦巢于木，似鱼狗稍大。或云：前身翡，后
身翠，如鹅翠、雁翠之义。或云：雄为翡，其色多赤；雌为翠，其色
多青。彼人亦以肉作腊食之。方书不见用，功应与鱼狗相同。

蚊母鸟《拾遗》

【释名】吐蚊鸟（《岭表录异》）、鹎（《尔雅》音田）。

【集解】〔藏器曰〕此鸟大如鸡，黑色。生南方池泽茹蒇中，

江东亦多。其声如人呕吐,每吐出蚊一二升。夫蚊乃恶水中虫,羽化所生。而江东有蚊母鸟,塞北有蚊母草,岭南有虻母草,此三物异类而同功也。〔时珍曰〕郭璞言:蚊母似乌鷃而大,黄白杂文,鸣如鸽声。《岭南异物志》言:吐蚊鸟,大如青鹢,大觜食鱼。岂各地之产差异耶?

翅羽

【主治】作扇辟蚊（藏器）。

第四十八卷　禽部

目录

石燕《日华》

伏翼《本经》（即蝙蝠）

鼺鼠《本经》（即飞生）

寒号虫《开宝》屎名五灵脂

　　右附方旧八十二，新二百三十七。

第四十八卷　禽部

禽之二原禽类二十三种

鸡《本经·上品》

【释名】烛夜(《《古今注》》)。〔时珍曰〕按徐铉云：鸡者稽也，能稽时也。《广志》云：大者曰蜀，小者曰荆。其雏曰鷇。梵书名鸡曰鸠七咤。

【集解】〔《别录》曰〕鸡生朝鲜平泽。〔弘景曰〕鸡属甚多。朝鲜乃在玄菟、乐浪，不应总是鸡所出也。〔马志曰〕入药取朝鲜者，良尔。〔颂曰〕今处处人家畜养，不闻自朝鲜来。〔时珍曰〕鸡类甚多，五方所产，大小形色往往亦异。朝鲜一种长尾鸡，尾长三四尺。辽阳一种食鸡，一种角鸡，味俱肥美，大胜诸鸡。南越一种长鸣鸡，昼夜啼叫。南海一种石鸡，潮至即鸣。蜀中一种鶤鸡，楚中一种伧鸡，并高三四尺。江南一种矮鸡，脚才二寸许也。鸡在卦属巽，在星应昴，无外肾而亏小肠。凡人家无故群鸡夜鸣者，谓之荒鸡，主不祥。若黄昏独啼者，

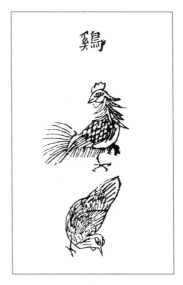

鸡

主有天恩,谓之盗啼。老鸡能人言者,牝鸡雄鸣者,雄鸡生卵者,并杀之即已。俚人畜鸡无雄,即以鸡卵告灶而伏出之。南人以鸡卵画墨,煮熟验其黄,以卜凶吉。又以鸡骨占年。其鸣也知时刻,其栖也知阴晴。《太清外术》言:蓄蛊之家,鸡辄飞去。《万毕术》言:其羽焚之,可以致风。《五行志》言:雄鸡毛烧着酒中饮之,所求必得。古人言鸡能辟邪,则鸡亦灵禽也,不独充庖而已。

诸鸡肉

〔气味〕食忌〔诜曰〕鸡有五色者,玄鸡白首者,六指者,四距者,鸡死足不伸者,并不可食,害人。〔时珍曰〕《延寿书》云:阉鸡能啼者有毒。四月勿食抱鸡肉,令人作痈成漏,男女虚乏。〔弘景曰〕小儿(五岁以下)食鸡生蛔虫。鸡肉不可合葫蒜、芥、李食,不可合犬肝、犬肾食,并令人泄痢。同兔食成痢,同鱼汁食成心瘕,同鲤鱼食成痈疖,同獭肉食成遁尸,同生葱食成虫痔,同糯米食生蛔虫。

〔发明〕〔宗奭曰〕巽为风为鸡。鸡鸣于五更者,日将至巽位,感动其气而然也。今有风病人食之,无不发作。巽为鸡,信可验矣。〔震亨曰〕鸡属土而有金、木、火,又属巽,能助肝火。寇言动风者,习俗所移也。鸡性补,能助湿中之火。病邪得之,为有助也。若鱼肉之类皆然。且西北多寒,中风者诚有之。东南气温多湿,有风病者非风也,皆湿生痰,痰生热,热生风耳。〔时珍曰〕《礼记》云:天产作阳,地产作阴。鸡卵生而地产,羽不能飞,虽为阳精,实属风木,是阳中之阴也。故能生热动风,风火相扇,乃成中风。朱驳寇说为非,亦非矣。〔颂曰〕鸡肉虽有小毒,而补虚羸是要,故食治方多用之。

丹雄鸡肉

〔气味〕甘,微温,无毒。〔扁鹊曰〕辛。

〔主治〕女人崩中漏下赤白沃。通神,杀恶毒,辟不祥。补虚温中止血(《本经》)。能愈久伤乏疮不瘥者(《别录》)。补肺(孙思邈)。

〔发明〕〔普曰〕丹雄鸡一名载丹。〔宗奭曰〕即赤鸡也。〔时珍曰〕鸡虽属木,分而配之,则丹雄鸡得离火阳明之象,白雄鸡得庚金太白之象,故辟邪恶者宜之;乌雄鸡属木,乌雌鸡属水,故胎产宜之;黄雌鸡属土,故脾胃宜之;而乌骨者,又得水木之精气,故虚热者宜之,各从其类也。吴球云:三年翔鸡,常食治虚损,养血补气。

〔附方〕新二。

辟禳瘟疫冬至日取赤雄鸡作腊,至立春日煮食至尽,勿分他人(《肘后方》)。

百虫入耳鸡肉炙香,塞耳中引出(《总录》)。

白雄鸡肉

〔气味〕酸,微温,无毒。〔藏器曰〕甘,寒。

〔主治〕下气,疗狂邪,安五脏,伤中消渴(《别录》)。调中除邪,利小便,去丹毒(《日华》)。

〔发明〕〔藏器曰〕白雄鸡养三年,能为鬼神所使。〔时珍曰〕按陶弘景《真诰》云:学道山中,宜养白鸡、白犬,可以辟邪。今术家祈禳皆用白鸡,其原本此。是乃异端一说耳,鸡亦何神何妖哉?

〔附方〕旧三,新四。

癫邪狂妄自贤自圣,行走不休。白雄鸡一只煮,以五味和作羹粥食(《心镜》)。

惊愤邪僻治因惊忧怖迫,或激愤惆怅,致志气错越,心行违僻者。白雄鸡一头(治如食法),真珠四两,薤白四两,水三升,煮二升,尽食之,饮汁令尽(《肘后》)。

卒然心痛白鸡一头,治如食法,水三升,煮二升,去鸡,煎取六合,入苦酒六合,真珠一钱,复煎取六合,纳麝香二豆许,顿服之(《肘后》)。

赤白痢下白雄鸡一只,如常作臛及馄饨,空心食(《心镜》)。

卒得咳嗽白鸡一只,苦酒一斗,煮取三升,分三服,并淡食鸡(《肘后》)。

水气浮肿小豆一升,白雄鸡一只,治如食法,以水三斗煮熟食之,饮汁令尽(《肘后方》)。

肉坏怪病凡口鼻出腥臭水,以碗盛之,状如铁色虾鱼走跃,捉之即化为水,此肉坏也。但多食鸡馔即愈(夏子益《奇疾方》)。

乌雄鸡肉

〔气味〕甘,微温,无毒。

〔主治〕补中止痛(《别录》)。止肚痛,心腹恶气,除风湿麻痹,补虚羸,安胎,治折伤并痈疽。生捣,涂竹木刺入肉(《日华》)。

〔发明〕〔时珍曰〕按李鹏飞云:黄鸡宜老人。乌鸡宜产妇,暖血。马益卿云:妊妇宜食牡鸡肉,取阳精之全于天产者。此亦胎教宜见虎豹之意耳。又唐崔行功《纂要》云:妇人产死,多是富贵家,旁人扰攘,致妇惊悸气乱故耳。惟宜屏除一切人,令其独产,更烂煮牡鸡取汁,作粳米粥与食,自然无恙,乃和气之效也。盖牡鸡汁性滑而濡。不食其肉,恐难消也。今俗产家,每产后即食鸡啖卵,气壮者幸而无恙,气弱者因而成疾,皆由不解此意也。

〔附方〕旧四,新六。

补益虚弱〔诜曰〕虚弱人用乌雄鸡一只治净,五味煮极烂,空腹饱食之。食生即反损人。或五味淹炙食,亦良。

反胃吐食用乌雄鸡一只,治如食法,入胡荽子半斤在腹内,烹食二只愈。

老人中风烦热语涩。每用乌雄鸡一只(切),葱白一握,煮臛,下麻子汁、五味,空心食之(《养老书》)。

脚气烦懑用乌雄鸡一只,治如食法,入米作羹食(《养老书》)。

寒疝绞痛用乌雄鸡一头(治如食法),生地黄七斤,同刴,着甑中蒸之,以器盛取汁。清旦温服,至晚令尽,当下诸寒癖,讫,以白粥食之。久疝不过三服(《肘后》)。

卒得咳嗽乌雄鸡一只,治如食法,酒渍半日饮之(《肘后》)。

肾虚耳聋乌雄鸡一只治净,以无灰酒三升煮熟,乘热食,三五只效。

狐尿刺疮棘人,肿痛欲死。破乌鸡搨之,良(《肘后方》)。

猫眼睛疮身面上疮,似猫儿眼,有光采,无脓血,但痛痒不常,饮食减少,名曰寒疮。多吃鸡、鱼、葱、韭自愈(夏子益《奇疾方》)。

打伤擿扑及牛马触动,胸腹破陷,四肢摧折。以乌鸡一只,连毛杵一千二百下,苦酒一升和匀。以新布搨病处,将膏涂布上。觉寒振欲吐,徐徐取下,须臾再上。一鸡少,则再作,以愈为度(《肘后方》)。

黑雌鸡肉

〔气味〕甘、酸,温、平,无毒。

〔主治〕作羹食,治风寒湿痹,五缓六急,安胎(《别录》)。安心定志,除邪辟恶气,治血邪,破心中宿血,治痈疽,排脓补新血,及产后虚羸,益色助气(《日华》)。治反胃及腹痛,蹉折骨痛,乳痈。又新产妇以一只治净,和五味炒香,投二升酒中,封一宿取饮,令人肥白。又和乌油麻二升熬香末之,入酒中,极效(孟诜)。

〔发明〕〔时珍曰〕乌色属水,牝象属阴,故乌雌所治皆血分之病,各从其类也。

〔附方〕新三。

中风舌强不语,目睛不转,烦热。乌雌鸡一只治净,以酒五升,煮取二升去滓,分作三次,连服之。食葱姜粥,暖卧,取小汗(《饮膳正要》)。

死胎不下乌鸡一只去毛,以水三升,煮二升去鸡。用帛蘸汁摩脐下,自出(《妇人良方》)。

虚损积劳治男女因积虚或大病后,虚损沉困,酸疼盗汗,少气喘惙,或小腹拘急,心悸胃弱,多卧少起,渐至瘦削。若年深,五脏气竭,则难治也。用乌雌鸡一头,治如食法,以生地黄一斤(切),饴糖一升,纳腹内缚定,铜器贮,于瓶中蒸五升米熟,取出,食肉饮汁,勿用盐。一月一作,神效(姚僧垣方)。

黄雌鸡肉

〔气味〕甘、酸、咸,平,无毒。〔《日华》曰〕性温。患骨热人勿食。

〔主治〕伤中消渴,小便数而不禁,肠澼泄痢,补益五脏,续绝伤,疗五劳,益气力(《别录》)。治劳劣,添髓补精,助阳气,暖小肠,止泄精,补水气(《日华》)。补丈夫阳气,治冷气瘦着床者,渐渐食之,良。以光粉、诸石末和饭饲鸡,煮食甚补益(孟诜)。治产后虚羸,煮汁煎药服,佳(时珍)。

〔发明〕〔时珍曰〕黄者土色,雌者坤象,味甘归脾,气温益胃,故所治皆脾胃之病也。丹溪朱氏谓鸡属土者,当指此鸡而发,他鸡不得侔此。

〔附方〕旧三,新六。

水癖水肿〔诜曰〕腹中水癖水肿。以黄雌鸡一只,如常治净,和赤小豆一升同煮,候豆烂,即出食之。其汁饮,日二夜一,每服四合。

时行黄疾时行发黄。用金色脚黄雌鸡治如食法,煮熟食之,并饮汁令尽,不过再作。亦可少下盐豉(《肘后方》)。

消渴饮水小便数。以黄雌鸡煮汁冷饮,并作羹食肉(《心镜》)。

下痢噤口黄肥雌鸡一只,如常为臛,作湿馄饨,空心食之(《心镜》)。

脾虚滑痢用黄雌鸡一只炙,以盐、醋涂,煮熟干燥,空心食之(《心镜》)。

脾胃弱乏人痿黄瘦。黄雌鸡肉五两,白面七两,切肉作馄饨,下五味煮熟,空心食之。日一作,益颜色,补脏腑(《寿亲》)。

产后虚羸黄雌鸡一只,去毛及肠肚,背上开破,入生百合三枚,白粳米半升,缝合,入五味汁中煮熟,开腹取百合并饭,和汁作羹食之,并食肉(《圣济》)。

病后虚汗伤寒后虚弱,日夜汗出不止,口干心躁。用黄雌鸡一只(去肠胃,治净),麻黄根一两,水七大盏,煮汁三大盏,去滓及鸡,入肉苁蓉(酒浸一宿,刮净)一两,牡蛎(煅)粉二两,煎取一盏半,分为三服一日服尽(《圣惠》)。

老人噎食不通。黄雌鸡肉四两(切),茯苓末二两,白面六两,作馄饨,入豉汁煮食,三五服效(《养老书》)。

乌骨鸡

〔气味〕甘,平,无毒。

〔主治〕补虚劳羸弱,治消渴,中恶鬼击心腹痛,益产妇,治女人崩中带下,一切虚损诸病,大人小儿下痢噤口,并煮食饮汁,亦可捣和丸药(时珍)。

〔发明〕〔时珍曰〕乌骨鸡,有白毛乌骨者、黑毛乌骨者、斑毛乌骨者,有骨肉俱乌者、肉白骨乌者,但观鸡舌黑者,则肉骨俱乌,入药更良。鸡属木,而骨反乌者,巽变坎也,受水木之精气,故肝肾血分之病宜用之。男用雌,女用雄。妇人方科有乌鸡丸,治妇人百病,煮鸡至烂和药,或并骨研用之。按《太平御览》云:夏侯弘行江陵,逢一大鬼引小鬼数百行。弘潜捉末后一小鬼问之。曰:此广州大杀也,持弓戟往荆、扬二州杀人。若中心腹者死,余处犹可救。弘曰:治之有方乎?曰:但杀白乌骨鸡薄心即瘥。时荆、扬病心腹者甚众,弘用此治之,十愈八九。中恶用乌鸡,自弘始也。此说虽涉迂怪,然其方则神妙,谓非神传不可也。鬼击卒死,用其血涂心下,亦效。

〔附方〕新三。

赤白带下 白果、莲肉、江米各五钱,胡椒一钱,为末。乌骨鸡一只,如常治净,装末入腹煮熟,空心食之(《集简方》)。

遗精白浊 下元虚惫者,用前方食之良(《集简方》)。

脾虚滑泄 乌骨母鸡一只治净,用豆蔻一两,草果二枚,烧存性,掺入鸡腹内,扎定煮熟,空心食之。

反毛鸡

〔主治〕反胃。以一只煮烂,去骨,入人参、当归、食盐各半两,再同煮烂,食之至尽(时珍。○出《乾坤生意》)。

〔发明〕〔时珍曰〕反毛鸡,即翻翅鸡也,毛翮皆反生向前。治反胃者,述类之义耳。

泰和老鸡

〔气味〕甘、辛,热,无毒。

〔主治〕内托小儿痘疮(时珍)。

〔发明〕〔时珍曰〕江西泰和、吉水诸县,俗传老鸡能发痘疮,家家畜之,近则五六年,远则一二十年。待痘疮发时,以五味煮烂,与儿食之,甚则加胡椒及桂、附之属。此亦陈文中治痘用木香、异功散之意,取其能助湿热发脓也。风土有宜不宜,不可以为法。

鸡头丹、白雄鸡者良。

〔主治〕杀鬼,东门上者尤良(《本经》)。治蛊,禳恶,辟瘟(时珍)。

〔发明〕〔时珍曰〕古者正旦,磔雄鸡,祭门户,以辟邪鬼。盖鸡乃阳精,雄者阳之体,头者阳之会,东门者阳之方,以纯阳胜纯阴之义也。《千金》转女成男方中用之,亦取此义也。按应劭《风俗通》云:俗以鸡祀祭门户。鸡乃东方之牲,东方既作,万物触户而出也。《山海经》祠鬼神皆用雄鸡,而今治贼风有鸡头散,治蛊用东门鸡头,治鬼痱用雄鸡血,皆以御死辟恶也。又崔寔《月令》云:十二月,东门磔白鸡头,可以合药。《周礼·鸡人》:凡祭祀襄衅,供其鸡牲。注云:禳郊及疆,却灾变也。作宫室器物,取血涂衅隙。《淮南子》曰:鸡头已瘘,此类之推也。

〔附方〕新一。

卒魇死昏东门上鸡头为末,酒服之(《千金方》)。

鸡冠血三年雄鸡者良。

〔气味〕咸,平,无毒。

〔主治〕乌鸡者,主乳难（《别录》）。治目泪不止,日点三次,良（孟诜）。亦点暴赤目（时珍）。○丹鸡者,治白癜风（《日华》）。并疗经络间风热。涂颊,治口㖞不正;涂面,治中恶;卒饮之,治缢死欲绝,及小儿卒惊客忤。涂诸疮癣,蜈蚣、蜘蛛毒,马啮疮,百虫入耳（时珍）。

〔发明〕〔时珍曰〕鸡冠血,用三年老雄者,取其阳气充溢也。风中血脉则口僻㖞,冠血咸而走血透肌,鸡之精华所聚,本乎天者亲上也。丹者阳中之阳,能辟邪,故治中恶、惊忤诸病。乌者阳形阴色,阳中之阴,故治产乳、目泪诸病。其治蜈蚣、蜘蛛诸毒者,鸡食百虫,制之以所畏也。高武《痘疹正宗》云:鸡冠血和酒服,发痘最佳。鸡属巽属风,顶血至清至高,故也。

〔附方〕旧八,新十一。

益助阳气〔诜曰〕丹雄鸡冠血,和天雄、太阳粉各四分,桂心二分,丸服之。

鬼击卒死乌鸡冠血,沥口中令咽;仍破此鸡搨心下,冷乃弃之道边,妙（《肘后》）。

卒死寝死治卒死,或寝卧奄忽而绝,皆是中恶。用雄鸡冠血涂面上,干则再上,仍吹入鼻中,并以灰营死人一周（《肘后》）。

卒然忤死不能言。用鸡冠血,和真珠,丸小豆大。纳三四丸入口中,效（《肘后方》）。

卒缢垂死心下犹温者,勿断绳。刺鸡冠血滴口中,以安心神。或云:男用雌,女用雄（《肘后》）。

小儿卒惊似有痛处,不知疾状。用雄鸡冠血少许,滴口中,妙（谭氏《小儿》）。

小儿解颅丹雄鸡冠上血滴之，以赤芍药末粉之，甚良（《普济》）。

阴毒卒痛用雄鸡冠血，入热酒中饮之，暖卧取汗（《伤寒蕴要》）。

女人阴血女人交接违理，血出。用雄鸡冠血涂之（《集验》）。

烂弦风眼鸡冠血点之，日三五度（《圣惠》）。

对口毒疮热鸡血频涂之，取散（《皆效方》）。

发背痈疽用雄鸡冠血滴疽上，血尽再换，不过五六鸡，痛止毒散，数日自愈（《保寿堂方》）。

浸淫疮毒不早治，周身杀人。以鸡冠血涂之，日四五度（《肘后》）。

燥癣作痒雄鸡冠血，频频涂之（范汪方）。

马咬成疮肿痛。用鸡冠血涂之。驳马用雌鸡，牝马用雄鸡（《肘后方》）。

蜈蚣咬疮鸡冠血涂之（钱相公《箧中方》）。

蜘蛛咬疮同上。

中蜈蚣毒舌胀出口是也。雄鸡冠血浸舌，并咽之（《青囊杂纂》）。

诸虫入耳鸡冠血滴入即出（《胜金》）。

鸡血乌鸡、白鸡者良。

〔气味〕咸，平，无毒。

〔主治〕踒折骨痛及痿痹，中恶腹痛，乳难（《别录》）。治剥驴马被伤，及马咬人，以热血浸之。白癜风、疬疡风，以雄鸡翅下血涂之（藏器）。热血服之，主小儿下血及惊风，解丹毒蛊毒，鬼排阴毒，安神定志（〔时珍曰〕《肘后》治惊邪恍惚大方中亦用之）。

〔附方〕新十。

阴毒鸡血冲热酒饮。

鬼痄卒死用乌雄鸡血涂心下，即苏（《风俗通》）。

解百蛊毒白鸡血，热饮之（《广记》）。

惊风不醒白乌骨雄鸡血，抹唇上即醒（《集成》）。

缢死未绝鸡血涂喉下（《千金》）。

黄疸困笃用半斤大雄鸡，背上破开，不去毛，带热血合患人胸前，冷则换之。日换数鸡，拔去积毒即愈。此鸡有毒，人不可食，犬亦不食也（唐瑶《经验方》）。

筋骨折伤急取雄鸡一只刺血，量患人酒量，或一碗，或半碗，和饮，痛立止，神验（《青囊》）。

杂物眯目不出。以鸡肝血滴少许，即出（《圣惠》）。

蚰蜒入耳生油调鸡心血，滴入即出（《总录》）。

金疮肠出以干人屎末抹入，桑皮线缝合，热鸡血涂之（《生生编》）。

肪乌雄鸡者良。

〔气味〕甘，寒，无毒。

〔主治〕耳聋（《别录》）。头秃发落（时珍）。

〔附方〕新一。

年久耳聋用炼成鸡肪五两，桂心十八铢，野葛六铢，同以文火煎三沸，去滓。每用枣许，以苇筒炙熔，倾入耳中。如此十日，耵聍自出，长寸许也（《千金翼》）。

脑白雄鸡者良。

〔主治〕小儿惊痫。烧灰酒服，治难产（苏恭）。

心乌雄鸡者良。

〔主治〕五邪（《别录》）。

肝雄鸡者良。

〔气味〕甘、苦，温，无毒。〔时珍曰〕微毒。《内则》云"食鸡去肝"，为不利人也。

〔主治〕起阴（《别录》）。补肾。治心腹痛，安漏胎下血，以一具切，和酒五合服之（孟诜）。疗风虚目暗。治女人阴蚀疮，切片纳入，引虫出尽，良（时珍）。

〔附方〕新三。

阴痿不起用雄鸡肝三具，菟丝子一升，为末，雀卵和丸小豆大。每服一百丸，酒下，日二（《千金》）。

肝虚目暗老人肝虚目暗。乌雄鸡肝一具（切），以豉和米作羹成粥食之（《养老书》）。

睡中遗尿雄鸡肝、桂心等分，捣丸小豆大。每服一丸，米饮下，日三服。遗精，加白龙骨。

胆乌雄鸡者良。

〔气味〕苦，微寒，无毒。

〔主治〕目不明，肌疮（《别录》）。月蚀疮，绕耳根，日三涂之（孟诜）。灯心蘸点胎赤眼，甚良。水化搽痔疮，亦效（时珍）。

〔附方〕新四。

沙石淋沥用雄鸡胆（干者）半两，鸡屎白（炒）一两，研匀。温酒服一钱，以利为度（《十便良方》）。

耳瘑疱目黑雌鸡胆汁涂之，日三（《圣惠》）。

眼热流泪五倍子、蔓荆子煎汤洗，后用雄鸡胆点之（《摘玄方》）。

尘沙眯目鸡胆汁点之（《医说》）。

肾雄鸡者良。

〔主治〕齆鼻作臭，用一对与脖前肉等分，入豉七粒，新瓦焙研，以鸡子清和作饼，安鼻前，引虫出。忌阴人、鸡、犬见（《十便良方》）。

嗉

〔主治〕小便不禁，及气噎食不消（时珍）。

〔附方〕新三。

气噎不通鸡嗉两枚连食，以湿纸包，黄泥固，煅存性为末，入木香、沉香、丁香末各一钱，枣肉和丸梧子大。每汁下三丸。

小便不禁雄鸡喉咙，及膍胵，并屎白，等分为末。麦粥清服之（《卫生易简方》）。

发背肿毒鸡嗉及肫内黄皮，焙研。湿则干掺，干则油调搽之（《医林正宗》）。

膍胵里黄皮，一名鸡内金膍胵，音脾鸱，鸡肫也。近人讳之，呼肫内黄皮为鸡内金。男用雌，女用雄。

〔气味〕甘，平，无毒。

〔主治〕泄痢（《本经》）。小便频遗，除热止烦（《别录》）。止泄精并尿血，崩中带下，肠风泻血（《日华》）。治小儿食疟，疗大人淋漓反胃，消酒积，主喉闭乳蛾，一切口疮，牙疳诸疮（时珍）。

〔附方〕旧二，新十八。

小便遗失用鸡膍胵一具，并肠烧存性，酒服。男用雌，女用雄（《集验》）。

小便淋沥痛不可忍。鸡肫内黄皮五钱，阴干烧存性，作一服，白汤下，立愈（《医林集要》）。

膈消饮水鸡内金（洗，晒干）、栝楼根（炒）各五两，为末，糊丸梧桐子大。每服三十丸，温水下，日三（《总录》）。

反胃吐食鸡腶胵一具,烧存性,酒调服。男用雌,女用雄（《千金》）。

消导酒积鸡腶胵、干葛为末,等分,面糊丸梧子大。每服五十丸,酒下（《袖珍方》）。

噤口痢疾鸡内金焙研,乳汁服之。

小儿疟疾用鸡腶胵黄皮烧存性,乳服。男用雌,女用雄（《千金》）。

喉闭乳蛾鸡肫黄皮勿洗,阴干烧末,用竹管吹之即破,愈（《青囊方》）。

一切口疮鸡内金烧灰傅之,立效（《活幼心书》）。

鹅口白疮烧鸡肫黄皮为末,乳服半钱（《子母秘录》）。

走马牙疳《经验》:用鸡肫黄皮,不落水者,五枚,枯矾五钱,研搽立愈。○《心鉴》:用鸡肫黄皮,灯上烧存性,入枯矾、黄柏末等分,麝香少许。先以米泔洗漱,后贴之。

阴头疳蚀鸡内金（不落水）拭净,新瓦焙脆,出火毒,为细末。先以米泔水洗疮,乃搽之。亦治口疳（《经验方》）。

谷道生疮久不愈。用鸡腶胵烧存性为末,干贴之,如神（《总录》）。

脚胫生疮雄鸡肫内皮,洗净贴之。一日一易,十日愈（《小山奇方》）。

疮口不合鸡腶胵皮,日贴之。

发背初起用鸡肫黄皮（不落水者）阴干,临时温水润开贴之,随干随润,不过三五个,即消（杨氏《经验方》）。

发背已溃用鸡肫黄皮,同绵絮焙末搽之,即愈。

金腮疮蚀初生如米豆,久则穿蚀。用鸡内金（焙）、郁金等分,为末。盐浆漱了贴之。忌米食（《总录》）。

小儿疣目鸡肫黄皮擦之，自落（《集要》）。

鸡骨哽咽活鸡一只打死，取出鸡内金洗净，灯草裹，于火上烧存性。竹筒吹入咽内，即消，不可见肉（《摄生方》）。

肠男用雌，女用雄。

〔主治〕遗溺，小便数不禁。烧存性，每服三指，酒下（《别录》）。止遗精、白浊、消渴（时珍）。

〔附方〕旧一，新一。

小便频遗《心镜》：用雄鸡肠一具作臛，和酒服。○《普济》：用雄鸡肠，水煎汁服，日三次。

肋骨乌骨鸡者良。

〔主治〕小儿羸瘦，食不生肌（《别录》）。

〔附方〕新二。

小儿囟陷因脏腑壅热，气血不荣。用乌鸡骨一两（酥炙黄），生干地黄（焙）二两，为末。每服半钱，粥饮调下（《圣惠方》）。

疮中朽骨久疽久漏，中有朽骨。以乌骨鸡胫骨，实以砒石，盐泥固济，煅红出毒，以骨研末，饭丸粟米大。每以白纸捻送一粒入窍中，外以拔毒膏药封之，其骨自出（《医学正传》）。

距白雄鸡者良。

〔主治〕产难，烧研酒服（苏恭）。下骨哽，以鸡足一双，烧灰水服（时珍。○出《外台》）。

翮翎白雄鸡者良。

〔主治〕下血闭。左翅毛，能起阴（《别录》）。治妇人小便不禁，消阴癫，疗骨哽，蚀痈疽。止小儿夜啼，安席下，勿令母知（时珍）。

〔发明〕〔时珍曰〕翅翮形锐而飞扬，乃其致力之处。故能破血消肿，溃痈下哽。按葛洪云：凡古井及五月井中有毒，不可辄入,即杀人。宜先以鸡毛试之,毛直下者无毒,回旋者有毒也。又《感应志》云:五酉日,以白鸡左翅烧灰扬之,风立至;以黑犬皮毛烧灰扬之,风立止也。巽为风,鸡属巽,于此可见。

〔附方〕旧二,新七。

阴肿如斗取鸡翅毛(一孔生两茎者)烧灰饮服。左肿取左翅,右肿取右翅,双肿并取(《古今录验》)。

阴卒肿痛鸡翮六枝烧存性,蛇床子末等分,随左右傅之(《肘后方》)。

妇人遗尿雄鸡翎烧灰,酒服方寸匕,日三(《普济方》)。

咽喉骨哽白雄鸡左右翮大毛各一枚,烧灰水服(《外台》)。

肠内生痈雄鸡顶上毛并屎烧末,空心酒服(《千金》)。

决痈代针白鸡翅下两边第一毛各一茎,烧灰水服,即破(《经验后方》)。

解蜀椒毒鸡毛烧烟吸之,并水调一钱服之(《千金方》)。

马汗入疮鸡毛烧灰,酒服方寸匕(《集验方》)。

蠼螋尿疮乌鸡翅毛烧灰,油调傅之,虫畏鸡故也(《琐碎录》)。

尾毛

〔主治〕刺入肉中,以二七枚烧作灰,和男子乳汁封之,当出(孟诜)。解蜀椒毒,烧烟吸之,并以水调灰服。又治小儿痘疮后生痈,烧灰和水傅之(时珍)。

〔附方〕新一。

小便不禁雄鸡尾烧研,酒服方寸匕(《外台秘要》)。

屎白雄鸡屎乃有白,腊月收之,白鸡乌骨者更良。《素问》作鸡矢。

〔气味〕微寒,无毒。

〔主治〕消渴，伤寒寒热（《本经》）。破石淋及转筋，利小便，止遗尿，灭瘢痕（《别录》）。治中风失音痰迷。炒服，治小儿客忤蛊毒。治白虎风，贴风痛（《日华》）。治贼风、风痹，破血，和黑豆炒，浸酒服之。炒服之，亦治虫咬毒（藏器）。下气，通利大小便，治心腹鼓胀，消癥痕，疗破伤中风，小儿惊啼。以水淋汁服，解金银毒。以醋和，涂蜈蚣、蚯蚓咬毒（时珍）。

〔发明〕〔颂曰〕按《素问》云：心腹满，旦食不能暮食，名为鼓胀。治之以鸡屎醴，一剂知，二剂已。王冰注云：本草鸡屎利小便，并不治鼓胀。今方法当用汤渍服之耳。〔时珍曰〕鼓胀生于湿热，亦有积滞成者。鸡屎能下气消积，通利大小便，故治鼓胀有殊功，此岐伯神方也。醴者，一宿初来之酒醋也。又按：范汪方云：宋青龙中，司徒吏颜奋女苦风疾，一髀偏痛。一人令穿地作坑，取鸡屎、荆叶然之，安胫入坑中熏之，有长虫出，遂愈也。

〔附方〕旧十四，新三十一。

鸡矢醴《普济方》云：治鼓胀，旦食不能暮食。由脾虚不能制水，水反胜土，水谷不运，气不宣流，故令中满。其脉沉实而滑。宜鸡矢醴主之。何大英云：诸腹胀大，皆属于热。精气不得渗入膀胱，别走于腑，溢于皮里膜外，故成胀满，小便短涩。鸡矢性寒利小便，诚万金不传之宝也。用腊月干鸡矢白半斤，袋盛，以酒醋一斗，渍七日。温服三杯，日三。或为末，服二钱亦可。〇《宣明》：用鸡矢（干者）、桃仁、大黄各等分为末，每服一钱，水一盏，生姜三片，煎汤调下，食后、临卧服。〇《正传》：用鸡矢炒研，沸汤淋汁，调木香、槟榔末二钱服。〇一方：用鸡矢、川芎䓖等分为末，酒糊丸服。

牵牛酒治一切肚腹、四肢肿胀，不拘鼓胀、气胀、湿胀、水胀等。有峨眉一僧，用此治人得效，其人牵牛来谢，故名。用干鸡矢一升炒黄，以好酒醅三碗，煮一碗，滤汁饮之。少顷，腹中气大转动，利下，即自脚下皮皱消也。未尽，隔日再作。仍以田螺二枚，滚酒瀹食，后用白粥调理（《积善堂经验方》）。

小儿腹胀黄瘦。用干鸡矢一两，丁香一钱，为末，蒸饼丸小豆大。每米汤下十丸，日三服（《活幼全书》）。

心腹鳖瘕及宿瘕，并卒得瘕。以饭饲白雄鸡取粪，同小便于瓦器中熬黄为末。每服方寸匕，温酒服之，日四五服，以消为度。或以膏熬饭饲之，弥佳（《集验方》）。

食米成瘕好食生米，缺之则口中出清水。以鸡矢同白米各半合，炒为末，以水一钟调服。良久，吐出如米形，即瘥。昔慎道恭病此，饥瘦如劳，蜀僧道广处此方而愈（《医说》）。

反胃吐食以乌骨鸡一只，与水饮四五日，勿与食。将五蒲蛇二条，竹刀切与食。待鸡下粪，取阴干为末，水丸粟米大。每服一分，桃仁汤下。五七服即愈（《证治发明》）。

中诸菜毒发狂，吐下欲死。用鸡矢烧末，水服方寸匕（葛氏方）。

石淋疼痛鸡矢白，日中半干，炒香为末。以酸浆饮服方寸匕，日二，当下石出（《古今录验》）。

小儿血淋鸡矢尖白如粉者，炒研，糊丸绿豆大。每服三五丸，酒下。四五服效。

产后遗溺不禁。鸡矢烧灰，酒服方寸匕（《产宝》）。

转筋入腹其人臂脚直，其脉上下行，微弦。用鸡矢为末，水六合，和方寸匕，温服（张仲景方）。

中风寒痉口噤，不知人。以鸡矢白一升炒黄，入酒三升搅，澄清饮（葛氏）。

白虎风痛〔诜曰〕铺饭于患处,以丹雄鸡食之。良久,取热粪封之。取讫,使伏于患人床下。

破伤中风腰脊反张,牙紧口噤,四肢强直。用鸡矢白一升,大豆五升,和炒黄,乘热以酒沃之,微烹令豆澄下。随量饮,取汗避风(《经验后方》)。

产后中风口噤瘛疭,角弓反张。黑豆二升半,同鸡矢白一升炒熟,入清酒一升半,浸取一升,入竹沥服,取汗(《产宝》)。

角弓反张四肢不随,烦乱欲死。鸡矢白一升,清酒五升,捣筛,合扬千遍,乃饮。大人服一升,少小五合,日二服(《肘后》)。

小儿口噤面赤者属心,白者属肺。用鸡矢白如枣大,绵裹,以水一合煮二沸,分二服。一方:酒研服之(《千金方》)。

小儿唇疮烧鸡矢白,研末傅之。有涎易之(《圣惠》)。

小儿惊啼鸡矢白烧灰,米饮服二字(《千金方》)。

头风痹木用腊月乌鸡矢一升,炒黄为末,绢袋盛,渍三升酒中。频频温服令醉(《千金方》)。

喉痹肿痛鸡矢白含之咽汁(《千金》)。

牙齿疼痛鸡矢白烧末、绵裹咬痛处,立瘥(《经验后方》)。

鼻血不止鸡矢取有白色半截者,烧灰吹之(唐氏《经验方》)。

牙齿不生《普济》:不拘大人、小儿。用雄鸡矢、雌鸡矢各十四颗(焙研),入麝香少许,先以针挑破出血,傅之。年高者不过二十日,年少者十日必生。〇又方:但用乌鸡雌雄粪,入旧麻鞋底烧存性,等分,入麝香少许,三日夜不住擦,令热为佳。李察院亮卿尝用,有效。

耳聋不听鸡矢白(炒)半升,乌豆(炒)一升,以无灰酒二升,乘热投入服,取汗。耳如鼓鼙勿讶(《外台》)。

面目黄疸鸡矢白、小豆、秫米各二分,为末,分作三服,水下,当有黄汁出也(《肘后方》)。

子死腹中雄鸡粪二十一枚,水二升,煎取五合,下米作粥食,胎即出(《产宝》)。

乳妒乳痈鸡矢白炒研,酒服方寸匕,须臾三服愈(《产宝》)。

乳头破裂方同上(梅师)。

内痈未成取伏鸡屎,水和服,即瘥(《千金》)。

头疮白秃雄鸡屎末,和陈酱、苦酒洗之(《千金》)。

消灭瘢痕以猪脂三斤,饲乌鸡一只,三日后取白矢,同白芷、当归各一两,煎十沸,去滓,入鹰矢白半两,调傅(《外台》)。

耳中恶疮鸡矢白炒研,傅之(《圣惠》)。

瘰疬瘘疮雄鸡矢烧灰,腊猪脂和,傅之(《千金》)。

食金中毒已死。取鸡矢半升,水淋取汁一升,饮之,日三(《肘后方》)。

缢死未绝鸡矢白如枣大,酒半盏和,灌口鼻(《肘后》)。

尸脚坼裂无冬夏者。鸡屎煮汤,渍半日,取瘥乃止(《千金》)。

射工溪毒白鸡矢(白者)二枚,以饧和,涂疮上(《肘后》)。

骨疽不合骨从孔中出。掘地作坑,口小里大,深三尺。以干鸡屎二升,同艾及荆叶捣碎,入坑内,烧令烟出。以疽口就熏,用衣拥之,勿令泄气。半日当有虫出,甚效(《千金方》)。

阴毒腹痛鸡粪、乌豆、地肤子各一把,乱发一团,同炒,烟起,倾入好酒一碗浸之,去滓,热服即止(《生生编》)。

小儿心痛白乌鸡屎五钱(晒研),松脂五钱,为末,葱头汁和丸梧子大,黄丹为衣。每醋汤服五丸。忌生冷、硬物,三四日立效(《婴童百问》)。

鸡子(即鸡卵也)黄雌者为上,乌雌者次之。

〔气味〕甘,平,无毒。〔思邈曰〕微寒。畏醇醋。〔鼎曰〕

不宜多食,令人腹中有声,动风气。和葱、蒜食之,气短;同韭子食,成风痛;共鳖肉食,损人;共獭肉食,成遁尸注,药不能治;同兔肉食,成泄痢。〔归厚曰〕妊妇以鸡子、鲤鱼同食,令儿生疮;同糯米食,令儿生虫。〔时珍曰〕小儿患痘疹,忌食鸡子,及闻煎食之气,令生翳膜。

〔主治〕除热火灼烂疮、痫痉。可作虎魄神物(《本经》)。〔弘景曰〕用欲毈子(黄白混杂者)煮作之,极相似,惟不拾芥尔。又煮白,合银口含,须臾色如金也。镇心,安五脏,止惊安胎,治妊娠天行热疾狂走,男子阴囊湿痒,及开喉声失音。醋煮食之,治赤白久痢,及产后虚痢。光粉同炒干,止疳痢,及妇人阴疮。和豆淋酒服,治贼风麻痹。醋浸令坏,傅疵黯。作酒,止产后血运,暖水脏,缩小便,止耳鸣。和蜡炒,治耳鸣、聋,及疳痢(《日华》)。益气。以浊水煮一枚,连水服之,主产后痢。和蜡煎,止小儿痢(藏器)。大人及小儿发热,以白蜜一合,和三颗搅服,立瘥(孟诜)。○《太平御览》云:正旦吞乌鸡子一枚,可以练形。《岣嵝神书》云:八月晦日夜半,面北吞乌鸡子一枚,有事可隐形。

〔发明〕〔时珍曰〕卵白象天,其气清,其性微寒;卵黄象地,其气浑,其性温;卵则兼黄白而用之,其性平。精不足者补之以气,故卵白能清气,治伏热、目赤、咽痛诸疾;形不足者补之以味,故卵黄能补血,治下痢、胎产诸疾;卵则兼理气血,故治上列诸疾也。

〔附方〕旧八,新二十三。

天行不解已汗者。用新生鸡子五枚,倾盏中,入水(一鸡子)搅浑,别以水一升煮沸,投入鸡子微搅,才似熟则泻置碗中,纳少酱清,似变腥气,带热啜之,覆令汗出愈(许仁则方)。

天行呕逆食入即吐。鸡子一枚,水煮三五沸,冷水浸少顷,吞之(《外台》)。

伤寒发狂烦躁热极。吞生鸡子一枚,效(《食鉴》)。

三十六黄救急方:用鸡子一颗,连壳烧灰,研酢一合温之,顿服,鼻中虫出为效。身体极黄者,不过三枚,神效(《外台秘要》)。

白虎风病〔藏器曰〕取鸡子揩病处,咒愿,送粪堆头上,不过三次瘥。白虎是粪神,爱吃鸡子也。

身面肿满鸡子黄白相和,涂肿处。干再上(《肘后方》)。

年深哮喘鸡子略敲损,浸尿缸中三四日,煮食,能去风痰(《集成》)。

心气作痛鸡子一枚打破,醋二合调匀,暖过顿服(《肘后》)。

小儿疳痢肚胀。用鸡子一个开孔,入巴豆一粒(去皮),轻粉一钱,用纸五十重裹,于饭甑上蒸三度,放冷去壳研,入麝香少许,糊和丸米粒大。食后温汤下二丸至三丸(《经验方》)。

预解痘毒保和方:用鸡卵一枚,活地龙一条入卵内,饭上蒸熟,去地龙,与儿食。每岁立春日食一枚,终身不出痘也。○李氏:用鸡卵一枚,童便浸七日,水煮食之,永不出痘。○李捷:用头生鸡子三五枚,浸厕坑内五七日,取出煮熟与食,数日再食一枚,永不出痘(徐都司得于浙人之方)。

痘疮赤瘢鸡子一个,酒醋浸七日,白僵蚕二七枚捣末,和匀,揩赤涂之,甚效(《圣惠》)。

雀卵面疱鸡卵醋浸令坏,取出傅之(《普济》)。

妊娠时疾令胎不伤。以鸡子七枚,纳井中令冷,取出打破吞之(《子母秘录》)。

病欲去胎鸡子一枚，入盐三指撮，服（张文仲方）。

胎动下血〔藏器曰〕鸡子二枚打破，以白粉和如稀粥，顿食之。

子死腹中用三家鸡卵各一枚，三家盐各一撮，三家水各一升，同煮。令妇东向饮之，立出（《千金方》）。

产后血多不止。乌鸡子三枚，醋半升，酒二升，和搅，煮取二升，分四服（《拾遗》）。

产后心痛鸡子煮酒，食即安（《备急方》）。

产后口干舌缩。用鸡子一枚打破，水一盏搅服（《经验后方》）。

妇人白带用酒及艾叶煮鸡卵，日日食之（《袖珍方》）。

头风白屑新下乌鸡子三枚，沸汤五升搅，作三度沐之，甚良（《集验》）。

腋下胡臭鸡子两枚，煮熟去壳，热夹，待冷，弃之三叉路口，勿回顾。如此三次效（《肘后方》）。

乳石发渴水浸鸡子，取清生服，甚良（《普济》）。

解野葛毒已死者。以物开口后，灌鸡子三枚。须臾吐出野葛，乃苏（《肘后方》）。

胡蔓草毒即断肠草。一叶入口，百窍流血。惟急取凤凰胎（即鸡卵抱未成雏者，已成者不用）研烂，和麻油灌之。吐出毒物乃生，少迟即死（《岭南卫生方》）。

痈疽发背初作，及经十日以上，肿赤焮热，日夜疼痛，百药不效者。用毈鸡子一枚，新狗屎如鸡子大，搅匀，微火熬令稀稠得所，捻作饼子，于肿头上贴之，以帛包抹。时时看视，觉饼热即易，勿令转动及歇气，经一宿定。如日多者，三日贴之，一日一易，至瘥乃止。此方秽恶，不可施之贵人。一切诸方皆不能及，但可备择而已（《千金方》）。

蛛蝎蛇伤鸡子一个，轻敲小孔合之，立瘥（《兵部手集》）。

蠼螋尿疮同上法。

身体发热不拘大人、小儿。用鸡卵三枚，白蜜一合和服，立瘥（《普济》）。

卵白

〔气味〕甘，微寒，无毒。

〔主治〕目热赤痛，除心下伏热，止烦满咳逆，小儿下泄，妇人产难，胞衣不出，并生吞之。醋浸一宿，疗黄疸，破大烦热（《别录》）。产后血闭不下，取白一枚，入醋一半搅服（藏器）。和赤小豆末，涂一切热毒、丹肿、腮痛神效。冬月以新生者酒渍之，密封七日取出，每夜涂面，去黚黵皰疱，令人悦色（时珍）。

〔发明〕〔宗奭曰〕产后血运，身痉直，口、目向上牵急，不知人。取鸡子一枚，去壳分清，以荆芥末二钱调服即安，甚敏捷。乌鸡子尤善。

〔附方〕旧四，新六。

时行发黄醋酒浸鸡子一宿，吞其白数枚（《肘后方》）。

下痢赤白生鸡子一个，取白摊连纸上日干，折作四重，包肥乌梅十个，安熨斗中，以白炭烧存性，取出碗覆，冷定研末，入水银粉少许和匀。大人分二服，小儿三服，空心井华水调下。如觉微利，不须再服（《证类》）。

蛔虫攻心口吐清水。以鸡子一枚去黄，纳好漆入鸡子壳中和合。仰头吞之，虫即出也（《古今录验》）。

五种遁尸其状腹胀，气急冲心，或磥䰄踊起，或牵腰脊。以鸡卵白一枚，顿吞之良（《千金》）。

咽塞鼻疮及干呕头痛，食不下。用鸡子一枚，开一窍，去黄留白，着米酢，煻火顿沸，取下更顿，如此三次。乘热饮之，不过一二度即愈（《广济方》）。

面生疱疮鸡子，以三岁苦酒浸之三宿，待软，取白涂之（《肘后》）。

汤火烧灼鸡子清和酒调洗，勤洗即易生肌。忌发物。或生傅之亦可（《经验秘方》）。

头发垢腻鸡子白涂之，少顷洗去，光泽不燥（濒湖）。

面黑令白鸡子三枚，酒浸，密封四七日。每夜以白傅面，如雪白也（《普济》）。

涂面驻颜鸡子一枚，开孔去黄留白，入金华胭脂及硇砂少许，纸封，与鸡抱之，俟别卵抱出，干以涂面。洗之不落，半年尚红也（《普济》）。

卵黄

〔气味〕甘，温，无毒。

〔主治〕醋煮，治产后虚及痢，小儿发热。煎食，除烦热。炼过，治呕逆。和常山末为丸，竹叶汤服，治久疟（《药性》）。炒取油，和粉，傅头疮（《日华》）。卒干呕者，生吞数枚，良。小便不通者，亦生吞之，数次效。补阴血，解热毒，治下痢，甚验（时珍）。

〔发明〕〔时珍曰〕鸡子黄，气味俱厚，阴中之阴，故能补形。昔人谓其与阿胶同功，正此意也。其治呕逆诸疮，则取其除热引虫而已。〔颂曰〕鸡子入药最多，而发煎方特奇。刘禹锡《传信方》云：乱发鸡子膏，治孩子热疮。用鸡子五枚，去白取黄，乱发如鸡子大，相和，于铁铫中炭火熬之。初甚干，少顷即发焦，乃有液出。旋取置碗中，以液尽为度。取涂疮上，即以苦参末粉之。

顷在武陵生子,蓐内便有热疮,涂诸药无益,而日益剧,蔓延半身,昼夜号啼,不乳不睡。因阅本草发髲条云:合鸡子黄煎之,消为水,疗小儿惊热、下痢。注云:俗中妪母为小儿作鸡子煎,用发杂熬之,良久得汁,与小儿服,去痰热,主百病。又鸡子条云:疗火疮。因是用之,果如神效也。

〔附方〕旧三,新十一。

赤白下痢　鸡卵一枚,取黄去白,入胡粉满壳,烧存性。以酒服一钱匕(葛氏方)。

妊娠下痢绞痛。用乌鸡子一枚,开孔去白留黄,入黄丹一钱在内,厚纸裹定,泥固煨干为末。每服三钱,米饮下。一服愈者是男,两服愈者是女(《三因方》)。

子死腹中　鸡子黄一枚,姜汁一合,和匀顿服,当下(《普济》)。

小肠疝气　鸡子黄搅,温水服之。三服效。

小儿痫疾　鸡子黄和乳汁搅服。不过三两枚,自定(《普济》)。

小儿头疮　煮熟鸡子黄,炒令油出,以麻油、腻粉搽之(《事林广记》)。

鼠瘘已溃　鸡卵一枚,米下蒸半日,取黄熬令黑。先拭疮令干,以药纳孔中,三度即愈(《千金方》)。

脚上臭疮　熟鸡子黄一个,黄蜡一钱,煎油涂之。

汤火伤疮　熟鸡子十个,取黄炒取油,入腻粉十文搅匀,用鸡翎扫上,三五日永除瘢痕(《集验方》)。

杖疮已破　鸡子黄熬油搽之,甚效(唐瑶《经验方》)。

天泡水疮　方同上。

消灭瘢痕　鸡子五七枚煮熟,取黄炒黑,拭涂,日三。久久自灭(《圣惠方》)。

妊娠胎漏　血下不止,血尽则子死。用鸡子黄十四枚,以好酒二升,煮如饧服之。未瘥再作,以瘥为度(《普济方》)。

耳疳出汁鸡子黄炒油涂之,甚妙(谈野翁方)。

抱出卵壳〔时珍曰〕俗名混沌池、凤凰蜕。用抱出者,取其蜕脱之义也。○李石《续博物志》云:踏鸡子壳,令人生白癜风。

〔主治〕研末,磨障翳(《日华》)。伤寒劳复,熬令黄黑为末,热汤和一合服,取汗出即愈(苏颂。○出《深师方》)。烧灰油调,涂癣及小儿头身诸疮。酒服二钱,治反胃(时珍)。

〔附方〕旧二,新七。

小便不通鸡子壳、海蛤、滑石,等分为末。每服半钱,米饮下,日三(《普济方》)。

小儿烦满欲死。鸡子壳烧末,酒服方寸匕(《子母秘录》)。

癍痘入目鸡子壳烧研,入片脑少许,点之(《鸿飞集》)。

头疮白秃鸡子壳七个,炒研油和,傅之(《秘录》)。

头上软疖用抱出鸡卵壳,烧存性研末,入轻粉少许,清油调傅(危氏方)。

耳疳出脓用抱出鸡卵壳,炒黄为末,油调灌之,疼即止(《杏林摘要》)。

玉茎下疳鸡卵壳炒研,油调敷之(同上)。

外肾痈疮抱出鸡卵壳、黄连、轻粉等分,为细末。用炼过香油调涂(《医林正宗》)。

痘疮恶证癍痘倒陷,毒气壅遏于里,则为便血、昏睡不醒,其证甚恶。用抱出鸡子壳(去膜),新瓦焙研。每服半钱,热汤调下。婴儿以酒调,抹唇、舌上,并涂风池、胸、背,神效。

卵壳中白皮

〔主治〕久咳气结,得麻黄、紫菀服,立效(《别录》)。

〔发明〕〔时珍曰〕按《仙传外科》云：有人偶含刀在口，割舌，已垂未断。一人用鸡子白皮袋之，掺止血药于舌根。血止，以蜡化蜜调冲和膏，敷鸡子皮上。三日接住，乃去皮，只用蜜蜡勤敷，七日全安。若无速效，以金枪药参治之。此用鸡子白皮无他，但取其柔软而薄，护舌而透药也。

〔附方〕新二。

咳嗽日久　鸡子白皮（炒）十四枚，麻黄三两（焙），为末。每服方寸匕，食后饮下，日二（《必效方》）。

风眼肿痛　鸡子白皮、枸杞白皮，等分为末。吹鼻中，一日三次（《圣济总录》）。

鸡白蠹肥脂　《本经》。〔弘景曰〕不知是何物？恐别一种耳。〔藏器曰〕今鸡亦有白台，如卵而硬，有白无黄，云是牡鸡所生，名父公台（臺）。臺字似蠹字，疑传误也。〔机曰〕此《本经》文，列于黑雌鸡条下，似指雌鸡之肥脂，如蠹虫之肥白，因其似而名之也。〔时珍曰〕蠹音炉，而藏器以为橐何耶？今牡鸡生子，亦时或有之，然不当有肥脂字，当以机说为近。否则，必雌鸡之生肠也。《本经》有其名，不具其功，盖脱简之文。

窠中草

〔主治〕头疮白秃，和白头翁草烧灰，猪脂调傅（《日华》）。天丝入眼，烧灰淋清汁洗之，良（时珍。○出《不自秘方》）。

〔附方〕旧一，新一。

小儿夜啼　鸡窠草安席下，勿令母知（《日华本草》）。

产后遗尿　鸡窠草烧末，酒服一钱匕（《普济方》）。

焊鸡汤

〔主治〕消渴，饮水无度，用焊雄鸡水，滤澄服之。

不过二鸡之水愈,神效(《经验方》)。

〔附方〕新一。

鸡眼作痛剥去皮,以焊鸡汤洗之(《简便方》)。

雉《别录·中品》

【释名】野鸡(《《广雅》》)。〔宗奭曰〕雉飞若矢,一往而堕,故字从矢。今人取其尾置舟车上,欲其快速也。汉吕太后名雉,高祖改雉为野鸡。其实鸡类也。〔时珍曰〕黄氏《韵会》云:雉,理也。雉有文理也。故《尚书》谓之华虫,《曲礼》谓之疏趾。雉类甚多,亦各以形色为辨耳。《禽经》云:雉,介鸟也。素质五采备曰翚雉,青质五采备曰鹞雉,朱黄曰鷩雉,白曰鹎雉(音罩),玄曰海雉。《尔雅》云:鹞雉,青质五采。鸤雉,黄色自呼。翟雉,山雉也,长尾。鵫雉,长尾,走且鸣。秩秩,海雉也。梵书谓雉曰迦频阇罗。

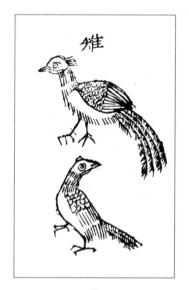

雉

【集解】〔时珍曰〕雉,南北皆有之。形大如鸡,而斑色绣翼。雄者文采而尾长,雌者文暗而尾短。其性好斗,其鸣曰鷕(鷕音杳),其交不再,其卵褐色。将卵时,雌避其雄而潜伏之,否则雄食其卵也。《月令》季冬雉始雊,谓阳动则雉鸣而勾其颈也。孟冬,雉入大水为蜃。蜃,大蛤也。陆佃《埤雅》云:蛇交雉则生蜃。蜃,蛟类也。类书云:蛇与雉交而生子,曰蟂。蟂,水虫也。陆禋

《续水经》云：蛇雉遗卵于地，千年而为蛟龙之属，似蛇四足，能害人。鲁至刚《俊灵机要》云：正月蛇与雉交生卵，遇雷入土数丈为蛇形，经二三百年成蛟飞腾。若卵不入土，仍为雉耳。又任昉《述异记》云：江淮中有兽名能（音耐），乃蛇精所化也。冬则为雉，春复为蛇。晋时武库有雉。张华曰：必蛇化也。视之果得蛇蜕。此皆异类同情，造化之变易，不可臆测者也。

肉

〔气味〕酸，微寒，无毒。〔恭曰〕温。〔《日华》曰〕平，微毒。秋冬益，春夏毒。有痼人不可食。〔颂曰〕《周礼·庖人》供六禽，雉是其一，亦食品之贵。然有小毒，不可常食，损多益少。〔诜曰〕久食令人瘦。九月至十二月稍有补，他月则发五痔、诸疮疥。不与胡桃同食，发头风眩运及心痛。与菌蕈、木耳同食，发五痔，立下血。同荞麦面食，生肥虫。卵，同葱食，生寸白虫。自死爪甲不伸者，杀人。

〔正误〕〔思邈曰〕黄帝书云：丙午日勿食鸡、雉肉，丈夫烧死目盲，女人血死妄见。野鸡肉同家鸡子食，成遁尸，尸鬼缠身。〔弘景曰〕雉非辰属，正是离禽。丙午不可食，明王于火也。〔时珍曰〕雉属离火，鸡属巽木。故鸡煮则冠变，雉煮则冠红，明其属火也。春夏不可食者，为其食虫蚁，及与蛇交，变化有毒也。能发痔及疮疥，令人瘦病者，为其能生虫，与鸡肉同也。有鄙人者，假黄帝为书，谓丙午日不可食，及成遁尸之说，乃不经谬谈；而陶氏和之，孙氏取之，皆误矣。今正其误。

〔主治〕补中，益气力，止泄痢，除蚁瘘（《别录》）。

〔发明〕〔时珍曰〕雉肉，诸家言其发痔，下痢人不可食，而《别录》用治痢、瘘何邪？盖雉在禽上应胃土，故能补中；而又食虫蚁，故能治蚁瘘，取其制伏耳。若久食及食非其时，则生虫有毒,故不宜也。

〔附方〕旧三,新一。

脾虚下痢日夜不止。野鸡一只,如食法,入橘皮、葱、椒、五味,和作馄饨熟煮,空心食之(《食医心镜》)。

产后下痢用野鸡一只,作馄饨食之(同上)。

消渴饮水小便数。用野鸡一只、五味煮取(三升已来)汁饮之。肉亦可食,甚效(同上)。

心腹胀满野鸡一只(不拘雄雌),茴香(炒)、马芹子(炒)、川椒(炒)、陈皮、生姜等分,用醋以一夜蒸饼和雉肉作馅料,外以面皮包作馄饨,煮熟食。仍早服嘉禾散,辰服此,午服导气枳壳丸(《朱氏集验方》)。

脑

〔主治〕涂冻疮(时珍)。

嘴

〔主治〕蚁瘘(孙思邈)。

尾

〔主治〕烧灰和麻油,傅天火丹毒(时珍)。

屎

〔主治〕久疟(时珍)。

〔附方〕新一。

久疟不止雄野鸡屎、熊胆、五灵脂、恒山,等分为末,醋糊丸黑豆大。正发时,冷水下一丸(《圣惠》)。

鹖鸡 音狄。○《食疗》

【释名】鹖鸡(《禽经》)、山鸡(同上)、山雉(《尔雅》)。
〔时珍曰〕翟,美羽貌。雉居原野,鹖居山林,故得山名。大者为鸦。

【集解】〔颂曰〕伊洛、江淮间一种雉，小而尾长者，为山鸡，人多畜之樊中，即《尔雅》所谓"鸐，山雉"也。〔时珍曰〕山鸡有四种，名同物异。似雉而尾长三四尺者，鸐雉也。似鸐而尾长五六尺，能走且鸣者，鸐雉也，俗通呼为鸐矣。其二则鷩雉、锦鸡也。鸐、鸐皆勇健自爱其尾，不入丛林。雨雪则岩伏木栖，不敢下食，往往饿死。故师旷云：雪封枯原，文禽多死。南方隶人，多插其尾于冠。

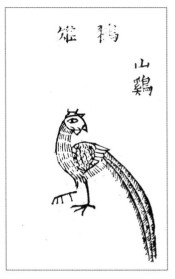

鸐雉

其肉皆美于雉。《传》云：四足之美有麈，两足之美有鸐。

肉

【气味】甘，平，有小毒。〔诜曰〕发五痔，久食瘦人。和荞麦面食，生肥虫。同豉食，害人。卵同葱食，生寸白虫。余并同雉。

【主治】五脏气喘不得息者，作羹臛食（孟诜）。炙食，补中益气（时珍）。

鷩雉 敝、鳖二音。○《拾遗》

【释名】山鸡（《禽经》）、锦鸡（同上）、金鸡（《纲目》）、采鸡（《周书》）、鹝䴔（音峻仪。〖《楚辞》〗）。〔时珍曰〕鷩性憋急耿介，故名。鹝䴔，仪容俊秀也。周有鷩冕，汉有鹝䴔冠，皆取其文明俊秀之义。鷩与鸐同名山鸡，鸐大而鷩小；鷩与鹃同名

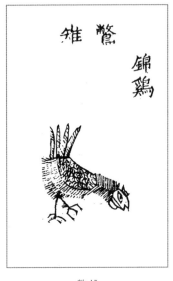

鷩雉

锦鸡，鹬文在绥而鷩文在身，以此为异，大抵皆雉属也。按《禽经》云：首有采毛曰山鸡，腹有采色曰锦鸡，项有采囊曰避株。是山鸡、锦鸡又稍有分别，而俗通呼为一矣。盖是一类，不甚相远也。

【集解】〔藏器曰〕鷩似雉五色。《山海经》云"小华之山多赤鷩，养之禳火灾"，是也。〔时珍曰〕山鸡出南越诸山中，湖南、湖北亦有之。状如小鸡，其冠亦小，背有黄赤文，绿项红腹红嘴。利距善斗，以家鸡斗之，即可获。此乃《尔雅》所谓"鷩，山鸡"者也。《逸周书》谓之采鸡。锦鸡则小于鷩，而背文扬赤，膺前五色炫耀如孔雀羽。此乃《尔雅》所谓"鵫，天鸡"者也。《逸周书》谓之文鵫（音汗）。二种大抵同类，而锦鸡文尤灿烂如锦。或云锦鸡乃其雄者，亦通。刘敬叔《异苑》云：山鸡爱其羽毛，照水即舞，目眩多死，照镜亦然。与鹳鸡爱尾饿死，皆以文累其身者也。

【附录】吐绶鸡〔时珍曰〕出巴峡及闽广山中，人多畜玩。大者如家鸡，小者如鹦鸽。头颊似雉，羽色多黑，杂以黄白圆点，如真珠斑。项有嗉囊，内藏肉绶，常时不见，每春夏晴明，则向日摆之。顶上先出两翠角，二寸许，乃徐舒其颔下之绶，长阔近尺，红碧相间，采色焕烂，逾时悉敛不见。或剖而视之，一无所睹。此鸟生亦反哺。行则避草木，故《禽经》谓之避株。《食物本草》谓之吐锦鸡，《古今注》谓之锦囊，《蔡氏诗话》谓之真珠鸡，《倦游录》谓之孝鸟。《诗经》谓之鹢（音厄），"邛有旨鹢"是矣。

肉

【气味】甘，温，微毒。

【主治】食之令人聪慧（汪颖）。养之禳火灾（藏器）。

鹖鸡 曷、渴二音。○《拾遗》

【释名】〔时珍曰〕其羽色黑黄而褐，故曰鹖。青黑色者名曰鹝（音介），性耿介也。青凤亦名鹖，取象于此也。

【集解】〔藏器曰〕鹖鸡出上党。魏武帝赋云：鹖鸡猛气，其斗期于必死。今人以鹖为冠，象此也。〔时珍曰〕鹖状类雉而大，黄黑色，首有毛角如冠。性爱其党，有被侵者，直往赴斗，虽死犹不置。故古者虎贲戴鹖冠。《禽经》云"鹖，毅鸟也，毅不知死"，是矣。性复粗暴，每有所攫，应手摧碎。上党即今潞州。

肉

【气味】甘，平，无毒。

【主治】炙食，令人勇健（藏器）。炙食，令人肥润（汪颖）。

白鹇 《图经》

〔校正〕原附雉条，今分出。

【释名】白鹇（音寒。《《山海经》》）、闲客（《李昉》）。〔时珍曰〕按张华云：行止闲暇，故曰鹇。李昉命为闲客，薛氏以为雉类，汪氏以为白雉。按《尔雅》白雉名鹇，南人呼闲字如寒，则鹇即鹇音之转也。当作白鹇，如锦鸡谓之文鹇也。鹇者，羽美之貌。又《西京杂记》云：南粤王献白鹇、黑鹇各一。盖雉亦有黑色者，名鸬雉，彼通呼为鹇矣。

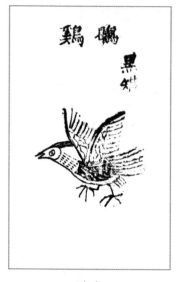

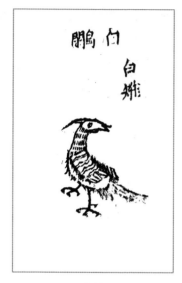

鹇鸡　　　　　　　　白鹇

【集解】〔颂曰〕白鹇出江南,雉类也。白色,而背有细黑文,可畜,彼人亦食之。〔颖曰〕即白雉也。〔时珍曰〕鹇似山鸡而色白,有黑文如涟漪,尾长三四尺,体备冠距,红颊赤嘴丹爪,其性耿介。李太白言其卵可以鸡伏。亦有黑鹇。

肉

【气味】甘,平,无毒。

【主治】补中解毒（汪颖）。

鹧鸪《唐本草》

【释名】越雉（《《禽经》》）。〔时珍曰〕按《禽经》云:随阳,越雉也。飞必南翥。晋安曰怀南,江左曰逐影。张华注云:鹧鸪其名自呼,飞必南向。虽东西回翔,开翅之始,必先南翥。其志怀南,不徂北也。

【集解】〔孔志约曰〕鹧鸪
生江南。形似母鸡,鸣云"钩辀
格磔"者是。有鸟相似,不作此
鸣者,则非矣。〔颂曰〕今江西、闽
广、蜀夔州郡皆有之。形似母鸡,
头如鹑,臆前有白圆点如真珠,背
毛有紫赤浪文。〔时珍曰〕鹧鸪性
畏霜露,早晚稀出,夜栖以木叶蔽
身。多对啼,今俗谓其鸣曰"行不
得哥"也。其性好洁,猎人因以糯
竿粘之,或用媒诱取。南人专以炙
食充庖,云肉白而脆,味胜鸡、雉。

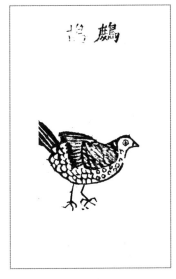

鹧鸪

肉

〔气味〕甘,温,无毒。〔《日华》曰〕微毒。〔诜曰〕不可
与竹笋同食,令人小腹胀。自死者不可食。或言此鸟,天地之神
每月取一只飨至尊,所以自死者不可食。

〔主治〕岭南野葛、菌子毒,生金毒,及温瘴久,
欲死不可瘥者,合毛熬酒渍服之。或生捣取汁服,
最良(《唐本》)。酒服,主蛊气欲死(《日华》)。能补五
脏,益心力聪明(孟诜)。

〔发明〕〔时珍曰〕按《南唐书》云:丞相冯延巳,苦脑痛
不已。太医吴廷绍曰:公多食山鸡、鹧鸪,其毒发也。投以甘豆
汤而愈。此物多食乌头、半夏苗,故以此解其毒尔。又《类说》
云:杨立之通判广州,归楚州。因多食鹧鸪,遂病咽喉间生痈,溃
而脓血不止,寝食俱废。医者束手。适杨吉老赴郡,邀诊之,曰:
但先啖生姜片一斤,乃可投药。初食觉甘香,至半斤觉稍宽,尽

一斤始觉辛辣，粥食入口，了无滞碍。此鸟好啖半夏，久而毒发耳，故以姜制之也。观此二说，则鹧鸪多食，亦有微毒矣；而其功用又能解毒解蛊，功过不相掩也。凡鸟兽自死者，皆有毒，不可食，为其受厉气也，何独鹧鸪即神取飨帝乎？鄙哉其言也！

脂膏

〔主治〕涂手皲瘃，令不龟裂（苏颂）。

竹鸡《拾遗》

【释名】山菌子（藏器）、鸡头鹘（《苏东坡集》）、泥滑滑（《宛陵集》）。〔颖曰〕山菌子即竹鸡也。〔时珍曰〕菌子，言味美如菌也。蜀人呼为鸡头鹘。南人呼为泥滑滑，因其声也。

【集解】〔藏器曰〕山菌子生江东山林间。状如小鸡，无尾。〔时珍曰〕竹鸡今江南、川、广处处有之，多居竹林。形比鹧鸪差小，褐色多斑，赤文。其性好啼，见其俦必斗。捕者以媒诱其斗，因而网之。谚云：家有竹鸡啼，白蚁化为泥。盖好食蚁也。亦辟壁虱。

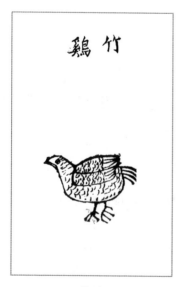

竹鸡

【附录】杉鸡〔时珍曰〕按《临海异物志》云：闽越有杉鸡，常居杉树下。头上有长黄毛，冠颊正青色，如垂绥。亦可食，如竹鸡。

肉

【气味】甘，平，无毒。

〔时珍曰〕按唐小说云：崔魏公暴亡。太医梁新诊之，曰：中食毒也。仆曰：好食竹鸡。新曰：竹鸡多食半夏苗，盖其毒也。命捣生姜汁折齿灌之，遂苏。则吴廷绍、杨吉老之治鹧毒，盖祖乎此。

【主治】 野鸡病，杀虫，煮炙食之（藏器）。

英鸡《拾遗》

【集解】〔藏器曰〕英鸡出泽州有石英处，常食碎石英。状如雉而短尾，体热无毛，腹下毛赤，飞翔不远，肠中常有石英。人食之，取英之功也。今人以石英末饲鸡，取卵食，终不及此。

肉

【气味】 甘，温，无毒。

【主治】 益阳道，补虚损，令人肥健悦泽，能食，不患冷，常有实气而不发也（藏器）。

秧鸡《食物》

【集解】〔时珍曰〕秧鸡大如小鸡，白颊，长觜短尾，背有白斑。多居田泽畔，夏至后夜鸣达旦，秋后即止。一种鹲（音邓）鸡，亦秧鸡之类也。大如鸡而长脚红冠。雄者大而色褐，雌者稍小而色斑。秋月即无，其声甚大，人并食之。

肉

【气味】 甘，温，无毒。

【主治】 蚁瘘（汪颖）。

鹑《嘉祐》

【释名】〔时珍曰〕鹑性醇，窜伏浅草，无常居而有常匹，随地而安，庄子所谓圣人鹑居是矣。其行遇小草即旋避之，亦可谓醇矣。其子曰鳼。〔宗奭曰〕其卵初生谓之罗鹑，至秋初谓之早

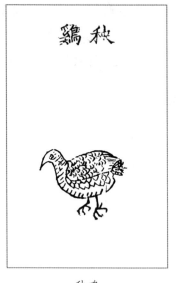

秧鸡

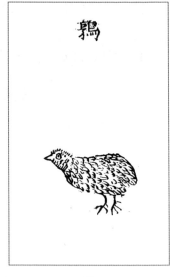

鹑

秋,中秋已后谓之白唐,一物四名也。

【集解】〔禹锡曰〕鹑,虾蟆所化也。〔慎微曰〕杨亿《谈苑》云:至道二年夏秋间,汴人鬻鹑者,车载积市,皆蛙所化,犹有未全变者,《列子》所谓蛙变为鹑也。〔宗奭曰〕鹑有雌雄,常于田野屡得其卵,何得言化也?〔时珍曰〕鹑大如鸡雏,头细而无尾,毛有斑点,甚肥。雄者足高,雌者足卑。其性畏寒,其在田野,夜则群飞,昼则草伏。人能以声呼取之,畜令斗搏。《万毕术》云:虾蟆得瓜化为鹑。《交州记》云:南海有黄鱼,九月变为鹑。以盐炙食甚肥美。盖鹑始化成,终以卵生,故四时常有之。鴳则始由鼠化,终复为鼠,故夏有冬无。

肉

【气味】甘,平,无毒。〔禹锡曰〕四月以前未堪食。不可合猪肝食,令人生黑子;合菌子食,令人发痔。

【主治】补五脏，益中续气，实筋骨，耐寒暑，消结热。和小豆、生姜煮食，止泄痢。酥煎食，令人下焦肥(《嘉祐》)。小儿患疳，及下痢五色，旦旦食之，有效(寇宗奭)。

【发明】〔时珍曰〕按《董炳集验方》云：魏秀才妻，病腹大如鼓，四肢骨立，不能贴席，惟衣被悬卧，谷食不下者数日矣。忽思鹑食，如法进之，遂运剧。少顷雨汗，莫能言，但有更衣状。扶而圊，小便突出白液，凝如鹅脂。如此数次，下尽遂起。此盖中焦湿热积久所致也。详《本草》鹑解热结，疗小儿疳，亦理固然也。董氏所说如此。时珍谨按：鹑乃蛙化，气性相同。蛙与虾蟆皆解热治疳，利水消肿；则鹑之消鼓胀，盖亦同功云。

鸋《拾遗》

【释名】鹌(〖郭璞〗。一作鹌)、鸋(音宁)、鴑(音如)、鴽(〖并《尔雅》〗)。〔时珍曰〕鸋不木处，可谓安宁自如矣。庄子所谓腾跃不过数仞，下翔蓬蒿之间者也。张华注《禽经》谓之篱鸋，即此。鹌则鸋音之转也。青州谓之鹌母，亦曰鸋雀。又鴽有九种，此其一也。

【集解】〔藏器曰〕鸋是小鸟，鹑类也。一名鴑。郑玄注《礼记》"雉、兔、鹑、鸋"，以鸋为鴑。人多食之。〔时珍曰〕鸋，候鸟也。

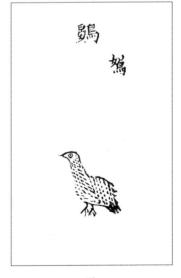

鸋

常晨鸣如鸡,趋民收麦,行者以为候。《易通卦验》云"立春、雨水鹑鹌鸣"是矣。鹌与鹑两物也,形状相似,俱黑色,但无斑者为鹌也。今人总以鹌鹑名之。按《夏小正》云:三月田鼠化为䳚。八月䳚化为田鼠。注云:鹌也。《尔雅》云:鹑子,鳸,䳚子,䳜。注云:鹌,鹑属也。䳚,鹌也。《礼记》云:鹑羹,䳚酿之以蓼。注云:䳚小,不可为羹,以酒蓼酿之,蒸煮食也。据数说,则鹑与鹌为两物明矣。因其俱在田野,而形状仿佛,故不知别之。则夫鹑也,始由虾蟆、海鱼所化,终即自卵生,故有斑而四时常有焉;鹌也,始由鼠化,终复为鼠,故无斑而夏有冬无焉。本原既殊,性疗当别,何可混邪?

肉

【气味】甘,平,无毒。

【主治】诸疮阴䘌。煮食去热（时珍）。

鷸音述。○《拾遗》

【集解】〔藏器曰〕鷸如鹑,色苍嘴长,在泥涂间作鷸鷸声,村民云田鸡所化,亦鹌鹑类也。苏秦所谓鷸蚌相持者,即此。〔时珍曰〕《说文》云:鷸知天将雨则鸣,故知天文者冠鷸。今田野间有小鸟,未雨则啼者是矣。与翡翠同名而物异。

肉

【气味】甘,温,无毒。

【主治】补虚,甚暖人（藏器）。

鸽宋《嘉祐》

【释名】鹁鸽（《食疗》）、飞奴（〖张九龄〗）。〔时珍曰〕鸽性淫而易合,故名。鹁者,其声也。张九龄以鸽传书,目为飞奴。梵书名迦布德迦。

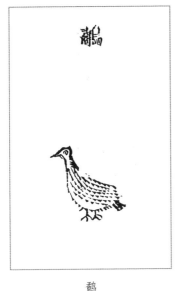

鹁

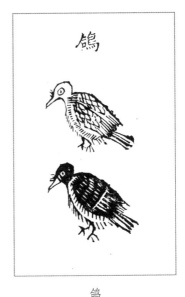

鸽

【集解】〔宗奭曰〕鸽之毛色,于禽中品第最多,惟白鸽入药。凡鸟皆雄乘雌,此独雌乘雄,故其性最淫。〔时珍曰〕处处人家畜之,亦有野鸽。名品虽多,大要毛羽不过青、白、皂、绿、鹊斑数色。眼目有大小,黄、赤、绿色而已。亦与鸠为匹偶。

白鸽肉

〔气味〕咸,平,无毒。〔诜曰〕暖。

〔主治〕解诸药毒,及人、马久患疥,食之立愈(《嘉祐》)。调精益气,治恶疮疥癣,风瘙白癜,疬疡风,炒熟酒服。虽益人,食多恐减药力(孟诜)。

〔附方〕旧一,新一。

消渴饮水不知足。用白花鸽一只,切作小片,以土苏煎,含咽(《心镜》)。

预解痘毒每至除夜,以白鸽煮炙饲儿,仍以毛煎汤浴之,则出痘稀少。

血

〔主治〕解诸药、百蛊毒（时珍。○出《事林广记》）。

卵

〔主治〕解疮毒、痘毒（时珍）。

〔附方〕新一。

预解痘毒小儿食之，永不出痘，或出亦稀。用白鸽卵一对，入竹筒封，置厕中，半月取出，以卵白和辰砂三钱，丸绿豆大。每服三十丸，三豆饮下，毒从大小便出也（《濒江方》）。

屎名左盘龙〔时珍曰〕野鸽者尤良。其屎皆左盘，故《宣明方》谓之左盘龙也。

〔气味〕辛，温，微毒。

〔主治〕人、马疥疮，炒研傅之。驴、马，和草饲之（《嘉祐》）。消肿及腹中痞块（汪颖）。消瘰疬诸疮，疗破伤风及阴毒垂死者，杀虫（时珍）。

〔附方〕旧四，新六。

带下排脓〔宗奭曰〕野鸽粪一两（炒微焦），白术、麝香各一分，赤芍药、青木香各半两，延胡索（炒赤）一两，柴胡三分，为末。温无灰酒空心调服一钱。候脓尽即止，后服补子脏药。

破伤中风病传入里。用左蟠龙（即野鸽粪）、江鳔、白僵蚕各（炒）半钱，雄黄一钱，为末，蒸饼丸梧子大。每服十五丸，温酒下，取效（《保命集》）。

阴症腹痛面青甚者。鸽子粪一大抄，研末，极热酒一钟，和匀澄清，顿服即愈（刘氏）。

蛊毒腹痛白鸽屎烧研，饮和服之（《外台》）。

冷气心痛鸽屎烧存性，酒服一钱，即止。

项上瘰疬左盘龙,炒研末,陈米饭和,丸梧桐子大。每服三五十丸,陈米饮下(张子和方)。

头痒生疮白鸽屎五合,醋煮三沸,杵傅之,日三上(《圣惠》)。

头疮白秃鸽粪研末傅之,先以醋、米泔洗净。亦可烧研掺之(同上)。

反花疮毒初生恶肉如米粒,破之血出,肉随生,反出于外。用鹁鸽屎三两,炒黄为末。先以温浆水洗,后傅之(《圣惠方》)。

鹅掌风鸽屎白、雄鸡屎,炒研,煎水日洗。

突厥雀《拾遗》

【释名】鶌鸠(音夺)、寇雉(并《尔雅》)。〔藏器曰〕雀从北来,当有贼下,边人候之,故名。〔时珍曰〕案《唐书》云:高宗时,突厥犯塞。始虏未叛,有鸣鶌群飞入塞。边人惊曰:此鸟一名突厥雀,南飞则突厥必入寇。已而果然。案此即《尔雅》“鶌鸠,寇雉”也。然则夺寇之义,亦由此矣。

【集解】〔藏器曰〕突厥雀,生塞北,状如雀而身赤。〔时珍曰〕案郭璞云:鶌鸠生北方沙漠地。大如鸽,形似雌雉,鼠脚无后趾,歧尾。为鸟憨急群飞。张华云:鶌生关西。飞则雌前雄后,随其行止。庄周云:青鶌,爱其子而忘其母。

肉

【气味】甘,热,无毒。

【主治】补虚暖中(藏器)。

雀《别录·中品》

【释名】瓦雀(《叶采》)、宾雀(《尔雅翼》)。〔时珍曰〕雀,短尾小鸟也。故字从小,从隹。隹(音锥),鸟之短尾也。栖

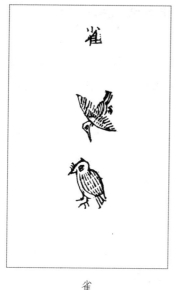

雀

宿檐瓦之间，驯近阶除之际，如宾客然，故曰瓦雀、宾雀，又谓之嘉宾也。俗呼老而斑者为麻雀，小而黄口者为黄雀。

【集解】〔时珍曰〕雀，处处有之。羽毛斑褐，颔觜皆黑。头如颗蒜，目如擘椒。尾长二寸许，爪距黄白色，跃而不步。其视惊瞿，其目夜盲，其卵有斑，其性最淫。小者名黄雀。八九月群飞田间。体绝肥，背有脂如披绵。性味皆同，可以炙食，作鲊甚美。案《逸周书》云：季秋雀入大水为蛤。雀不入水，国多淫泆。又《临海异物志》云：南海有黄雀鱼。常以六月化为黄雀，十月入海为鱼。则所谓雀化蛤者盖此类。若家雀则未常变化也。又有白雀，纬书以为瑞应所感。

肉

〔气味〕甘，温，无毒。〔弘景曰〕雀肉不可合李食，不可合酱食。妊妇食雀肉、饮酒，令子多淫；食雀肉、豆酱，令子面黚。凡服白术人忌之。

〔主治〕冬三月食之，起阳道，令人有子（藏器）。壮阳益气，暖腰膝，缩小便，治血崩带下（《日华》）。益精髓，续五脏不足气。宜常食之，不可停辍（诜）。

〔发明〕〔宗奭曰〕正月以前、十月以后，宜食之，取其阴阳静定未泄也。故卵亦取第一番者。〔颂曰〕今人取雀肉和蛇床子熬膏，和药丸服，补下有效，谓之驿马丸。此法起于唐世，云明皇服之有验。〔时珍曰〕《圣济总录》治虚寒雀附丸,用肥雀肉三四十枚,同附子熬膏丸药,亦祖此意也。

〔附方〕新八。

补益老人治老人脏腑虚损羸瘦,阳气乏弱。雀儿五只(如常治),粟米一合,葱白三茎,先炒雀熟,入酒一合,煮少时,入水二盏半,下葱、米作粥食(《食治方》)。

心气劳伤朱雀汤:治心气劳伤,因变诸疾。用雄雀一只(取肉炙),赤小豆一合,人参、赤茯苓、大枣肉、紫石英、小麦各一两,紫菀、远志肉、丹参各半两,甘草(炙)二钱半,细剉拌匀。每服三钱,用水一盏,煎六分,去滓,食远温服(《奇效方》)。

肾冷偏坠疝气。用生雀三枚,燎毛去肠,勿洗,以舶上茴香三钱,胡椒一钱,缩砂、桂肉各二钱,入肚内,湿纸裹,煨熟,空心食之,酒下,良(《直指方》)。

小肠疝气用带毛雀儿一枚去肠,入金丝矾末五钱缝合,以桑柴火煨成炭,为末。空心无灰酒服。年深者,二服愈(《瑞竹堂方》)。

赤白痢下腊月取雀儿,去肠肚皮毛,以巴豆仁一枚入肚内,瓶固济,煅存性,研末。以好酒煮黄蜡百沸,取蜡和丸梧子大。每服一二十丸。红痢,甘草汤下;白痢,干姜汤下(《普济方》)。

内外目障治目昏生翳,远视似有黑花,及内障不见物。用雀儿十个(去毛翅足嘴,连肠胃骨肉研烂),磁石(煅,醋淬七次,水飞)、神曲(炒)、青盐、肉苁蓉(酒浸炙)各一两,菟丝子(酒浸三日,晒)三两,为末。以酒二升,少入炼蜜,同雀、盐研膏,和丸梧子大。每温酒下二十丸,日二服(《圣惠方》)。

雀卵

〔气味〕酸,温,无毒。五月取之。

〔主治〕下气，男子阴痿不起，强之令热，多精有子（《别录》）。和天雄、菟丝子末为丸，空心酒下五丸，治男子阴痿不起，女子带下，便溺不利，除疝瘕（孟诜）。

〔发明〕〔弘景曰〕雀利阴阳，故卵亦然。术云：雀卵和天雄服之，令茎不衰。〔颂曰〕按《素问》云：胸胁支满者，妨于食，病至则先闻臊臭，出清液，先唾血，四肢清，目眩，时时前后血。病名血枯，得之年少时，有所大脱血，若醉入房，中气竭肝伤，故月事衰少不来。治之以乌鲗鱼骨、藘茹，二物并合之，丸以雀卵，大如小豆，以五丸为后饭，饮鲍鱼汁，以利肠中及伤肝也。饭后药先为后饭。《本草》三药并不治血枯，而经法用之，是攻其所生所起耳。〔时珍曰〕今人知雀卵能益男子阳虚，不知能治女子血枯，盖雀卵益精血耳。

肝

〔主治〕肾虚阳弱（《圣惠》四雄丸用之）。

头血

〔主治〕雀盲（《别录》）。〔弘景曰〕雀盲，乃人患黄昏时无所见，如雀目夜盲也。日二，取血点之。

脑

〔气味〕平。

〔主治〕绵裹塞耳，治聋。又涂冻疮（孟诜）。〔时珍曰〕按张子和方：腊月雀脑烧灰，油调涂之。亦可。

喙及脚胫骨

〔主治〕小儿乳癖，每用一具煮汁服。或烧灰，米饮调服（时珍）。

雄雀屎，一名白丁香（俗名）、青丹（《拾遗》）、雀苏

（《炮炙论》）

〔修治〕〔《日华》曰〕凡鸟右翼掩左者是雄。其屎头尖挺直。〔敩曰〕凡使，勿用雀儿粪。雀儿口黄，未经淫者也。其雀苏底坐尖在上是雄，两头圆者是雌。阴人使雄，阳人使雌。腊月采得，去两畔附着者，钵中研细，以甘草水浸一夜，去水焙干用。〔时珍曰〕《别录》止用雄雀屎。雌雄分用，则出自雷氏也。

〔气味〕苦，温，微毒。

〔主治〕疗目痛，决痈疖，女子带下，溺不利，除疝瘕（《别录》）。疗龋齿（陶弘景）。和首生男子乳点目中，弩肉、赤脉贯瞳子者即消，神效。和蜜丸服，治癥瘕久痼冷病。和少干姜服之，大肥悦人（苏恭）。痈苦不溃者，点涂即溃。急黄欲死者，汤化服之立苏。腹中疟癖、诸块、伏梁者，和干姜、桂心、艾叶为丸服之，能令消烂（藏器）。和天雄、干姜丸服，能强阴（孟诜）。消积除胀，通咽塞口噤，女人乳肿，疮疡中风，风虫牙痛（时珍）。

〔发明〕〔时珍曰〕雀食诸谷，易致消化。故所治疝瘕积胀疟癖，及目翳弩肉，痈疽疮疖，咽噤齿龋诸症，皆取其能消烂之义也。

〔附方〕旧六，新八。

霍乱不通胀闷欲死，因伤饱取凉者。用雄雀粪二十一粒（炒，研末），温酒半盏调服。未效，再服（《总录》）。

目中翳膜治目热生赤白膜。以雄雀屎和人乳点上，自烂（《肘后方》）。

风虫牙痛雄雀屎，绵裹塞孔中，日二易之，效（《外台》）。

咽喉噤塞雄雀屎末，温水灌半钱（《外台》）。

小儿口噤中风。用雀屎,水丸麻子大。饮下二丸,即愈(《千金方》)。

小儿不乳用雀屎四枚末之,着乳上与吮(《总微》)。

小儿痘魇白丁香末,入麝少许,米饮服一钱(《保幼大全》)。

妇人吹乳独胜散:白丁香半两,为末。以温酒服一钱(《简要济众》)。

破伤风疮作白痂无血者,杀人最急。以雄雀粪(直者)研末,热酒服半钱(《普济》)。

破决痈疖诸痈已成脓,惧针者。取雀屎涂疮头,即易决(《梅师方》)。

瘭疮作痛用雀屎、燕窠土研,傅之(《直指》)。

浸淫疮癣洗净,以雀屎、酱瓣和研,日涂之(《千金翼》)。

喉痹乳蛾白丁香二十个,以沙糖和作三丸。每以一丸绵裹含咽,即时遂愈。甚者不过两丸,极有奇效(《普济方》)。

面疮酒刺白丁香十粒,蜜一两浸,早夜点,久久自去(《普济方》)。

蒿雀《拾遗》

【集解】〔藏器曰〕蒿雀似雀,青黑色,在蒿间,塞外弥多。食之,美于诸雀。

肉

〔气味〕甘,温,无毒。

〔主治〕食之,益阳道,补精髓(藏器)。

脑

〔主治〕涂冻疮,手足不皲(藏器)。

巧妇鸟《拾遗》

【释名】鷦鷯（《诗疏》）、桃虫（《诗经》）、蒙鸠（《荀子》）、女匠（《方言》）、黄脰雀（俗）。〔时珍曰〕按《尔雅》云：桃虫，鷦。其雌曰鴱。扬雄《方言》云：桑飞，自关而东谓之巧雀，或谓之女匠。自关而西谓之袜雀，或谓之巧女。燕人谓之巧妇。江东谓之桃雀，亦曰布母。鸠性拙，鷦性巧，故得诸名。

【集解】〔藏器曰〕巧妇小于雀，在林薮间为窠。窠如小袋。〔时珍曰〕鷦鷯处处有之。生蒿木之间，居藩篱之上。状似黄雀而小，灰色有斑，声如吹嘘，喙如利锥。取茅苇毛毳为窠，大如鸡卵，而系之以麻发，至为精密。悬于树上，或一房、二房。故曰巢林不过一枝，每食不过数粒。小人畜驯，教其作戏也。又一种鴗鷯，《尔雅》谓之剖苇。似雀而青灰斑色，长尾，好食苇蠹，亦鷦类也。

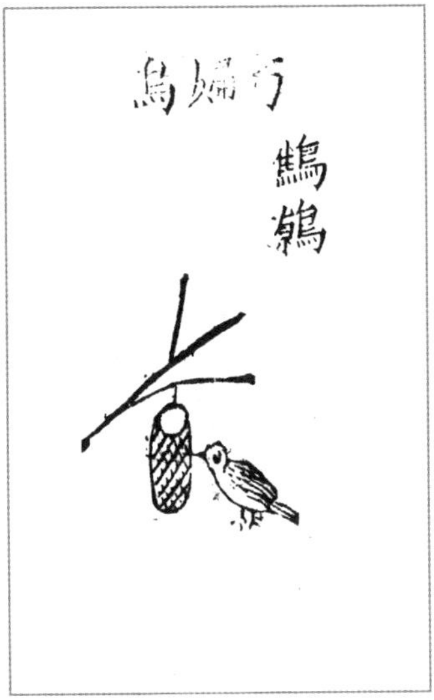

巧妇鸟

肉

〔气味〕甘，温，无毒。

〔主治〕炙食甚美，令人聪明（汪颖）。

窠

〔主治〕烧烟熏手，令妇人巧蚕（藏器）。治膈气噎疾。以一枚烧灰酒服，或一服三钱，神验（时珍。〇出《卫生易简方》）。

燕 《本经·中品》

【释名】 乙鸟（《说文》）、玄鸟（《礼记》）、鸷鸟（《古今注》）、鷾鸸（《庄子》）、游波（《炮炙论》）、天女（《易占》）。〔时珍曰〕燕字篆文象形。乙者，其鸣自呼也。玄，其色也。鹰鹞食之则死，能制海东青鹘，故有鸷鸟之称。能兴波祈雨，故有游波之号。雷敩云"海竭江枯，投游波而立泛"，是矣。京房云：人见白燕，主生贵女，故燕名天女。

【集解】 〔《别录》曰〕燕生高山平谷。〔弘景曰〕燕有两种：紫胸轻小者是越燕，不入药用；胸斑黑而声大者，是胡燕，可入药用。胡燕作窠喜长，能容一匹绢者，令人家富也。若窠户北向而尾屈色白者，是数百岁燕，《仙经》谓之肉芝，食之延年。〔时珍曰〕燕大如雀而身长，籥口丰颔，布翅歧尾。背飞向宿，营巢避戊己日。春社来，秋社去。其来也，衔泥巢于屋宇之下；其去也，伏气蛰于窟穴之中。或谓其渡海者，谬谈也。玄鸟至时祈高禖，可以求嗣。或以为吞燕卵而生子者，怪说也。或云燕蛰于井底，燕不入屋，井虚也。燕巢有艾则不居。凡狐貉皮毛，见燕则毛脱。物理使然。

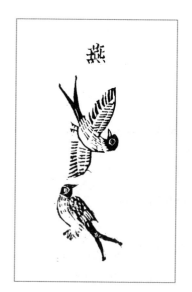

燕

肉

〔气味〕酸，平，有毒。〔弘景曰〕燕肉不可食，损人神气，入水为蛟龙所吞。亦不宜杀之。

〔时珍曰〕《淮南子》言燕入水为蜃蛤,故高诱注谓蛟龙嗜燕,人食燕者不可入水,而祈祷家用燕召龙。窃谓燕乃蛰而不化者,化蛤之说未审然否? 但燕肉既有毒,自不必食之。

〔主治〕出痔虫、疮虫(《别录》)。

胡燕卵黄

〔主治〕卒水浮肿,每吞十枚(《别录》)。

秦燕毛

〔主治〕解诸药毒。取二七枚烧灰,水服(时珍)。

屎

〔气味〕辛,平,有毒。

〔主治〕蛊毒鬼疰,逐不祥邪气,破五癃,利小便(《本经》)。熬香用之(思邈)。〔颂曰〕胡洽治疰病,青羊脂丸中用之。疗痔,杀虫,去目臀(苏恭)。治口疮、疟疾(孙思邈)。作汤,浴小儿惊痫(弘景)。

〔附方〕旧三,新三。

解蛊毒〔藏器曰〕取燕屎三合(炒),独蒜(去皮)十枚和捣,丸梧子大。每服三丸,蛊当随利而出。

厌疟疾〔藏器曰〕燕屎方寸匕,发日平旦和酒一升,令病人两手捧住吸气。慎勿入口,害人。

下石淋用燕屎末,以冷水服五钱。旦服,至食时,当尿石水下(葛氏方)。

通小便用燕屎、豆豉各一合,糊丸梧子大。每白汤下三丸,日三服(《千金》)。

止牙痛用燕子屎,丸梧桐子大。于疼处咬之,丸化即疼止(《袖珍》)。

小儿卒惊似有痛处而不知。用燕窠中粪,煎汤洗浴之

（《救急方》）。

窠中土见《土部》。

燕蓐草即窠草。见《草部》之九。

石燕《日华》

【释名】土燕（《纲目》）。

【集解】〔诜曰〕石燕在乳穴石洞中者。冬月采之，堪食。余月，止可治病。〔炳曰〕石燕似蝙蝠，口方，食石乳汁。〔时珍曰〕此非《石部》之石燕也。《广志》云：燕有三种，此则土燕乳于岩穴者是矣。

肉

【气味】甘，暖，无毒。

【主治】壮阳，暖腰膝，添精补髓，益气，润皮肤，缩小便，御风寒、岚瘴、温疫气（《日华》）。〔诜曰〕治法：取石燕二七枚，和五味炒熟，以酒一斗浸三日。每夜卧时饮一二盏，甚能补益，令人健力能食。

伏翼《本经·中品》

〔校正〕〔时珍曰〕《本经·中品》有伏翼条，又有天鼠屎，今依《李当之本草》合而为一。

【释名】蝙蝠（音编福。〖《本经》〗）、天鼠（《本经》）、仙鼠（《唐本》）、飞鼠（《宋本》）、夜燕（〖《纲目》〗）。〔恭曰〕伏翼者，以其昼伏有翼也。〔时珍曰〕伏翼，《尔雅》作服翼，齐人呼为仙鼠，《仙经》列为肉芝。

【集解】〔《别录》曰〕伏翼生太山川谷，及人家屋间。立夏后采，阴干。天鼠屎生合浦山谷。十一月、十二月采。〔弘景曰〕

伏翼非白色倒悬者，不可服。〔恭曰〕伏翼即仙鼠也，在山孔中食诸乳石精汁，皆千岁，纯白如雪，头上有冠，大如鸠、鹊。阴干服之，令人肥健长生，寿千岁；其大如鹑，未白者已百岁，而并倒悬，其脑重也。其屎皆白色，入药当用此屎。〔颂曰〕恭说乃《仙经》所谓肉芝者。然今蝙蝠多生古屋中，白而大者盖稀。其屎亦有白色，料其出乳石孔者，当应如此耳。〔宗奭曰〕伏翼白日亦能飞，但畏鸷鸟不敢出耳。此物善服

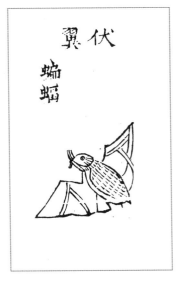

伏翼

气，故能寿。冬月不食，可知矣。〔时珍曰〕伏翼形似鼠，灰黑色。有薄肉翅，连合四足及尾如一。夏出冬蛰，日伏夜飞，食蚊蚋。自能生育，或云鼍虿化蝠，鼠亦化蝠，蝠又化魁蛤，恐不尽然。生乳穴者甚大。或云燕避戊己，蝠伏庚申，此理之不可晓者也。若夫白色者，自有此种尔。《仙经》以为千百岁，服之令人不死者，乃方士诳言也。陶氏、苏氏从而信之，迂矣。按李石《续博物志》云：唐陈子真得白蝙蝠大如鸦，服之，一夕大泄而死。又宋刘亮得白蝙蝠、白蟾蜍合仙丹，服之立死。呜呼！书此足以破惑矣。其说始载于《抱朴子》书，葛洪误世之罪，通乎天下。又《唐书》云：吐番有天鼠，状如雀鼠，其大如猫，皮可为裘。此则别是一种鼠，非此天鼠也。

伏翼

〔修治〕〔敩曰〕凡使要重一斤者。先拭去肉上毛，及去爪、

肠,留肉、翅并觜、脚。以好酒浸一宿,取出以黄精自然汁五两,涂炙至尽,炙干用。〔时珍曰〕近世用者,多煅存性耳。

〔气味〕咸,平,无毒。〔甄权曰〕微热,有毒。〔之才曰〕芡实、云实为之使。

〔主治〕目瞑痒痛,明目,夜视有精光。久服令人喜乐媚好无忧(《本经》)。〔《日华》曰〕久服解愁。疗五淋,利水道(《别录》)。主女人生子余疾,带下病,无子(苏恭)。治久咳上气,久疟瘰疬,金疮内漏,小儿魃病惊风(时珍)。〔藏器曰〕五月五日,取倒悬者晒干,和桂心、熏陆香烧烟,辟蚊子。夜明砂、鳖甲为末,烧烟,亦辟蚊。

〔发明〕〔时珍曰〕蝙蝠性能泻人,故陈子真等服之皆致死。观后治金疮方,皆致下利,其毒可知。《本经》谓其无毒,久服喜乐无忧,《日华》云久服解愁者,皆误后世之言。适足以增忧益愁而已。治病可也,服食不可也。

〔附方〕旧三,新八。

仙乳丸治上焦热,昼常好瞑。用伏翼(五两重)一枚(连肠胃炙燥),云实(微炒)五两,威灵仙三两,牵牛(炒)、芡实各二两,丹砂、雌黄、铅丹各一两,腻粉半两,为末,蜜丸绿豆大。每服七丸,食后木通汤下,以知为度(《普济》)。

久咳上气十年、二十年,诸药不效。用蝙蝠除翅、足,烧焦研末。米饮服之(《百一方》)。

久疟不止范汪方:用蝙蝠七个,去头、翅、足,捣千下,丸梧子大。每服一丸,清汤下。鸡鸣时一丸,禺中一丸。

久疟不止伏翼丸:用蝙蝠一枚(炙),蛇蜕皮一条(烧),蜘蛛五枚(去足,研如膏),鳖甲一枚(醋炙),麝香半两,为末。五月五日午时研匀,以蜘蛛膏入炼蜜和丸麻子大。每温酒下五丸

（《圣惠方》）。

小儿惊痫用入蛰蝙蝠一个，入成块朱砂三钱在腹内，以新瓦合，煅存性，候冷为末。空心分四服（儿小，分五服），白汤下（《医学集成》）。

小儿慢惊返魂丹：治小儿慢惊，及天吊夜啼。用蝙蝠一枚（去肠、翅，炙黄焦），人中白、干蝎（焙）、麝香各一分，为末，炼蜜丸绿豆大。每服乳汁下三丸（《圣惠方》）。

多年瘰疬不愈，神效方：用蝙蝠一个，猫头一个，俱撒上黑豆，烧至骨化，为末掺之（干即油调傅），内服连翘汤（《集要》）。

金疮出血不止，成内漏。用蝙蝠二枚，烧末。水服方寸匕，当下水而血消也（《鬼遗方》）。

腋下胡臭用蝙蝠一个，以赤石脂末半两涂遍，黄泥包固，晒干煅存性。以田螺水调涂腋下，待毒气上冲，急服下药，行一二次妙（《乾坤秘韫》）。

干血气痛蝙蝠一个，烧存性。每酒服一钱，即愈（《生生编》）。

妇人断产蝙蝠一个烧研，以五朝酒醅调下（《摘玄方》）。

脑

〔主治〕涂面，去女子面疱。服之，令人不忘（苏恭）。

血及胆

〔主治〕滴目，令人不睡，夜中见物（藏器）。〔弘景曰〕伏翼目及胆，术家用为洞视法。

天鼠屎《本经》

〔释名〕鼠法（《本经》）、石肝（同上）、夜明砂（《日华》）、黑砂星（《纲目》）。〔弘景曰〕方家不用，俗不识也。〔李当之曰〕即伏翼屎也，《方言》名天鼠尔。〔修治〕〔时珍曰〕凡采得，以水淘去灰土恶气，取细砂晒干焙用。其砂乃蚊蚋眼也。

〔气味〕辛，寒，无毒。〔之才曰〕恶白蔹、白薇。

〔主治〕面痈肿，皮肤洗洗时痛，腹中血气，破寒热积聚，除惊悸（《本经》）。去面上黑䵟（《别录》）。烧灰，酒服方寸匕，下死胎（苏恭）。炒服，治瘰疬（《日华》）。治马扑损痛，以三枚投热酒一升，取清服立止，数服便瘥（苏颂。○出《续传信方》）。熬捣为末，拌饭与一岁至两岁小儿食之，治无辜病，甚验（慎微）。治疳有效（宗奭）。治目盲障翳，明目除疟（时珍）。

〔发明〕〔时珍曰〕夜明砂及蝙蝠，皆厥阴肝经血分药也，能活血消积。故所治目翳盲障，疟魃疳惊，淋带，瘰疬痈肿，皆厥阴之病也。按《类说》云：定海徐道亨患赤眼，食蟹遂成内障。五年忽梦一僧，以药水洗之，令服羊肝丸。求其方。僧曰：用洗净夜明砂、当归、蝉蜕、木贼（去节）各一两，为末。黑羊肝四两，水煮烂，和丸梧子大。食后熟水下五十丸。如法服之，遂复明也。

〔附方〕旧一，新十一。

内外障翳 夜明砂末，化入猪肝内，煮食饮汁，效（《直指方》）。

青盲不见 夜明砂（糯米炒黄）一两，柏叶（微炙）一两，为末，牛胆汁和丸梧子大。每夜卧时，竹叶汤下二十丸；至五更，米饮下二十丸，瘥乃止（《圣惠》）。

小儿雀目 夜明砂一两，微炒细研，猪胆汁和丸绿豆大。每米饮下五丸。一方：加黄芩等分为末。米泔煮猪肝，取汁调服半钱（并《圣惠》）。

五疟不止 《简要济众》：用夜明砂末，每冷茶服一钱，立效。○《圣惠》：治疟发作无时，经久不瘥。用蝙蝠粪五十粒，朱砂半两，麝香一钱，为末，糯米饭丸小豆大。未发时，白汤下十丸。

胎前疟疾 夜明砂末三钱，空心温酒服（《经验秘方》）。

咳嗽不止蝙蝠去翅足，烧焦为末。一钱，食后白汤下（《寿域神方》）。

小儿魃病以红纱袋盛夜明砂，佩之（《直指方》）。

一切疳毒夜明砂五钱，入瓦瓶内，以精猪肉三两薄切，入瓶内，水煮熟。午前以肉与儿食，饮其汁，取下腹中胎毒。次用生姜四两，和皮切炒，同黄连末一两，煮面糊丸黍米大。食前米饮服，日三次（《全幼心鉴》）。

聤耳出汁夜明砂二钱，麝香一字，为末。拭净掺之（《圣济》）。

溃肿排脓夜明砂一两，桂半两，乳香一分，为末，入干砂糖半两。井水调傅（《直指方》）。

腋下胡臭夜明砂末，豉汁调傅（同上）。

风蚛牙痛夜明砂（炒）、吴茱萸（汤泡，炒）等分为末，蟾酥和丸麻子大。绵裹二丸含之，吐涎（《普济方》）。

鼺鼠累、垒二音。○《本经·下品》

〔校正〕鼺鼠原在《兽部》，今据《尔雅》《说文》移入《禽部》。

【释名】鼺鼠（《本经》）、鼯鼠（《尔雅》）、耳鼠（《山海经》）、夷由（《尔雅》）、鸓（《禽经》）、飞生鸟（弘景）。〔时珍曰〕案许慎《说文》云：鸓，鼠形、飞走且乳之鸟也。故字从鸟，又名飞生。《本经》从鼠，以形似也。此物肉翅连尾，飞不能上，易至礧坠，故谓之鸓。俗谓痴物为鸓，义取乎此。亦名鼯鼠，与蝼蛄同名。

【集解】〔《别录》曰〕鼺鼠生山都平谷。〔弘景曰〕此鼠即鼯鼠（飞生鸟）也。状如蝙蝠，大如鸱鸢，毛紫色暗，夜行飞生。人取其皮毛与产妇持之，令儿易生。〔颂曰〕今湖岭山中多有之。南人见之，多以为怪。〔宗奭曰〕关西山中甚有。毛极密，但向下

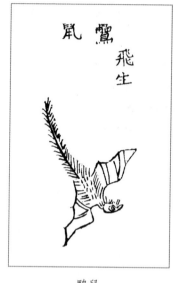

鼺鼠

飞,不能致远。人捕取皮为暖帽。〔时珍曰〕案郭氏注《尔雅》云：鼯鼠状如小狐，似蝙蝠肉翅四足。翅、尾、项、胁毛皆紫赤色，背上苍艾色，腹下黄色，喙、颔杂白色。脚短爪长，尾长三尺许。飞而乳子，子即随母后。声如人呼，食火烟。能从高赴下，不能从下上高。性喜夜鸣。《山海经》云：耳鼠状如鼠，兔首麋身，以其尾飞。食之不睬，可御百毒。即此也。其形，翅联四足及尾，与蝠同，故曰以尾飞。生岭南者，好食龙眼。

【气味】微温，有毒。

【主治】堕胎，令易产（《本经》）。

【发明】〔颂曰〕人取其皮毛与产妇，临蓐时持之，令儿易生。而《小品方》乃入服药，用飞生一枚，槐子、故弩箭羽各十四枚合捣，丸梧子大，以酒服二丸，即易产也。〔时珍曰〕鼺能飞而且产，故寝其皮，怀其爪，皆能催生，其性相感也。《济生方》治难产，金液丸，用其腹下毛为丸服之。

寒号虫宋《开宝》

〔校正〕自《虫部》移入此。

【释名】鹖鴠、独春（并《方言》），屎名五灵脂（《开宝》）。〔时珍曰〕杨氏《丹铅录》，谓寒号虫即鹖鴠，今从之。鹖鴠，《诗》作盍旦，《礼》作曷旦，《说文》作鴠鴠，《广志》作侃旦,唐诗作渴旦,皆随义借名耳。扬雄《方言》云:鹖鴠,自关而西谓之鹠鴠。自关而东谓之城旦,亦曰倒悬。周、魏、宋、楚谓之独春。郭璞云:鹠鴠,夜鸣求旦之鸟。夏月毛盛,冬月裸体,昼夜鸣叫,故曰寒号,曰鹠旦。古刑有城旦春,谓昼夜春米也。故又有城旦、独春之名。《月令》云:仲冬,曷旦不鸣。盖冬至阳生渐暖故也。其屎名五灵脂者,谓状如凝脂而受五行之灵气也。

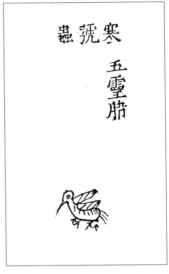

寒号虫

【集解】〔志曰〕五灵脂出北地,寒号虫粪也。〔禹锡曰〕寒号虫四足,有肉翅不能远飞。〔颂曰〕今惟河东州郡有之。五灵脂色黑如铁,采无时。〔时珍曰〕曷旦乃候时之鸟也,五台诸山甚多。其状如小鸡,四足有肉翅。夏月毛采五色,自鸣若曰:凤凰不如我。至冬毛落如鸟雏,忍寒而号曰:得过且过。其屎恒集一处,气甚臊恶,粒大如豆。采之有如糊者,有粘块如糖者。人亦以沙石杂而货之。凡用以糖心润泽者为真。

肉

〔气味〕甘,温,无毒。

〔主治〕食之,补益人(汪颖)。

五灵脂

〔修治〕〔颂曰〕此物多夹沙石,绝难修治。凡用研为细末,以酒飞去沙石,晒干收用。

〔气味〕甘，温，无毒。恶人参，损人。

〔主治〕心腹冷气，小儿五疳，辟疫，治肠风，通利气脉，女子血闭（《开宝》）。疗伤冷积聚（苏颂）。凡血崩过多者，半炒半生为末，酒服，能行血止血。治血气刺痛甚效（震亨）。止妇人经水过多，赤带不绝，胎前产后血气诸痛，男女一切心腹、胁肋、少腹诸痛，疝痛，血痢肠风腹痛，身体血痹刺痛，肝疟发寒热，反胃消渴，及痰涎挟血成窠，血贯瞳子，血凝齿痛，重舌，小儿惊风，五痫癫疾，杀虫，解药毒，及蛇、蝎、蜈蚣伤（时珍）。

〔发明〕〔宗奭曰〕五灵脂引经有功，不能生血，此物入肝最速也。尝有人病目中翳。往来不定，此乃血所病也。肝受血则能视，目病不治血，为背理也。用五灵脂之药而愈。又有人被毒蛇所伤，良久昏愦。一老僧以酒调药二钱灌之，遂苏。仍以滓傅咬处，少顷复灌二钱，其苦皆去。问之，乃五灵脂一两，雄黄半两，同为末耳。其后有中蛇毒者，用之咸效。〔时珍曰〕五灵脂，足厥阴肝经药也。气味俱厚，阴中之阴，故入血分。肝主血，诸痛皆属于木，诸虫皆生于风；故此药能治血病，散血和血而止诸痛。治惊痫，除疟痢，消积化痰，疗疳杀虫，治血痹、血眼诸症，皆属肝经也。失笑散，不独治妇人心痛血痛；凡男女老幼，一切心腹、胁肋、少腹痛，疝气，并胎前产后，血气作痛，及血崩经溢，百药不效者，俱能奏功。屡用屡验，真近世神方也。又案李仲南云：五灵脂治崩中，非止治血之药，乃去风之剂。风，动物也，冲任经虚，被风伤袭营血，以致崩中暴下，与荆芥、防风治崩义同。方悟古人识见，深奥如此。此亦一说，但未及肝血虚滞，亦自生风之意。

〔附方〕旧六,新三十一。

失笑散治男女老少,心痛腹痛,少腹痛,小肠疝气,诸药不效者,能行能止;妇人妊娠心痛,及产后心痛、少腹痛、血气痛尤妙。用五灵脂、蒲黄等分,研末。先以醋二杯调末熬成膏,入水一盏,煎至七分,连药热服。未止再服。一方以酒代醋。一方以醋糊和丸,童尿、酒服(《和剂局方》)。

紫金丸治产后恶露不快,腰痛,小腹如刺,时作寒热,头痛不思饮食;又治久有瘀血,月水不调,黄瘦不食;亦疗心痛,功与失笑散同。以五灵脂水淘净炒末一两,以好米醋调稀,慢火熬膏,入真蒲黄末和丸龙眼大。每服一丸,以水与童子小便各半盏,煎至七分,温服,少顷再服,恶露即下。血块经闭者,酒磨服之(杨氏《产乳》)。

灵脂散治丈夫脾积气痛,妇人血崩诸痛。飞过五灵脂炒烟尽,研末。每服一钱,温酒调下。此药气恶难吃,烧存性乃妙也。或以酒、水、童尿煎服,名抽刀散,治产后心腹、胁肋、腰胯痛。能散恶血。如心烦口渴者,加炒蒲黄减半,霹雳酒下。肠风下血者,煎乌梅、柏叶汤下。中风麻痹痛者,加草乌半钱,同童尿、水、酒煎服(《永类钤方》)。

产后血运治产妇血运,不知人事。用五灵脂二两(半生半炒)为末。每服一钱,白水调下。如口噤者,斡开灌之,入喉即愈(《图经》)。

产后腹痛五灵脂、香附、桃仁等分研末,醋糊丸,服一百丸。或用五灵脂(末),神曲糊丸,白术、陈皮汤下(丹溪方)。

儿枕作痛五灵脂慢火炒,研末。酒服二钱(危氏)。

血气刺痛五灵脂(生研)三钱,酒一盏煎沸,热服(《灵苑方》)。

卒暴心痛五灵脂（炒）一钱半，干姜（炮）三分，为末。热酒服，立愈（《事林广记》）。

心脾虫痛不拘男女。用五灵脂、槟榔等分为末，水煎石菖蒲调服三钱。先嚼猪肉一二片（《海上仙方》）。

小儿蛔痛五灵脂（末）二钱，白矾（火飞）半钱。每服一钱，水一盏，煎五分，温服。当吐虫出，愈（阎孝忠《集效方》）。

经血不止五灵脂炒烟尽，研。每服二钱，当归两片，酒一盏，煎六分，热服。三五度取效（《经效方》）。

血崩不止〔颂曰〕用五灵脂十两，研末，水五碗，煎三碗，去滓澄清，再煎为膏，入神曲末二两，和丸梧子大。每服二十丸，空心温酒下，便止，极效。○《集要》：用五灵脂烧研，以铁秤锤烧红淬酒，调服。以效为度。

胎衣不下恶血冲心。用五灵脂（半生半炒）研末。每服二钱，温酒下（《产宝》）。

子肠脱出五灵脂烧烟熏之。先以盐汤洗净（危氏）。

吐血呕血《总录》：五灵脂一两，芦荟二钱，研末，滴水丸芡子大，捏作饼子。每龙脑浆水化服二饼。○又治血妄行入胃，吐血不止。五灵脂一两，黄耆半两，为末。新汲水服二钱。

吐逆不止不拘男女，连日粥饮汤药不能下者，即效。五灵脂治净为末，狗胆汁和丸芡子大。每服一丸，煎生姜酒磨化，猛口热吞，不得漱口，急将温粥少许压之（《经验》）。

化食消气五灵脂一两，木香半两，巴豆四十枚（煨熟去油），为末，糊丸绿豆大。每白汤下五丸（《普济方》）。

久疟不止或一日一发，或一日二三发，或二三日一发。用五灵脂、头垢各一钱，古城石灰二钱。研末，饭丸皂子大。每服一丸，五更无根水下即止，神效方也（《海上》）。

消渴饮水竹笼散：用五灵脂、黑豆（去皮、脐）等分为末。每服三钱，冬瓜皮汤下（无皮用叶亦可），日二服。不可更服热药，宜八味丸去附子，加五味子。若小渴者，二三服即止（《保命集》）。

中风瘫缓追魂散：用五灵脂三两杵碎，以水飞去上面黑浊、下面沙石，挹干研末。每服二钱，热酒调下，日一服。继服小续命汤（《奇效方》）。

手足冷麻〔宗曰〕风冷，气血闭，手足身体疼痛冷麻。五灵脂二两，没药一两，乳香半两，川乌头一两半（炮去皮），为末，滴水丸如弹子大。每用一丸，生姜温酒磨服（《本草衍义》）。

骨折肿痛五灵脂、白及各一两，乳香、没药各三钱，为末，熟水同香油调，涂患处（《乾坤秘韫》）。

损伤接骨五灵脂一两，茴香一钱，为末。先以乳香末于极痛处傅上，以小黄米粥涂之，乃掺二末于粥上，帛裹，木片子夹定，三五日效（《儒门事亲》）。

五疳潮热肚胀发焦，不可用大黄、黄芩，损伤胃气，恐生别症。五灵脂（水飞）一两，胡黄连五钱，为末，雄猪胆汁丸黍米大。每服一二十丸，米饮下（《全幼心鉴》）。

咳嗽肺胀皱肺丸：用五灵脂二两，胡桃仁八个，柏子仁半两，研匀，滴水和丸小豆大。每服二十丸，甘草汤下（《普济》）。

痰血凝结紫芝丸：用五灵脂（水飞）、半夏（汤泡）等分为末，姜汁浸蒸饼丸梧子大。每饮下二十丸（《百一选方》）。

酒积黄肿五灵脂末一两，入麝香少许，饭丸小豆大。每米饮下一丸（《普济方》）。

目生浮翳五灵脂、海螵蛸各等分，为细末。熟猪肝日蘸食（《明目经验方》）。

重舌胀痛五灵脂一两,淘净为末,煎米醋漱(《经验良方》)。

恶血齿痛五灵脂末,米醋煎汁含咽(《直指方》)。

血痣溃血一人旧有一痣,偶抓破,血出一线,七日不止,欲死。或用五灵脂末掺上,即止也(杨拱《医方摘要》)。

血溃怪病凡人目中白珠浑黑,视物如常,毛发坚直如铁条,能饮食而不语如醉,名曰血溃。以五灵脂为末,汤服二钱,即愈(夏子益《奇疾方》)。

大风疮癞油调五灵脂末,涂之(《摘玄方》)。

虫虺螫蠚凡蜈蚣、蛇、蝎毒虫伤,以五灵脂末涂之,立愈(《金匮钩玄》)。

毒蛇伤螫五灵脂为末,酒调二钱服。仍以少末掺疮口,妙(《普济》)。

第四十九卷　禽部

目录

禽之四 山禽类一十一种,附一种

凤凰《拾遗》

孔雀《别录》

驼鸟《拾遗》

鹰《别录》

雕《纲目》

鹗《纲目》(即鱼鹰)

鸱《别录》

鸱鸺《拾遗》

鸮《拾遗》

鸩《别录》

姑获鸟《拾遗》

治鸟《纲目》 木客鸟、独足鸟附

鬼车鸟《拾遗》

诸鸟有毒《拾遗》

右附方旧四,新九。

第四十九卷　禽部

禽之三 林禽类一十七种

斑鸠 宋《嘉祐》

【释名】斑隹（音锥。〖《事类合璧》〗）、锦鸠（范汪方）、鹁鸠（《左传》注）、祝鸠（〖《说文》〗）。〔时珍曰〕鸠也，鹁也，其声也。斑也，锦也，其色也。隹者，尾短之名也。古者庖人以尸祝登尊俎，谓之祝鸠。此皆鸠之大而有斑者。其小而无斑者，曰隹，曰鹒（音葵），曰荆鸠，曰楚鸠也。鸠之子曰鹁鸠，曰役鸠，曰糠鸠，曰郎皋，曰辟皋。扬雄《方言》混列诸鸠，不足据。

【集解】〔禹锡曰〕斑鸠是处有之。春分化为黄褐侯，秋分化为斑鹪。黄褐侯，青鹪也。〔宗奭曰〕斑鸠有有斑者，有无斑者，有灰色者，有大者，有小者。虽有此数色，其用则一也。尝养之数年，并不见春秋分变化。〔时珍曰〕鸣鸠能化鹰，而斑鸠化黄褐侯之说，不知所出处。今鸠小而灰色，及大而斑如梨花点者，并不善鸣。惟项下斑如真珠者，声

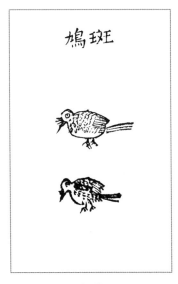

鸠斑

斑鸠

大能鸣,可以作媒引鸠,入药尤良。鸠性憝孝,而拙于为巢,才架数茎,往往堕卵。天将雨即逐其雌,霁则呼而反之。故曰鹊巧而危,鸠拙而安。或云雄呼晴,雌呼雨。

鸠肉

〔气味〕甘,平,无毒。

〔主治〕明目。多食,益气,助阴阳(《嘉祐》)。久病虚损人食之,补气(宗奭)。食之,令人不噎(时珍)。

〔发明〕〔时珍曰〕范汪方治目有斑鸠丸,《总录》治目有锦鸠丸,倪惟德氏谓斑鸠补肾,故能明目。窃谓鸠能益气,则能明目矣,不独补肾已尔。古者仲春罗氏献鸠以养国老,仲秋授年老者以鸠杖,云鸠性不噎,食之且复助气也。

血

〔主治〕热饮,解蛊毒,良(时珍)。

屎

〔主治〕治聤耳出脓疼痛,及耳中生耵聍,同夜明沙末等分,吹之(时珍)。

青䳡音锥。○《拾遗》

【释名】黄褐侯(《拾遗》)。

【集解】〔藏器曰〕黄褐侯,状如鸠而绿褐色,声如小儿吹竽。〔时珍曰〕鸠有白鸠、绿鸠。今夏月出一种糠鸠,微带红色,小而成群,掌禹锡所谓黄褐侯秋化斑佳,恐即此也。好食桑椹及半夏苗。昔有人食之过多,患喉痹,医用生姜解之愈。

肉

【气味】甘,平,无毒。

【主治】蚁瘘恶疮。五味淹炙食之,极美(藏器)。

安五脏,助气补虚损,排脓活血,并一切疮疖痈瘘
(《嘉祐》)。

鸤鸠《拾遗》

【释名】布谷(《列子》)、鹄鶪(音夏菊。〖《尔雅》〗)、获
谷(《尔雅注》)、郭公(〖《拾遗》〗)。〔藏器曰〕布谷,鸤鸠也。
江东呼为获谷,亦曰郭公。北人名拨谷。〔时珍曰〕布谷名多,皆
各因其声似而呼之。如俗呼阿公阿婆、割麦插禾、脱却破裤之类,
皆因其鸣时可为农候故耳。或云:鸤鸠即《月令》鸣鸠也,鸤乃鸣
字之讹,亦通。《禽经》及《方言》,并谓鸤鸠即戴胜,郭璞云非也。

【集解】〔藏器曰〕布谷似
鹞长尾,牝牡飞鸣,以翼相拂击。
〔时珍曰〕案《毛诗义疏》云:鸣
鸠大如鸠而带黄色,啼鸣相呼、而
不相集。不能为巢,多居树穴及
空鹊巢中。哺子朝自上下,暮自
下上也。二月谷雨后始鸣,夏至
后乃止。张华《禽经注》云:仲春
鹰化为鸠,仲秋鸠复化为鹰。故
鸠之目,犹如鹰之目。《列子》云:
鹞之为鹯,鹯之为布谷,布谷久复
为鹞。是矣。《禽经》又云:鸠生
三子,一为鹗。

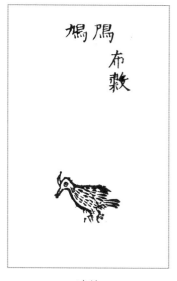

鸤鸠

肉

〔气味〕甘,温,无毒。

〔主治〕安神定志,令人少睡(汪颖)。

脚胫骨

〔主治〕令人夫妻相爱。五月五日收带之，各一，
男左女右。云置水中，自能相随也（藏器）。

桑鳸《食物》

【释名】窃脂（《尔雅》）、青雀（郭璞）、蜡觜雀（〖《纲
目》〗）。〔时珍曰〕鳸意同扈，止也。《左传》少皞氏以鸟名官，九
鳸为九农正，所以止民无淫也。桑鳸乃鳸之在桑间者，其觜或淡
白如脂，或凝黄如蜡，故古名窃脂，俗名蜡觜。浅色曰窃。陆玑
谓其好盗食脂肉，殆不然也。

【集解】〔时珍曰〕鳸鸟处处山林有之。大如鹨鸽，苍褐
色，有黄斑点，好食粟稻。《诗》云"交交桑鳸，有莺其羽"是矣。
其觜喙微曲，而厚壮光莹，或浅黄浅白，或浅青浅黑，或浅玄浅
丹。鳸类有九种，皆以喙色及声音别之，非谓毛色也。《尔雅》云
"春鳸鳻鶞，夏鳸窃玄，秋鳸窃蓝，冬鳸窃黄，桑鳸窃脂，棘鳸窃
丹，行鳸唶唶，宵鳸啧啧，老鳸鷃鷃"是矣。今俗多畜其雏，教作
戏舞。

肉

【气味】甘，温，无毒。

【主治】肌肉虚羸，益皮肤（汪颖）。

伯劳宋《嘉祐》

【释名】伯鹩（《夏小正注》）、博劳（《诗疏》）、伯赵（《左
传》）、鵙（《豳诗》音臭）、鴂（《孟子》音决）。〔时珍曰〕案曹植
《恶鸟论》云：鵙声嗅嗅，故以名之。感阴气而动，残害之鸟也。
谓其为恶声者，愚人信之，通士略之。世传尹吉甫信后妻之谗，

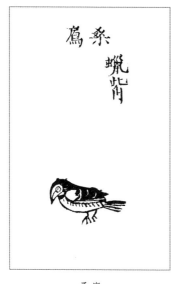

桑属

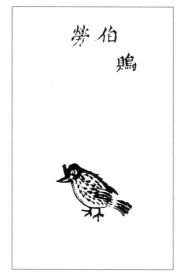

伯劳

杀子伯奇,后化为此鸟。故所鸣之家以为凶者,好事傅会之言也。伯劳,象其声也。伯赵,其色皂也,赵乃皂讹。

【集解】〔时珍曰〕伯劳即鵙也。夏鸣冬止,乃月令候时之鸟。本草不著形状,而后人无识之者。郭璞注《尔雅》云:鵙似鶷鶡而大。服虔云:鶷鶡(音辖轧),白项鸦也。张华注《禽经》云:伯劳形似鹡鸰。鹡鸰喙黄,伯劳喙黑。许慎《说文》云:鹡鸰似鵙而有帻。颜师古注《汉书》,谓鵙为子规。王逸注《楚辞》,谓鵙为巧妇。扬雄《方言》,谓鵙为鶪鸣。陈正敏《遁斋闲览》,谓鵙为枭。李肇《国史补》,谓鵙为布谷。杨慎《丹铅录》,谓鵙为驾犁。九说各异。窃谓鵙既可以候时,必非稀见之鸟。今通考其得失:王说已谬,不必致辩。据郭说,则似今苦鸟。据张、许二说,则似今之百舌,似鹡鸰而有帻者。然鵙好单栖,鸣则蛇结;而百舌不能制蛇,为不同也。据颜说则子规名鹈鴂(音弟桂),

伯劳名䲧（音决）。且月令起于北方，子规非北鸟也。据扬说鹎鴂乃寒号虫，惟晋地有之。据陈说则谓其目击，断然以为枭矣，而不具其形似，与陈藏器鸮即枭之说不合。而《尔雅》鸱鸮一名鸋鴂，与此不同。据李说则布谷一名鹊鹕，字音相近，又与《月令》鸣鸠拂其羽相犯。据杨说则驾犁乃鹝鸠，小如鹳鸽，三月即鸣，与《礼记》五月鵙始鸣、《豳风》七月鸣鵙之义不合。八说不同如此，要之当以郭说为准。案《尔雅》谓"鹊、鵙之丑，其飞也翪"，敛足竦翅也。既以鹊、鵙并称，而今之苦鸟，大如鸠，黑色，以四月鸣，其鸣曰苦苦，又名姑恶，人多恶之。俗以为妇被其姑苦死所化，颇与伯奇之说相近，但不知其能制蛇否？《淮南万毕术》云：伯劳之血涂金，人不敢取。

【附录】鹝鸠〔时珍曰〕鹝鸠，《尔雅》名鴗鴔（音批及）。又曰鸱鸩（音匹汲），戴胜也。一曰鴔鴔，讹作批鹎鸟。罗愿曰：即祝鸠也。江东谓之乌臼（音匊），又曰鸦鸱。小于乌，能逐乌。三月即鸣，今俗谓之驾犁，农人以为候。五更辄鸣，曰架架格格，至曙乃止。故滇人呼为榨油郎，亦曰铁鹦鹉。能啄鹰鹊乌鹊，乃隼属也。南人呼为凤凰皂隶，汴人呼为夏鸡。古有催明之鸟，名唤起者，盖即此也。其鸟大如燕，黑色，长尾有歧，头上戴胜。所巢之处，其类不得再巢，必相斗不已。杨氏指此为伯劳，乃谓批颊为鹝鸡，俱误矣。《月令》：三月戴胜降于桑。

毛

〔气味〕平，有毒。

〔主治〕小儿继病，取毛带之。继病者，母有娠乳儿，儿病如疟痢，他日相继腹大，或瘥或发。他人有娠，相近亦能相继也。北人未识此病（《嘉祐》）。

〔发明〕〔时珍曰〕案《淮南子》云："男子种兰，美而不芳，继子得食,肥而不泽,情不相与往来也。"盖情在腹中之子故也。
继病亦作魃病,魃乃小鬼之名,谓儿羸瘦如魃鬼也,大抵亦丁奚
疳病。

踏枝

〔主治〕小儿语迟,鞭之即速语(《嘉祐》)。

〔发明〕〔时珍曰〕案罗氏《尔雅翼》云:本草言伯劳所踏
树枝鞭小儿令速语者,以其当万物不能鸣时而独能鸣之故,以类
求之也。

鸲鹆 音劬欲。○《唐本草》

【释名】鸲鹆(《周礼》)、哵哵鸟(《广韵》)、八哥(俗
名)、寒皋(《万毕术》)。〔时珍曰〕此鸟好浴水,其睛瞿瞿然,故
名。王氏《字说》以为(其行欲也)尾而足勾,故曰鸲鹆,从勾、
从欲省,亦通。哵哵,其声也。天
寒欲雪,则群飞如告,故曰寒皋。
皋者,告也。

【集解】〔恭曰〕鸲鹆,似鹎
而有帻者是也。〔藏器曰〕五月五
日取雏,剪去舌端,即能效人言,
又可使取火也。〔时珍曰〕鸲鹆巢
于鹊巢、树穴,及人家屋脊中。身
首俱黑,两翼下各有白点。其舌
如人舌,剪剔能作人言。嫩则口
黄,老则口白。头上有帻者,亦有
无帻者。《周礼》"鸲鹆不逾济",
地气使然也。

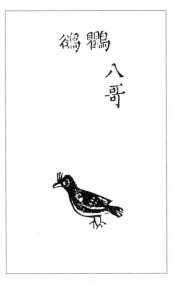

鸲鹆

肉

〔气味〕甘,平,无毒。〔诜曰〕寒。

〔主治〕五痔止血。炙食,或为散饮服(《唐本》)。炙食一枚,治吃噎下气,通灵(《日华》)。治老嗽。腊月腊日取得,五味腌炙食,或作羹食,或捣散蜜丸服之。非腊日者不可用(孟诜)。

〔附方〕原缺。

目睛

〔主治〕和乳汁研,滴目中,令人目明,能见霄外之物(藏器)。

百舌《拾遗》

【释名】反舌(《《易通》》)、○鹖鴂(音辖轧。《《尔雅注》》)。〔时珍曰〕按《易通卦验》云"能反复其舌如百鸟之音",故名。鹖鴂,亦象声。今俗呼为牛屎唧哥,为其形似鸜鹆而气臭也。梵书名舍罗。

【集解】〔藏器曰〕肖百舌,今之莺也。〔时珍曰〕百舌处处有之,居树孔、窟穴中。状如鸜鹆而小,身略长,灰黑色,微有斑点,喙亦尖黑,行则头俯,好食蚯蚓。立春后则鸣啭不已,夏至后则无声,十月后则藏蛰。人或畜之,冬月则死。《月令》"仲夏反舌无声"即此。蔡邕以为虾蟆者,非矣。陈氏谓即莺,服虔《通俗文》以鹖鴂为白脰乌者,亦非矣。音虽相似,而毛色不同。

肉

〔气味〕缺。

〔主治〕炙食,治小儿久不语,及杀虫(藏器)。

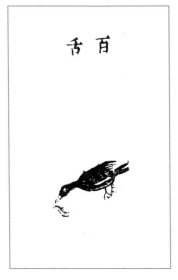

百舌

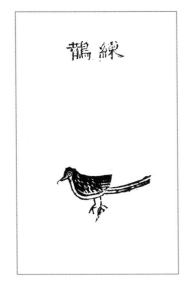

练鹊

窠及粪

〔主治〕诸虫咬,研末涂之（藏器）。

练鹊宋《嘉祐》

【集解】〔禹锡曰〕练鹊似鹨鸲而小,黑褐色。食槐子者佳。冬春间采之。〔时珍曰〕其尾有长白毛如练带者是也。《禽经》云:冠鸟性勇,缨鸟性乐,带鸟性仁。张华云:带鸟,练鹊之类是也。今俗呼为拖白练。

【气味】甘,温、平,无毒。

【主治】益气,治风疾。细剉炒香,袋盛浸酒中,每日取酒温服之（《嘉祐》）。

鸎《食物》

【释名】黄鸟（《诗经》）、黄鹂（《说文》）、鵹黄（《尔雅》）、仓庚（《月令》○《尔雅》作商庚）、青鸟（《左传》）、黄伯劳（《《纲目》》）。〔时珍曰〕《禽经》云"鸎鸣嘤嘤"，故名。或云鸎项有文，故从赜。赜，项饰也。或作莺，鸟羽有文也。《诗》云"有莺其羽"是矣。其色黄而带鵹，故有黄鹂诸名。陆玑云：齐人谓之抟黍，周人谓之楚雀，幽州谓之黄莺，秦人谓之黄鹂鹠（淮人谓之黄伯劳，唐玄宗呼为金衣公子），或谓之黄袍。

【集解】〔时珍曰〕鸎处处有之。大于鹡鸰，雌雄双飞，体毛黄色，羽及尾有黑色相间，黑眉尖觜，青脚。立春后即鸣，麦黄椹熟时尤甚，其音圆滑，如织机声，乃应节趋时之鸟也。《月令》云：仲春仓庚鸣。《说文》云：仓庚鸣则蚕生。冬月则藏蛰。入田塘中，以泥自裹如卵，至春始出。

肉

【气味】甘，温，无毒。

【主治】补益阳气，助脾（汪颖）。食之不妒（时珍）。

【发明】〔颖曰〕此鸟感春阳先鸣，所以补人。〔时珍曰〕按《山海经》云：黄鸟食之不妒。杨孚《止妒论》云：梁武帝郗后性妒。或言仓庚为膳疗忌。遂令茹之，妒果减半。

啄木鸟 宋《嘉祐》

【释名】斫木（《尔雅》）、䴕（《《尔雅》》）。〔时珍曰〕此鸟斫裂树木取蠹食，故名。《禽经》云：䴕志在木，鹈志在水。

【集解】〔禹锡曰〕《异物志》云：啄木有大有小，有褐有斑，褐者是雌，斑者是雄，穿木食蠹，俗云雷公采药吏所化也。山中

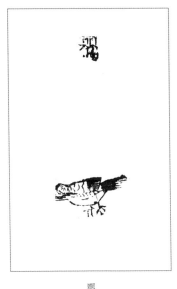

鹭

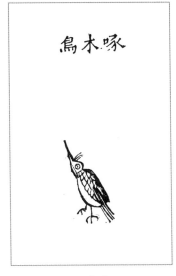

啄木鸟

一种大如鹊,青黑色,头上有红毛者,土人呼为山啄木。〔时珍曰〕啄木小者如雀,大者如鸦,面如桃花,喙、足皆青色,刚爪利觜。觜如锥,长数寸。舌长于味,其端有针刺,啄得蠹,以舌钩出食之。《博物志》云:此鸟能以觜画字,令虫自出。鲁至刚云:今闽、广、蜀人,巫家收其符字,以收惊、疗疮毒也。其山啄木头上有赤毛,野人呼为火老鸦,能食火炭。王元之诗云:"淮南啄木大如鸦,顶似仙鹤堆丹砂。"即此也。亦入药用,其功相同。

肉

〔气味〕甘、酸,平,无毒。

〔主治〕痔瘘,及牙齿疳蜃虫牙。烧存性,研末,纳孔中,不过三次(《嘉祐》)。追劳虫,治风痫(时珍)。

〔发明〕〔禹锡曰〕《淮南子》云:啄木愈龋,以类相摄也。《荆楚岁时记》云:野人以五月五日取啄木,主齿痛。〔时珍曰〕

追劳、治痫、治瘘,皆取制虫之义也。

〔附方〕旧一,新二。

瘘疮脓水不止,不合。用啄木一只(或火老鸦亦可),盐泥固济,煅存性研末,酒下二钱匕(姚大夫方)。

追劳取虫用啄木禽一只,朱砂四两,精猪肉四两。饿令一昼夜,将二味和匀,喂之至尽。以盐泥固济,煅一夜。五更取出,勿打破,连泥埋入土中二尺。次日取出破开,入银、石器内研末。以无灰酒入麝香少许,作一服。须谨候安排,待虫出,速钳入油锅煎之。后服《局方》嘉禾散一剂(胡云翱《劳瘵方》)。

多年痫病取腊月啄木鸟一个,无灰酒三升。先以瓦罐铺荆芥穗一寸厚,安鸟于上,再以穗盖一寸,倾酒入内,盐泥固济,炭火煅之,酒干为度。放冷取出为末,入石膏二两,铁粉一两,炮附子一两,朱砂、麝香各一分,龙脑一钱,共研匀。每服一钱,先服温水三两口,以温酒一盏调服即卧。发时又一服,间日再服,不过十服即愈(《保幼大全》)。

舌

〔主治〕龋齿作痛,以绵裹尖,咬之(梅师)。

〔附方〕新一。

啄木散治虫牙。啄木舌一枚,巴豆一枚,研匀。每以猪鬃一茎,点少许于牙根上,立瘥(《圣惠》)。

血

〔主治〕庚日向西热饮,令人面色如朱,光彩射人(时珍。○出《峋嵝神书》)。

脑

〔主治〕鲁至刚《俊灵机要》云:三月三日取啄木,以丹砂、大青拌肉饵之,一年取脑,和雄黄半钱,作十丸。每日向东水服一丸。久能变形,怒则如神鬼,喜则常人也。

慈乌宋《嘉祐》

【释名】慈鸦(《嘉祐》)、孝乌(《说文》)、寒鸦(《《嘉祐》)。〔时珍曰〕乌字篆文,象形。鸦亦作鸦,《禽经》"鸦鸣哑哑",故谓之鸦。此鸟初生,母哺六十日;长则反哺六十日,可谓慈孝矣。北人谓之寒鸦,冬月尤甚也。

【集解】〔禹锡曰〕慈乌北土极多,似乌鸦而小,多群飞作鸦鸦声,不膻臭可食。〔时珍曰〕乌有四种:小而纯黑,小觜反哺者,慈乌也;似慈乌而大觜,腹下白,不反哺者,雅乌也;似雅乌而大,白项者,燕乌也;似鸦乌而小,赤觜穴居者,山乌也。山乌一名鹨,出西方。燕乌一名白脰,一名鬼雀,一名鹊鹊(音辖轧)。《禽经》云:慈乌反哺,白脰不祥,大觜善警,玄乌吟夜。又云:乌鸟背飞而向啼也。又蜀徼有火鸦,能衔火。

肉
【气味】酸、咸,平,无毒。
【主治】补劳治瘦,助气止咳嗽。骨蒸羸弱者,和五味淹炙食之,良(《嘉祐》)。〔诜曰〕《北帝摄鬼录》中亦用慈鸦卵。

乌鸦宋《嘉祐》

【释名】鸦乌(《小尔雅》)、老雅(雅与鸦同。《宛陵集》)、鹭(音预。《诗经》)、鸭鹛(音匹居。《尔雅》)、楚乌(《诗义问》)、大觜乌(《禽经》)。

【集解】〔时珍曰〕乌鸦大觜而性贪鸷,好鸣,善避缯缴,古有《鸦经》以占吉凶。然北人喜鸦恶鹊,南人喜鹊恶鸦,惟师旷

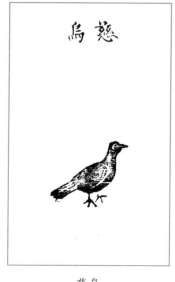

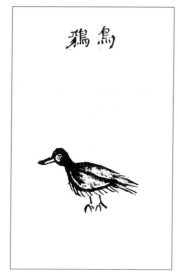

慈乌　　　　　　　　　乌鸦

以白项者为不祥,近之。

肉

〔气味〕酸、涩,平,无毒。〔诜曰〕肉涩臭不可食,止可治病。〔藏器曰〕肉及卵食之,令人昏忘,把其毛亦然。盖未必昏,为其膻臭耳。

〔主治〕瘦病咳嗽,骨蒸劳疾。腊月以瓦瓶泥固烧存性,为末,每饮服一钱。又治小儿痫疾及鬼魅(《嘉祐》)。治暗风痫疾,及五劳七伤,吐血咳嗽,杀虫(时珍)。

〔发明〕〔颂曰〕乌鸦今人多用治急风,而《本经》不著。宜于腊月捕,取翅羽、觜、足全者,泥固煅过,入药治诸风,乌犀丸中用之(见《和剂局方》)。〔时珍曰〕《圣济总录》治破伤中风,牙关紧急,四肢强直,有金乌散,煅过入药,品多不录。

〔附方〕新五。

五劳七伤吐血咳嗽。乌鸦一枚,栝蒌瓤一枚,白矾少许,入鸦肚中,缝扎煮熟,作四服(《寿域神方》)。

暗风痫疾用腊月乌鸦一个,盐泥固济,于瓶中煅过,放冷取出为末,入朱砂末半两。每服一钱,酒下,日三服,不过十日愈。○又方:用浑乌鸦一个(瓶固煅研),胡桃七枚,苍耳心子七枚,为末。每服一钱,空心热酒下(并《保幼大全》)。

疝气偏坠即前胡桃苍耳方,加入新生儿胎衣一副,煅研入之(同上)。

经脉不通积血不散,用乌鸦散主之。乌鸦(去皮毛,炙)三分,当归(焙)、好墨各三分,延胡索(炒)、蒲黄(炒)、水蛭(以糯米炒过)各半两,芫青(糯米炒过)一分,为末。每服一钱,酒下(《总录》)。

虚劳瘵疾乌鸦一只,绞死去毛肠,入人参片、花椒各五钱,缝合。水煮熟食,以汤下。鸦骨、参、椒焙研,枣肉丸服(吴球《便民食疗》)。

乌目

〔气味〕无毒。

〔主治〕吞之,令人见诸魅。或研汁注目中,夜能见鬼(藏器)。

头

〔主治〕土蜂瘘,烧灰傅之(《圣惠》)。

心

〔主治〕卒得咳嗽,炙熟食之(《肘后》)。

胆

〔主治〕点风眼红烂(时珍)。

翅羽

〔主治〕从高坠下,瘀血抢心,面青气短者,取右翅七枚,烧研酒服,当吐血便愈（苏颂。○出《肘后》）。治针刺入肉,以三五枚,炙焦研末,醋调傅之,数次即出,甚效。又治小儿痘疮不出复入（时珍）。

〔附方〕新一。

痘疮复陷十二月取老鸦左翅,辰日烧灰,用豵猪血和丸芡子大。每服一丸,以豵猪尾血同温水化服,当出也（闻人规《痘疹论》）。

鹊《别录·下品》

【释名】飞驳乌（陶弘景）、喜鹊（《禽经》）、干鹊（《新语》）。〔时珍曰〕鹊古文作舄,象形。鹊鸣唶唶,故谓之鹊。鹊色驳杂,故谓之驳。灵能报喜,故谓之喜。性最恶湿,故谓之干。佛经谓之刍尼,《小说》谓之神女。

【集解】〔时珍曰〕鹊,乌属也。大如鸦而长尾,尖觜黑爪,绿背白腹,尾翮黑白驳杂。上下飞鸣,以音感而孕,以视而抱。季冬始巢,开户背太岁向太乙。知来岁风多,巢必卑下。故曰干鹊知来,猩猩知往。段成式云:鹊有隐巢木如梁,令鸷鸟不见。人若见之,主富贵也。鹊至秋则毛毰头秃。《淮南子》云"鹊矢中猬",猬

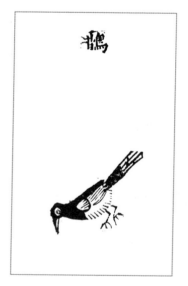

乌鸦

即反而受啄,火胜金也。

雄鹊肉

〔气味〕甘,寒,无毒。〔《日华》曰〕凉。

〔主治〕石淋,消结热。可烧作灰,以石投中解散者,是雄也（《别录》。〔藏器曰〕烧灰淋汁饮之,令淋石自下）。治消渴疾、去风及大小肠涩,并四肢烦热,胸膈痰结。妇人不可食（苏颂）。冬至埋鹊于圊前,辟时疾温气（时珍。○出《肘后》）。

〔发明〕〔弘景曰〕凡鸟之雌雄难别者,其翼左覆右者是雄,右覆左者是雌。又烧毛作屑纳水中,沉者是雌,浮者是雄。今云投石,恐止是鹊,余鸟未必尔。

脑

〔主治〕〔弘景曰〕五月五日取鹊脑,入术家用。〔时珍曰〕按《淮南万毕术》云:丙寅鹊脑令人相思。高诱注云:取鹊脑雌雄各一,道中烧之,丙寅日入酒中饮,令人相思。又媚药方中亦有用之者。则陶氏所谓术家者,亦此类耳。

巢

〔主治〕多年者,烧之水服,疗颠狂鬼魅及蛊毒,仍呼祟物名号。亦傅瘘疮,良（《日华》）。正旦烧灰撒门内,辟盗。其重巢柴烧研,饮服方寸匕,一日三服,治积年漏下不断困笃者,一月取效（时珍。○出《洞天录》及《千金方》。重巢者,连年重产之巢也）。

〔附方〕新一。

小便不禁 重鹊巢中草一个,烧灰。每服二钱匕,以蔷薇根皮二钱,煎汤服之,日二（《圣惠》）。

山鹊《食物》

【释名】鹳（渥、学二音。〇《尔雅》）、鷼（音汗。《同上》）、山鹧（俗名）、赤嘴乌（《酉阳杂俎》）。

【集解】〔时珍曰〕山鹊，处处山林有之。状如鹊而乌色，有文采，赤觜赤足，尾长不能远飞，亦能食鸡、雀。谚云：朝鹳叫晴，暮鹳叫雨。《说文》以此为知来事之鸟。《字说》云"能效鹰鹯之声而性恶，其类相值则搏"者，皆指此也。郑樵以为喜鹊，误矣。有文采如戴花胜，人名戴鹳、戴鸲。

【气味】甘，温，无毒。

【主治】食之解诸果毒（汪颖）。

鹖鴡宋《嘉祐》。〇鹖，骨、猾二音

【释名】鹖鴡（《尔雅》）、鹘鸠（《左传》）、鹘鸠（《尔雅》）、鹳鸠（渥、学二音。〖《庄子》〗）、阿鹨（《杂俎》）、鹴鹒（音蓝吕。〖《嘉祐》〗）。〔时珍曰〕其目似鹘，其形似鹳（鹳，山鹊也），其声啁啁，其尾屈促，其羽如缦缕，故有诸名。阿鹨乃鹳鸠之讹也。陆佃云：凡鸟朝鸣曰啁，夜鸣曰咮。此鸟喜朝鸣故也。《禽经》云"林鸟朝啁，水鸟夜咮"，是矣。

【集解】〔禹锡曰〕鹖鴡，南北总有。似山鹊而小，短尾，有青毛冠，多声，青黑色，在深林间，飞翔不远。北人呼为鹴鹒鸟。《东都赋》云"鹖鴡春鸣"是也。〔时珍曰〕此鸟春来秋去，好食桑椹，易醉而性淫。或云鹖鴡即戴胜，未审是否？郑樵以为鹕鸲，非矣。

肉

【气味】咸，平，无毒。

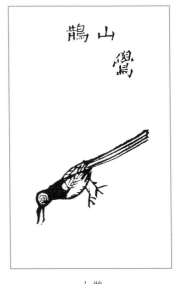

山鹊

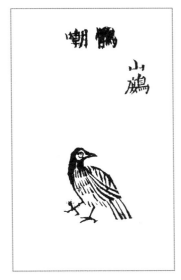

鹖嘲

【主治】助气益脾胃,主头风目眩。煮炙食之,顿尽一枚,至验(《嘉祐》)。○今江东俚人呼头风为瘇头。先从两项边筋起,直上入头,头闷目眩者是也。

杜鹃《拾遗》

【释名】杜宇(《禽经》)、子巂(音携。《说文》)、子规(《蜀都赋》注)。亦作秭归。《六书故》)、鶗鴂(音弟桂。《张衡》)。亦作鷤𪃟。《扬雄》)、催归(《记事珠》)。亦作思归。《白居易》)、怨鸟(《禽经》)、周燕(《说文》)、阳雀(《丹铅录》)。〔时珍曰〕蜀人见鹃而思杜宇,故呼杜鹃。说者遂谓杜宇化鹃,讹矣。鹃与子巂、子规、鶗鴂、催归诸名,皆因其声似,各随方音呼之而已。其鸣若曰不如归去。谚云"阳雀叫,鶗鴂央",是矣。《禽经》云:江左曰子规,蜀右曰杜宇,瓯越曰怨鸟。

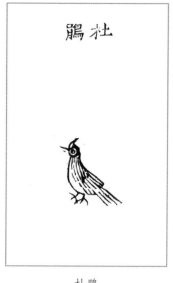

杜鹃

服虔注《汉书》，以鹈鸠为伯劳，误矣，名同物异也。伯劳一名鸠，音决，不音桂。

【集解】〔藏器曰〕杜鹃小如鹞，鸣呼不已。《蜀王本纪》云：杜宇为望帝，淫其臣鳖灵妻，乃禅位亡去。时子规鸟鸣，故蜀人见鹃鸣而悲望帝。《荆楚岁时记》云：杜鹃初鸣，先闻者主离别，学其声令人吐血，登厕闻之不祥。厌法，但作狗声应之。《异苑》云：有人山行，见一群，聊学之，呕血便殒。人言此鸟啼至血出乃止，故有呕血之事。〔时珍曰〕杜鹃出蜀中，今南方亦有之。状如雀、鹞而色惨黑，赤口有小冠。春暮即鸣，夜啼达旦，鸣必向北，至夏尤甚，昼夜不止，其声哀切。田家候之，以兴农事。惟食虫蠹，不能为巢，居他巢生子。冬月则藏蛰。

肉

【气味】甘，平，无毒。

【主治】疮瘘有虫，薄切炙热贴之，虫尽乃已（时珍）。

【发明】〔时珍曰〕按《吕氏春秋》云：肉之美者嶲燕之翠。则昔人亦尝食之矣。

鹦䳇《食物》

【释名】鹦哥（俗名）、干皋（《禽经》）。〔时珍曰〕按

《字说》云"鹦䳇如婴儿之学母语",故字从婴母。亦作鹦鹉。熊太古云:大者为鹦䳇,小者为鹦哥。则䳇义又取乎此。师旷谓之干皋,李昉呼为陇客,梵书谓之臊陀。

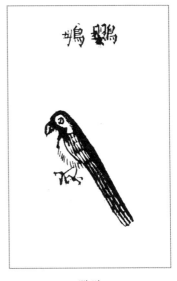

鹦䳇

【集解】〔时珍曰〕鹦䳇有数种:绿鹦䳇出陇蜀,而滇南、交广近海诸地尤多,大如乌鹊,数百群飞,南人以为鲊食;红鹦䳇紫赤色,大亦如之;白鹦䳇出西洋、南番,大如母鸡;五色鹦䳇出海外诸国,大于绿而小于白者,性尤慧利。俱丹味钩吻,长尾赤足,金睛深目,上下目睑皆能眨动,舌如婴儿。其趾前后各二,异于众鸟。其性畏寒,即发颤如瘴而死,饲以余甘子可解。或云:摩其背则喑。或云:雄者喙变丹,雌者喙黑不变。张思正《倦游录》云"海中有黄鱼能化鹦䳇",此必又一种也。有秦吉了、鸟凤,皆能人言,并附于左。

【附录】秦吉了〔时珍曰〕即了哥也,《唐书》作结辽鸟,番音也。出岭南容、管、廉、邕诸州峒中。大如鹎鸰,绀黑色。夹脑有黄肉冠,如人耳。丹味黄距,人舌人目,目下连颈有深黄文,顶尾有分缝。能效人言,音颇雄重。用熟鸡子和饭饲之。亦有白色者。鸟凤按范成大《虞衡志》云:鸟凤出桂海左右两江峒中。大如喜鹊,绀碧色。项毛似雄鸡,头上有冠。尾垂二弱骨,长一尺四五寸,至秒始有毛。其形略似凤。音声清越如笙箫,能度小曲合宫商,又能为百鸟之音。彼处亦自难得。

鹦鹎肉

【气味】甘、咸，温，无毒。

【主治】食之，已虚嗽（汪颖）。

禽之四 山禽类一十三种，附一种

凤凰《拾遗》

【释名】瑞鶠（《《禽经》》）。〔时珍曰〕《禽经》云：雄凤雌凰，亦曰瑞鶠。鶠者，百鸟偃伏也。羽虫三百六十，凤（鳯）为之长，故从鸟从凡。凡，总也。古作朋字，象形。凰者，美也，大也。

【集解】〔时珍曰〕凤，南方朱鸟也。按《韩诗外传》云：凤之象，鸿前麟后，燕颔鸡喙，蛇颈鱼尾，鹳颡鸳腮，龙文龟背。羽备五采，高四五尺。翱翔四海，天下有道则见。其翼若干，其声若箫。不啄生虫，不折生草。不群居，不侣行。非梧桐不栖，非竹实不食，非醴泉不饮。《山海经》云：丹穴之山有鸟，状如鸡，五采而文，饮食自然，自歌自舞，见则天下安宁。蔡衡云：象凤有五：赤多者凤，青多者鸾，黄多者鹓鶵，紫多者鸑鷟，白多者鹄。又群书立名各异，文繁不录。按罗存斋《尔雅翼》云：南恩州北甘山，壁立千仞，猿狖不能至。凤凰巢其

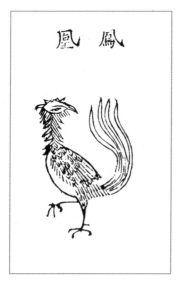

凤凰

上,惟食虫鱼。遇大风雨飘堕其雏,小者犹如鹤,而足差短。

凤凰台

【气味】辛,平,无毒。

【主治】劳损积血,利血脉,安神。治惊邪,癫痫鸡痫,发热狂走,水磨服之(藏器)。

【发明】〔藏器曰〕凤凰脚下白物如石者,名凤凰台。凤虽灵鸟,时或来仪。候其栖止处,掘土二三尺取之,状如圆石、白似卵者,是也。然凤非梧桐不栖,非竹实不食,那复近地而有台入土乎？正物有自然之理,不可晓也。今有凤处未必有竹,有竹处未必有凤,恐是麟凤洲有之。如汉时所贡续弦胶,煎凤髓造成者,曷足怪哉？〔时珍曰〕按《吕氏春秋》云:流沙之西,丹山之南,有凤鸟之卵,沃民所食。则所产之地不以为异也。续弦胶,《洞冥记》以为鸾血作成。故《雷公炮炙论》云:断弦折剑,遇鸾血而如初。陈氏以为凤髓所作,要皆诳言,不必深辩。

孔雀 《别录·下品》

【释名】越鸟(《《记事珠》》)。〔时珍曰〕孔,大也。李昉呼为南客。梵书谓之摩由逻。

【集解】〔弘景曰〕出广、益诸州。方家罕用。〔恭曰〕交广多有,剑南元无。〔时珍曰〕按《南方异物志》云:孔雀,交阯、雷、罗诸州甚多,生高山乔木之上。大如雁,高三四尺,不减于鹤。细颈隆背,头戴三毛长寸许。数十群飞,栖游冈陵。晨则鸣声相和,其声曰都护。雌者尾短无金翠。雄者三年尾尚小,五年乃长二三尺。夏则脱毛,至春复生。自背至尾有圆文,五色金翠,相绕如钱。自爱其尾,山栖必先择置尾之地。雨则尾重不能高飞,南人因往捕之。或暗伺其过,生断其尾,以为方物。若回顾,则

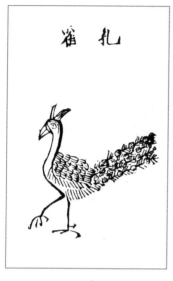

孔雀

金翠顿减矣。山人养其雏为媒。或探其卵,鸡伏出之,饲以猪肠、生菜之属。闻人拍手歌舞,则舞。其性妒,见采服者必啄之。《北户录》云:孔雀不匹,以音影相接而孕。或雌鸣下风,雄鸣上风,亦孕。《冀越集》云:孔雀虽有雌雄,将乳时登木哀鸣,蛇至即交,故其血、胆犹伤人。《禽经》云"孔见蛇则宛而跃"者是矣。

肉

〔气味〕咸,凉,微毒。

〔藏器曰〕无毒。

〔主治〕解药毒、蛊毒(《日华》)。

〔发明〕〔时珍曰〕按《纪闻》云:山谷夷人多食之,或以为脯腊,味如鸡、鹜,能解百毒。人食其肉者,自后服药必不效,为其解毒也。又《续博物志》云,李卫公言:鹅惊鬼,孔雀辟恶,鸡鹝厌火。

血

〔主治〕生饮,解蛊毒,良(《日华》)。

〔发明〕〔时珍曰〕熊太古言,孔雀与蛇交,故血、胆皆伤人;而《日华》及《异物志》言,其血与首,能解大毒,似不相合。按孔雀之肉既能解毒,何血独伤人耶?盖亦犹雉与蛇交时即有毒,而蛇伏蛰时即无毒之意耳。

屎

〔气味〕微寒。

〔主治〕女子带下，小便不利（《别录》）。治崩中带下，可傅恶疮（《日华》）。

尾

〔气味〕有毒。〔宗奭曰〕不可入目，令人昏翳。

驼鸟《拾遗》

【释名】 驼蹄鸡（《纲目》）、食火鸡（同上）、骨托禽（《同上》）。〔时珍曰〕驼，象形。托亦驼字之讹。

【集解】 〔藏器曰〕驼鸟如驼，生西戎。高宗永徽中，吐火罗献之。高七尺，足如橐驼，鼓翅而行，日三百里，食铜铁也。〔时珍曰〕此亦是鸟也，能食物所不能食者。按李延寿《后魏书》云：波斯国有鸟，形如驼，能飞不高，食草与肉，亦啖火，日行七百里。郭义恭《广志》云：安息国贡大雀，雁身驼蹄，苍色，举头高七八尺，张翅丈余，食大麦，其卵如瓮，其名驼鸟。刘郁《西使记》云：富浪有大鸟，驼蹄，高丈余，食火炭，卵大如升。费信《星槎胜览》云：竹步国、阿丹国俱出驼蹄鸡，高者六七尺，其蹄如驼。彭乘《墨客挥犀》云：骨托禽出河州，状如雕，高三尺余，其名自呼，能食铁石。宋祁《唐书》云：开元初，康国贡驼鸟卵。郑晓《吾学编》云：洪武初，三佛齐国贡火鸡，大于鹤，长三四尺，颈、足亦似鹤，锐嘴软红冠，毛色如青羊，足二指，利爪，能

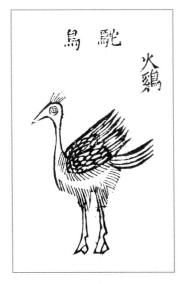

驼鸟

伤人腹致死,食火炭。诸书所记稍有不同,实皆一物也。

屎

【气味】无毒。

【主治】人误吞铁石入腹,食之立消(藏器)。

鹰《别录·中品》

【释名】角鹰(《纲目》)、鹞鸠(《《左传》》)。〔时珍曰〕鹰以膺击,故谓之鹰。其顶有毛角,故曰角鹰。其性爽猛,故曰鹞鸠。昔少暤氏以鸟名官,有祝鸠、鸤鸠、鹘鸠、睢鸠、鹞鸠五氏。盖鹰与鸠同气禅化,故得称鸠也。《禽经》云:小而鸷者皆曰隼,大而鸷者皆曰鸠。是矣。《尔雅翼》云:在北为鹰,在南为鹞。一云大为鹰,小为鹞。梵书谓之嘶那夜。

【集解】〔时珍曰〕鹰出辽海者上,北地及东北胡者次之。北人多取雏养之,南人八九月以媒取之。乃鸟之疏暴者。有雉鹰、兔鹰,其类以季夏之月习击,孟秋之月祭鸟。隋魏彦深《鹰赋》颇详,其略云:资金方之猛气,擅火德之炎精。指重十字,尾贵合卢。觜同钩利,脚等荆枯。或白如散花,或黑如点漆。大文若锦,细斑似缬。身重若金,爪刚如铁。毛衣屡改,厥色无常。寅生西就,总号为黄。二周作鸧,三岁成苍。雌则体大,雄则形小。察之为易,调之实难。姜以取热,酒以排寒。生于窟者好

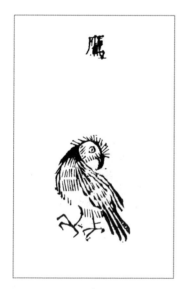

鹰

眠,巢于木者常立。双骹长者起迟,六翮短者飞急。

肉

〔气味〕缺。

〔主治〕食之治野狐邪魅(藏器)。

头

〔主治〕五痔,烧灰饮服(《药性》)。治痔瘘,烧灰,入麝香少许,酥酒服之。治头风眩运,一枚烧灰,酒服(时珍。○出王右军法帖,及温隐居《海上方》)。

〔附方〕新一。

头目虚运车风一个(即鹰头也,去毛,焙),川芎一两,为末。酒服三钱(《选奇方》)。

觜及爪

〔主治〕五痔狐魅,烧灰水服(藏器)。

睛

〔主治〕和乳汁研之,日三注眼中,三日见碧霄中物,忌烟熏(《药性》)。

骨

〔主治〕伤损接骨。烧灰,每服二钱,酒服。随病上、下,食前、食后(时珍)。

毛

〔主治〕断酒。水煮汁饮,即止酒也(《千金》)。

屎白

〔气味〕微寒,有小毒。

〔主治〕伤挞灭痕(《别录》)。烧灰酒服,治中恶(《药性》)。烧灰,酒服方寸匕,主恶酒,勿令饮人知(苏恭)。消虚积,杀劳虫,去面疱黚䵽(时珍)。

〔发明〕〔弘景曰〕单用不能灭瘢。须合僵蚕、衣鱼之属为膏,乃效。

〔附方〕旧二,新四。

奶癖〔宗奭曰〕凡小儿胁下硬如有物,乃俗名奶癖者也。只服温脾化积丸药,不可转泻。用黄鹰屎白一钱,密陀僧一两,舶上硫黄一分,丁香二十一个,为末。每服一字,三岁已上半钱,用乳汁或白面汤调下。并不转泄,一复时取下青黑物。后服补药:以醋石榴皮(炙黑)半两,蚵蚾一分,木香一分,麝香半钱,为末。每服一字,薄酒调下,连吃二服。

面疱鹰屎白二分,胡粉一分,蜜和傅之(《外台》)。

灭痕《千金》:用鹰屎白和人精傅,日三。○《圣惠》:用鹰屎二两,僵蚕一两半,为末,蜜和傅。○《总录》:用鹰屎白、白附子各一两,为末,醋和傅,日三五次,痕灭止。

食哽鹰粪烧灰,水服方寸匕(《外台》)。

雕音凋。○《纲目》

【释名】鹫(音就。○《山海经》)、鶨(《说文》。音团)。〔时珍曰〕《禽经》云:鹰以膺之,鹘以猾之,隼以尹之,雕以周之,鹫以就之,鶨以搏之。皆言其击搏之异也。梵书谓之揭罗阇。

【集解】〔时珍曰〕雕似鹰而大,尾长翅短,土黄色,鸷悍多力,盘旋空中,无细不睹。皂雕即鹫也,出北地,色皂。青雕出辽东,最俊者谓之海东青。羌鹫出西南夷,黄头赤目,五色皆备。雕类能搏鸿鹄、獐鹿、犬豕。又有虎鹰,翼广丈余,能搏虎也。鹰、雕虽鸷而畏燕子,物无大小也。其翮可为箭羽。刘郁《西使记》云:皂雕一产三卵者,内有一卵化犬。短毛灰色,与犬无异,但尾背有羽毛数茎耳。随母影而走,所逐无不获者,谓之鹰背狗。

骨

〔气味〕缺。

〔主治〕折伤断骨。烧灰,每服二钱,酒下,在上
食后,在下食前,骨即接如初(时珍。○出《接骨方》)。

〔发明〕〔时珍曰〕鹰、鹗、雕骨,皆能接骨。盖鸷鸟之力在
骨,故以骨治骨,从其类也。

屎

〔主治〕诸鸟兽骨哽。烧灰,酒服方寸匕(时珍。
○出《外台秘要》)。

鹗《纲目》

【释名】鱼鹰(《禽经》)、雕鸡(《诗疏》)、雎鸠(《周
南》)、王雎(音疽。〖《禽经》〗)、沸波(《淮南子》)、下窟乌

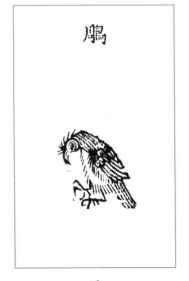

雕

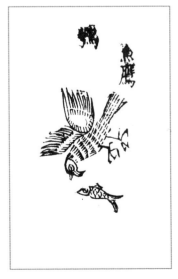

鹗

（《蔺道人》）。〔时珍曰〕鹗状可愕，故谓之鹗。其视雎健，故谓
之雎。能入穴取食，故谓之下窟乌。翱翔水上，扇鱼令出，故曰
沸波。《禽经》云："王雎，鱼鹰也。尾上白者名白鹰。"

【集解】〔时珍曰〕鹗，雕类也。似鹰而土黄色，深目好峙。
雄雌相得，鸷而有别，交则双翔，别则异处。能翱翔水上捕鱼食，
江表人呼为食鱼鹰。亦啖蛇。《诗》云："关关雎鸠，在河之洲。"
即此。其肉腥恶，不可食。陆玑以为鸷，扬雄以为白鹰，黄氏以
为杜鹃，皆误矣。《禽经》云："鸠生三子，一为鹗。鸠，尸鸠也。"
杜预以王雎为尸鸠，或以此也。

骨

〔主治〕接骨（时珍）。

〔附方〕新一。

接骨用下窟乌（即鹗也），取骨烧存性，以古铜钱一个，煅
红醋淬七次，为末等分。酒服一钱，不可过多。病在下空心，在
上食后服，极有效验。须先夹缚定，乃服此（唐《蔺道人方》）。

觜

〔主治〕蛇咬。烧存性研末，一半酒服，一半涂之
（时珍）。

鸱 《别录·下品》

【释名】 雀鹰（《诗疏》）、鸢（《诗经》）、鹯（音淫。《《尔
雅》》）、隼（《《易经》》）。本作鵻。《《广韵》》。音笋）、鹞（《《说
文》》）。〔时珍曰〕鸱、鸢二字，篆文象形。一云：鸱，其声也。
鸢，攫物如射也。隼，击物准也。鹞，目击遥也。《诗疏》云：隼有
数种，通称为鹞。雀鹰，春化布谷。《尔雅》谓之茅鸱，齐人谓之
击正，或谓之题肩。《尔雅》云：鹯，负雀也。梵书谓之阿黎耶。

【集解】〔弘景曰〕鸱,即俗呼老鸱者。又有雕、鹗,并相似而大。〔时珍曰〕鸱似鹰而稍小,其尾如舵,极善高翔,专捉鸡、雀。鸱类有数种。按《禽经》云:善抟者曰鹗,窃玄者曰雕,鸰曰鸰,骨曰鹘,瞭曰鹞,展曰鹯,夺曰鹞。又云:鹘生三子,一为鸱。鹘,小于鸱而最猛捷,能击鸠、鸽,亦名鹩子,一名笼脱。鹯,色青,向风展翅迅摇,搏捕鸟雀,鸣则大风,一名晨风。鹞,小于鹯,其脰上下,亦取鸟雀如攘掇也,一名鹞子。又

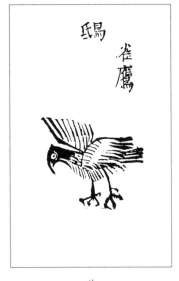

鸱

《月令》:二月鹰化为鸠,七月鸠化为鹰。《列子》云:鹞为鹯,鹯为布谷,布谷复为鹞。皆指此属也。隼鹘虽鸷而有义,故曰鹰不击伏,隼不击胎。鹘握鸠而自暖,乃至旦而见释,此皆杀中有仁也。

鸱头

〔修治〕〔弘景曰〕虽不限雌雄,雄者当胜。用须微炙,不用蠹者。古方治头面方有鸱头酒。

〔气味〕咸,平,无毒。〔时珍曰〕按段成式云:唐肃宗张后专权,每进酒置鸱脑于内,云令人久醉健忘。则鸱头亦有微毒矣。

〔主治〕头风目眩颠倒,痫疾(《别录》)。

〔附方〕旧一,新一。

癫痫瘛疭飞鸱头三枚,铅丹一斤,为末,蜜丸梧子大。每酒服三丸,日三次(《千金方》)。

旋风眩冒鸱头丸：用鸱头一枚（炒黄），真莔茹、白术各一两，川椒半两（微炒去汗），为末，蜜和丸梧子大，每酒下二十丸（《圣惠》）。

肉

〔气味〕缺。

〔主治〕食之，治癫痫（孟诜）。食之，消鸡肉、鹌鹑成积（时珍）。

骨

〔主治〕鼻衄不止。取老鸱翅关大骨，微炙研末，吹之（时珍。○出《圣济总录》）。

鸱鸺《拾遗》

【释名】角鸱（《说文》）、怪鸱（《尔雅》）、萑（音丸。〖《尔雅》〗）、老兔（《尔雅》）、钩鵅（音格。〖《拾遗》〗）、鸺鹠（音忌欺。〖《尔雅》〗）、毂辘鹰（蜀人所呼）、呼哶鹰（楚人所呼）、夜食鹰（吴人所呼）。〔时珍曰〕其状似鸱而有毛角，故曰鸱，曰角。曰萑，萑字象鸟头目有角形也。老兔，象头目形。鸺、怪，皆不祥也。钩鵅、毂辘、呼哶，皆其声似也。蜀人又讹钩鵅为鬼各哥。

【集解】〔藏器曰〕钩鵅，即《尔雅》鸺鹠也，江东呼为钩鵅。其状似鸱有角，怪鸟也。夜飞昼伏，入城城空，入室室空。常在一处则无害。若闻其声如笑者，宜速去之。北土有训狐，二物相似，各有其类。训狐声呼其名，两目如猫儿，大于鸺鹠，作笑声，当有人死。又有鵂鹠，亦是其类，微小而黄，夜能入人家，拾人手爪，知人吉凶。有人获之，嗉中犹有爪甲。故除爪甲者，埋之户内，为此也。〔时珍曰〕此物有二种：鸱鸺大如鸱鹰，黄黑斑色，头目如猫,有毛角两耳。昼伏夜出,鸣则雌雄相唤,其声如老人,初若呼,后若笑,所至多不祥。《庄子》云:鸱鸺夜拾蚤,察毫末,昼出瞋目而不见丘山。何承天《纂文》云:鸱鸺白日不见人,夜能拾蚤虱。俗讹蚤为人爪,妄矣。一种鸺鹠,大如鸲鸽,毛色如鸱,头目亦如猫。鸣则后窍应之,其声连啭,如云休留休留,故名曰鸺鹠。江东呼为车载板,楚人呼为快扛鸟,蜀人呼为春哥儿,皆言其鸣主有人死也,试之亦验。《说文》

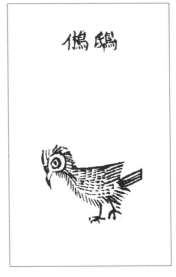

鸱鸺

谓之雈(音爵),言其小也。藏器所谓训狐者,乃鸮也;所谓鸺鹠者,乃鸱鸺之小者也。并误矣。《周礼》萗蔟氏掌覆夭鸟之巢,以方书十日之号,十二支之号,十二月之号,十二岁之号,二十有八宿之号,悬其巢则去。《续博物志》云:鸺鹠、鹳、鹊,其抱以聒。

肉

〔气味〕缺。

〔主治〕疟疾。用一只,去毛肠,油炸食之(时珍。○出《阴宪副方》)。

〔附方〕新一。

风虚眩运 大头鹰闭杀去毛,煮食;以骨烧存性,酒服(《便民食疗》)。

肝

〔主治〕入法术家用(时珍)。

鸮《拾遗》

【释名】 枭鸱（音娇。〖《尔雅》〗）、土枭（《尔雅》）、山鸮（晋灼）、鸡鸮（《十六国史》）、鹏（《汉书》）、训狐（《拾遗》）、流离（《诗经》）、魖魂（〖《拾遗》〗）。〔时珍曰〕鸮、枭、训狐，其声也。鹏，其色如服色也。俚人讹训狐为幸胡者，是也。鸱与鸮，二物也。周公合而咏之，后人遂以鸱鸮为一鸟，误矣。魖字韵书无考，当作匈拥切。魖魂，流离，言其不祥也。吴球方作逐魂。枭长则食母，故古人夏至磔之，而其字从鸟首在木上。

【集解】 〔藏器曰〕鸮即枭也，一名鹏，吴人呼为魖魂，恶声鸟也。贾谊云，鹏似鸮，其实一物也，入室主人当去。此鸟盛午不见物，夜则飞行，常入人家捕鼠食。《周礼》䄫蔟氏掌覆夭鸟之巢。注云：恶鸣之鸟，若鸮、鹏、鬼车之属。〔时珍曰〕鸮、鹏、鵩鹠、枭，皆恶鸟也，说者往往混注。贾谊谓鹏似鸮，藏器谓鸮与训狐为二物，许慎、张华谓鸮鹏、鵩鹠为一物，王逸谓鹏即训狐，陈正敏谓枭为伯劳，宗懔谓土枭为鵩鹠，各执一说。今通考据，并咨询野人，则鸮、枭、鹏、训狐，一物也。鵩鹠，一物也。藏器所谓训狐之状者，鵩鹠也。鸮，即今俗所呼幸胡者是也，处处山林时有之。少美好而长丑恶，状如母鸡，有斑文，头如鵩鹠，目如猫目，其名自呼，好食桑椹。古人多食之，故

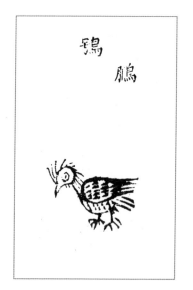

鸮

《礼》云,不食鸮胖,谓胁侧薄弱也。《庄子》云:见弹而求鸮炙。《前凉录》云:张天锡言,北方美物,桑椹甘香,鸡鸮革飨。皆指此物也。按《巴蜀异物志》云:鵩如小鸡,体有文色,土俗因名之。不能远飞,行不出域。盛弘之《荆州记》云:巫县有鸟如雌鸡,其名为鸮。楚人谓之鵩。陆玑《诗疏》云:鸮大如鸠,绿色,入人家凶,贾谊所赋鵩是也。其肉甚美,可为羹臛、炙食。刘恂《岭表录》云:北方枭鸣,人以为怪。南中昼夜飞鸣,与乌、鹊无异。桂林人家家罗取,使捕鼠,以为胜狸也。合诸说观之,则鸮、鵩、训狐之为一物明矣。又按郭义恭《广志》云:鸮,楚鸠所生也,不能滋乳,如骡、驴骒焉。然枭长则食母,是自能孳乳矣,抑所食者即鸠耶?《淮南万毕术》云:甑瓦投之,能止枭鸣。性相胜也。

肉

〔气味〕甘,温,无毒。

〔主治〕鼠瘘,炙食之(藏器)。风痫,噎食病(时珍)。

〔附方〕新二。

风痫 风痫,考《宝鉴》第九卷名神应丹。惺神散,《医方大成》下册。

噎食 取鵩鸟未生毛者一对,用黄泥固济,煅存性为末。每服一匙,以温酒服(《寿域神方》)。

头

〔主治〕痘疮黑陷。用腊月者一二枚,烧灰,酒服之,当起(时珍。○出云岐子《保命集》)。

目

〔主治〕吞之,令人夜见鬼物(藏器)。

鸩音沉去声。○《别录·下品》

〔校正〕自《有名未用》移入此。

【释名】鸩日（与运日同。○《别录》）、同力鸟（陶弘景）。

【集解】〔《别录》曰〕鸩生南海。〔弘景曰〕鸩与鸩日是两种。鸩鸟，状如孔雀，五色杂斑，高大，黑颈赤喙，出广之深山中。鸩日，状如黑伧鸡，作声似云同力，故江东人呼为同力鸟。并啖蛇，人误食其肉立死，并疗蛇毒。昔人用鸩毛为毒酒，故名鸩酒，顷不复尔。又海中有物赤色，状如龙，名海姜，亦有大毒，甚于鸩羽。〔恭曰〕鸩鸟商州以南江岭间大有，人皆谙识，其肉腥有毒不堪啖。云羽画酒杀人，亦是浪证。郭璞云：鸩大如雕，长颈赤喙，食蛇。《说文》《广雅》《淮南子》，皆以鸩为鸩日。交广人亦云鸩日即鸩，一名同力鸟，更无如孔雀者。陶为人所诳也。

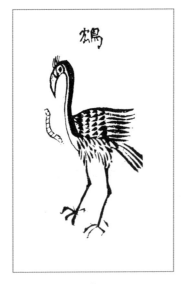

鸩

〔时珍曰〕按《尔雅翼》云：鸩似鹰而大，状如鸮，紫黑色，赤喙黑目，颈长七八寸。雄名运日，雌名阴谐。运日鸣则晴，阴谐鸣则雨。食蛇及橡实。知木石有蛇，即为禹步以禁之，须臾木倒石崩而蛇出也。蛇入口即烂。其屎溺着石，石皆黄烂。饮水处，百虫吸之皆死。惟得犀角即解其毒。又杨廉夫《铁崖集》云：鸩出蕲州黄梅山中，状类训狐，声如击腰鼓。巢于大木之颠，巢下数十步皆草不生也。

毛

〔气味〕有大毒。入五脏，烂杀人（《别录》）。

喙

〔主治〕带之，杀蝮蛇毒（《别录》。〔时珍曰〕蛇中人，刮末涂之，登时愈也）。

姑获鸟《拾遗》

【释名】乳母鸟（《玄中记》）、夜行游女（同）、天帝少女（同）、无辜鸟（同）、隐飞（《玄中记》）、鬼鸟（《拾遗》）、噫嘻（杜预《左传注》）、钩星（《岁时记》）。〔时珍曰〕昔人言此鸟产妇所化，阴恶为妖，故有诸名。

【集解】〔藏器曰〕姑获能收人魂魄。《玄中记》云：姑获鸟，鬼神类也。衣毛为飞鸟，脱毛为女人。云是产妇死后化作，故胸前有两乳，喜取人子养为己子。凡有小儿家，不可夜露衣物。此鸟夜飞，以血点之为志。儿辄病惊痫及疳疾，谓之无辜疳也。荆州多有之。亦谓之鬼鸟。《周礼·庭氏》"以救日之弓，救月之矢，射夭鸟"，即此也。〔时珍曰〕此鸟纯雌无雄，七八月夜飞，害人尤毒也。

治鸟《纲目》

【集解】〔时珍曰〕按干宝《搜神记》云：越地深山有治鸟，大如鸠，青色。穿树作窠，大如五六升器，口径数寸，饰以土垩，赤白相间，状如射侯。伐木者见此树即避之，犯之则能役虎害人，烧人庐舍。白日见之，鸟形也；夜闻其鸣，鸟声也；时或作人形，长三尺，入涧中取蟹，就人间火炙食，山人谓之越祝之祖。又段成式《酉阳杂俎》云：俗说昔有人遇洪水，食都树皮，饿死化为此物。居树根者为猪都，居树中者为人都，居树尾者为鸟都。鸟都左胁下有镜印，阔二寸一分。南人食其窠，味如木芝也。窃谓兽有山都、山獠、木客，而鸟亦有治鸟、山萧、木客鸟。此皆庋气所赋，同受而异形者欤？今附于左。

【附录】木客鸟〔时珍曰〕按《异物志》云：木客鸟，大如鹊，千百为群，飞集有度。俗呼黄白色，有翼有绶，飞独高者为君、长，居前正赤者为五伯，正黑者为铃下，细色杂赤者为功曹，左胁有白带者为主簿，各有章色。庐陵郡东有之。独足鸟一名山萧鸟。《广州志》云：独足鸟，闽广有之。大如鹊，其色苍，其声自呼。《临海异物志》云：独足，文身赤口，昼伏夜飞，或时昼出，群鸟噪之。惟食虫豸，不食稻粱。声如人啸，将雨转鸣。即孔子所谓一足之鸟，商羊者也。《山海经》云：瑜次之山，有鸟状如枭，人面而一足，名曰橐蜚（音肥），冬则蛰，服之不畏雷。孙愐《唐韵》云：鹜，土精也，似雁，一足黄色，毁之杀人。

窠表

【主治】作履屧，治脚气（时珍。○出《杂俎》）。

鬼车鸟《拾遗》

【释名】鬼鸟（《拾遗》）、九头鸟（同上）、苍鸆（《白泽图》）、奇鸧（《《江赋》》）。〔时珍曰〕鬼车，妖鸟也，取《周易》载鬼一车之义。似鸧而异，故曰奇鸧。

【集解】〔藏器曰〕鬼车，晦暝则飞鸣，能入人家，收人魂气。相传此鸟昔有十首，犬啮其一，犹余九首。其一常滴血，血着人家则凶。荆楚人夜闻其飞鸣，但灭灯、打门、搓狗耳以厌之，言其畏狗也。《白泽图》苍鸆有九首，及孔子与子夏见奇鸧九首，皆此物也。《荆楚岁时记》以为姑获者，非矣。二鸟相似，故同名鬼鸟。〔时珍曰〕鬼车状如鸺鹠，而大者翼广丈许，昼盲夜瞭，见火光辄堕。按刘恂《岭表录》云：鬼车出秦中，而岭外尤多。春夏之交，稍遇阴晦，则飞鸣而过，声如刀车鸣。爱入人家，铄人魂气。血滴之家，必有凶咎。《便民图纂》云：冬月鬼车夜飞，鸣声自北而南，谓之出巢，主雨；自南而北，谓之归巢，主晴。周密《齐东野语》云：宋李寿翁守长沙，曾捕得此鸟。状类野凫，赤色，身圆如箕。十颈环簇，有九头，其一独无而滴鲜血。每颈两翼，飞则霍霍并进。又周汉公主病，此鸟飞至砧石即毙。呜呼！怪气所钟，妖异如此，不可不知。

诸鸟有毒《拾遗》

凡鸟自死目不闭，自死足不伸，白鸟玄首，玄鸟白首，三足，四距，六指，四翼，异形异色，并不可食，食之杀人。

《本草纲目·禽部》第四十九卷终

第五十卷　兽部

目录

　　李时珍曰：兽者四足而毛之总称，地产也。豢养者谓之畜，《素问》曰"五畜为益"是矣。周制庖人供六畜马、牛、鸡、羊、犬、豕。六兽麋、鹿、狼、麇、兔、野豕也。辨其死生鲜薧之物。兽人辨其名物。凡祭祀宾客，供其死兽生兽。皮毛筋骨，入于玉府。冥氏攻猛兽，穴氏攻蛰兽。呜呼！圣人之于养生事死、辨物用物之道，可谓慎且备矣。后世如黄羊黄鼠，今为御供；铫尾貂皮，盛为时用。山獭之异，狗宝之功，皆服食所须，而典籍失载。羬羊之问，宣父独知；鼷鼠之对，终军能究。地生之羊，彭侯之肉，非博雅君子，孰能别之？况物之性理万殊，人之用舍宜慎，盖不但多识其名而已也。于是集诸兽之可供膳食、药物、服器者为兽类，凡八十六种，分为五类：曰畜，曰兽，曰鼠，曰寓。《尔雅·释兽》有鼠属、寓属。邢昺注曰：猴类渐肖于人，寄寓山林，故曰寓属，曰怪。旧本《兽部》三品，共五十八种。今并入五种，移一种入《鳞部》，一种入《禽部》，自《虫部》移入三种。

《本草拾遗》一十六种唐陈藏器

《炮炙论》一种宋雷敩

《蜀本草》一种蜀韩保昇

《开宝本草》四种宋马志

《嘉祐本草》一种宋掌禹锡

《图经本草》一种宋苏颂

《证类本草》一种宋唐慎微

《本草衍义》一种宋寇宗奭

《日用本草》一种元吴瑞

《食物本草》一种明汪颖

《食鉴本草》一种明宁源

《本草纲目》二十三种明李时珍

〔附注〕

魏李当之《药录》　　　吴普《本草》

宋雷敩《炮炙》　　　　齐徐之才《药对》

唐甄权《药性》　　　　孙思邈《千金》

唐李珣《海药》　　　　杨损之《删繁》

萧炳《四声》　　　　　唐孟诜《食疗》

南唐陈士良《食性》　　宋人大明《日华》

金张元素《珍珠囊》　　李杲《法象》

王好古《汤液》　　　　元朱震亨《补遗》

明汪机《会编》　　　　王纶《集要》

陈嘉谟《蒙筌》

兽之一畜类二十八种

豕《本经》

狗《本经》

羊《本经》　大尾羊、胡羊、洮羊、羖羊、封羊、地生羊、羵羊附

黄羊《纲目》

牛《本经》

马《本经》

驴《唐本草》

骡《食鉴》

驼《开宝》

酪《唐本草》

酥《别录》

醍醐《唐本草》

乳腐《嘉祐》

阿胶《本经》

黄明胶《纲目》

牛黄《本经》

鲊答《纲目》

狗宝《纲目》

底野迦《唐本草》

诸血《拾遗》

诸朽骨《拾遗》

震肉《拾遗》

败鼓皮《别录》

毡《拾遗》

六畜毛蹄甲《本经》

六畜心《纲目》

诸肉有毒《拾遗》

解诸肉毒《纲目》

　右附方旧一百五十六,新五百三十七。

第五十卷　兽部

兽之一畜类二十八种

豕《本经·下品》

【释名】猪（《本经》）、豚（同上）、豝（音加）、豨（音滞。〔并《方言》〕）、豬（音坟。〔《尔雅》〕）。〔时珍曰〕按许氏《说文》云：豕字象毛足而后有尾形。林氏《小说》云：豕食不洁，故谓之豕。坎为豕，水畜而性趋下喜秽也。牡曰豭，曰牙；牝曰豝，曰犯（音巴），曰豴（音娄）。牡去势曰豮。四蹄白曰豥。猪高五尺曰豟（音厄）。

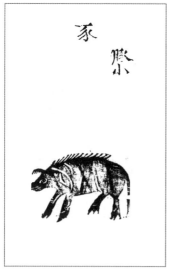

豕之子，曰猪，曰豚，曰縠（音斛）。一子曰特，二子曰师，三子曰豵。末子曰幺。生三月曰豯，六月曰豵。何承天《纂文》云：梁州曰豰（音摄），河南曰豝，吴楚曰豨（音喜）。渔阳以大猪为犯，齐徐以小猪为豬（音锄）。〔颂曰〕按扬雄《方言》曰：燕、朝鲜之间谓猪为豭，关东西谓之豝，或曰豕，南楚曰豨，吴扬曰猪，其实一种也。《礼记》谓之刚鬣。崔豹《古今注》谓之参军。

豕

【集解】〔颂曰〕凡猪骨细,少筋多膏,大者有重百余斤。食物至寡,故人畜养之,甚易生息。〔时珍曰〕猪天下畜之,而各有不同。生青兖徐淮者耳大,生燕冀者皮厚,生梁雍者足短,生辽东者头白,生豫州者味短,生江南者耳小(谓之江猪),生岭南者白而极肥。猪孕四月而生,在畜属水,在卦属坎,在禽应室星。

豭猪肉

〔气味〕酸,冷,无毒。○凡猪肉:苦,微寒,有小毒。○江猪肉:酸,平,有小毒。○豚肉:辛,平,有小毒。〔《别录》曰〕豭猪肉治狂病。凡猪肉能闭血脉,弱筋骨,虚人肌,不可久食,病人金疮者尤甚。〔思邈曰〕凡猪肉久食,令人少子精,发宿病。豚肉久食,令人遍体筋肉碎痛乏气。〔鼎曰〕江猪多食,令人体重;作脯,少有腥气。〔诜曰〕久食杀药,动风发疾。伤寒疟痢痰痼痔漏诸疾,食之必再发。〔时珍曰〕北猪味薄,煮之汁清;南猪味厚,煮之汁浓,毒尤甚。入药用纯黑豭猪。凡白猪、花猪、豥猪、牝猪、病猪、黄膘猪、米猪,并不可食。黄膘煮之汁黄,米猪肉中有米。《说文》"豕食于星下则生息米",《周礼》"豕盲视而交睫者星",皆指此也。○反乌梅、桔梗、黄连、胡黄连(犯之令人泻利)及苍耳(令人动风)。合生姜食,生面鼾发风;合荞麦食,落毛发,患风病;合葵菜食,少气;合百花菜、吴茱萸食,发痔疾;合胡荽食,烂人脐;合牛肉食,生虫;合羊肝、鸡子、鲫鱼、豆黄食,滞气;合龟、鳖肉食,伤人。凡煮猪肉,得皂荚子、桑白皮、高良姜、黄蜡,不发风气;得旧篱笊,易熟也。

〔主治〕疗狂病久不愈(《别录》)。压丹石,解热毒,宜肥热人食之(《拾遗》)。补肾气虚竭(《千金》)。疗水银风,并中土坑恶气(《日华》)。

〔发明〕〔时珍曰〕按钱乙治小儿疳病麝香丸,以猪胆和丸,猪肝汤服。痔渴者,以猪肉汤或焊猪汤服。其意盖以猪属水而气寒,能去火热耶?〔弘景曰〕猪为用最多,惟肉不宜多食,令人暴肥,盖虚肌所致也。〔震亨曰〕猪肉补气,世俗以为补阴,误矣,惟补阳尔。今之虚损者,不在阳而在阴。以肉补阴,是以火济水。盖肉性入胃便作湿热,热生痰,痰生则气不降而诸证作矣。谚云:猪不姜,食之发大风,中年气血衰,面发黑黚也。〔韩悆曰〕凡肉有补,惟猪肉无补,人习之化也。

〔附方〕旧五,新十五。

噤口痢疾腊肉脯,煨熟食之,妙(李楼《奇方》)。

小儿刮肠痢疾,禁口闭目至重者,精猪肉一两,薄切炙香,以腻粉末半钱,铺上令食,或置鼻头闻香,自然要食也(《活幼口议》)。

上气咳嗽烦满气喘。用猪肉切作馄子,猪脂煎熟食之(《心镜》)。

浮肿胀满不食心闷。用猪脊肉一双,切作生,以蒜、薤食之(《心镜》)。

身肿攻心用生猪肉以浆水洗,压干切脍,蒜、薤啖之,一日二次,下气去风,乃外国方也(张文仲方)。

破伤风肿新杀猪肉,乘热割片,贴患处。连换三片,其肿立消(《简便》)。

白虎风病用猪肉三串,以大麻子一合,酒半盏相和,口含噀上。将肉擘向病处,咒曰:"相州张如意、张得兴,是汝白虎本师,急出。"乃安肉于床下,瘥则送于路,神验(《近效》)。

风狂歌笑行走不休。用猳猪肉一斤,煮熟切脍,和酱、醋食。或羹粥炒,任服之(《食医心镜》)。

解丹石毒发热困笃。用肥猪肉五斤,葱、薤各半斤,煮食或作臛食。必腹鸣毒下，以水淘之得石，沙石尽则愈（《千金方》）。

解钟乳毒下利不止。食猪肉则愈（《千金翼》）。

服石英法白石英一大两，袋盛，水三斗，煎四升，去石，以猪肉一斤细切，椒葱盐豉煮食。十日一作（《外台》）。

伤损不食凡打扑伤损，三五日水食不入口者，用生猪肉二大钱，打烂，温水洗去血水，再擂烂，以阴阳汤打和。以半钱用鸡毛送入咽内，却以阴阳汤灌下之。其食虫闻香赍开瘀血而上，胸中自然开解。此乃损血凝聚心间，虫食血饱，他物虫不来探故也。谓之骗通之法（邵氏）。

打伤青肿炙猪肉热揾之（《千金》）。

小儿重舌取三家屠肉，切指大，摩舌上，儿立啼（《千金方》）。

小儿痘疮猪肉煮汁洗之（谭氏方）。

小儿火丹猪肉切片贴之。

漆疮作痒宜啖猪肉，嚼穄谷涂之（《千金》）。

男女阴蚀肥猪肉煮汁洗，不过三十斤瘥（《千金方》）。

山行辟蛭山中草木，上有石蛭，着人足，则穿肌入肉中，害人。但以腊猪膏和盐涂足胫趾，即不着人也（《千金方》）。

竹刺入肉多年熏肉，切片包裹之，即出（《救急方》）。

豶猪头肉已下并用豶猪者良，獭猪亦可。

〔气味〕有毒。〔时珍曰〕按《生生编》云：猪肉毒惟在首，故有病者食之，生风发疾。

〔主治〕寒热五癃鬼毒（《千金》）。同五味煮食，补虚乏气力，去惊痫五痔，下丹石，亦发风气（《食疗》）。

腊猪头：烧灰，治鱼脐疮。

〔发明〕〔时珍曰〕按《名医录》云:学究任道病体疮肿黑,状狭而长。北医王通曰:此鱼脐疮也。一因风毒蕴结,二因气血凝滞,三因误食人汗而然。乃以一异散傅之,日数易而愈。恳求其方。曰:但雪玄一味耳。任遍访四方无知之者。有名医郝允曰:《圣惠方》治此,用腊猪头烧灰,鸡卵白调敷,即此也。又《图纂》云:五月戊辰日,以猪头祀灶,所求如意;以腊猪耳悬梁上,令人丰足,此亦厌禳之物也。

项肉俗名槽头肉,肥脆,能动风。

〔主治〕酒积,面黄腹胀。以一两切如泥,合甘遂末一钱作丸,纸裹煨香食之,酒下。当利出酒布袋也(时珍。○出《普济》)。

脂膏

〔修治〕〔时珍曰〕凡凝者为肪为脂,释者为膏为油,腊月炼净收用。〔恭曰〕十二月上亥日,取入新瓶,埋亥地百日用之,名脏脂。每升入鸡子白十四枚,更良。〔弘景曰〕勿令中水。腊月者历年不坏。项下膏谓之负革肪,入道家炼五金用。

〔气味〕甘,微寒,无毒。反乌梅、梅子。

〔主治〕煎膏药,解斑蝥、芫青毒(《别录》)。解地胆、亭长、野葛、硫黄毒,诸肝毒,利肠胃,通小便,除五疸水肿,生毛发(时珍)。破冷结,散宿血(孙思邈)。利血脉,散风热,润肺。入膏药,主诸疮(苏颂)。杀虫,治皮肤风,涂恶疮(《日华》)。治痈疽(苏恭)。悦皮肤。作手膏,不皲裂(陶弘景)。胎产衣不下,以酒多服,佳(徐之才)。○醫膏:生发悦面(《别录》)。

〔附方〕旧五,新二十八。

伤寒时气猪膏如弹丸,温水化服,日三次(《肘后方》)。

五种疸疾黄疸、谷疸、酒疸、黑疸、女劳疸。黄汗如黄檗汁。用猪脂一斤，温热服，日三，当利乃愈（《肘后方》）。

赤白带下炼猪脂三合，酒五合，煎沸顿服（《千金方》）。

小便不通猪脂一斤，水二升，煎三沸，饮之立通（《千金方》）。

关格闭塞猪脂、姜汁各二升，微火煎至二升，下酒五合，和煎分服（《千金》）。

痘疮便秘四五日。用肥猪膘一块，水煮熟，切如豆大，与食。自然藏府滋润，痂疕易落，无损于儿（陈文中方）。

卒中五尸仲景用猪脂一鸡子，苦酒一升，煮沸灌之（《肘后方》）。

中诸肝毒猪膏顿服一升（《千金方》）。

食发成癥心腹作痛，咽间如有虫上下，嗜食与油者是也。用猪脂二升，酒三升，煮三沸服，日三次（同上）。

上气咳嗽猪肪四两，煮百沸以来，切，和酱、醋食之（《心镜》）。

肺热暴喑猪脂油一斤炼过，入白蜜一斤，再炼少顷，滤净冷定。不时挑服一匙，即愈。无疾常服，亦润肺（万氏方）。

小儿噤风小儿百日内风噤，口中有物如蜗牛，或如黄头白虫者。薄猪肪擦之即消（《圣惠方》）。

小儿蛔病羸瘦。猪膏服之（《千金方》）。

产后虚汗猪膏、姜汁、白蜜各一升，酒五合，煎五上五下。每服方寸匕（《千金翼》）。

胞衣不下猪脂一两，水一盏，煎五七沸，服之当下（《圣惠方》）。

吹奶寒热用猪肪冷水浸揭，热即易之，立效（《子母秘录》）。

发落不生以酢泔洗净，布揩令热。以腊猪脂，入细研铁上生衣,煮三沸,涂之,遍生(《千金翼》)。

冬月唇裂炼过猪脂,日日涂之(《十便良方》)。

热毒攻手肿痛欲脱。猪膏和羊屎涂之(《外台》)。

手足皲破猪脂着热酒中洗之(《千金方》)。

代指疼痛猪膏和白墡土傅之(《肘后方》)。

口疮塞咽用猪膏、白蜜各一斤,黄连末一两,合煎取汁熬稠。每含如半枣许,日四五,夜二(《千金》)。

疥疮有虫猪膏煎芫花,涂之(《肘后》)。

鼠瘘瘰疬用猪膏淹生地黄,煎六七沸,涂之(《千金》)。

漏疮不合以纸纴粘腊猪脂纳疮中,日五夜三(《千金翼》)。

漆疮作痒猪膏频涂之(《千金》)。

咽喉骨哽吞脂膏一团。不瘥更吞之(《千金方》)。

身面疣目以猪脂揩之,令血出少许,神验不可加(《千金》)。

误吞针钉猪脂多食令饱,自然裹出(《普济方》)。

杂物入目猪脂煮取水面如油者,仰卧去枕点鼻中。不过数度,与物俱出(《圣惠方》)。

蜈蚣入耳炙猪肪肉令香,掩耳自出(梅师)。

虫蚁入耳方法同上。

发背发乳猪脂切片,冷水浸贴。日易四五十片,甚妙(《急救方》)。

脑

〔气味〕甘,寒,有毒。〔时珍曰〕《礼记》云:食豚去脑。孙真人《食忌》云:猪脑损男子阳道,临房不能行事。酒后尤不可食。《延寿书》云:今人以盐酒食猪脑,是自引贼也。

〔主治〕风眩脑鸣,冻疮(《别录》)。主痈肿,涂纸上贴之,干则易。治手足皲裂出血,以酒化洗,并涂之（时珍）。

〔附方〕新一。

喉痹已破疮口痛者。猪脑髓蒸熟，入姜、醋吃之，即愈（《普济方》）。

髓

〔气味〕甘，寒，无毒。

〔主治〕扑损恶疮（颂）。涂小儿解颅、头疮，及脐肿、眉疮、瘑疥。服之，补骨髓，益虚劳（时珍）。

〔发明〕〔时珍曰〕按丹溪治虚损补阴丸，多用猪脊髓和丸。取其通肾命，以骨入骨，以髓补髓也。

〔附方〕新七。

骨蒸劳伤猪脊髓一条，猪胆汁一枚，童便一盏，柴胡、前胡、胡黄连、乌梅各一钱，韭白七根，同煎七分，温服。不过三服，其效如神（《瑞竹堂方》）。

小儿颅解猪牙车骨煎取髓傅，日三（《千金方》）。

小儿脐肿猪颊车髓十八铢，杏仁半两，研傅（《千金》）。

小儿眉疮猪颈骨髓六七枚，白胶香二钱，同入铜器熬稠，待冷为末，麻油调涂。

小儿瘑疮猪牙车骨年久者捶碎，炙令髓出，热取涂之（《小品》）。

小儿头疮猪䯏骨中髓，和腻粉成剂，复纳骨中，火中煨香，取出研末。先温盐水洗净，敷之。亦治肥疮出汁（《普济方》）。

小儿疳疮方同上。

血

〔气味〕咸，平，无毒。〔思邈曰〕涩，平。〔时珍曰〕服地黄、何首乌诸补药者忌之，云能损阳也。同黄豆食，滞气。

〔主治〕生血：疗贲豚暴气，及海外瘴气（《日华》）。中风绝伤，头风眩运，及淋沥（苏恭）。卒下血不止，清酒和炒食之（思邈）。清油炒食，治嘈杂有虫（时珍）。压丹石，解诸毒（吴瑞）。

〔发明〕〔时珍曰〕按陈自明云：妇人嘈杂，皆血液泪汗变而为痰，或言是血嘈，多以猪血炒食而愈，盖以血导血归原之意尔。此固一说，然亦有蛔虫作嘈杂者，虫得血腥则饱而伏也。

〔附方〕新五。

交接阴毒腹痛欲死。歃猪血乘热和酒饮之（《肘后》）。

中满腹胀旦食不能暮食。用不着盐水猪血，漉去水，晒干为末。酒服取泄，甚效（李楼《奇方》）。

杖疮血出猪血一升，石灰七升，和剂烧灰，再以水和丸，又烧，凡三次，为末敷之，效（《外台》）。

中射罔毒猪血饮之即解（《肘后》）。

蜈蚣入腹猪血灌之。或饱食，少顷饮桐油，当吐出。

心血

〔主治〕调朱砂末服，治惊痫癫疾（吴瑞）。治卒恶死，及痘疮倒靥（时珍）。

〔发明〕〔时珍曰〕古方治惊风癫痫痘疾，多用猪心血，盖以心归心，以血导血之意。用尾血者，取其动而不息也。猪为水畜，其血性寒而能解毒制阳故也。韩飞霞云："猪心血能引药入本经，实非其补。"沈存中云"猪血得龙脑直入心经"，是矣。

〔附方〕新三。

心病邪热蕊珠丸：用猪心一个取血，靛花末一匙，朱砂末一两，同研，丸梧子大。每酒服二十丸（《奇效》）。

痘疮黑陷腊月收豮猪心血，瓶盛挂风处干之。每用一钱,入龙脑少许,研匀,温酒调服。须臾红活,神效。无干血,用生血(沈存中方)。

妇人催生开骨膏:用猪心血和乳香末,丸梧子大,朱砂为衣。面东酒吞一丸。未下再服(《妇人良方》)。

尾血

〔主治〕痘疮倒靥,用一匙,调龙脑少许,新汲水服。又治卒中恶死(时珍)。

〔附方〕旧一,新一。

卒中恶死断猪尾取血饮,并缚豚枕之,即活。此乃长桑君授扁鹊法也。出《魏夫人传》(《肘后方》)。

蛇入七孔割母猪尾血,滴入即出也(《千金方》)。

心

〔气味〕甘、咸,平,无毒。〔颂曰〕多食,耗心气。不可合吴茱萸食。

〔主治〕惊邪忧恚(《别录》)。虚悸气逆,妇人产后中风,血气惊恐(思邈)。补血不足,虚劣(苏颂)。〇五脏:主小儿惊痫,出汗(苏恭)。

〔发明〕〔刘完素曰〕猪,水畜也,故心可以镇恍惚。

〔附方〕旧一,新三。

心虚自汗不睡者。用猭猪心一个,带血破开,入人参、当归各二两,煮熟去药食之。不过数服,即愈(《证治要诀》)。

心虚嗽血沉香末一钱,半夏七枚,入猪心中,以小便湿纸包煨熟,去半夏食之(《证治要诀》)。

产后风邪心虚惊悸。用猪心一枚,五味,豉汁煮食之(《心镜》)。

急心疼痛猪心一枚,每岁入胡椒一粒,同盐、酒煮食。

肝入药用子肝。

〔气味〕苦，温，无毒。〔时珍曰〕饵药人，不可食之。合鱼鲙食，生痈疽；合鲤鱼肠、鱼子食，伤人神；合鹌鹑食，生面䵟。《延寿书》云：猪临杀，惊气入心，绝气归肝，俱不可多食，必伤人。

〔主治〕小儿惊痫（苏恭）。切作生，以姜、醋食，主脚气，当微泄。若先利，即勿服（藏器）。治冷劳脏虚，冷泄久滑赤白，乳妇赤白带下，以一叶薄批，揾着诃子末炙之，再揾再炙，尽末半两，空腹细嚼，陈米饮送下（苏颂）。补肝明目，疗肝虚浮肿（时珍）。

〔发明〕〔时珍曰〕肝主藏血，故诸血病用为向导入肝。《千金翼》治痢疾有猪肝丸，治脱肛有猪肝散，诸眼目方多有猪肝散，皆此意也。

〔附方〕旧六，新八。

休息痢疾獖猪肝一具（切片），杏仁（炒）一两，于净锅内，一重肝，一重杏仁，入童子小便二升，文火煎干。取食，日一次（《千金》）。

浮肿胀满不下食，心闷。猪肝一具洗切，着葱、豉、姜、椒炙食之。或单煮羹亦可（《心镜》）。

身面卒肿生猪肝一具细切，醋洗，入蒜、醋食之。勿用盐（《肘后方》）。

肿自足起方法同上（《心镜》）。

风毒脚气猪肝作生脍，食之取利（《千金翼》）。

水肿溲涩猪肝尖三块，绿豆四撮，陈仓米一合，同水煮粥食，毒从小便出也。

中蛊腹痛支太医秘方：以猪肝一具，蜜一升，共煎，分二十服。或为丸服（《肘后》）。

食即汗出乃脾胃气虚也。猪肝一斤薄切,瓦上曝干为末,煮白粥,布绞汁和,众手丸梧子大。空心饮下五十丸,日五(《心镜》)。

目难远视肝虚也。猪肝一具(细切去皮膜),葱白一握,用豉汁作羹,待熟下鸡子三个,食之(《普济方》)。

肝热目赤碜痛。用猪肝一具薄切,水洗净,以五味食之(《食医心镜》)。

牙疳危急猪肝一具煮熟,蘸赤芍药末,任意食之。后服平胃散二三贴,即效(《节要》)。

女人阴痒炙猪肝纳入,当有虫出(《肘后》)。

打击青肿炙猪肝贴之(《千金》)。

急劳瘦悴日晚即寒热,惊悸烦渴。用猪肝一具(切丝),生甘草(末)十五两,于铛中布肝一重,掺甘草末一重,以尽为度,取童便五升,文武火煮干,捣烂,众手丸梧子大。每空心米饮下二十丸,渐加至三十丸(《圣济总录》)。

脾俗名联贴。

〔气味〕涩,平,无毒。〔时珍曰〕诸兽脾味如泥,其属土也可验。〔思邈曰〕凡六畜脾,人一生莫食之。

〔主治〕脾胃虚热,同陈橘红、人参、生姜、葱白、陈米煮羹食之(苏颂)。

〔附方〕新二。

脾积痞块猪脾七个,每个用新针一个刺烂,以皮消一钱擦之,七个并同。以瓷器盛七日,铁器焙干。又用水红花子七钱,同捣为末。以无灰酒空心调下。一年以下者,一服可愈,五年以下者,二服;十年以下者,三服(《保寿堂方》)。

疟发无时胡椒、吴茱萸、高良姜各二钱,为末。以猪脾一条，作脍炒熟，一半滚药，一半不滚，以墨记定，并作馄饨煮熟。有药者吞之，无药者嚼下。一服效（《卫生家宝方》）。

肺

〔气味〕甘，微寒，无毒。〔颂曰〕得大麻仁良。不与白花菜合食，令人气滞发霍乱。〔思邈曰〕八月和饴食，至冬发疽。

〔主治〕补肺（苏颂）。疗肺虚咳嗽，以一具，竹刀切片，麻油炒熟，同粥食。又治肺虚嗽血，煮蘸薏苡仁末食之（时珍。○出《要诀》诸方）。

肾俗名腰子。

〔气味〕咸，冷，无毒。〔思邈曰〕平。〔《日华》曰〕虽补肾，而久食令人少子。〔诜曰〕久食，令人伤肾。〔颂曰〕冬月不可食，损人真气，兼发虚壅。

〔主治〕理肾气，通膀胱（《别录》）。补膀胱水脏，暖腰膝，治耳聋（《日华》）。补虚壮气，消积滞（苏颂）。除冷利（孙思邈）。止消渴，治产劳虚汗，下痢崩中（时珍）。

〔发明〕〔时珍曰〕猪肾，《别录》谓其理肾气，通膀胱。《日华》亦曰补水脏膀胱，暖腰膝；而又曰，虽补肾，久食令人少子。孟诜亦曰：久食令人肾虚。两相矛盾如此，何哉？盖猪肾性寒，不能补命门精气。方药所用，借其引导而已。《别录》理字、通字，最为有理；《日华》暖腰膝、补膀胱水脏之说为非矣。肾有虚热者，宜食之；若肾气虚寒者，非所宜矣。今人不达此意，往往食猪肾为补，不可不审。又《千金》治消渴有猪肾荠苨汤，补肾虚劳损诸病有肾沥汤，方甚多，皆用猪、羊肾煮汤煎药，俱是引导之意。

〔附方〕旧四，新十九。

肾虚遗精盗汗,夜梦鬼交。用猪肾一枚,切开去膜,入附子末一钱,湿纸裹煨熟,空心食之,饮酒一杯。不过三五服,效(《经验方》)。

肾虚阴痿羸瘦,精衰少力。用獖猪肾一对(去脂膜切片),枸杞叶半斤,以豉汁二盏半相和,同椒、盐、葱煮羹,空腹食(《经验后方》)。

肾虚腰痛用猪腰子一枚切片,以椒、盐淹去腥水,入杜仲末三钱在内,荷叶包煨食之,酒下(《本草权度》)。

闪肭腰痛用獖猪肾一枚批片,盐、椒淹过,入甘遂末三钱,荷叶包煨熟食,酒送下(《儒门事亲》)。

老人耳聋猪肾一对去膜切,以粳米二合,葱白二根,薤白七根,人参二分,防风一分,为末,同煮粥食(《奉亲养老》方)。

老人脚气呕逆者。用猪肾一对,以醋、蒜、五味治食之,日作一服。或以葱白、粳米同煮粥食亦可(《奉亲养老》方)。

卒然肿满用猪肾批开,入甘遂末一钱,纸裹煨熟食。以小便利为效,否则再服(《肘后方》)。

肺伤冷痛猪肾一对,桂心二两,水八升,煮三升,分三服(《肘后》)。

卒得咳嗽猪肾二枚(细切),干姜三两(末),水七升,煮二升,稍服取汗(《肘后方》)。

久嗽不瘥猪肾二枚(去脂膜),入椒四七粒(开口者),水煮啖之(张文仲方)。

心气虚损猪腰子一枚,水二碗,煮至一碗半,切碎,入人参、当归各半两,煮至八分。吃腰子,以汁送下。未尽者,同滓作丸服(《百一选方》)。

酒积面黄腹胀不消。猪腰子一个,批开七刀,葛根粉一钱,掺上合定,每边炙三遍半,手扯作六块,空心吃之,米汤送下（《普济方》）。

久泄不止猪肾一个批开,掺骨碎补末,煨熟食之,神效（《濒湖集简方》）。

赤白下痢腰痛。用猪肾二枚研烂,入陈皮、椒、酱,作馄饨,空心食之（《食医心镜》）。

赤白带下常炙猪肾食之（张文仲方）。

崩中漏下方同上。

产后蓐劳寒热。用猪肾一对,切细片,以盐、酒拌之。先用粳米一合,葱、椒煮粥,盐、醋调和。将腰子铺于盆底,以热粥倾于上盖之,如作盒生粥食之（《济生》）。

产后虚汗发热,肢体疼痛,亦名蓐劳。《永类钤方》：用猪肾一对切,水三升,粳米半合,椒、盐、葱白煮粥食。○梅师：用猪肾同葱、豉、米和成,作稀臛食之。

小儿𪽏啼小儿五十日以来,胎寒腹痛,𪽏啼上视,聚唾弄舌,微热而惊,此痫候也。猪肾一具,当归一两（焙）,以清酒一升,煮七合。每以杏仁大与咽之,日三夜一（《圣惠方》）。

小儿头疮猪腰子一个,批开去心、膜,入五倍子、轻粉末等分在内,以沙糖和面固济,炭火炙焦为末。清油调涂（《经验良方》）。

传尸劳瘵猪腰子一对,童子小便二盏,无灰酒一盏,新瓷瓶盛之,泥封,炭火温养,自戌至子时止。待五更初温熟,取开饮酒,食腰子。病笃者,只一月效。平日瘦怯者,亦可用之。盖以血养血,绝胜金石草木之药也（邵真人《经验方》）。

痈疽发背初起者。用猪腰子一双,同飞面捣如泥,涂之即愈。

胰音夷。亦作胚。〔时珍曰〕一名肾脂。生两肾中间,似脂非脂,似肉非肉,乃人物之命门,三焦发原处也。肥则多,瘦则少。盖颐养赖之,故谓之胰(脄)。

〔气味〕甘,平,微毒。〔颂曰〕男子多食损阳。

〔主治〕肺痿咳嗽,和枣肉浸酒服。亦治痃癖羸瘦(藏器。○又合膏,练缯帛)。疗肺气干胀喘急,润五脏,去皴疱黚䵟,杀斑蝥、地胆、亭长等毒,治冷痢成虚(苏颂)。一切肺病咳嗽,脓血不止。以薄竹筒盛,于煻火中煨熟,食上啖之,良(《心镜》)。通乳汁(之才)。

〔附方〕旧二,新九。

猪胰酒治冷痢久不瘥。此是脾气不足,暴冷入脾,舌上生疮,饮食无味,或食下还吐,小腹雷鸣,时时心闷,干皮细起,膝胫酸痛,羸瘦,渐成鬼气,及妇人血气不通,逆饭忧烦,四肢无力,丈夫痃癖,两肋虚胀,变为水气,服之皆效。此法出于《传尸方》。取猪胰一具细切,与青蒿叶相和。以无灰酒一大升,微火温之,乘热纳胰中,暖使消尽。又取桂心末一小两,内酒中。每旦温服一小盏,午、夜各再一服,甚验。忌热面、油腻等食(崔元亮《海上方》)。

膜内气块猪胰一具炙,蘸玄胡索末食之(《卫生易简方》)。

肺气咳嗽猪胰一具薄切,苦酒煮食,不过二服(《肘后方》)。

二十年嗽猪胰三具,大枣百枚。酒五升渍之,秋冬七日,春夏五日,绞去滓。七日服尽,忌盐(同上)。

远年肺气猪胰一具(去脂细切),腻粉一两,瓷瓶固济,上留小窍,煅烟尽为末。每服二钱,空心浆水下(《圣济总录》)。

服石发热猪肾脂一具,勿中水,以火炙取汁,每服三合,日夜五六服,石随大便下(《总录》)。

拨云去翳用猪胰子一枚（五钱），蕤仁五分，青盐一钱，共捣千下，令如泥。每点少许，取下膜翳为效（《孙氏集效方》）。

赤白癜风猪胰一具，酒浸一时，饭上蒸熟食。不过十具（《寿域方》）。

面粗丑黑皮厚黚黱者。猪胰五具，芜青子二两，杏仁一两，土瓜根一两，淳酒浸之。夜涂旦洗，老者少，黑者白，神验（《肘后》）。

手足皴裂以酒挼猪胰，洗并傅之（《肘后》）。

唇燥紧裂猪胰浸酒搽之（叶氏《摘玄方》）。

肚

〔气味〕甘，微温，无毒。

〔主治〕补中益气止渴，断暴痢虚弱（《别录》）。补虚损，杀劳虫。酿黄糯米蒸捣为丸，治劳气，并小儿疳蛔黄瘦病（《日华》）。主骨蒸热劳，血脉不行，补羸助气，四季宜食（苏颂）。消积聚癥瘕，治恶疮（吴普）。

〔发明〕〔时珍曰〕猪水畜而胃属土，故方药用之补虚，以胃治胃也。

〔附方〕旧二，新九。

补益虚羸用猪肚一具，入人参五两，蜀椒一两，干姜一两半，葱白七个，粳米半升在内，密缝，煮熟食（《千金翼》）。

水泻不止用獖猪肚一枚，入蒜煮烂捣膏，丸梧子大。每盐汤或米饮服三十丸。丁必卿云：予每日五更必水泻一次，百药不效。用此方，入平胃散末三两，丸服，遂安（《普济》）。

消渴饮水日夜饮水数斗者。《心镜》：用雄猪肚一枚，煮取汁，入少豉，渴即饮之，肚亦可食。煮粥亦可。○仲景猪肚黄连丸：治消渴。用雄猪肚一枚，入黄连末五两，栝蒌根、白粱米各四两,知母三两,麦门冬二两,缝定蒸熟,捣丸如梧子大。每服三十丸,米饮下。

老人脚气猪肚一枚,洗净切作生,以水洗,布绞干,和蒜、椒、酱、醋五味,常食。亦治热劳(《养老》方)。

温养胎气胎至九月消息。用猪肚一枚,如常着葱、五味,煮食至尽(《千金髓》)。

赤白癜风白煮猪肚一枚,食之顿尽。忌房事(《外台》)。

疥疮痒痛猪肚一枚,同皂荚煮熟,去荚食之(《救急》)。

头疮白秃《普济》:用新破猪肚勿洗。及热搨之。须臾虫出。不尽再作。○孙氏方:用猪肚一个,入砒一两,扎定,以黄泥固济,煅存性为末,油和傅。以椒汤洗。

虫牙疼痛用新杀猪肚尖上涎,绢包咬之。数次虫尽即愈。唐氏用枳壳末拌之。

肠

〔气味〕甘,微寒,无毒。

〔主治〕虚渴,小便数,补下焦虚竭(孟诜)。止小便(《日华》)。去大小肠风热,宜食之(苏颂)。润肠治燥,调血痢脏毒(时珍)。○洞肠:治人洞肠挺出,血多(孙思邈。○洞肠,广肠也)。

〔附方〕新三。

肠风脏毒《救急》:用猪大肠一条,入芫荽在内,煮食。○《奇效》:用猪脏,入黄连末在内,煮烂,捣丸梧子大。每米饮服三十丸。○又方:猪脏入槐花末令满,缚定,以醋煮烂,捣为丸如梧桐子大,每服五十丸,温酒下。

胁热血痢方法同上。

脏寒泄泻体倦食减。用猪大脏一条,去脂膜洗净,以吴茱萸末填满,缚定蒸熟,捣丸梧子大。每服五十丸,食前米饮下(《奇效良方》)。

脬亦作胞。

〔气味〕甘、咸,寒,无毒。

〔主治〕梦中遗溺,疝气坠痛,阴囊湿痒,玉茎生疮。

〔发明〕〔时珍曰〕猪胞所主,皆下焦病,亦以类从尔。蕲有一妓,病转脬,小便不通,腹胀如鼓,数月垂死。一医用猪脬吹胀,以翎管安上,插入廷孔,捻脬气吹入,即大尿而愈。此法载在罗天益《卫生宝鉴》中,知者颇少,亦机巧妙术也。

〔附方〕新八。

梦中遗溺用猪脬洗炙食之(《千金》)。

产后遗尿猪胞、猪肚各一个,糯米半升,入脬内,更以脬入肚内,同五味煮食(《医林集要》)。

产后尿床方法同上。

疝气坠痛用猪脬一枚洗,入小茴香、大茴香、破故纸、川楝子等分填满,入青盐一块缚定,酒煮熟食之,酒下。其药焙捣为丸,服之。

消渴无度干猪胞十个,剪破去蒂,烧存性为末。每温酒服一钱(《圣济总录》)。

肾风囊痒用猪尿胞火炙,以盐酒吃之(《救急》)。

玉茎生疮臭腐。用猪胞一枚(连尿,去一半,留一半),以煅红新砖焙干为末,入黄丹一钱。掺之,三五次瘥。先须以葱、椒汤洗(《奇效方》)。

白秃癞疮洗刮令净,以猪胞乘热裹之,当引虫出。

胆

〔气味〕苦,寒,无毒。

〔主治〕伤寒热渴（《别录》）。骨热劳极，消渴，小儿五疳，杀虫（苏颂）。敷小儿头疮。治大便不通，以苇筒纳入下部三寸灌之，立下（藏器）。通小便，敷恶疮，杀疳蜃，治目赤目翳，明目，清心脏，凉肝脾。入汤沐发，去腻光泽（时珍）。

〔发明〕〔成无己曰〕仲景以猪胆汁和醋少许，灌谷道中，通大便神效。盖酸苦益阴润燥而泻便也。又治少阴下利不止，厥逆无脉，干呕烦者，以白通汤加猪胆汁主之。若调寒热之逆者，冷热必行，则热物冷服，下嗌之后，冷体既消，热性便发，故病气自愈。此所以和人尿、猪胆咸苦之物，于白通热剂之中，使其气相从，而无拒格之患也。又云霍乱病吐下已断，汗出而厥，四肢拘急，脉微欲绝者，通脉四逆汤加猪胆汁主之。盖阳气太虚，阴气独胜。纯与阳药，恐阴气格拒不得入。故加猪胆汁，苦入心而通脉，寒补肝而和阴，不致格拒也。〔汪机曰〕朱奉议治伤寒五六日癍出，有猪胆鸡子汤。〔时珍曰〕方家用猪胆，取其寒能胜热，滑能润燥，苦能入心，又能去肝胆之火也。

〔附方〕旧六，新十四。

少阴下利不止，厥逆无脉，干呕烦者，以白通汤加猪胆汁主之。葱白四茎，干姜一两，生附子一枚，水三升，煮一升，入人尿五合，猪胆汁一合，分温再服（仲景《伤寒论》）。

或泻或止久而不愈。二圣丸：用黄连、黄檗末各一两，以猪胆煮熟和，丸如绿豆大。量儿大小，每米饮服之（《总微论》）。

赤白下痢十二月猪胆百枚，俱盛雄黑豆入内，着麝香少许，阴干。每用五七粒为末，如红痢，甘草汤下；如白痢，生姜汤调服（《奇效方》）。

湿蜃下痢不止，干呕羸瘦，多睡面黄。以胆汁和姜汁、酽醋同灌下部,手急捻,令醋气上至咽喉乃止,当下五色恶物及虫而愈也(《拾遗》)。

热病有䘌上下蚀人。用猪胆一枚,醋一合,煎沸服,虫立死也(梅师)。

瘦病咳嗽猪胆和人溺、姜汁、橘皮、诃黎勒、桃皮同煮汁,饮之(《拾遗》方)。

小便不通《肘后》:猪胆一枚,热酒和服。〇又用猪胆连汁,笼住阴头。一二时汁入自通。

消渴无度雄猪胆五个,定粉一两,同煎成,丸芡子大。每含化二丸咽下,日二(《圣济总录》)。

伤寒癍出猪胆鸡子汤:用猪胆汁、苦酒各三合,鸡子一个,合煎三沸,分服,汗出即愈(张文仲方)。

疔疮恶肿十二月猪胆风干,和生葱捣傅(《普济方》)。

目翳目盲猪胆一枚,文火煎稠,丸黍米大。每纳一粒目中,良(《外台》)。

目赤肿痛猪胆汁一枚,和盐绿五分,点之(《广济方》)。

火眼赤痛猪胆一个,铜钱三文,同置盏内蒸干,取胆丸粟米大,安眼中(《圣惠方》)。

拔白换黑猪胆涂孔中,即生黑者(《圣惠方》)。

小儿初生猪胆入汤浴之,不生疮疥(姚和众)。

产妇风疮因出风早。用猪胆一枚,柏子油一两,和傅(《杏林摘要》)。

汤火伤疮猪胆调黄檗末,涂之(《外台》)。

瘭疽出汗生手足肩背,累累如赤豆。剥净,以猪胆涂之(《千金》)。

喉风闭塞腊月初一日,取猪胆(不拘大小)五六枚,用黄连、青黛、薄荷、僵蚕、白矾、朴硝各五钱,装入胆内,青纸包了。将地掘一孔,方深各一尺。以竹横悬此胆在内,以物盖定。候至立春日取出,待风吹,去胆皮、青纸,研末密收。每吹少许神验,乃万金不传之方(邵真人《经验方》)。

胆皮

〔主治〕目翳如重者,取皮曝干,作两股绳如箸大,烧灰出火毒,点之,不过三五度瘥(时珍。○出《外台秘要》)。

肤〔汪机曰〕猪肤,王好古以为猪皮,吴绶以为㷶猪时刮下黑肤,二说不同。今考《礼运疏》云:革,肤内厚皮也;肤,革外厚皮也。则吴说为是(浅肤之义)。

〔气味〕甘,寒,无毒。

〔主治〕少阴下痢,咽痛(时珍)。

〔发明〕〔张仲景曰〕少阴病下利,咽痛,胸满心烦者,猪肤汤主之。用猪肤一斤,水一斗,煮五升,取汁,入白蜜一升,白粉五合,熬香,分六服。〔成无己曰〕猪,水畜也。其气先入肾,解少阴客热。加白蜜以润燥除烦,白粉以益气断利也。

耳垢

〔主治〕蛇伤狗咬,涂之(《别录》)。

鼻唇

〔气味〕甘、咸,微寒,无毒。多食动风。

〔主治〕上唇:治冻疮痛痒(思邈)。煎汤,调蜀椒目末半钱,夜服治盗汗(宗奭)。鼻:治目中风翳,烧灰水服方寸匕,日二服(时珍。○出《千金》)。

舌

〔主治〕健脾补不足,令人能食,和五味煮汁食

（孟诜）。

厭（音掩）俗名咽舌是矣。又名猪气子。王玺曰：在猪喉系下，肉团一枚，大如枣，微扁色红。

〔主治〕项下瘿气，瓦焙研末，每夜酒服一钱（时珍）。

〔发明〕见羊厭下。

〔附方〕新二。

瘿气《杏林摘要》：用猪厭七枚，酒曲三钱，入水瓶中露一夜，取出炙食。二服效。○《医林集要》：开结散：猪厭（焙）四十九枚，沉香二钱，真珠（砂罐煅）四十九粒，沉香二钱，橘红四钱，为末。临卧冷酒徐徐服二钱。五服见效，重者一料愈。以除日合之。忌酸、咸、油腻、涩气之物。

齿

〔气味〕甘，平。

〔主治〕小儿惊痫，五月五日取，烧灰服（《别录》）。又治蛇咬（《日华》）。中牛肉毒者，烧灰水服一钱。又治痘疮倒陷（时珍）。

骨

〔主治〕中马肝、漏脯、果、菜诸毒，烧灰，水服方寸匕，日三服。颊骨：烧灰，治痘陷；煎汁服，解丹药毒（时珍）。

〔附方〕新三。

三消渴疾猪脊汤：用猪脊骨一尺二寸，大枣四十九枚，新莲肉四十九粒，炙甘草二两，西木香一钱半，水五碗，同煎取汁一碗，渴则饮之（《三因方》）。

浸淫诸疮猪牙车骨（年久者）椎破，烧令脂出，乘热涂之（《普济方》）。

下痢红白腊猪骨烧存性,研末,温酒调服三钱。

豚卵

〔释名〕豚颠(《本经》)、猪石子(《《博济方》》)。〔《别录》曰〕阴干藏之,勿令败。〔颂曰〕豚卵,当是猪子也。〔时珍曰〕豚卵,即牡猪外肾也。牡猪小者多犗去卵,故曰豚卵,《济生方》谓之猪石子者是也。《三因》治消渴方中有石子荠苨汤,治产后蓐劳有石子汤,并用猪肾为石子,误矣。

〔气味〕甘,温,无毒。

〔主治〕惊痫癫疾,鬼疰蛊毒,除寒热,贲豚五癃,邪气挛缩(《本经》)。除阴茎中痛(孙思邈)。治阴阳易病,少腹急痛,用热酒吞二枚,即瘥(时珍)。○又《古今录验》治五痫,莨菪子散中用之。

〔附方〕新一。

惊痫中风壮热挛疭,吐舌出沫。用豚卵一双(细切),当归二分,以醇酒三升,煮一升,分服(《普济》)。

母猪乳〔时珍曰〕取法:须驯猪,待儿饮乳时提后脚,急以手挒而承之。非此法不得也。

〔气味〕甘、咸,寒,无毒。

〔主治〕小儿惊痫,及鬼毒去来,寒热五癃,绵蘸吮之(苏恭)。小儿天吊,大人猪、鸡痫病(《日华》)。

〔发明〕〔时珍曰〕小儿体属纯阳,其惊痫亦生于风热。猪乳气寒,以寒治热,谓之正治。故钱乙云:初生小儿至满月,以猪乳频滴之,最佳。张焕云:小儿初生无乳,以猪乳代之,出月可免惊痫痘疹之患。杨士瀛云:小儿口噤不开,猪乳饮之甚良。月内胎惊,同朱砂、牛乳少许,抹口中甚妙。此法诸家方书未知用,予传之。东宫吴观察子病此,用之有效。

〔附方〕旧一。

断酒白猪乳一升饮之（《千金》）。

蹄已下并用母猪者。

〔气味〕甘、咸，小寒，无毒。

〔主治〕煮汁服，下乳汁，解百药毒，洗伤挞诸败疮（《别录》）。滑肌肤，去寒热（苏颂）。煮羹，通乳脉，托痈疽，压丹石。煮清汁，洗痈疽，溃热毒，消毒气，去恶肉，有效（时珍）。○《外科精要》洗痈疽有猪蹄汤数方，用猪蹄煮汁去油，煎众药蘸洗也。

〔附方〕旧五，新二。

妇人无乳《外台》：用母猪蹄一具，水二斗，煮五六升，饮之。或加通草六分。○《广济》：用母猪蹄四枚，水二斗，煮一斗，去蹄，入土瓜根、通草、漏芦各三两，再煮六升，去滓，纳葱、豉作粥或羹食之。或身体微热，有少汗出佳。未通再作。

痈疽发背母猪蹄一双，通草六分，绵裹煮羹食之（梅师）。

乳发初起方同上。

天行热毒攻手足肿痛欲断。用母猪蹄一具去毛，以水一斗，葱白一握，煮汁去滓，入少盐渍之（《肘后》）。

老人面药令面光泽。用母猪蹄一具，煮浆如胶。夜以涂面，晓则洗去（《千金翼》）。

硇砂损阴猪蹄一具，浮萍三两，水三升，煮汁半升，渍之。冷即出，以粉傅之（《外台》）。

悬蹄甲一名猪退。〔思邈曰〕酒浸半日，炙焦用。〔时珍曰〕按古方有用左蹄甲者，又有用后蹄甲者，未详其义也。

〔气味〕咸，平，无毒。

〔主治〕五痔,伏热在腹中,肠痈内蚀(《本经》)。
同赤术烧烟熏,辟一切恶疮(仲景)。

〔附方〕旧二,新五。

肺气齁喘猪爪甲二枚烧灰研,入麝香当门子一枚同研,茶服(《普济》)。

定喘化痰用猪蹄甲四十九个,洗净控干,每甲纳半夏、白矾各一字,罐盛固济,煅赤为末,入麝香一钱匕。每用糯米饮下半钱(《经验后方》)。

久咳喘急猪蹄甲四十九枚,以瓶子盛之。上以天南星(一枚大者)剉匀盖之,盐泥固济,煅烟出为度。取出,入款冬花末半两,麝香一分,龙脑少许,研匀。每服一钱,食后煎桑根白皮汤下。名黑金散(《总录》)。

小儿寒热及热气中人。用猪后蹄甲烧灰末,乳汁调服一撮,日二服(《伤寒类要》)。

痘疮入目猪蹄爪甲烧灰,浸汤滤净,洗之甚妙(《普济方》)。

瘢痘生翳半年已上者,一月取效;一年者不治。用猪悬蹄甲二两(瓦瓶固济,煅),蝉蜕一两,羚羊角一分,为末。每服一字,三岁已上三钱,温水调服,一日三服(钱氏《小儿方》)。

小儿白秃猪蹄甲七个,每个入白矾一块,枣儿一个,烧存性研末,入轻粉,麻油调搽,不过五上愈。

尾

〔主治〕腊月者,烧灰水服,治喉痹。和猪脂,涂赤秃发落(时珍。○出《千金》)。

毛

〔主治〕烧灰,麻油调,涂汤火伤,留窍出毒则无痕(时珍。○出《袖珍》)。

〔附方〕新一。

赤白崩中猪毛烧灰三钱,以黑豆一碗,好酒一碗半,煮一碗,调服。

屎一名猪零。〔《日华》曰〕取东行牡猪者为良。〔颂曰〕今人又取南行猪零,合太乙丹。〔时珍曰〕古方亦有用豮猪屎者,各随本方。猪零者,其形累累零落而下也。

〔气味〕寒,无毒。

〔主治〕寒热黄疸湿痹(《别录》)。主蛊毒,天行热病。并取一升浸汁,顿服(《日华》)。烧灰,发痘疮,治惊痫,除热解毒,治疮(时珍)。血溜出血不止,取新屎压之(吴瑞)。

〔发明〕〔时珍曰〕《御药院方》治痘疮黑陷无价散、钱仲阳治急惊风痫惺惺丸皆用之,取其除热解毒也。

〔附方〕旧一,新十六。

小儿客忤偃啼面青,豮猪屎二升,水绞汁,温浴之。

小儿夜啼猪屎烧灰,淋汁浴儿,并以少许服之(《圣惠方》)。

小儿阴肿猪屎五升,煮热袋盛,安肿上(《千金方》)。

雾露瘴毒心烦少气,头痛项强,颤掉欲吐。用新猪屎二升半,酒一升,绞汁暖服,取汗瘥(《千金方》)。

中猪肉毒猪屎烧灰,水服方寸匕(《千金》)。

妇人血崩老母猪粪烧灰,酒服三钱(李楼方)。

解一切毒母猪屎,水和服之(《千金》)。

搅肠沙痛用母猪生儿时抛下粪,日干为末,以白汤调服。

口唇生核猪屎绞汁温服(《千金方》)。

白秃发落腊月猪屎烧灰敷(《肘后》)。

疔疮入腹牝猪屎和水绞汁,服三合,立瘥(《圣惠方》)。

十年恶疮母猪粪烧存性,傅之(《外台》方)。

消蚀恶肉腊月豮猪粪烧存性一两,雄黄、槟榔各一钱,为末。湿者渗,干者麻油、轻粉调抹(《直指方》)。

胻疽青烂生于胻胫间,恶水淋漓,经年疮冷,败为深疽,深烂青黑,好肉虚肿,百药不瘥,或瘥而复发。先以药蚀去恶肉,后用瘕猪屎散,甚效。以猪屎烧研为末,纳疮孔令满,白汁出,吮去更傅。有恶肉,再蚀去乃傅,以平为期,有验(《千金方》)。

男女下疳母猪粪,黄泥包,煅存性为末。以米泔洗净,搽立效(《简便单方》)。

雀瘘有虫母猪屎烧灰,以腊月猪膏和敷,当有虫出(《千金方》)。

赤游火丹母猪屎,水绞汁,服并傅之(《外台》)。

燖猪汤

〔主治〕解诸毒虫魇(苏颂)。产后血痢,心痛欲死,温饮一盏(汪机)。治消渴,滤净饮一碗,勿令病人知。又洗诸疮,良(时珍)。

猪窠中草

〔主治〕小儿夜啼,密安席下,勿令母知(《日华》)。

缚猪绳

〔主治〕小儿惊啼,发歇不定,用腊月者烧灰,水服少许(藏器)。

狗《本经·中品》

【释名】犬(《说文》)、地羊(《中华古今注》)。〔时珍曰〕狗,叩也。吠声有节,如叩物也。或云为物苟且,故谓之狗,

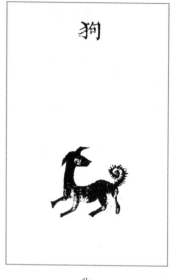

狗

《韩非》云"蝇营狗苟"是矣。卷尾有悬蹄者为犬,犬字象形,故孔子曰:视犬字如画狗。齐人名地羊。俗又讳之以龙,称狗有乌龙、白龙之号。许氏《说文》云:多毛曰龙,长喙曰猃(音敛),短喙曰猲(音歇),去势曰狗,高四尺曰獒,狂犬曰猘(音折)。生一子曰㺍、曰獇(音其),二子曰狮,三子曰猣。

【集解】〔时珍曰〕狗类甚多,其用有三:田犬长喙善猎,吠犬短喙善守,食犬体肥供馔。凡本草所用,皆食犬也。犬以三月而生,在畜属木,在卦属艮,在禽应娄星。豺见之跪,虎食之醉,犬食番木鳖则死,物性制伏如此。又辽东有鹰背狗,乃鹰产三卵,一鹰一雕一犬也。以禽乳兽,古所未闻。详见雕条。又有老木之精,状如黑狗而无尾,名曰彭侯,可以烹食。无情化有情,精灵之变也。

肉 黄犬为上,黑犬、白犬次之。

〔气味〕咸、酸,温,无毒。反商陆,畏杏仁。同蒜食,损人。同菱食,生癞。〔思邈曰〕白犬合海鲉食,必得恶病。〔时珍曰〕鲉,小鱼也。道家以犬为地厌,不食之。凡犬不可炙食,令人消渴。妊妇食之,令子无声。热病后食之,杀人。服食人忌食。〇九月勿食犬,伤神。〇瘦犬有病,猘犬发狂,自死犬有毒,悬蹄犬伤人,赤股而躁者气臊,犬目赤者,并不可食。

〔主治〕安五脏,补绝伤,轻身益气(《别录》)。宜肾（思邈）。补胃气，壮阳道，暖腰膝，益气力（《日华》）。补五劳七伤，益阳事，补血脉，厚肠胃，实下焦，填精髓，和五味煮，空心食之。凡食犬若去血，则力少不益人（孟诜）。

〔发明〕〔弘景曰〕白狗、乌狗入药用。黄狗肉大补虚劳，牡者尤胜。〔大明曰〕黄犬大补益人，余色微补。古言薯蓣凉而能补，犬肉暖而不补。虽有此言，服终有益。但因食秽，不食者众。〔震亨曰〕世言犬能治劳损阳虚之疾，然人病多是阴虚。若阳果虚，其死甚易，亦安能措手哉？〔时珍曰〕脾胃属土，喜暖恶寒。犬性温暖，能治脾胃虚寒之疾。脾胃温和，而腰肾受荫矣。若素常气壮多火之人，则宜忌之。丹溪独指阴虚立说，矫枉过正矣。《济生》治真阳虚惫诸虚证，有黄犬肉丸，药多不载。

〔附方〕旧三，新五。

戊戌酒大补元气。用黄犬肉一只，煮一伏时，捣如泥，和汁拌炊糯米三斗，入曲如常酿酒。候熟，每旦空心饮之（《养老》方）。

戊戌丸治男子、妇人一应诸虚不足，骨蒸潮热等证。用黄童子狗一只，去皮毛肠肚同外肾，于砂锅内用酒醋八分，水二升，入地骨皮一斤，前胡、黄芪、肉苁蓉各四两，同煮一日。去药，再煮一夜。去骨，再煮肉如泥，擂滤。入当归末四两，莲肉、苍术末各一斤，厚朴、橘皮末十两，甘草末八两，和杵千下，丸梧子大。每空心盐酒下五七十丸（《乾坤秘韫》）。

脾胃虚冷腹满刺痛。肥狗肉半斤。以米同盐、豉煮粥，频食一两顿（《心镜》）。

虚寒疟疾黄狗肉煮臛，入五味，食之。

气水鼓胀狗肉一斤切，和米煮粥，空腹食之（《心镜》）。

浮肿屎涩肥狗肉五斤熟蒸，空腹食之（《心镜》）。

卒中恶死破白狗搨心上，即活（《肘后方》）。

痔瘘有虫《钤方》：用狗肉煮汁，空腹服，能引虫也。〇危氏：用熟犬肉蘸浓蓝汁，空心食，七日效。

蹄肉

〔气味〕酸，平。

〔主治〕煮汁饮之，能下乳汁（《别录》）。

血白狗者良。

〔气味〕咸，温，无毒。〔弘景曰〕白狗血和白鸡肉、乌鸡肉、白鹅肝、白羊肉、蒲子羹等食，皆病人。〔时珍曰〕黑犬血灌蟹烧之，集鼠。

〔主治〕白狗血：治癫疾发作。乌狗血：治产难横生，血上抢心，和酒服之（《别录》）。补安五脏（《日华》）。热饮，治虚劳吐血，又解射罔毒。点眼，治痘疮入目。又治伤寒热病发狂见鬼及鬼击病，辟诸邪魅（时珍）。

〔发明〕〔时珍曰〕术家以犬为地厌，能禳辟一切邪魅妖术。按《史记》云：秦时杀狗磔四门以御灾，《风俗通义》云：今人杀白犬血题门以辟不祥，则自古已然矣。又《华佗别传》云：琅琊有女子，右股病疮，痒而不痛，愈而复作。陀取稻糠色犬一只系马，马走五十里，乃断头向痒处合之。须臾一蛇在皮中动，以钩引出，长三尺许，七日而愈。此亦怪证，取狗之血腥，以引其虫耳。

〔附方〕旧二，新四。

热病发狂伤寒、时气、温病六七日，热极发狂，见鬼欲走。取白狗从背破取血，乘热摊胸上，冷乃去之。此治垂死者亦活。无白犬，但纯色者亦可（《肘后方》）。

鬼击之病胁腹绞痛，或即吐血、衄血、下血，一名鬼排。白犬头取热血一升，饮之（《百一方》）。

小儿卒痫刺白犬血一升，含之。并涂身上（葛氏方）。

卒得瘑疮常时生两脚间。用白犬血涂之，立愈（《肘后方》）。

两脚癣疮白犬血涂之，立瘥（《奇效》）。

疔疮恶肿取白犬血频涂之，有效（《肘后》）。

心血

〔主治〕心痹心痛。取和蜀椒末，丸梧子大。每服五丸，日五服（时珍。○出《肘后》）。

乳汁白犬者良。

〔主治〕十年青盲。取白犬生子目未开时乳，频点之。狗子目开即瘥（藏器）。赤秃发落，频涂甚妙（时珍）。

〔附方〕新二。

拔白白犬乳涂之（《千金》）。

断酒白犬乳，酒服（《千金》）。

脂并胰白犬者良。

〔主治〕手足皲皴。入面脂，去黚黵。柔五金（时珍）。

脑

〔主治〕头风痹，鼻中瘜肉，下部䘌疮（《别录》）。猘犬咬伤，取本犬脑敷之，后不复发（时珍。○出《肘后》）。

〔附方〕新一。

眉发火瘢不生者。蒲灰，以正月狗脑和敷，日三，则生（《圣惠方》）。

涎

〔主治〕诸骨哽、脱肛，及误吞水蛭（时珍）。

〔附方〕新三。

诸骨哽咽狗涎频滴骨上，自下（仇远《稗史》）。

大肠脱肛狗涎抹之，自上也（《扶寿精方》）。

误吞水蛭以蒸饼半个，绞出狗涎，吃之。连食二三，其物自散（《德生堂方》）。

心

〔主治〕忧恚气，除邪（《别录》）。治风痹鼻衄，及下部疮，狂犬咬（《日华》）。

肾

〔气味〕平，微毒。〔时珍曰〕《内则》"食犬去肾"，为不利人也。

〔主治〕妇人产后肾劳如疟者。妇人体热用猪肾，体冷用犬肾（藏器）。

肝〔时珍曰〕按沈周《杂记》云：狗肝色如泥土，臭味亦然。故人夜行土上则肝气动，盖相感也。又张华《物类志》云：以狗肝和土泥灶，令妇妾孝顺。则狗肝应土之说相符矣。

〔主治〕肝同心捣，涂狂犬咬。又治脚气攻心，切生，以姜、醋进之，取泄。先泄者勿用（藏器）。

〔附方〕旧一，新一。

下痢腹痛狗肝一具切，入米一升煮粥，合五味食（《心镜》）。

心风发狂黄石散：用狗肝一具批开，以黄丹、硝石各一钱半，研匀擦在肝内，用麻缚定，水一升煮熟。细嚼，以本汁送下（《杨氏家藏》）。

胆青犬、白犬者良。

〔气味〕苦,平,有小毒。〔敦曰〕鲑鱼插树,立便干枯;狗胆涂之,却还荣胜。

〔主治〕明目(《本经》)。〔鼎曰〕上伏日采胆,酒服之。敷痂疡恶疮(《别录》)。疗鼻齃,鼻中瘜肉(甄权)。主鼻衄聤耳,止消渴,杀虫除积,能破血。凡血气痛及伤损者,热酒服半个,瘀血尽下(时珍)。治刀箭疮(《日华》)。去肠中脓水。又和通草、桂为丸服,令人隐形(孟诜)。

〔发明〕〔慎微曰〕按《魏志》云:河内太守刘勋女病左膝疮痒。华佗视之,用绳系犬后足不得行,断犬腹取胆向疮口,须臾有虫若蛇着疮上出,长三尺,病愈也。

〔附方〕旧二,新七。

眼赤涩痒犬胆汁注目中,效(《圣惠》)。

肝虚目暗白犬胆一枚,萤火虫二七枚,阴干为末,点之(《圣惠》)。

目中脓水上伏日采犬胆,酒服之(《圣济总录》)。

聤耳出脓用狗胆一枚,枯矾一钱,调匀。绵裹塞耳内,三四次即瘥(《奇效良方》)。

拔白换黑狗胆汁涂之(《千金》)。

血气撮痛不可忍者。用黑狗胆一个(半干半湿)剜开,以篦子排丸绿豆大,蛤粉滚过。每服五丸,以烧生铁淬酒送下,痛立止(《经验方》)。

反胃吐食不拘丈夫、妇人、老少,远年、近日。用五灵脂末,黄狗胆汁和丸龙眼大。每服一丸,好酒半盏磨化服。不过三服,即效(《本事》)。

痞块疳积五灵脂(炒烟尽)、真阿魏(去砂研)等分,用黄雄狗胆汁和丸黍米大。空心津咽三十丸。忌羊肉、醋、面（《简便》）。

赤白下痢腊月狗胆一百枚,每枚入黑豆充满,麝香少许。每服一枚,赤以甘草、白以干姜汤送下（《奇效良方》）。

牡狗阴茎

〔释名〕狗精（《本经》）。六月上伏日取,阴干百日（《别录》）。

〔气味〕咸,平,无毒。〔思邈曰〕酸。

〔主治〕伤中,阴痿不起,令强热大,生子,除女子带下十二疾（《本经》）。治绝阳及妇人阴痿（《日华》）。补精髓（孟诜）。

阴卵

〔主治〕妇人十二疾,烧灰服（苏恭）。

皮

〔主治〕腰痛,炙热黄狗皮裹之,频用取瘥。烧灰,治诸风（时珍）。

〔发明〕〔时珍曰〕《淮南万毕术》云:黑犬皮毛烧灰扬之,止天风。则治风之义,有取乎此也。

毛

〔主治〕产难（苏恭）。颈下毛:主小儿夜啼,绛囊盛,系儿两手（藏器）。烧灰汤服一钱,治邪疟。尾:烧灰,敷犬伤（时珍）。

〔附方〕旧一。

汤火伤疮狗毛细剉,以烊胶和毛敷之。痂落即瘥（梅师）。

齿

〔气味〕平,微毒。

〔主治〕癫痫寒热，卒风痱，伏日取之（《别录》）。磨汁，治犬痫。烧研醋和，敷发背及马鞍疮。同人齿烧灰汤服，治痘疮倒陷，有效（时珍）。

头骨黄狗者良。

〔气味〕甘、酸，平，无毒。

〔主治〕金疮止血（《别录》）。烧灰，治久痢、劳痢。和干姜、莨菪炒见烟，为丸，空心白饮服十丸，极效（甄权）。烧灰，壮阳止疟（《日华》）。治痈疽恶疮，解颅，女人崩中带下（时珍）。颔骨：主小儿诸痫、诸瘘，烧灰酒服（苏恭）。

〔附方〕旧三，新十。

小儿久痢狗头烧灰，白汤服（《千金》）。

小儿解颅黄狗头骨炙为末，鸡子白和，涂之（《直指》）。

赤白久痢腊月狗头骨一两半（烧灰），紫笋茶（末）一两，为末。每服二钱，米饮下（《圣惠方》）。

赤白带下不止者。狗头烧灰，为末。每酒服一钱，日三服（《圣惠》）。

产后血乱奔入四肢，并违堕。以狗头骨灰，酒服二钱，甚效（《经验后方》）。

打损接骨狗头一个，烧存性为末。热醋调涂，暖卧（《卫生易简》）。

附骨疽疮狗头骨烧烟，日熏之（《圣惠》）。

痈疽疔毒狗头骨灰、芸薹子等分，为末，醋和敷之（《千金》）。

恶疮不愈狗头骨灰同黄丹末等分，敷之（《寿域方》）。

长肉生肌老狗头脑骨（瓦炒）二两，桑白皮一两，当归二钱半，为末。麻油调敷（《直指》）。

鼻中瘜肉狗头灰方寸匕，苦丁香半钱，研末吹之，即化为水。或同硇砂少许，尤妙（《朱氏集验》）。

梦中泄精狗头鼻梁骨烧研，卧时酒服一钱。

头风白屑作痒。狗头骨烧灰，淋汁沐之（《圣惠方》）。

骨白狗者良。

〔气味〕甘，平，无毒。

〔主治〕烧灰，疗下痢生肌，敷马疮（《别录》）。烧灰，疗诸疮瘘，及妒乳痈肿（弘景）。烧灰，补虚，理小儿惊痫客忤（《蜀本》）。煎汁，同米煮粥，补妇人，令有子（藏器）。烧灰，米饮日服，治休息久痢。猪脂调，敷鼻中疮（时珍）。

〔附方〕旧二。

产后烦懑不食者。白犬骨烧研，水服方寸匕（《千金翼》）。

桃李哽咽狗骨煮汤，摩头上（《子母秘录》）。

屎白狗者良。

〔气味〕热，有小毒。《丹房镜源》云：白狗粪煮铜。

〔主治〕疗疮。水绞汁服，治诸毒不可入口者（苏恭）。瘰疬彻骨痒者，烧灰涂疮，勿令病者知。又和腊猪脂，敷瘘疮肿毒，疗肿出根（藏器）。烧灰服，发痘疮倒靥，治霍乱癥积，止心腹痛，解一切毒（时珍）。

〔发明〕〔时珍曰〕狗屎所治诸病，皆取其解毒之功耳。

〔附方〕旧三，新五。

小儿霍乱卒起者。用白狗屎一丸，绞汁服之。

心痛欲死狗屎炒研，酒服二钱，神效。

劳疟瘴疟久不愈。用白狗粪烧灰，发前冷水服二钱（《圣惠方》）。

月水不调妇人产后，月水往来，乍多乍少。白狗粪烧末，酒服方寸匕，日三服（《千金》）。

鱼肉成癥并治诸毒。用狗粪五升烧末，绵裹，于五升酒中浸二宿，取清分十服，日三服，三日使尽，癥即便出也（《外台》）。

漏脯中毒犬屎烧末，酒服方寸匕（梅师）。

发背痈肿用白犬屎半升，水绞取汁服，以滓敷之，日再（《外台》）。

疔疮恶肿牡狗屎（五月五日取）烧灰涂敷，数易之。又治马鞍疮，神验（《圣惠》）。

屎中粟白狗者良。一名白龙沙。

〔主治〕噎膈风病，痘疮倒陷，能解毒也（时珍）。

〔附方〕新二。

噎膈不食黄犬干饿数日，用生粟或米干饲之。俟其下粪，淘洗米粟令净，煮粥，入薤白一握，泡熟去薤，入沉香末二钱食之（《永类钤方》）。

痘疮倒靥用（白狗或）黑狗一只，喂以生粟米。候下屎，取未化米为末，入麝香少许，新汲水服二钱（《保幼大全》）。

屎中骨

〔主治〕寒热，小儿惊痫（《别录》）。

羊《本经·中品》

〔校正〕《别录》另出羊乳，今并为一。

【释名】羖（《《尔雅》》。一作羚。《《广韵》》）、羝（音低）、羯（《并《说文》》）。〔时珍曰〕《说文》云：羊字象头角足尾之形。孔子曰：牛羊之字，以形似也。《董子》云：羊，祥也。故吉礼用之。牡羊曰羖，曰羝；牝羊曰羘，曰牂（音臧）。白曰羒，黑曰羭。

多毛曰羖羝，胡羊曰羖羭，无角曰羫，曰羖。去势曰羯。羊子曰羔，羔五月曰羜（音宁），六月曰羍（音务），七月曰羍（音达），未卒岁曰羏（音兆）。《内则》谓之柔毛，又曰少牢。《古今注》谓之长髯主簿云。

【集解】〔《别录》曰〕羖羊生河西。〔弘景曰〕羊有三四种。入药以青色羖羊为胜，次则乌羊。其羖羭羊及羵中无角羊，止可啖食，为药不及都下者，然其乳、髓则肥好也。〔颂曰〕羊之种类甚多，而羖羊亦有褐色、黑色、白色者。毛长尺余，亦谓之羖羝羊，北人引大羊以此为群首，又谓之羊头。〔诜曰〕河西羊最佳，河东羊亦好。若驱至南方，则筋力自劳损，安能补益人？今南方羊多食野草、毒草，故江浙羊少味而发疾。南人食之，即不忧也。惟淮南州郡或有佳者，可亚北羊。北羊至南方一二年，亦不中食，何况于南羊，盖土地使然也。〔宗奭曰〕羖羝羊出陕西、河东，尤狠健，毛最长而厚，入药最佳。如供食，则不如北地无角白大羊也。又同、华之间有小羊，供馔在诸羊之上。〔时珍曰〕生江南者为吴羊，头身相等而毛短。生秦晋者为夏羊，头小身大而毛长。土人二岁而剪其毛，以为毡物，谓之绵羊。广南英州一种乳羊，食仙茅，极肥，无复血肉之分，食之甚补人。诸羊皆孕四月而生。其目无神，其肠薄而萦曲。在畜属火，故易繁而性热也。在卦属兑，故外柔而内刚也。其性恶湿喜燥，

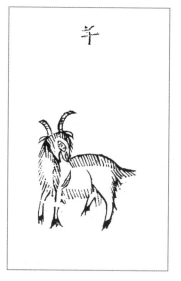

羊

食钩吻而肥，食仙茅而肪，食仙灵脾而淫，食踯躅而死。物理之宜忌，不可测也。契丹以其骨占灼，谓之羊卜，亦有一灵耶？其皮极薄，南番以书字，吴人以画采为灯。

【附录】 大尾羊〔时珍曰〕羊尾皆短，而哈密及大食诸番有大尾羊。细毛薄皮，尾上旁广，重一二十斤，行则以车载之。《唐书》谓之灵羊，云可疗毒。胡羊方国志云：大食国出胡羊。高三尺余，其尾如扇。每岁春月割取脂，再缝合之，不取则胀死。叶盛《水东日记》云：庄浪卫近雪山，有饕羊。土人岁取其脂，不久复满。洮羊出临洮诸地，大者重百斤。郭义恭《广志》云：西域驴羊，大如驴。即此类也。羍羊（此思切）。○出西北地，其皮蹄可以割漆。封羊其背有肉封如驼，出凉州郡县，亦呼为驼羊。地生羊出西域。刘郁《出使西域记》：以羊脐种于土中，溉以水，闻雷而生，脐与地连。及长，惊以木声，脐乃断，便能行啮草。至秋可食，脐内复有种，名垄种羊。段公路《北户录》云：大秦国有地生羊，其羔生土中，国人筑墙围之。脐与地连，割之则死。但走马击鼓以骇之，惊鸣脐绝，便逐水草。吴策《渊颖集》云：西域地生羊，以胫骨种土中，闻雷声，则羊子从骨中生。走马惊之，则脐脱也。其皮可为褥。一云：漠北人种羊角而生，大如兔而肥美。三说稍异，未知果种何物也？当以刘说为是，然亦神矣。造化之妙，微哉！羰羊土之精也，其肝土也，有雌雄，不食，季桓子曾掘土得之。又千岁树精，亦为青羊。

羊肉

〔气味〕苦、甘，大热，无毒。〔诜曰〕温。〔颂曰〕《本经》云甘，《素问》云苦。盖《经》以味言，《素问》以理言。羊性热属火，故配于苦。羊之齿、骨、五脏皆温平，惟肉性大热也。〔时珍曰〕热病及天行病、疟疾病后食之，必发热致危。妊妇食之，令子多热。白羊黑头、黑羊白头、独角者，并有毒，食之生痈。《礼》曰：羊氄毛而毳者膻。又云：煮羊以杏仁或瓦片则易糜，以胡桃则不臊，以竹䈽则助味。中羊毒者，饮甘草汤则解。铜器煮之，男子损阳，女子绝阴。物性之异如此，不可不知。〔汪机曰〕反半夏、菖蒲。同荞面、豆酱食，发痼疾。同醋食，伤人心。

〔主治〕缓中，字乳余疾，及头脑大风汗出，虚劳寒冷，补中益气，安心止惊（《别录》）。止痛，利产妇（思邈）。治风眩瘦病，丈夫五劳七伤，小儿惊痫（孟诜）。开胃健力（《日华》）。

〔发明〕〔颂曰〕肉多入汤剂。《胡洽方》有大羊肉汤，治妇人产后大虚，心腹绞痛厥逆，医家通用大方也。〔宗奭曰〕仲景治寒疝当归生姜羊肉汤，服之无不验者。一妇冬月生产，寒入子户，腹下痛不可按，此寒疝也。医欲投抵当汤。予曰：非其治也。以仲景羊肉汤减水，二服即愈。〔李杲曰〕羊肉有形之物，能补有形肌肉之气。故曰补可去弱，人参、羊肉之属。人参补气，羊肉补形。凡味同羊肉者，皆补血虚，盖阳生则阴长也。〔时珍曰〕按《开河记》云：隋大总管麻叔谋病风逆，起坐不得。炀帝命太医令巢元方视之。曰：风入腠理，病在胸臆。须用嫩肥羊蒸熟，掺药食之，则瘥。如其言，未尽剂而痊。自后每杀羊羔，同杏酪、五味日食数枚。观此则羊肉补虚之功，益可证矣。

〔附方〕旧八，新十六。

羊肉汤张仲景治寒劳虚羸，及产后心腹疝痛。用肥羊肉一斤，水一斗，煮汁八升，入当归五两，黄芪八两，生姜六两，煮取二升，分四服。《胡洽方》无黄芪，《千金方》有芍药（《金匮要略》）。

产后厥痛胡洽大羊肉汤，治妇人产后大虚，心腹绞痛，厥逆。用羊肉一斤,当归、芍药、甘草各七钱半,用水一斗煮肉,取七升,入诸药,煮二升服。

产后虚羸腹痛,冷气不调,及脑中风汗自出。白羊肉一斤,切治如常,调和食之(《心镜》)。

产后带下产后中风,绝孕,带下赤白。用羊肉二斤,香豉、大蒜各三升,水一斗三升,煮五升,纳酥一升,更煮三升,分温三服(《千金方》)。

崩中垂死肥羊肉三斤,水二斗,煮一斗三升,入生地黄汁二升,干姜、当归各三两,煮三升,分四服(《千金》)。

补益虚寒用精羊肉一斤,碎白石英三两,以肉包之,外用荷叶裹定,于一石米下蒸熟,取出去石英,和葱、姜作小馄饨子。每日空腹,以冷浆水吞一百枚,甚补益(《外台》)。

壮阳益肾用白羊肉半斤切生,以蒜、薤食之。三日一度,甚妙(《心镜》)。

五劳七伤虚冷。用肥羊肉一腿,密盖煮烂,绞取汁服,并食肉。

骨蒸久冷羊肉一斤,山药一斤,各烂煮研如泥,下米煮粥食之(《饮膳正要》)。

骨蒸传尸用羊肉一拳大(煮熟),皂荚一尺(炙),以无灰酒一升,铜铛内煮三五沸,去滓,入黑饧一两。令病人先啜肉汁,乃服一合,当吐虫如马尾为效(《外台》)。

虚寒疟疾羊肉作臛饼,饱食之,更饮酒暖卧取汗。燕国公常见有验(《集验方》)。

脾虚吐食羊肉半斤作生,以蒜、薤、酱、豉、五味和拌,空腹食之(《心镜》)。

虚冷反胃羊肉去脂作生,以蒜薤空腹食之,立效(《外台》)。

壮胃健脾羊肉三斤切,粱米二升同煮,下五味作粥食(《饮膳正要》)。

老人膈痞不下饮食。用羊肉四两(切),白面六两,橘皮末一分,姜汁搜如常法,入五味作臛食,每日一次,大效(《多能鄙事》)。

胃寒下痢羊肉一片,茛菪子末一两和,以绵裹纳下部。二度瘥(《外台》方)。

身面浮肿商陆一升,水二斗,煮取一斗,去滓;羊肉一斤(切)入内煮熟,下葱、豉、五味调和如臛法,食之(《肘后方》)。

腰痛脚气木瓜汤:治腰膝疼痛,脚气不仁。羊肉一脚,草果五枚,粳米二升,回回豆(即胡豆)半升,木瓜二斤,取汁,入砂糖四两,盐少许,煮肉食之(《正要》)。

消渴利水羊肉一脚,瓠子六枚,姜汁半合,白面二两,同盐、葱炒食(《正要》)。

损伤青肿用新羊肉贴之(《千金方》)。

妇人无乳用羊肉六两,獐肉八两,鼠肉五两,作臛啖之(崔氏)。

伤目青肿羊肉煮熟,熨之(《圣济总录》)。

小儿嗜土买市中羊肉一斤,令人以绳系,于地上拽至家,洗净,炒炙食。或煮汁亦可(姚和众)。

头上白秃羊肉如作脯法,炙香,热搨上,不过数次瘥(《肘后方》)。

头蹄白羊者良。

〔气味〕甘,平,无毒。〔大明曰〕凉。〔震亨曰〕羊头、蹄肉,性极补水。水肿人食之,百不一愈。

〔主治〕风眩瘦疾,小儿惊痫(苏恭)。脑热头眩

（《日华》）。安心止惊，缓中止汗补胃，治丈夫五劳骨热。热病后宜食之，冷病人勿多食（孟诜）。○《心镜》云：以上诸证，并宜白羊头，或蒸或煮，或作脍食。疗肾虚精竭。

〔附方〕新三。

老人风眩用白羊头一具，如常治，食之。

五劳七伤白羊头、蹄一具净治，更以稻草烧烟，熏令黄色，水煮半熟，纳胡椒、毕拨、干姜各一两，葱、豉各一升，再煮去药食。日一具，七日即愈（《千金》）。

虚寒腰痛用羊头、蹄一具，草果四枚，桂一两，生姜半斤，哈昔泥一豆许，胡椒煮食（《正要》）。

皮

〔主治〕一切风，及脚中虚风，补虚劳，去毛作羹、臛食（孟诜）。湿皮卧之，散打伤青肿；干皮烧服，治蛊毒下血（时珍）。

脂青羊者良。

〔气味〕甘，热，无毒。《丹房镜源》云：柔银软铜。

〔主治〕生脂：止下痢脱肛，去风毒，妇人产后腹中绞痛（思邈）。治鬼疰（苏颂）。○《胡洽方》有青羊脂丸。去游风及黑䵟（《日华》）。熟脂：主贼风痿痹飞尸，辟瘟气，止劳痢，润肌肤，杀虫治疮癣。入膏药，透肌肉经络，彻风热毒气（时珍）。

〔附方〕新十三。

下痢腹痛羊脂、阿胶、蜡各二两，黍米二升，煮粥食之（《千金》）。

妊娠下痢羊脂如棋子大十枚，温酒一升，投中顿服，日三

（《千金》）。

虚劳口干《千金》：用羊脂一鸡子大，淳酒半升，枣七枚，渍七日食，立愈。○《外台》：用羊脂鸡子大，纳半斤酢中一宿，绞汁含之。

卒汗不止牛、羊脂，温酒频化，服之（《外台》）。

脾横爪赤煎羊脂摩之（《外台》）。

产后虚羸令人肥白健壮。羊脂二斤，生地黄汁一斗，姜汁五升，白蜜三升，煎如饴。温酒服一杯，日三（《古今录验》）。

妇人阴脱煎羊脂频涂之（《广利方》）。

发背初起羊脂、猪脂切片，冷水浸贴，热则易之。数日瘥（《外台》）。

牙齿疳䘌黑殺羊脂、莨菪子等分，入杯中烧烟，张口熏之（《千金方》）。

小儿口疮羊脂煎薏苡根涂之（《活幼心书》）。

豌豆如疥赤黑色者。煎青羊脂摩之（《千金方》）。

赤丹如疥不治杀人。煎青羊脂摩之，数次愈（《集验》）。

误吞钉针多食肥羊脂，久则自出（《肘后》）。

血白羊者良。

〔气味〕咸，平，无毒。〔时珍曰〕按夏子益《奇疾方》云：凡猪、羊血，久食则鼻中毛出，昼夜长五寸，渐如绳，痛不可忍，摘去复生。惟用乳石、硇砂等分为丸。空心，临卧各一服，水下十丸，自落也。

〔主治〕女人中风血虚闷，及产后血运，闷欲绝者，热饮一升即活（苏恭）。热饮一升，治产后血攻，下胎衣，治卒惊九窍出血，解莽草毒、胡蔓草毒，又解一切丹石毒发（时珍。○出《延寿》诸方）。

〔发明〕〔时珍曰〕《外台》云：凡服丹石人，忌食羊血十年，一食前功尽亡。此物能制丹砂、水银、轻粉、生银、硇砂、砒霜、硫黄乳、石钟乳、空青、曾青、云母石、阳起石、孔公孽等毒。凡觉毒发，刺饮一升即解。又服生地黄、何首乌诸补药者，亦忌之。《岭表录异》言其能解胡蔓草毒。羊血解毒之功用如此，而本草并不言及，诚缺文也。

〔附方〕旧二，新五。

衄血一月不止。刺羊血热饮即瘥（《圣惠》）。

产后血攻或下血不止，心闷面青，身冷欲绝者。新羊血一盏饮之，三两服妙（梅师）。

大便下血羊血煮熟，拌醋食，最效（吴球《便民食疗》）。

硫黄毒发气闷。用羊血热服一合，效（《圣惠方》）。

食菹吞蛭蛭啖脏血，肠痛黄瘦。饮热羊血一二升，次早化猪脂一升饮之，蛭即下也（《肘后方》）。

误吞蜈蚣刺猪、羊血灌之，即吐出。昔有店妇吹火筒中有蜈蚣入腹，店妇仆地，号叫可畏。道人刘复真用此法而愈（《三元延寿书》）。

妊娠胎死不出，及胞衣不下，产后诸疾狼狈者。刺羊血热饮一小盏，极效（《圣惠方》）。

乳白羖者佳。

〔气味〕甘，温，无毒。

〔主治〕补寒冷虚乏（《别录》）。润心肺，治消渴（甄权）。疗虚劳，益精气，补肺、肾气，和小肠气。合脂作羹食，补肾虚，及男女中风（张鼎）。利大肠，治小儿惊痫。含之，治口疮（《日华》）。主心卒痛，可温服之。又蚰蜒入耳，灌之即化成水（孟诜）。治大人干呕及反胃,小儿哕哯及舌肿,并时时温饮之(时珍)。解蜘蛛咬毒(〔颂曰〕刘禹锡《传信方》云:贞元十一年,崔员外言:有人为蜘蛛咬,腹大如妊,遍身生丝,其家弃之,乞食于道。有僧教啖羊乳,未几疾平也)。

〔发明〕〔弘景曰〕牛羊乳实为补润,故北人食之多肥健。〔恭曰〕北人肥健,由不啖咸腥,方土使然,何关饮乳?陶以未达,故屡有此言。〔时珍曰〕方土饮食,两相资之。陶说固偏,苏说亦过。丹溪言反胃人宜时时饮之,取其开胃脘、大肠之燥也。

〔附方〕旧一,新二。

小儿口疮羊乳细滤入含之,数次愈(《小品方》)。

漆疮作痒羊乳敷之(《千金翼》)。

面黑令白白羊乳三斤,羊胰三副,和捣。每夜洗净涂之,旦洗去(《总录》)。

脑

〔气味〕有毒。〔诜曰〕发风病。和酒服,迷人心,成风疾。男子食之,损精气,少子。白羊黑头,食其脑,作肠痈。

〔主治〕入面脂手膏,润皮肤,去黚黯,涂损伤、丹瘤、肉刺(时珍)。

〔附方〕新二。

发丹如瘤生绵羊脑,同朴硝研,涂之(《瑞竹堂方》)。

足指肉刺刺破,以新酒酢和羊脑涂之,一合愈(《古今录验》)。

髓

〔气味〕甘,温,无毒。

〔主治〕男子女人伤中、阴阳气不足,利血脉,益经气,以酒服之(《别录》)。却风热,止毒。久服不损人（孙思邈）。和酒服，补血。主女人血虚风闷（孟诜）。润肺气，泽皮毛，灭瘢痕（时珍）。○《删繁》治肺虚毛悴，酥髓汤中用之。

〔附方〕新五。

肺痿骨蒸 炼羊脂、炼羊髓各五两煎沸，下炼蜜及生地黄汁各五合，生姜汁一合，不住手搅，微火熬成膏。每日空心温酒调服一匙，或入粥食（《饮膳正要》）。

目中赤翳 白羊髓敷之（《千金》）。

舌上生疮 羊胫骨中髓，和胡粉涂之，妙（《圣惠》）。

白秃头疮 生羊骨髓，调轻粉搽之。先以泔水洗净。一日二次，数日愈（《经验方》）。

痘痂不落 痘疮痂疕不落，灭瘢方：用羊䯐骨髓（炼）一两，轻粉一钱，和成膏，涂之（陈文中方）。

心下并也。用白羝羊者良。

〔气味〕甘，温，无毒。〔《日华》曰〕有孔者杀人。

〔主治〕止忧恚膈气（《别录》）。补心（藏器）。

〔附方〕新一。

心气郁结 羊心一枚，咱夫兰（即回回红花）三钱，浸玫瑰水一盏，入盐少许，徐徐涂心上，炙熟食之，令人心安多喜（《正要》）。

肺

〔气味〕同心。〔诜曰〕自三月至五月，其中有虫，状如马尾，长二三寸。须去之，不去令人痢下。

〔主治〕补肺，止咳嗽（《别录》）。伤中，补不足，去风邪（思邈）。治渴，止小便数，同小豆叶煮食之（苏恭）。通肺气，利小便，行水解蛊（时珍）。

〔附方〕旧一,新六。

久嗽肺痿作燥。羊肺汤:用羊肺一具洗净,以杏仁、柿霜、真豆粉、真酥各一两,白蜜二两,和匀,灌肺中,白水煮食之(葛可久方)。

咳嗽上气积年垂死。用莨菪子(炒)、熟羊肺(切曝)等分为末,以七月七日醋拌。每夜不食,空腹服二方寸匕,粥饮下。隔日一服(《千金》)。

水肿尿短青羖羊肺一具,微炸切曝为末,莨菪子一升,以三年醋渍一晬时出,熬令变色,捣烂,蜜丸梧子大。食后麦门冬饮服四丸,日三。小便大利,佳(《千金》)。

小便频数下焦虚冷也。羊肺一具(切)作羹,入少羊肉,和盐、豉食。不过三具效(《集验方》)。

渴利不止羊肺一具,入少肉和盐、豉作羹食。不过三具愈(《普济方》)。

解中蛊毒生羊肺一具割开,入雄黄、麝香等分,吞之(《济生方》)。

鼻中瘜肉羊肺散:用干羊肺一具,白术四两,肉苁蓉、通草、干姜、芎䓖各二两,为末。食后米饮服五分匕,加至方寸匕(《千金方》)。

肾

〔气味〕同心。

〔主治〕补肾气虚弱,益精髓(《别录》)。补肾虚耳聋阴弱,壮阳益胃,止小便,治虚损盗汗(《日华》)。合脂作羹,疗劳痢甚效。蒜、薤食之一升,疗瘕痕(苏恭)。治肾虚消渴(时珍)。

〔发明〕〔时珍曰〕《千金》《外台》《深师》诸方,治肾虚劳损,消渴脚气,有肾沥汤方甚多,皆用羊肾煮汤煎药。盖用为引向,各从其类也。

〔附方〕旧三,新六。

下焦虚冷脚膝无力,阳事不行。用羊肾一枚煮熟,和米粉半大两,炼成乳粉,空腹食之,妙(《心镜》)。

肾虚精竭炮羊肾一双切,于豉汁中,以五味、米糅作羹、粥食(《心镜》)。

五劳七伤阳虚无力。《经验后方》:用羊肾一对(去脂切),肉苁蓉一两(酒浸一夕去皮),和作羹,下葱、盐、五味食。○《正要》:治阳气衰败,腰脚疼痛,五劳七伤。用羊肾三对,羊肉半斤,葱白一茎,枸杞叶一斤,同五味煮成汁,下米作粥食之。

虚损劳伤羊肾一枚,术一升,水一斗,煮九升,服一升,日三(《肘后方》)。

肾虚腰痛《千金》:用羊肾去膜,阴干为末。酒服二方寸匕,日三。○《正要》:治卒腰痛。羊肾一对,咱夫兰一钱,玫瑰水一盏浸汁,入盐少许,涂抹肾上,徐徐炙熟,空腹食之。

老人肾硬治老人肾脏虚寒,内肾结硬,虽服补药不入。用羊肾子一对,杜仲(长二寸,阔一寸)一片,同煮熟,空心食之。令人内肾柔软,然后服补药(《鸡峰备急方》)。

胁破肠出以香油抹手送入,煎人参、枸杞子汁温淋之。吃羊肾粥十日,即愈(危氏)。

羊石子即羊外肾也。

〔主治〕肾虚精滑(时珍)。○《本事》金锁丹用之。

肝青羖羊者良。

〔气味〕苦,寒,无毒。〔颂曰〕温。〔弘景曰〕合猪肉及梅子、小豆食,伤人心。〔思邈曰〕合生椒食,伤人五脏,最损小儿。合苦笋食,病青盲。妊妇食之,令子多厄。

〔主治〕补肝,治肝风虚热,目赤暗痛,热病后失明,并用子肝七枚,作生食,神效。亦切片水浸贴之(苏恭)。解蛊毒(吴瑞)。

〔发明〕〔时珍曰〕按倪维德《原机启微集》云:羊肝,肝与肝合,引入肝经。故专治肝经受邪之病。今羊肝丸治目有效,可征。〔汪机曰〕按《三元延寿书》云:凡治目疾,以青羊肝为佳。有人年八十余,瞳子了然,夜读细字。云别无服药,但自小不食畜兽肝耳。或以本草羊肝明目而疑之。盖羊肝明目性也,他肝则否。凡畜兽临杀之时,忿气聚于肝。肝之血不利于目,宜矣。

〔附方〕旧四,新十一。

目热赤痛看物如隔纱,宜补肝益睛。用青羊肝一具切洗,和五味食之(《心镜》)。

肝虚目赤青羊肝,薄切水浸,吞之极效(《龙木论》)。

病后失明方同上。

小儿赤眼羊肝切薄片,井水浸贴(《普济》)。

翳膜羞明有泪,肝经有热也。用青羊子肝一具(竹刀切),和黄连四两,为丸梧子大。食远茶清下七十丸,日三服。忌铁器、猪肉、冷水(《医镜》)。

目病䀮䀮以铜器煮青羊肝,用面饼覆器上,钻两孔如人眼大,以目向上熏之。不过两度(《千金方》)。

目病失明青羖羊肝一斤,去脂膜切片,入新瓦盆内炕干,同决明子半升,蓼子一合,炒为末。以白蜜浆服方寸匕,日三。不过三剂,目明。至一年,能夜见文字(《食疗》)。

不能远视羊肝一具,去膜细切,以葱子一勺,炒为末,以水煮熟,去滓,入米煮粥食(《多能鄙事》)。

青盲内障白羊子肝一具,黄连一两,熟地黄二两,同捣,丸梧子大。食远茶服七十丸,日三服。崔承元病内障丧明,有人惠此方报德,服之遂明(《传信方》)。

牙疳肿痛羖羊肝一具煮熟,蘸赤石脂末,任意食之(《医林集要》)。

虚损劳瘦用新猪脂煎取一升,入葱白一握煎黄,平旦服。至三日,以枸杞一斤,水三斗煮汁,入羊肝一具,羊脊膂肉一条,曲末半斤,着葱、豉作羹食(《千金方》)。

病后呕逆天行病后呕逆,食即反出。用青羊肝作生淡食,不过三度,食不出矣(《外台》)。

休息痢疾五十日以上,或一二年不瘥,变成痟,所下如泔淀者。用生羊肝一具切丝,入三年醋中吞之。心闷则止,不闷更服。一日勿食物。或以姜、薤同食亦可。不过二三具(《外台》)。

小儿痢疾青羊肝一具,薄切水洗,和五味、酱食之。

妇人阴蟨作痒。羊肝纳入引虫(《集简方》)。

胆青羖羊者良。

〔气味〕苦,寒,无毒。

〔主治〕青盲,明目(《别录》)。点赤障、白翳、风泪眼,解蛊毒(甄权)。疗疳湿时行热熛疮,和醋服之,良(苏恭)。治诸疮,能生人身血脉(思邈)。同蜜蒸九次,点赤风眼,有效(朱震亨)。

〔发明〕〔时珍曰〕肝开窍于目,胆汁减则目暗。目者,肝之外候,胆之精华也。故诸胆皆治目病。《夷坚志》载:二百味草花膏:治烂弦风赤眼,流泪不可近光,及一切暴赤目疾。用羖羊胆一枚,入蜂蜜于内蒸之,候干研为膏。每含少许,并点之。一日泪止,二日肿消,三日痛定。盖羊食百草,蜂采百花,故有二百花草之名。又张三丰真人碧云膏:腊月取羖羊胆十余枚,以蜜装满,纸套笼住,悬檐下,待霜出扫下,点之神效也。

〔附方〕旧三,新四。

病后失明羊胆点之,日二次(《肘后》)。

大便秘塞羊胆汁灌入即通(《千金》)。

目为物伤羊胆一枚,鸡胆三枚,鲤鱼胆二枚,和匀,日日点之(《圣惠方》)。

面黑奸疱羖羊胆、牛胆各一个,淳酒三升,煮三沸,夜夜涂之(《肘后》)。

产妇面黯产妇面如雀卵色。以羊胆、猪胰、细辛等分,煎三沸。夜涂,且以浆水洗之(《录验》)。

代指作痛崔氏云:代指乃五脏热注而然。刺热汤中七度,刺冷水中。又复如此三度,即以羊胆涂之,立愈甚效(《外台》方)。

小儿疳疮羊胆二枚,和酱汁灌下部(《外台》)。

胃一名羊膍胵。

〔气味〕甘,温,无毒。〔思邈曰〕羊肚和饭饮久食,令人多唾,喜吐清水,成反胃,作噎病。

〔主治〕胃反,止虚汗,治虚羸,小便数,作羹食,三五瘥(思邈)。

〔附方〕旧一,新六。

久病虚羸不生肌肉,水气在胁下,不能饮食,四肢烦热者。用羊胃一枚(切),白术一升(切),水二斗,煮九升,分九服,日三。不过三剂瘥(张文仲方)。

补中益气羊肚一枚,羊肾四枚,地黄三两,干姜、昆布、地骨皮各二两,白术、桂心、人参、厚朴、海藻各一两五钱,甘草、秦椒各六钱,为末,同肾入肚中,缝合蒸熟,捣烂晒为末。酒服方寸匕,日二(《千金》)。

中风虚弱羊肚一具,粳米二合,和椒、姜、豉、葱作羹食之(《正要》)。

胃虚消渴羊肚烂煮,空腹食之(《古今录验》)。

下虚尿床羊肚盛水令满,线缚两头,煮熟,即开取中水顿服之,立瘥(《千金》)。

项下瘰疬用羊膲腔烧灰,香油调敷。

蛇伤手肿新剥羊肚一个(带粪),割一口,将手入浸,即时痛止肿消(《集要》)。

胘

〔主治〕下虚遗溺。以水盛入,炙熟,空腹食之,四五次愈(孙思邈)。

胰白羊者良。

〔主治〕润肺燥,诸疮疡。入面脂,去黚黯,泽肌肤,灭瘢痕(时珍)。

〔附方〕新三。

远年咳嗽羊胰三具,大枣百枚,酒五升,渍七日,饮之(《肘后方》)。

妇人带下羊胰一具,以酢洗净,空心食之,不过三次。忌鱼肉滑物,犯之即死(《外台》)。

痘疮瘢痕羊胰二具,羊乳一升,甘草末二两,和匀涂之。明旦,以猪蹄汤洗去(《千金》)。

舌

〔主治〕补中益气(《正要》)。用羊舌二枚,羊皮二具,羊肾四枚,蘑菰、糟姜,作羹,肉汁食之。

靥即会咽也。

〔气味〕甘、淡,温,无毒。

〔主治〕气瘿(时珍)。

〔发明〕〔时珍曰〕按古方治瘿多用猪、羊靥,亦述类之义,故王荆公《瘿诗》有"内疗烦羊靥"之句。然瘿有五:气、血、肉、筋、石也。夫靥属肺,肺司气。故气瘿之证,服之或效。他瘿恐亦少力。

〔附方〕旧一,新二。

项下气瘿《外台》:用羊靥一具,去脂(酒浸,炙熟)含之咽汁。日一具,七日瘥。〇《千金》:用羊靥七枚(阴干),海藻、干姜各二两,桂心、昆布、逆流水边柳须各一两,为末,蜜丸芡子大。每含一丸,咽津。〇《杂病治例》:用羊靥、猪靥各二枚,昆布、海藻、海带各二钱(洗,焙),牛蒡子(炒)四钱。右为末,捣二靥和丸弹子大。每服一丸,含化咽汁。

睛

〔主治〕目赤及翳膜。曝干为末,点之(时珍。〇出《千金》)。熟羊眼中白珠二枚,于细石上和枣核磨汁,点目翳羞明,频用三四日瘥(孟诜)。

〔发明〕〔时珍曰〕羊眼无瞳,其睛不应治目,岂以其神藏于内耶?

筋

〔主治〕尘物入目,熟嚼纳眦中,仰卧即出(《千金翼》)。

羖羊角青色者良。

〔气味〕咸,温,无毒。〔《别录》曰〕苦,微寒。取之无时。勿使中湿,湿即有毒。〔甄权曰〕大寒。○菟丝为之使。《镜源》云:煅羊角灰缩贺。贺,锡也。出贺州。

〔主治〕青盲,明目,止惊悸寒泄。久服,安心益气轻身。杀疥虫。入山烧之,辟恶鬼虎狼(《本经》)。疗百节中结气,风头痛,及蛊毒吐血,妇人产后余痛(《别录》)。烧之,辟蛇。灰治漏下,退热,主山瘴溪毒(《日华》)。

〔附方〕旧三,新七。

风疾恍惚心烦腹痛,或时闷绝复苏。以青煅羊角屑,微炒为末,无时温酒服一钱(《圣惠》)。

气逆烦满水羊角烧研,水服方寸匕(《普济方》)。

吐血喘咳青煅羊角(炙焦)二枚,桂末二两,为末。每服一匕,糯米饮下,日三服。同上。

产后寒热心闷极胀百病。煅羊角烧末,酒服方寸匕(《子母秘录》)。

水泄多时煅羊角一枚,白矾末填满,烧存性为末。每新汲水服二钱(《圣惠方》)。

小儿痫疾煅羊角烧存性,以酒服少许(《普济》)。

赤秃发落煅羊角、牛角烧灰等分,猪脂调敷(《普济》)。

赤瘢瘰子身面卒得赤瘢,或瘰子肿起,不治杀人。煅羊角烧灰,鸡子清和涂,甚妙(《肘后》)。

打扑伤痛羊角灰,以沙糖水拌,瓦焙焦为末。每热酒下二钱,仍揉痛处(《简便》)。

脚气疼痛羊角一副,烧过为末,热酒调涂,以帛裹之,取汗,永不发也。

齿三月三日取之。

〔气味〕温。

〔主治〕小儿羊痫寒热（《别录》）。

头骨已下并用杀羊者良。

〔气味〕甘，平，无毒。〔时珍曰〕按张景阳《七命》云：耶溪之铤，赤山之精。销以羊头，镤以锻成。注云：羊头骨能销铁也。

〔主治〕风眩瘦疾，小儿惊痫（苏恭）。

脊骨

〔气味〕甘，热，无毒。

〔主治〕虚劳寒中羸瘦（《别录》）。补肾虚，通督脉，治腰痛下痢（时珍）。

〔附方〕旧一，新八。

老人胃弱羊脊骨一具捶碎，水五升，煎取汁二升，入青粱米四合，煮粥常食（《食治方》）。

老人虚弱白羊脊骨一具剉碎，水煮取汁，枸杞根（剉）一斗，水五斗，煮汁一斗五升，合汁同骨煮至五升，去骨，瓷盒盛之。每以一合，和温酒一盏调服（《多能鄙事》）。

肾虚腰痛《心镜》：用羊脊骨一具，捶碎煮，和蒜薤食，饮少酒妙。○《正要》：用羊脊骨一具捶碎，肉苁蓉一两，草果三枚，荜茇二钱，水煮汁，下葱、酱作面羹食。

肾虚耳聋杀羊脊骨一具（炙研），磁石（煅，醋淬七次）、白术、黄芪、干姜（炮）、白茯苓各一两，桂三分，为末。每服五钱，水煎服（《普济》）。

虚劳白浊羊骨为末，酒服方寸匕，日三（《千金》）。

小便膏淋羊骨烧研，榆白皮煎汤，服二钱（《圣惠方》）。

洞注下痢羊骨灰，水服方寸匕（《千金方》）。

疳疮成漏脓水不止。用羊羔儿骨不拘多少，入藏瓶内，盐泥固济，煅过研末，每用末五钱，入麝香、雄黄末各一钱，填疮口。三日外必合（《总微论》）。

尾骨

〔主治〕益肾明目，补下焦虚冷（《正要》）。

〔附方〕新一。

虚损昏聋大羊尾骨一条，水五碗，煮减半，入葱白五茎，荆芥一握，陈皮一两，面三两，煮熟，取汁搜面作索饼，同羊肉四两煮熟，和五味食（《多能鄙事》）。

胫骨音行。亦作骱，又名䯗骨，胡人名颇儿必。入药煅存性用。

〔气味〕甘，温，无毒。〔诜曰〕性热，有宿热人勿食。○《镜源》云：羊䯗骨伏硇。

〔主治〕虚冷劳（孟诜）。脾弱，肾虚不能摄精，白浊，除湿热，健腰脚，固牙齿，去鼾䵳，治误吞铜钱（时珍）。

〔发明〕〔杲曰〕齿者，骨之余，肾之标，故牙疼用羊胫骨以补之。〔时珍曰〕羊胫骨灰可以磨镜，羊头骨可以消铁，故误吞铜铁者用之，取其相制也。按：张景阳《七命》云：耶溪之铤，赤山之精。销以羊头，镤以煅成。注云：羊头骨能销铁也。又《名医录》云：汉上张成忠女七八岁，误吞金镄子一只，胸膈痛不可忍，忧惶无措。一银匠炒末药三钱，米饮服之，次早大便取下。叩求其方，乃羊胫灰一物耳。谈野翁亦有此方，皆巧哲格物究理之妙也。

〔附方〕新十一。

擦牙固齿《食鉴》：用火煅羊胫骨为末，入飞盐二钱，同研匀,日用。○又方:烧白羊胫骨灰一两,升麻一两,黄连五钱,为末,日用。○濒湖方:用羊胫骨(烧过)、香附子(烧黑)各一两,青盐(煅过)、生地黄(烧黑)各五钱,研用。

湿热牙疼用羊胫骨灰二钱,白芷、当归、牙皂、青盐各一钱,为末,擦之(东垣方)。

脾虚白浊过虑伤脾,脾不能摄精,遂成此疾。以羊胫骨灰一两,姜制厚朴末二两,面糊丸梧子大。米饮下百丸,日二服。一加茯苓一两半(《济生方》)。

虚劳瘦弱用颜儿必四十枚,以水一升,熬减大半,去滓及油,待凝任食(《正要》)。

筋骨挛痛用羊胫骨,酒浸服之。

月水不断羊前左脚胫骨一条,纸裹泥封令干,煅赤,入棕榈灰等分。每服一钱,温酒服之。

黔黵丑陋治人面体黳黑,皮厚状丑。用羖羊胫骨为末,鸡子白和敷,旦以白粱米泔洗之。三日如素,神效(《肘后》)。

误吞铜钱羊胫骨烧灰,以煮稀粥食,神效(谈野翁方)。

咽喉骨哽羊胫骨灰,米饮服一钱(《普济》)。

悬蹄

毛

〔主治〕转筋,醋煮裹脚(孟诜。○又见毡)。

须羖羊者良。

〔主治〕小儿口疮,蠼螋尿疮,烧灰和油敷(时珍。○出《广济》)。

〔附方〕新二。

香瓣疮生面上耳边,浸淫水出,久不愈。用羖羊须、荆芥、干枣肉各二钱,烧存性,入轻粉半钱。每洗拭,清油调搽。二三次必愈（《圣惠方》）。

口吻疮方同上。

溺

〔主治〕伤寒热毒攻手足，肿痛欲断。以一升，和盐、豉捣，渍之（李时珍。○出《肘后方》）。

屎青殺羊者良。

〔气味〕苦，平，无毒。〔时珍曰〕制粉霜。

〔主治〕燔之，主小儿泄痢，肠鸣惊痫（《别录》）。烧灰，理聤耳，并罯竹刺入肉，治箭镞不出（《日华》）。烧灰淋汁沐头，不过十度，即生发长黑。和雁肪涂头亦良（藏器）。〔颂曰〕屎纳鲫鱼腹中，瓦缶固济，烧灰涂发，易生而黑，甚效。煮汤灌下部，治大人小儿腹中诸疾，疳、湿，大小便不通。烧烟熏鼻，治中恶心腹刺痛，亦熏诸疮中毒、痔瘘等。治骨蒸弥良（苏恭）。

〔附方〕旧五，新十六。

疳痢欲死新羊屎一升，水一升，渍一夜，绞汁顿服，日午乃食。极重者，不过三服瘥（《总录》）。

呕逆酸水羊屎十枚，酒二合，煎一合，顿服。未定，更服之（《兵部手集》）。

反胃呕食羊粪五钱，童子小便一大盏，煎六分，去滓，分三服（《圣惠》）。

小儿流涎白羊屎频纳口中（《千金》）。

心气疼痛不问远近。以山羊粪七枚，油头发一团，烧灰酒服。永断根（《孙氏集效方》）。

妊娠热病青羊屎研烂涂脐，以安胎气（《外台秘要》）。

伤寒肢痛手足疼欲脱。取羊屎煮汁渍之，瘥乃止。或和猪膏涂之，亦佳（《外台》）。

时疾阴肿囊及茎皆热肿。以羊屎、黄檗煮汁洗之（《外台》）。

疔疮恶肿青羊屎一升，水二升，渍少时，煮两沸，绞汁一升，顿服（《广济方》）。

里外臁疮羊屎烧存性，研末，入轻粉涂之（《集要》）。

痘风疮证羊屎烧灰，清油调，敷之（《全幼心鉴》）。

小儿头疮羊粪煎汤洗净，仍以雄羊粪烧灰，同屋上悬煤炒为末，清油调涂（《普济》）。

头风白屑乌羊粪煎汁洗之（《圣惠》）。

发毛黄赤羊屎烧灰，和腊猪脂涂之，日三夜一，取黑乃止（《圣惠方》）。

木刺入肉干羊屎烧灰，猪脂和涂，不觉自出（《千金》）。

箭镞入肉方同上。

反花恶疮鲫鱼一个去肠，以羖羊屎填满，烧存性。先以米泔洗过，搽之。

瘰疬已破羊屎（烧）五钱，杏仁（烧）五钱，研末，猪骨髓调搽（《海上》）。

湿癣浸淫新羊屎绞汁涂之。干者烧烟熏之（《圣济总录》）。

雷头风病羊屎焙研，酒服二钱（《普济方》）。

慢脾惊风活脾散：用羊屎二十一个（炮），丁香一百粒，胡椒五十粒，为末。每服半钱，用六年东日照处壁土煎汤调下（《普济方》）。

羊胲子乃羊腹内草积块也。

〔主治〕翻胃。煅存性，每一斤入枣肉、平胃散末一半，和匀。每服一钱，空心沸汤调下（叶氏《摘玄》）。

黄羊《纲目》

【释名】 羱羊（音烦。〖《尔雅》〗）、茧耳羊（〖《明一统志》〗）。〔时珍曰〕羊腹带黄，故名。或云幼稚曰黄，此羊肥小故也。《尔雅》谓之羱，出西番也。其耳甚小，西人谓之茧耳。

【集解】 〔时珍曰〕黄羊出关西、西番及桂林诸处。有四种，状与羊同，但低小细肋，腹下带黄色，角似羖羊，喜卧沙地。生沙漠，能走善卧，独居而尾黑者，名黑尾黄羊。生野草内，或群至数十者，名曰黄羊。生临洮诸处，甚大而尾似獐、鹿者，名洮羊。其皮皆可为裘褥。出南方桂林者，则深褐色，黑脊白斑，与鹿相近也。

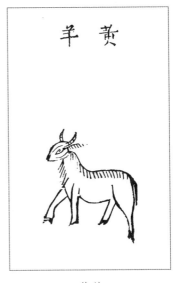

黄羊

肉

〔气味〕甘，温，无毒。《正要》云：煮汤少味。脑不可食。

〔主治〕补中益气，治劳伤虚寒（时珍。○出《正要》）。

髓

〔主治〕补益功同羊髓（《正要》）。

牛《本经·中品》

〔校正〕《别录·上品》牛乳，《拾遗》犊脐屎，今并为一。

【释名】 〔时珍曰〕按许慎云：牛，件也。牛为大牲，可以件事分理也。其文象角头三、封及尾之形。《周礼》谓之大牢，牢乃豢畜之室,牛牢大,羊牢小,故皆得牢名。《内则》谓之一元大武。元,头也。武,足迹也。牛肥则迹大。犹《史记》称牛为四蹄,今人称牛为一头之义。梵书谓之瞿摩帝。○牛之牡者曰牯,曰特,曰牬,曰犝;牝者曰㸬,曰牸。南牛曰㹎,北牛曰㹀。纯色曰牺,黑曰㺊,白曰犨,赤曰牸,驳曰犁。去势曰犍,又曰犗。无角曰牛它。子曰犊,生二岁曰㸬,三岁曰犙,四岁曰牭,五岁曰犌,六岁曰犕。

【集解】〔藏器曰〕牛有数种,《本经》不言黄牛、乌牛、水牛,但言牛尔。南人以水牛为牛,北人以黄牛、乌牛为牛。牛种既殊,入用当别。〔时珍曰〕牛有㸴牛、水牛二种。㸴牛小而水牛大。㸴牛有黄、黑、赤、白、驳杂数色。水牛色青苍,大腹锐头,其状类猪,角若担矛,卫护其犊,能与虎斗,亦有白色者,郁林人谓之周留牛。又广南有稷牛,即果下牛,形最卑小,《尔雅》谓之犌牛,《王会篇》谓之纵牛是也。牛齿有下无上,察其齿而知其年,三岁二齿,四岁四齿,五岁六齿,六岁以后,每年接脊骨一节也。牛耳聋,其听以鼻。牛瞳竖而不横。其声曰牟,项垂曰胡,蹄肉曰䏶,百叶曰膍,角胎曰䚡,鼻木曰拳,嚼草复出曰齝,腹草未化曰圣齑。牛在畜属土,在卦属坤,土缓而和,其性顺也。《造化权舆》云:乾阳为马,坤阴为牛,故马蹄圆,牛蹄坼。马病则卧,阴胜也;牛病则立,阳胜也。马起先前足,卧先后足,从阳也;牛起先后足,卧先前足,从阴也。独以乾健坤顺为

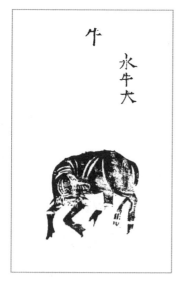

牛

说,盖知其一而已。

黄牛肉

〔气味〕甘,温,无毒。〔弘景曰〕㹇牛惟胜,青牛为良,水牛惟可充食。〔《日华》曰〕黄牛肉微毒,食之发药毒动病,不如水牛。〔诜曰〕黄牛动病,黑牛尤不可食。牛者稼穑之资,不可多杀。若自死者,血脉已绝,骨髓已竭,不可食之。〔藏器曰〕牛病死者,发痼疾疥癣,令人洞下疰病。黑牛白头者不可食。独肝者有大毒,令人痢血至死。北人牛瘦,多以蛇从鼻灌之,故肝独也。水牛则无之。〔时珍曰〕张仲景云:啖蛇牛,毛发向后顺者是也。人乳可解其毒。《内则》云:牛夜鸣则庮(臭不可食)。病死者有大毒,令人生疔暴亡。《食经》云:牛自死、白首者食之杀人。疥牛食之发痒。黄牛、水牛肉,合猪肉及黍米酒食,并生寸白虫;合韭、薤食,令人热病;合生姜食,损齿。煮牛肉,入杏仁、芦叶易烂,相宜。〔诜曰〕恶马食牛肉即驯,亦物性也。

〔主治〕安中益气,养脾胃(《别录》)。补益腰脚,止消渴及唾涎(孙思邈)。

〔发明〕〔时珍曰〕韩悉言:牛肉补气,与黄芪同功。观丹溪朱氏倒仓法论而引申触类,则牛之补土,可心解矣。今天下日用之物,虽严法不能禁,亦因肉甘而补,皮角有用也。朱震亨《倒仓论》曰:肠胃为积谷之室,故谓之仓。倒者,推陈以致新也。胃属土,受物而不能自运。七情五味,有伤中宫,停痰积血,互相缠纠。发为痈疽,为劳瘵,为蛊胀,成形成质,为窠为臼,以生百病而中宫愆和,自非丸散所能去也。此方出自西域异人。其法:用黄肥牡牛肉二十斤,长流水煮成糜,去滓滤取液,再熬成琥珀色收之。每饮一钟,随饮至数十钟,寒月温饮。病在上则令吐,在下则令利,在中则令吐而利,在人活变。吐利后渴,即服其小便一二碗,亦可荡涤余垢。睡二日,乃食淡粥。养半月,即精神强健,沉疴悉亡也。须五年忌牛肉。盖牛,坤土也。黄,土色也。以顺德配乾牡之用也。肉者胃之药也,熟而为液,无形之物也。故能由肠胃而透肌肤,毛窍爪甲,无所不到。在表者因吐而得汗,在清道者自吐而去,在浊道者自利而除。有如洪水泛涨,陈莝顺流而去,盎然涣然,润泽枯槁,而有精爽之乐也。〔王纶云〕牛肉本补脾胃之物,非吐下药也,特饮之既满而溢尔。借补为泻,故病去而胃得补,亦奇法也。但病非肠胃者,似难施之。

〔**附方**〕新五。

小刀圭〔韩飞霞曰〕凡一切虚病,皆可服之。用小牛犊儿(未交感者)一只,腊月初八日或戊己日杀之,去血焊毛洗净,同脏腑不遗分寸,大铜锅煮之。每十斤,入黄芪十两,人参四两,茯苓六两,官桂、良姜各五钱,陈皮三两,甘草、蜀椒各二两,食盐二两,淳酒二斗同煮,水以八分为率,文火煮至如泥,其骨皆捶碎,并滤取稠汁。待冷以瓮盛之,埋于土内,露出瓮面。凡饮食中,皆任意食之,或以酒调服更妙。肥犬及鹿,皆可依此法作之。

返本丸补诸虚百损。用黄犍牛肉(去筋、膜)切片,河水洗数遍,仍浸一夜,次日再洗三遍,水清为度。用无灰好酒同入坛内,重泥封固,桑柴文武火煮一昼夜,取出(如黄沙为佳,焦黑无用)焙干为末听用。山药(盐炒过)、莲肉(去心,盐炒过,并去盐)、白茯苓、小茴香(炒)各四两,为末。每牛肉半斤,入药末一斤,以红枣蒸熟去皮和捣,丸梧子大。每空心酒下五十丸,日三服(《乾坤生意》)。

腹中痞积牛肉四两切片,以风化石灰一钱擦上,蒸熟食。常食痞积自下(《经验秘方》)。

腹中癖积黄牛肉一斤,恒山三钱,同煮熟。食肉饮汁,癖必自消，甚效（笔峰《杂兴》）。

牛皮风癣　每五更炙牛肉一片食，以酒调轻粉敷之（《直指方》）。

水牛肉

〔气味〕甘，平，无毒。〔《日华》曰〕冷，微毒。○宜忌同黄牛。

〔主治〕消渴，止呕泄，安中益气，养脾胃（《别录》）。补虚壮健，强筋骨，消水肿，除湿气（藏器）。

〔附方〕旧二，新一。

水肿尿涩　牛肉一斤熟蒸，以姜、醋空心食之（《心镜》）。

手足肿痛　伤寒时气，毒攻手足，肿痛欲断。生牛肉裹之，肿消痛止（范汪方）。

白虎风痛　寒热发歇，骨节微肿。用水牛肉脯一两（炙黄），燕窠土、伏龙肝、飞罗面各二两，砒黄一钱，为末。每以少许，新汲水和，作弹丸大，于痛处摩之。痛止，即取药抛于热油铛中（《圣惠》）。

头蹄　水牛者良。

〔气味〕凉。《食经》云：患冷人勿食蹄中巨筋。多食令人生肉刺。

〔主治〕下热风（孟诜）。

〔附方〕旧一。

水肿胀满，小便涩者。用水牛蹄一具去毛，煮汁作羹，蹄切食之。或以水牛尾一条，细切，作腊食，或煮食亦佳（《食医心镜》）。

鼻　水牛者良。

〔主治〕消渴，同石燕煮汁服（藏器）。治妇人无乳，做羹食之，不过两日，乳下无限，气壮人尤效（孟诜）。疗口眼㖞斜。不拘干湿者，以火炙热，于不患处一边熨之，即渐正（宗奭）。

皮水牛者良。

〔主治〕水气浮肿，小便涩少。以皮蒸熟，切入豉汁食之（《心镜》）。熬胶最良（详阿胶）。

乳

〔气味〕甘，微寒，无毒。〔弘景曰〕牸牛乳佳。〔恭曰〕牸牛乳性平，生饮令人利，热饮令人口干，微似温也。水牛乳作酪，浓厚胜牸牛，造石蜜须之。〔藏器曰〕黑牛乳胜黄牛。凡服乳，必煮一二沸，停冷啜之，热食即壅。不欲顿服，欲得渐消。与酸物相反，令人腹中结癥。患冷气人忌之。合生鱼食，作瘕。〔时珍曰〕凡取，以物撞之则易得。余详奶酪下。○制秦艽、不灰木。

〔主治〕补虚羸，止渴（《别录》）。养心肺，解热毒，润皮肤（《日华》）。冷补，下热气。和酥煎沸食，去冷气痃癖（藏器）。患热风人宜食之（孟诜）。老人煮食有益。入姜、葱，止小儿吐乳，补劳（思邈）。治反胃热哕，补益劳损，润大肠，治气痢，除疸黄，老人煮粥甚宜（时珍）。

〔发明〕〔震亨曰〕反胃噎膈，大便燥结，宜牛、羊乳时时咽之，并服四物汤为上策。不可用人乳，人乳有饮食之毒，七情之火也。〔时珍曰〕乳煎荜茇，治气痢有效。盖一寒一热，能和阴阳耳。按《独异志》云：唐太宗苦气痢，众医不效，下诏访问。金吾长张宝藏曾困此疾，即具疏以乳煎荜茇方上，服之立愈。宣下宰臣与五品官。魏徵难之，逾月不拟。上疾复发，复进之又平。因问左右曰:进方人有功,未见除授何也? 徵惧曰:未知文武二吏。
上怒曰:治得宰相,不妨授三品,我岂不及汝耶? 即命与三品文
官,授鸿胪寺卿。其方用牛乳半斤,荜茇三钱,同煎减半,空腹
顿服。

〔附方〕旧三,新八。

风热毒气煎过牛乳一升,生牛乳一升,和匀。空腹服之,
日三服(《千金方》)。

小儿热哕牛乳二合,姜汁一合,银器文火煎五六沸。一
岁儿饮半合,量儿大小,加减与服之(《圣惠方》)。

下虚消渴心脾中热,下焦虚冷,小便多,渐羸瘦者。牛羊
乳,渴即饮之,每饮三四合(《广利方》)。

病后虚弱取七岁已下、五岁以上黄牛乳一升,水四升,煎
取一升,稍稍饮,至十日止(《外台》方)。

补益劳损《千金翼》:崔尚书方:钟乳粉三两,袋盛,以牛
乳一升,煎减三分之一,去袋饮乳,日三。○又方:白石英末三
斤,与十岁以上生犊牸牛食,每日与一两和黑豆。七日取牛乳,
或热服一升,或作粥食。其粪以种菜食。百无所忌,能润脏腑,
泽肌肉,令人健壮。

脚气痹弱牛乳五升,硫磺三两(末之),煎取三升,每服
三合。羊乳亦可。或以牛乳五合,煎调硫黄末一两服,取汗尤良
(《肘后》)。

肉人怪病人顶生疮五色,如樱桃状,破则自顶分裂,连皮
剥脱至足,名曰肉人。常饮牛乳自消(夏子益《奇疾方》)。

重舌出涎特牛乳饮之(《圣惠》)。

蚰蜒入耳牛乳少少滴入即出。若入腹者,饮一二升即化
为水(《圣惠方》)。

蜘蛛疮毒牛乳饮之良(《生生编》)。

血

〔气味〕咸,平,无毒。

〔主治〕解毒利肠,治金疮折伤垂死,又下水蛭。煮拌醋食,治血痢便血(时珍)。

〔发明〕〔时珍曰〕按《元史》云:布智儿从太祖征回回,身中数矢,血流满体,闷仆几绝。太祖命取一牛剖其腹,纳之牛腹中,浸热血中,移时遂苏。又云:李庭从伯颜攻郢州,炮伤左胁,矢贯于胸,几绝。伯颜命剖水牛腹纳其中,良久而苏。何孟春云:予在职方时,问各边将无知此术者,非读《元史》弗知也。故书于此,以备缓急。

〔附方〕新一。

误吞水蛭肠痛黄瘦。牛血热饮一二升,次早化猪脂一升饮之,即下出也(《肘后》)。

脂黄牛者良,炼过用。

〔气味〕甘,温,微毒。多食发痼疾、疮疡。○《镜源》云:牛脂软铜。

〔主治〕诸疮疥癣白秃,亦入面脂(时珍)。

〔附方〕新五。

消渴不止栝蒌根煎:用生栝蒌根(切)十斤,以水三斗,煮至一斗,滤净,入炼净黄牛脂一合,慢火熬成膏,瓶收。每酒服一杯,日三(《总录》)。

腋下胡臭牛脂和胡粉涂之,三度永瘥(姚氏)。

食物入鼻介介作痛不出。用牛脂一枣大,纳鼻中吸入,脂消则物随出也(《千金方》)。

走精黄病面目俱黄,多睡,舌紫,甚则舌面坼裂,及加黑色,若爪甲黑者死。用豉半两,牛脂一两,煎过油脂,绵裹烙舌,去黑皮一重,浓煎豉汤一盏饮之(《三十六黄方》)。

髓黑牛、黄牛、犗牛者良,炼过用。

〔气味〕甘,温,无毒。

〔主治〕补中,填骨髓。久服增年(《本经》)。安五脏,平三焦,续绝伤,益气力,止泄利,去消渴,皆以清酒暖服之(《别录》)。平胃气,通十二经脉(思邈)。治瘦病,以黑牛髓、地黄汁、白蜜等分,煎服(孟诜)。润肺补肾,泽肌悦面,理折伤,擦损痛,甚妙(时珍)。

〔附方〕新三。

补精润肺壮阳助胃。用炼牛髓四两,胡桃肉四两,杏仁泥四两,山药末半斤,炼蜜一斤,同捣成膏,以瓶盛汤煮一日。每服一匙,空心服之(《瑞竹方》)。

劳损风湿陆抗膏:用牛髓、羊脂各二升,白蜜、姜汁、酥各三升,煎三上三下,令成膏。随意以温酒和服之(《经心录》)。

手足皲裂牛髓敷之。

脑水牛、黄牛者良。

〔气味〕甘,温,微毒。《心镜》曰:牛热病死者,勿食其脑,令生肠痈。

〔主治〕风眩消渴(苏恭)。脾积痞气。润皲裂,入面脂用(时珍)。

〔附方〕新四。

吐血咯血五劳七伤。用水牛脑一枚(涂纸上阴干),杏仁(煮去皮)、胡桃仁、白蜜各一斤,香油四两,同熬干为末。每空心烧酒服二钱匕(《乾坤秘韫》)。

偏正头风不拘远近,诸药不效者,如神。用白芷、芎䓖各三钱,为细末。以黄牛脑子搽末在上,瓷器内加酒顿熟,乘热食之,尽量一醉。醒则其病如失,甚验(《保寿堂方》)。

脾积痞气牛脑丸:治男妇脾积痞病,大有神效。黄牸牛脑子一个(去皮、筋,擂烂),皮消末一斤,蒸饼六个(晒研)。和匀,糊丸梧子大。每服三十丸,空心好酒下,日三服。百日有验(《普济方》)。

气积成块牛脑散:用牛脑子一个(去筋、膜),雄鸡肫一个(连皮、黄),并以好酒浸一宿,捣烂,入木香、沉香、砂仁各三两,皮硝一碗,杵千下,入生铜锅内,文武火焙干为末,入轻粉三钱,令匀。每服二钱,空心烧酒服,日三服。同上。

心已下黄牛者良。

〔主治〕虚忘,补心(《别录》)。

脾

〔主治〕补脾(藏器)。腊月淡煮,日食一度,治痔瘘。和朴硝作脯食,消痞块(时珍。○出《千金》《医通》)。

肺已下水牛者良。

〔主治〕补肺(藏器)。

肝

〔主治〕补肝,明目(《别录》)。治疟及痢,醋煮食之(孟诜)。妇人阴羼,纳之引虫(时珍)。

肾

〔主治〕补肾气,益精(《别录》)。治湿痹(孙思邈)。

胃黄牛、水牛俱良。

〔气味〕甘,温,无毒。〔弘景曰〕青牛肠胃,合犬肉、犬血食,病人。

〔主治〕消渴风眩,补五脏,醋煮食之(诜)。补中益气,解毒,养脾胃(时珍)。

〔附方〕新一。

唉蛇牛毒牛肚细切,水一斗,煮一升,服,取汗即瘥(《金匮要略》)。

膍一名百叶〔时珍曰〕膍,音毗,言其有比列也。牛羊食百草,与他兽异;故其胃有膍,有肒,有蜂窠,亦与他兽异也。肒即胃之厚处。

〔主治〕热气水气,治痢,解酒毒、药毒、丹石毒发热,同肝作生,以姜、醋食之(藏器)。

胆腊月黄牛、青牛者良。〔弘景曰〕胆原附黄条中,今拔出于此,以类相从耳。

〔气味〕苦,大寒,无毒。

〔主治〕可丸药(《本经》)。除心腹热渴,止下痢及口焦燥,益目精(《别录》)。腊月酿槐子服,明目,治疳湿弥佳(苏恭)。酿黑豆,百日后取出,每夜吞二七枚,镇肝明目(《药性》)。酿南星末,阴干,治惊风有奇功(苏颂)。除黄杀虫,治痈肿(时珍)。

〔发明〕〔时珍曰〕《淮南子万毕术》云:牛胆涂热釜,釜即鸣。牛胆涂桂,莫知其谁。注云能变乱人形。详见本书。《峒嵝》云:蛙得牛胆则不鸣。此皆有所制也。

〔附方〕旧一,新二。

谷疸食黄用牛胆(汁)一枚,苦参三两,龙胆草一两,为末,和少蜜丸梧子大。每姜汤下五十丸(《千金》)。

男子阴冷以食茱萸纳牛胆中,百日令干。每取二七枚,嚼纳阴中,良久如火(《千金》)。

痔瘘出水用牛胆、猬胆各一枚,腻粉五十文,麝香二十文,以三味和匀,入牛胆中,悬四十九日取出,为丸如大麦大。以纸捻送入疮内,有恶物流出为验也(《经验》)。

胞衣

〔附方〕新一。

臁疮不敛 牛胞衣一具,烧存性,研搽(《海上方》)。

喉 白水牛者良。

〔主治〕小儿呷气(思邈)。疗反胃吐食,取一具去膜及两头,逐节以醋浸炙燥,烧存性,每服一钱,米饮下,神效(时珍。○出《法天生意》)。

〔发明〕〔时珍曰〕牛喉咙治呷气、反胃,皆以类相从也。按《普济方》云:反胃吐食,药、食俱不下,结肠三五日至七八日,大便不通,如此者必死。昔全州周禅师得正胃散方于异人,十痊八九,君子收之,可济人命。用白水牛喉一条,去两头节并筋、膜、脂、肉,节节取下如阿胶片,收之。临时旋炙,用米醋一盏浸之,微火炙干淬之,再炙再淬,醋尽为度。研末,厚纸包收。或遇阴湿时,微火烘之再收。遇此疾,每服一钱,食前陈米饮调下。轻者一服立效。

靥 水牛者良。

〔主治〕喉痹气瘿,古方多用之(时珍)。

齿

〔主治〕小儿牛痫(《别录》)。

〔发明〕〔时珍曰〕六畜齿治六痫,皆比类之义也。耳珠先生有固牙法:用牛齿三十枚,瓶盛固济,煅赤为末。每以水一盏,末二钱,煎热含漱,冷则吐去。有损动者,以末揩之。此亦以类从也。

牛角䚡

〔释名〕角胎(《《墨谱》》)。〔时珍曰〕此即角尖中坚骨也。牛之有鰓，如鱼之有鰓，故名。胎者，言在角内也。〔藏器曰〕水牛、黄犊牛者可用，余皆不及。久在粪土烂白者，亦佳。

〔气味〕苦，温，无毒。〔甄权曰〕苦、甘。

〔主治〕下闭血瘀血疼痛，女人带下血。燔之，酒服（《本经》）。烧灰，主赤白痢（藏器）。黄牛者烧之，主妇人血崩，大便下血，冷痢（宗奭）。黄牛者烧之，止妇人血崩，赤白带下，冷痢泻血，水泄（《药性》）。治水肿（时珍。○《千金》徐王煮散用之）。

〔发明〕〔时珍曰〕牛角鰓，筋之粹，骨之余，而鰓又角之精也。乃厥阴、少阴血分之药，烧之则性涩，故止血痢、崩中诸病。

〔附方〕旧四，新二。

大肠冷痢 犌牛角鰓烧灰，粥饮服二钱，日二次（《经验后方》）。

小儿滞下 犌牛角胎烧灰，水服三方寸匕（《千金》）。

大便下血 黄牛角鰓一具，煅末，食前浓煮豉汁服二钱，日三，神效（《近效方》）。

赤白带下 牛角鰓（烧令烟断）、附子（以盐水浸七度去皮）等分为末。每空心酒服二钱匕（孙用和方）。

鼠乳痔疾 牛角鰓烧灰，酒服方寸匕（《塞上方》）。

蜂虿螫疮 牛角鰓烧灰，醋和傅之（《肘后方》）。

角

〔气味〕苦，寒，无毒。〔之才曰〕平。

〔主治〕水牛者燔之，治时气寒热头痛（《别录》）。煎汁，治热毒风及壮热（《日华》）。犌牛者治喉痹肿塞欲死，烧灰，酒服一钱。小儿饮乳不快似喉痹者，取灰涂乳上，咽下即瘥（苏颂。○出崔元亮方）。治淋破血（时珍）。

〔附方〕旧二,新一。

石淋破血牛角烧灰,酒服方寸匕,日五服（《普济》）。

血上逆心烦闷刺痛。水牛角烧末,酒服方寸匕（《子母秘录》）。

赤秃发落牛角、羊角烧灰等分,猪脂调涂（《普济方》）。

骨

〔气味〕甘,温,无毒。

〔主治〕烧灰,治吐血鼻洪,崩中带下,肠风泻血,水泻（《日华》）。治邪疟。烧灰同猪脂,涂疳疮蚀人口鼻,有效（时珍。○出《十便》）。

〔发明〕〔时珍曰〕东夷以牛骨占卜吉凶,无往不中。牛非含智之物,骨有先事之灵,宜其可入药治病也。

〔附方〕新二。

鼻中生疮牛骨、狗骨烧灰,腊猪脂和敷（《千金》）。

水谷痢疾牛骨灰同六月六日曲（炒）等分为末,饮服方寸匕,乃御传方也（张文仲方）。

蹄甲青牛者良。

〔主治〕妇人崩中,漏下赤白（苏恭）。烧灰水服,治牛痫。和油,涂臁疮。研末贴脐,止小儿夜啼（时珍。○出《集要》诸方）。

〔附方〕新五。

卒魇不寤以青牛蹄或马蹄临人头上,即活（《肘后》）。

损伤接骨牛蹄甲一个,乳香、没药各一钱为末,入甲内烧灰,以黄米粉糊和成膏,敷之（《秘韫》）。

牛皮风癣牛蹄甲、驴粪各一两,烧存性研末,油调,抓破敷之。五七日即愈（蔺氏《经验方》）。

臁胫烂疮牛蹄甲烧灰，桐油和敷（《海上方》）。

玉茎生疮牛蹄甲烧灰，油调敷之（奚囊）。

阴茎黄牛、乌牛、水牛并良。

〔主治〕妇人漏下赤白，无子（苏恭）。

牯牛卵囊

〔主治〕疝气。一具煮烂，入小茴香，盐少许拌食（吴球）。

毛

〔主治〕脐中毛，治小儿久不行（苏恭）。耳毛、尾毛、阴毛，并主通淋闭（时珍）。

〔发明〕〔时珍曰〕古方牛耳毛、阴毛、尾毛，治淋多用之，岂以牛性顺而毛性下行耶？又治疟病，盖禳之之义耳。

〔附方〕旧一，新二。

卒患淋疾牛耳中毛烧取半钱，水服。尾毛亦可（《集验方》）。

小儿石淋特牛阴毛烧灰，浆水服一刀圭，日再（张文仲方）。

邪气疟疾《外台》：用黑牛尾烧末，酒服方寸匕，日三服。○一用牯牛阴毛七根，黄荆叶七片，缚内关上，亦效。

口涎〔《日华》曰〕以水洗老牛口，用盐涂之，少顷即出。或以荷叶包牛口使耕，力乏涎出，取之。

〔主治〕反胃呕吐（《日华》）。水服二匙，终身不噎（思邈）。呪小儿，治客忤。灌一合，治小儿霍乱。入盐少许，顿服一盏，治喉闭口噤（时珍。○出《外台》胡居士方）。

〔附方〕新七。

噎膈反胃《集成》：用糯米末，以牛涎拌作小丸，煮熟食。

〇危氏《得效》：香牛饮：用牛涎一盏，入麝香少许，银盏顿热。先以帛紧束胃脘，令气喘，解开，乘热饮之。仍以丁香汁入粥与食。〇《普济》千转丹：用牛涎、好蜜各半斤，木鳖仁三十个研末，入铜器熬稠。每以两匙和粥与食，日三服。

小儿流涎取东行牛口中涎沫，涂口中及颐上，自愈（《外台》方）。

小儿口噤身热吐沫不能乳。方同上（《圣惠方》）。

损目破睛牛口涎日点二次，避风。黑睛破者亦瘥（《肘后》）。

身面疣目牛口涎频涂之，自落（《千金》）。

鼻津

〔主治〕小儿中客忤，水和少许灌之。又涂小儿鼻疮及湿癣（时珍。〇出《外台》诸方）。

耳垢乌牛者良。〔时珍曰〕以盐少许入牛耳中，痒即易取。

〔主治〕蛇伤，恶䗋毒（恭。〇䗋，毛虫也）。治痈肿未成脓，封之即散。疳虫蚀鼻生疮，及毒蛇螫人，并敷之（时珍）。

〔附方〕新三。

疔疮恶肿黑牛耳垢敷之（《圣惠方》）。

胁漏出水不止。用乌牛耳垢敷之，即瘥（《普济方》）。

鼻衄不止牛耳中垢、车前子末等分和匀，塞之良（《总录》）。

溺黄犍牛、黑牡牛者良。

〔气味〕苦、辛，微温，无毒。〔之才曰〕寒。

〔主治〕水肿，腹胀脚满，利小便（《别录》）。

〔附方〕旧三，新五。

水肿尿涩《心镜》：用乌犍牛尿半升，空腹饮。小便利，良。〇《集验》：用黄犍牛尿，每饮三升。老、幼减半。

水气喘促小便涩。用沙牛尿一斗，诃黎勒皮（末）半斤。先以铜器熬尿至三升，入末熬至可丸，丸梧子大。每服茶下三十丸，日三服。当下水及恶物为效（《普济方》）。

风毒脚气以铜器，取乌牸牛尿三升，勤饮之。小便利则消（《肘后》）。

脚气胀满尿涩。取乌牸牛尿一升，一日分服，消乃止（《杨炎南行方》）。

久患气胀乌牛尿一升，空心温服，气散止（《广济方》）。

癥癖鼓胀乌牛尿一升，微火煎如稠饴，空心服枣许，当鸣转病出。隔日更服之（《千金翼》）。

霍乱厥逆服乌牛尿二升（《千金方》）。

刺伤中水服乌牛尿二升，三服止（梅师）。

屎稀者名牛洞。乌牸、黄牸牛者良。

〔气味〕苦，寒，无毒。《镜源》云：牛屎抽铜晕。烧火，能养一切药力。

〔主治〕水肿恶气。干者燔之，敷鼠瘘恶疮（《别录》）。烧灰，敷灸疮不瘥（藏器）。敷小儿烂疮烂痘，及痈肿不合，能灭瘢痕（时珍）。绞汁，治消渴黄瘅，脚气霍乱，小便不通（苏恭）。

〔发明〕〔时珍曰〕牛屎散热解毒利溲，故能治肿、疸、霍乱、痔痢、伤损诸疾。烧灰则收湿生肌拔毒，故能治痈疽、疮瘘、烂痘诸疾也。《宋书》：孙法宗苦头创。夜有女人至，曰：我天使也。事本不关善人，使者误及尔。但取牛粪煮敷之，即验。如其言果瘥。此亦一异也。

〔附方〕旧七，新二十二。

水肿溲涩黄牛屎一升，绞汁饮，溲利瘥，勿食盐（梅师）。

湿热黄病 黄牛粪日干为末，面糊丸梧子大。每食前，白汤下七十丸（《简便方》）。

霍乱吐下 不止，四肢逆冷。《外台》：用黄牛屎半升，水二升，煮三沸，服半升止。○《圣惠》：用乌牛粪绞汁一合，以百日儿乳汁一合和，温服。

疳痢垂死 新牛屎一升，水一升，搅澄汁服。不过三服（《必效方》）。

卒死不省 四肢不收。取牛洞一升，和温酒灌之。或以湿者绞汁亦可。此扁鹊法也（《肘后》）。

卒阴肾痛 牛屎烧灰，酒和敷之，良（梅师）。

脚跟肿痛 不能着地。用黄牛屎，入盐炒热，罨之（王永辅《惠济方》）。

妊娠腰痛 牛屎烧末，水服方寸匕，日三（《外台》）。

妊娠毒肿 犊牛屎烧灰，水服方寸匕，日三。并以酢和封（《千金方》）。

子死腹中 湿牛粪涂腹上，良（《千金》）。

小儿口噤 白牛粪涂口中取瘥（《总录》）。

小儿夜啼 牛屎一块安席下，勿令母知（《食疗》）。

小儿头疮 野外久干牛屎（不坏者）烧灰，入轻粉、麻油调搽（《普济》）。

小儿白秃 牛屎厚封之（《秘录》）。

小儿烂疮 牛屎烧灰封之。灭瘢痕（《千金》）。

痘疮溃烂 王兑白龙散：以腊月黄牛屎烧取白灰敷之，或卧之。即易痂疕，而无瘢痕。

痈肿不合 牛屎烧末，用鸡子白和封，干即易之，神验也（《千金月令》）。

鼠瘘瘰疬《千金》五白膏：白牛屎、白马屎、白羊屎、白鸡屎、白猪屎各一升，于石上烧灰，漏芦末二两，以猪膏一升三合，煎乱发一两半，同熬五六沸涂之，神验。〇《肘后》：治鼠瘘有核脓血。用热牛屎封之，日三。

蜣螂瘘疾热牛屎封之，日数易，当有蜣螂出（《千金》）。

乳痈初起牛屎和酒敷之，即消（姚僧垣方）。

燥癣疮痒热牛屎涂之（《千金》）。

疮伤风水痛剧欲死者。牛屎烧烟，熏令汗出即愈（《外台秘要》）。

跌磕伤损黄牛屎炒热封之，裹定即效（《简便》）。

汤火烧灼湿牛屎捣涂之（姚和众）。

恶犬咬伤洗净毒，以热牛屎封之，即时痛止（《千金》）。

蜂虿螫痛牛屎烧灰，苦酒和敷（《千金方》）。

背疮溃烂黄黑牛粪多年者，晒干为末，入百草霜匀细，糁之（谈野翁方）。

黄犊子脐屎新生未食草者，收干之。

〔主治〕九窍四肢指歧间血出，乃暴怒所为。烧此末，水服方寸匕，日四五服，良（藏器。〇出姚僧垣方）。主中恶霍乱，及鬼击吐血。以一升，和酒三升，煮汁服（时珍。〇出《肘后》）。

屎中大豆洗晒收用。

〔主治〕小儿惊痫，妇人难产（苏恭）。

〔附方〕旧一，新二。

小儿牛痫白牛屎中豆，日日服之，良（《总微论》）。

妇人难产牛屎中大豆一枚，擘作两片：一书父，一书子。仍合住，水吞之，立产（《产书》）。

齿落不生牛屎中大豆十四枚,小开豆头,以注齿根,数度即生(《千金方》)。

圣齑〔时珍曰〕按刘恂《岭表录异》云:广之容南好食水牛肉,或炮或炙,食讫即啜圣齑消之,调以姜、桂、盐、醋,腹遂不胀。圣齑如青苔状,乃牛肠胃中未化草也。

〔主治〕食牛肉作胀,解牛肉毒(时珍)。

齝草(音痴)一名牛嚼草(《《医学正传》》)即牛食而复出者,俗曰回嚼。

〔主治〕绞汁服,止哕(藏器)。疗反胃霍乱,小儿口噤风(时珍)。

〔发明〕〔时珍曰〕牛齝治反胃噎膈,虽取象回嚼之义,而沾濡口涎为多,故主疗与涎之功同。

〔附方〕新四。

反胃噎膈大力夺命丸:牛嚼草、杵头糠各半斤,糯米一升,为末,取黄母牛涎和丸龙眼大,煮熟食之。入砂糖二两,尤妙(《医学正传》)。

霍乱吐利不止。用乌牛齝草一团,人参、生姜各三两,甜浆水一升半,煮汁五合服(《刘涓子鬼遗方》)。

小儿流涎用牛嚼草绞汁,少少与服(《普济方》)。

初生口噤十日内者。用牛口齝草绞汁灌之(《圣惠》)。

鼻拳音卷。穿鼻绳木也。

〔主治〕木拳:主小儿痫(《别录》)。治消渴,煎汁服;或烧灰,酒服(时珍)。○草拳:烧研,傅小儿鼻下疮(《别录》)。烧灰,吹缠喉风,甚效(时珍)。

〔附方〕新一。

消渴牛鼻木二个(洗剉,男用牝牛,女用牡牛),人参、甘草各半两,大白梅十个。水四碗,煎三碗,热服甚妙(《普济方》)。

马《本经·中品》

〔校正〕《别录·上品》出马乳,今并为一。

【释名】〔时珍曰〕按许慎云:马,武也。其字象头、髦、尾、足之形。牡马曰骘(音质),曰儿;牝马曰骒,曰骒,曰草。去势曰骟。一岁曰𩣡(音弦),二岁曰驹,三岁曰𩥉(音桃),八岁曰𩦸(音八)。名色甚多,详见《尔雅》及《说文》。梵书谓马为阿湿婆。

【集解】〔《别录》曰〕马出云中平泽。〔弘景曰〕马色类甚多,入药以纯白者为良。其口、眼、蹄皆白者,俗中时有两三尔。小小用则不必拘也。〔时珍曰〕《别录》以云中马为良。云中,今大同府也。大抵马以西北方者为胜,东南者劣弱不及。马应月,故十二月而生。其年以齿别之。在畜属火,在辰属午。或云:在卦属乾,属金。马之眼光照人全身者,其齿最少;光愈近,齿愈大。马食杜衡善走,食稻则足重,食鼠屎则腹胀,食鸡粪则生骨眼。以僵蚕、乌梅拭牙则不食,得桑叶乃解。挂鼠狼皮于槽亦不食。遇海马骨则不行。以猪槽饲马,石灰泥马槽,马汗着门,并令马落驹。系猕猴于厩,辟马病。皆物理当然耳。

肉以纯白牡马者为良。

〔气味〕辛、苦,冷,有毒。〔诜曰〕有小毒。〔士良曰〕有大毒。〔思邈曰〕无毒。〔《日华》

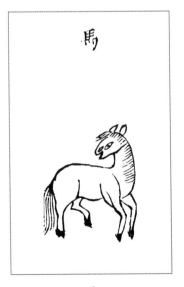

马

曰〕只堪煮食,余食难消。渍以清水,搦洗血尽乃煮。不然则毒不出,患疔肿。或曰以冷水煮之,不可盖釜。〔鼎曰〕马生角,马无夜眼,白马青蹄,白马黑头者,并不可食,令人癫。马鞍下肉色黑及马自死者,并不可食,杀人。马黑脊而斑臂者漏,不可食。〔萧炳曰〕患痢、生疥人勿食,必加剧。妊妇食之,令子过月;乳母食之,令子疳瘦。〔诜曰〕同仓米、苍耳食,必得恶病,十有九死。同姜食,生气嗽。同猪肉食,成霍乱。食马肉毒发心闷者,饮清酒则解,饮浊酒则加。〔弘景曰〕秦穆公云:食骏马肉不饮酒,必杀人。〔时珍曰〕食马中毒者,饮芦根汁、食杏仁可解。

〔主治〕伤中,除热下气,长筋骨,强腰脊,壮健,强志轻身,不饥。作脯,治寒热痿痹(《别录》)。煮汁,洗头疮白秃(时珍。○出《圣惠》)。

〔附方〕旧一。

豌豆疮毒马肉煮清汁,洗之(《兵部手集》)。

鬐膏鬐项上也。白马者良。

〔气味〕甘,平,有小毒。《镜源》云:马脂柔五金。

〔主治〕生发(《别录》)。治面皯,手足皴粗。入脂泽,用疗偏风口㖞僻(时珍)。

〔发明〕〔时珍曰〕按《灵枢经》云:卒口僻急者,颊筋有寒,则急则引颊移,颊筋有热,则纵缓不收。以桑钩钩之,以生桑灰置坎中坐之,以马膏熨其急颊,以白酒和桂末涂其缓颊,且饮美酒,啖炙肉,为之三拊而已。《灵枢》无注本,世多不知此方之妙。窃谓口颊㖞僻,乃风中血脉也。手足阳明之筋络于口,会太阳之筋络于目。寒则筋急而僻,热则筋缓而纵。故左中寒则逼热于右,右中寒则逼热于左,寒者急而热者缓也。急者皮肤顽痹,荣卫凝滞。治法急者缓之,缓者急之。故用马膏之甘平柔缓,以摩其急,以润其痹,以通其血脉。用桂酒之辛热急束,以涂其缓,以和其荣卫,以通其经络。桑能治风痹,通节窍也。病在上者,酒以行之,甘以助之;故饮美酒,啖炙肉云。

乳〔时珍曰〕汉时以马乳造为酒,置挏马之官,谓挏撞而成也。挏音同。

〔气味〕甘,冷,无毒。〔思邈曰〕性冷利。同鱼鲙食,作瘕。

〔主治〕止渴(《别录》)。治热。作酪,性温,饮之消肉(苏恭)。

心已下并用白马者良。

〔主治〕喜忘(《别录》)。○《肘后方》:治心昏多忘。牛、马、猪、鸡心,干之为末。酒服方寸匕,日三,则闻一知十。〔诜曰〕患痫人食马心,则瘄闷加甚。

肺

〔主治〕寒热,小儿茎萎。〔掌禹锡曰〕小儿无茎萎之疾,疑误。〔时珍曰〕按《千金方》无小儿二字。

肝

〔气味〕有大毒。〔弘景曰〕马肝及鞍下肉,杀人。〔时珍曰〕按汉景帝云:食肉毋食马肝。又汉景帝云:文成食马肝而死。韦庄云:食马留肝。则其毒可知矣。方家以豉汁、鼠矢解之。

〔附方〕新一。

月水不通心腹滞闷,四肢疼痛。用赤马肝一片炙研,每食前热酒调服一钱。通乃止(《圣惠》)。

肾〔时珍曰〕按熊太古《冀越集》云:马有墨在肾,牛有黄在胆,造物之所钟也。此亦牛黄、狗宝之类,当有功用。惜乎前人不知,漫记于此以俟。

白马阴茎

〔修治〕〔藏器曰〕凡收,当取银色无病白马,春月游牝时,力势正强者,生取阴干百日用。〔敩曰〕用时以铜刀破作七片,将生羊血拌蒸半日,晒干,以粗布拭去皮及干血,挫碎用。

〔气味〕甘、咸,平,无毒。

〔主治〕伤中,脉绝阴不起,强志益气,长肌肉肥健,生子(《本经》)。小儿惊痫(《别录》)。益丈夫阴气。〔诜曰〕阴干,同肉苁蓉等分为末,蜜丸梧子大,每空心酒下四十丸,日再。百日见效。〔甄权曰〕主男子阴痿,房中术偏用之。

驹胞衣

〔主治〕妇人天癸不通。煅存性为末,每服三钱,入麝香少许,空腹新汲水下,不过三服,良(《孙氏集效》)。

眼白马者生杀取之。

〔气味〕平,无毒。

〔主治〕惊痫腹满疟疾(《本经》)。小儿魃病,与母带之(苏恭)。

夜眼在足膝上。马有此能夜行,故名。

〔主治〕卒死尸厥,龋齿痛(时珍)。

〔附方〕旧一,新二。

卒死尸厥用白马前脚夜目二枚,白马尾十四茎,合烧,以苦酒丸如小豆大。白汤灌下二丸,须臾再服,即苏(《肘后》)。

虫牙龋痛《肘后》:用马夜眼如米大,绵裹纳孔中,有涎吐去,永断根源。或加生附子少许。○《玉机微义》:用马夜眼烧存性敷之,立愈。

牙齿已下并用白马者良。

〔气味〕甘,平,有小毒。

〔主治〕小儿马痫。水磨服(《别录》)。烧灰唾和,涂痈疽疔肿,出根效(藏器)。

〔附方〕旧一,新三。

肠痈未成马牙烧灰,鸡子白和,涂之(《千金方》)。

疔肿未破白马齿烧灰,先以针刺破乃封之,用湿面围肿处,醋洗去之,根出大验(《肘后》)。

赤根疔疮马牙齿捣末,腊猪脂和敷,根即出也。烧灰亦可(《千金方》)。

虫牙作痛马牙一枚,煅热投醋中,七次,待冷含之,即止(唐瑶《经验方》)。

骨

〔气味〕有毒。

〔主治〕烧灰和醋,敷小儿头疮及身上疮(孟诜)。止邪疟。烧灰和油,敷小儿耳疮、头疮、阴疮、瘭疽有浆如火灼。敷乳头饮儿,止夜啼(时珍。○出《小品》《外台》诸方)。

〔附方〕旧一。

辟瘟疫气绛袋盛马骨佩之,男左女右(《肘后方》)。

头骨

〔气味〕甘,微寒,有小毒。〔韩保昇曰〕大热。〔藏器曰〕头骨埋于午地,宜蚕;浸于上流,绝水蜞虫。

〔主治〕喜眠,令人不睡。烧灰,水服方寸匕,日三夜一。作枕亦良(时珍)。治齿痛。烧灰,敷头、耳疮(《日华》)。疗马汗气入疮痛肿,烧灰敷之,白汁出,良(时珍)。

〔附方〕新三。

胆虚不眠用马头骨灰、乳香各一两,酸枣仁(炒)二两,为末。每服二钱,温酒服(《圣济》)。

胆热多眠马头骨灰、铁粉各一两,朱砂半两,龙脑半分,为末,炼蜜丸梧子大。每服三十丸,竹叶汤下(《圣惠方》)。

臁疮溃烂三四年。马牙匡骨烧研,先以土窨过,小便洗数次,搽之。

胫骨

〔气味〕甘,寒,无毒。

〔主治〕煅存性,降阴火,中气不足者用之,可代黄芩、黄连(朱震亨)。

悬蹄赤、白马俱入用。

〔气味〕甘,平,无毒。〔甄权曰〕热。

〔主治〕惊邪瘈疭乳难,辟恶气鬼毒,蛊疰不祥(《本经》)。止衄血内漏,龋齿。赤马者治妇人赤崩,白马者治漏下白崩(《别录》)。主癫痫、齿痛(《蜀本》)。疗肠痈,下瘀血,带下,杀虫。又烧灰入盐少许,掺走马疳蚀,甚良(时珍。○出《钩玄》诸方)。赤马者辟温疟(孟诜)。

〔附方〕旧五,新四。

损伤瘀血在腹。用白马蹄烧烟尽,研末。酒服方寸匕,日三夜一,血化为水也(《刘涓子鬼遗方》)。

妇人血病方同上。

五色带下白马左蹄烧灰。酒服方寸匕,日三(《外台》)。

肠痈腹痛其状两耳轮甲错,腹痛,或绕脐有疮如粟,皮热,下脓血。用马蹄灰和鸡子白涂,即拔毒气出(《千金》)。

虫蚀肛烂见五脏则死。以猪脂和马蹄灰，绵裹导入下部，日数度瘥（《肘后》）。

龋齿疼痛削白马蹄塞之，不过三度（《千金》）。

小儿头疮出脓，昼开夜合。马蹄烧灰，生油调涂（《圣惠方》）。

小儿夜啼马蹄末，敷乳上饮之（《普济》）。

辟禳瘟疫以绛囊盛马蹄屑二两佩之，男左女右（《肘后》）。

皮

〔主治〕妇人临产，赤马皮催生，良（孟诜）。治小儿赤秃，以赤马皮、白马蹄烧灰，和腊猪脂敷之，良（时珍。○出《圣惠》）。

鬐毛即骏也。一名鬣。

〔气味〕有毒。

〔主治〕小儿惊痫，女子崩中赤白（《别录》）。〔思邈曰〕赤用赤马，白用白马。烧灰，服止血，涂恶疮（《日华》）。

尾

〔主治〕女人崩中，小儿客忤（时珍）。

〔发明〕〔时珍曰〕马尾，《济生方》治崩中，十灰散中用之。又《延寿书》云：刷牙用马尾，令齿疏损。近人多用烧灰揩拭，最腐齿龈。不可不知。

〔附方〕旧一，新一。

小儿客忤小儿中马毒客忤。烧马尾烟于前，每日熏之，瘥乃止（《圣惠方》）。

腹内蛇癥白马尾切，酒服。初服长五分一匕，大者自出；次服三分者一匕，中者亦出；更服二分者一匕，小者复出。不可顿服，杀人（《千金方》）。

脑

〔气味〕有毒。〔诜曰〕食之令人癫。

〔主治〕断酒,腊月者温酒服之(孙思邈)。

血

〔气味〕有大毒。〔诜曰〕凡生马血入人肉中,一二日便肿起,连心即死。有人剥马伤手,血入肉,一夜致死。

汗

〔气味〕有大毒。〔弘景曰〕患疮人,触马汗、马气、马毛、马尿、马屎者,并令加剧。〔诜曰〕马汗入疮,毒攻心欲死者,烧粟秆灰淋汁浸洗,出白沫,乃毒气也。岭南有人用此得力。

〔附方〕新二。

黥刺雕青以白马汗搽上,再以汗调水蛭末涂之(子和)。

饮酒欲断刮马汗,和酒服之(《千金》)。

白马溺

〔气味〕辛,微寒,有毒。

〔主治〕消渴,破癥坚积聚,男子伏梁积疝,妇人瘕积,铜器承饮之(《别录》)。洗头疮白秃,渍恶刺疮,日十次,愈乃止(孟诜)。热饮,治反胃杀虫(时珍)。

〔发明〕〔时珍曰〕马尿治癥瘕有验。按祖台之《志怪》云:昔有人与其奴皆患心腹痛病,奴死剖之,得一白鳖,赤眼仍活。以诸药纳口中,终不死。有人乘白马观之,马尿堕鳖而鳖缩。遂以灌之,即化成水。其人乃服白马尿而疾愈。此其征效也。反胃亦有虫积者,故亦能治之。

〔附方〕旧二,新七。

肉癥思肉用白马尿三升,空腹饮之,当吐肉出,不出者死(《千金》)。

食发成瘕咽中如有虫上下是也。白马尿饮之,佳(《千金》)。

伏梁心积铜器盛白马尿一升,旦旦服之,妙(《小品》)。

妇人乳肿马尿涂之,立愈(《产宝》)。

小儿赤疵生身上者。马尿频洗之(《千金》)。

虫牙疼痛随左右含马溺,不过三五度瘥(《千金方》)。

利骨取牙白马尿浸茄科三日,炒为末,点牙即落。或煎巴豆,点牙亦落。勿近好牙(鲍氏)。

狐尿刺疮痛甚者。热白马尿渍之(《千金》)。

痞块心痛僵蚕末二钱,白马尿调服,并敷块上(《摘玄方》)。

白马通〔时珍曰〕马屎曰通,牛屎曰洞,猪屎曰零,皆讳其名也。凡屎必达胴肠乃出,故曰通,曰洞。胴,即广肠也。

〔气味〕微温,无毒。《镜源》云:马屎煴火,养一切药力。

〔主治〕止渴,止吐血、下血、鼻衄,金疮止血、妇人崩中(《别录》)。敷顶,止衄(徐之才)。绞汁服,治产后诸血气,伤寒时疾当吐下者(藏器)。治时行病起合阴阳垂死者,绞汁三合,日夜各二服。又治杖疮、打损伤疮中风作痛者,炒热,包熨五十遍,极效(孟诜)。绞汁灌之,治卒中恶死。酒服,治产后寒热闷胀。烧灰水服,治久痢赤白。和猪脂,涂马咬人疮,及马汗入疮,剥死马骨刺伤人,毒攻欲死者(时珍。○出《小品》诸方)。

〔附方〕旧四,新十六。

吐血不止烧白马通,以水研,绞汁一升服(《梅师方》)。

衄血不止《录验》:用绵裹白马屎塞之。○《千金》:用赤马粪绞汁,饮一二升,并滴鼻内。干者浸水亦可。

口鼻出血用赤马粪烧灰,温酒服一钱(《钤方》)。

久痢赤白马粪一丸烧灰，水服（《肘后方》）。

卒中恶死吐利不止，不知是何病，不拘大人小儿。马粪一丸，绞汁灌之，干者水煮汁亦可。此扁鹊法也（《肘后》）。

搅肠沙痛欲死者。用马粪研汁饮之，立愈（《经验方》）。

小儿卒忤马屎三升烧末，以酒三斗，煮三沸，取汁浴儿。避风（《千金》）。

小儿躽啼面青腹强，是忤客气。新马粪一团，绞汁灌之（《千金》）。

伤寒劳复马屎烧末，冷酒服方寸匕，便验（《外台》）。

热毒攻肢手足肿痛欲脱。以水煮马屎汁渍之（《外台》）。

风虫牙痛白马屎汁，随左右含之，不过三口愈（《圣惠》）。

鼻齆不闻新马屎汁，仰头含满口，灌入鼻中即通（《普济》）。

筋骨伤破以热白马屎傅之，无瘢（《千金》）。

疔肿伤风作肿。以马屎炒，熨疮上五十遍，极效（《普济方》）。

多年恶疮或痛痒生虋。用马粪并齿同研烂，敷上，不过数次。武丞相在蜀时，胫有疮，痒不可忍，用此而瘥（《兵部手集》）。

诸疮伤水或伤风寒痛剧。用马屎烧烟熏，令汁出愈（《千金方》）。

冻指欲堕马粪煮水，渍半日即愈（《千金》）。

积聚胀满白马粪同蒜捣膏，敷患处，效（《活人心统》）。

一切漏疾白马通汁，每服一升，良（《千金》）。

屎中粟

〔主治〕金创，小儿客忤，寒热不能食（苏恭）。治小儿胁痛（时珍）。○《千金》有马通粟丸。

〔附方〕旧一。

剥马中毒被骨刺破欲死。以马肠中粟屎捣敷，以尿洗之，大效。绞汁饮之亦可（《外台》）。

白马头蛆见《虫部》。

马绊绳

〔主治〕煎水，洗小儿痫（苏恭）。烧灰，掺鼻中生疮（时珍）。

东行马蹄下土〔弘景曰〕作方术，可知女人外情。〔时珍曰〕《淮南万毕术》云：东行白马蹄下土，合三家井中泥，置人脐下，即卧不能起也。

驴《唐本草》

【释名】〔时珍曰〕驴，胪也。胪，腹前也。马力在膊，驴力在胪也。

【集解】〔时珍曰〕驴，长颊广额，磔耳修尾，夜鸣应更，性善驮负，有褐、黑、白三色，入药以黑者为良。女直、辽东出野驴，似驴而色驳，鬃尾长，骨骼大，食之功与驴同。西土出山驴，有角如羚羊，详羚羊下。东海岛中出海驴，能入水不濡。又有海马、海牛、海猪、海獱等物，其皮皆供用。〔藏器曰〕海驴、海马、海牛皮毛在陆地，皆候风潮则毛起。物性如此。

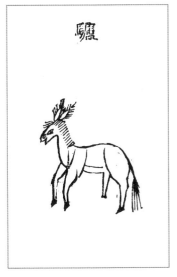

驴

肉已下通用乌驴者良。

〔气味〕甘,凉,无毒。〔思邈曰〕酸,平。〔吴瑞曰〕食驴肉,饮荆芥茶,杀人。妊妇食之,难产。同凫茈食,令人筋急。病死者有毒。

〔主治〕解心烦,止风狂。酿酒,治一切风(《日华》)。主风狂,忧愁不乐,能安心气。同五味煮食,或以汁作粥食(孟诜)。补血益气,治远年劳损,煮汁空心饮。疗痔引虫(时珍)。野驴肉功同(《正要》)。

〔发明〕〔宗奭曰〕驴肉食之动风,脂肥尤甚,屡试屡验。《日华子》以为止一切风狂,未可凭也。

头肉

〔主治〕煮汁,服二三升,治多年消渴,无不瘥者。又以渍曲酝酒服,去大风动摇不休者(孟诜)。亦洗头风风屑(《日华》)。同姜虀煮汁日服,治黄疸百药不治者(时珍。○出张文仲方)。

〔附方〕旧一。

中风头眩心肺浮热,肢软骨疼,语蹇身颤。用乌驴头一枚,如食法,豉汁煮食(《心镜》)。

脂

〔主治〕敷恶疮疥癣及风肿(《日华》)。和酒服三升,治狂癫,不能语,不识人,和乌梅为丸,治多年疟,未发时服三十丸。又生脂和生椒捣熟,绵裹塞耳,治积年聋疾(孟诜)。和酒等分服,治卒咳嗽。和盐、涂身体手足风肿(时珍。○出《千金》)。

〔附方〕旧一,新一。

滴耳治聋乌驴脂少许,鲫鱼胆一个,生油半两。和匀,纳楼葱管中,七日取滴耳中,日二(《圣惠》)。

眼中瘜肉驴脂、白盐等分。和匀,注两目眦头,日三夜一瘥(《千金》)。

髓

〔气味〕甘,温,无毒。

〔主治〕耳聋(时珍)。

〔附方〕新二。

多年耳聋重者用三两度,初起者一上便效。用驴前脚胫骨打破,向日中沥出髓,以瓷盒盛收。每用绵点少许入耳内,侧卧候药行。其髓不可多用,以白色者为上,黄色者不堪。○又方:驴髓以针砂一合,水二合,浸十日。取清水少许,和髓搅匀,滴少许入耳中。外以方新砖半个烧赤,泼醋,铺磁石末一两在砖上,枕之至晚。如此三度,即通(并《普济方》)。

血〔时珍曰〕热血,以麻油一盏,和搅去沫,煮熟即成白色。此亦可异,昔无言及者。

〔气味〕咸,凉,无毒。

〔主治〕利大小肠,润燥结,下热气(时珍)。

乳

〔气味〕甘,冷利,无毒。〔思邈曰〕酸,寒。

〔主治〕小儿热急黄等。多服使利(《唐本》)。疗大热,止消渴(孙思邈)。小儿热,急惊邪赤痢(萧炳)。小儿痫疾,客忤天吊风疾(《日华》)。卒心痛绞结连腰脐者,热服三升(孟诜)。蜘蛛咬疮,器盛浸之。蚰蜒及飞虫入耳,滴之当化成水(藏器)。频热饮之,治气郁,解小儿热毒,不生痘疹。浸黄连取汁,点风热赤眼(时珍。○出《千金》诸方)。

〔附方〕旧一,新三。

心热风痫黑驴乳,暖服三合,日再服(《广利方》)。

小儿口噤驴乳、猪乳各一升,煎一升五合,服如杏仁许,三四服瘥(《千金》)。

重舌出涎方同上(《圣惠》)。

撮口胎风先灸两乳中三壮,后用此方大验。用乌驴乳一合,以东引槐枝(三寸长)十根,火煨,一头出津,拭净,浸乳中。取乳滴口中甚妙(《圣惠方》)。

阴茎

〔气味〕甘,温,无毒。

〔主治〕强阴壮筋(时珍)。

驹衣

〔主治〕断酒。煅研,酒服方寸匕(《外台》)。

皮

〔主治〕煎胶食之,治一切风毒,骨节痛,呻吟不止。和酒服更良。其生皮,覆疟疾人良(孟诜)。煎胶食,主鼻洪吐血,肠风血痢,崩中带下(《日华》)。详见阿胶。

〔附方〕旧一,新一。

中风喎僻骨疼烦躁者。用乌驴皮焊毛,如常治净蒸熟,入豉汁中,和五味煮食(《心镜》)。

牛皮风癣生驴皮一块,以朴硝腌过,烧灰,油调搽之。名一扫光(《李楼奇方》)。

毛

〔主治〕头中一切风病,用一斤炒黄,投一斗酒中,渍三日。空心细饮令醉,暖卧取汗。明日更饮如前。忌陈仓米、麦面(孟诜)。

〔附方〕新二。

小儿客忤剪驴膊上旋毛一弹子大，以乳汁煎饮（《外台》）。

褓褓中风取驴背前交脊中毛一拇指大，入麝香豆许，以乳汁和，铜器中慢炒为末。乳汁和，灌之（《千金》）。

骨

〔主治〕煮汤，浴历节风（孟诜）。牝驴骨煮汁服，治多年消渴，极效（时珍）。

头骨

〔主治〕烧灰和油，涂小儿颅解（时珍）。

悬蹄

〔主治〕烧灰，敷痈疽，散脓水。和油，敷小儿解颅，以瘥为度（时珍）。

〔附方〕旧一，新三。

肾风下注生疮。用驴蹄二十片（烧灰），密陀僧、轻粉各一钱，麝香半钱，为末，敷之（《奇效方》）。

天柱毒疮生脊大椎上，大如钱，赤色，出水。驴蹄二片，胡粉（熬）一分，麝香少许为末。醋和涂之。干则掺之（《圣惠》）。

饮酒穿肠饮酒过度，欲至穿肠者。用驴蹄硬处削下，水煮浓汁，冷饮之。襄州散将乐小蛮，得此方有效（《经验方》）。

鬼疟不止用白驴蹄（剉炒）、砒霜各二分，大黄四分。绿豆三分，雄黄一分，朱砂半分。研，蜜丸梧子大。未发平旦冷水服二丸，即止。七日忌油（《肘后》）。

溺

〔气味〕辛，寒，有小毒。

〔主治〕癥癖，反胃不止，牙齿痛。治水肿，每服五合良。画体成字者为燥水，用牝驴尿，不成字者为湿水,用驳驴尿(《唐本》)。浸蜘蛛咬疮,良(藏器)。治反胃噎病,狂犬咬伤,癣疬恶疮,并多饮取瘥。风虫牙痛,频含漱之,良(时珍。○出《千金》诸方)。

〔发明〕〔震亨曰〕一妇病噎,用四物加驴尿与服,以防其生虫,数十帖而愈。〔时珍曰〕张文仲《备急方》言:幼年患反胃,每食羹粥诸物,须臾吐出。贞观中,许奉御兄弟及柴、蒋诸名医奉敕调治,竟不能疗。渐疲困,候绝旦夕。忽一卫士云:服驴小便极验。遂服二合,后食止吐一半。哺时再服二合,食粥便定。次日奏知,则宫中五六人患反胃者同服,一时俱瘥。此物稍有毒,服时不可过多。须热饮之。病深者七日当效。后用屡验。

〔附方〕新三。

狐尿刺疮乌驴尿顿热渍之(《千金》)。

白癜风驴尿、姜汁等分,和匀频洗(《圣惠方》)。

耳聋人中白一分,干地龙一条,为末,以乌驴驹尿一合和匀,瓷器盛之。每滴少许入耳,立瘥(《圣惠》)。

屎

〔主治〕熬之,熨风肿漏疮。绞汁,主心腹疼痛,诸疰忤。烧灰吹鼻,止衄甚效。和油,涂恶疮湿癣(时珍)。

〔附方〕新四。

卒心气痛驴屎绞汁五合,热服即止(《肘后方》)。

经水不止及血崩。用黑驴屎烧存性研末,面糊丸梧子大。每空心黄酒下五七十丸,神妙(龚云林《医鉴》)。

疔疮中风肿痛。用驴屎炒,熨疮上五十遍,极效(《普济方》)。

小儿眉疮黑驴屎烧研,油调涂,立效(《圣惠方》)。

耳垢

〔主治〕刮取涂蝎螫(崔氏)。

尾轴垢

〔主治〕新久疟无定期者。以水洗汁,和面如弹丸二枚,作烧饼。未发前食一枚,发时食一枚,效（恭）。

溺下泥

〔主治〕傅蜘蛛伤（藏器）。

驴槽

〔主治〕小儿拗哭不止,令三姓妇人抱儿卧之,移时即止,勿令人知（藏器）。

〔发明〕〔时珍曰〕《锦囊诗》云:系蟹悬门除鬼疾,画驴挂壁止儿啼。言关西人以蟹壳悬之,辟邪疟;江左人画驴倒挂之,止夜啼。与驴槽止哭之义同,皆厌禳法耳。

骡《食鉴》

【释名】〔时珍曰〕骡古文作赢。从马,从赢,谐声。

【集解】〔时珍曰〕骡大于驴而健于马,其力在腰。其后有锁骨不能开,故不孳乳。其类有五:牡驴交马而生者,骡也;牡马交驴而生者,为駃騠(音决题),牡驴交牛而生者为馲驼(音宅陌);牡牛交驴而生者,为骈骤(音谪冢);牡牛交马而生者,为駏驉。今俗通呼为骡矣。

肉

〔气味〕辛、苦,温,有小毒。〔甯源曰〕骡性顽劣,肉不益人,孕妇食之难产。〔时珍曰〕古方未见用骡者,近时小籍时有其方云。按《吕氏春秋》云:赵简子有白骡甚爱之。其臣阳城胥渠有疾。医云:得白骡肝则生,不得则死。简子闻之,曰:杀畜活人,不亦仁乎? 乃杀骡取肝与之。胥渠病愈。此亦剪须以救功臣之意,书之于此,以备医案。

蹄

〔主治〕难产。烧灰，入麝香少许，酒服一钱（《普济方》）。

屎

〔主治〕打损，诸疮，破伤中风，肿痛。炒焦裹熨之，冷即易（时珍）。

驼 宋《开宝》

【释名】橐驼（《汉书》）、骆驼（《《本经》》）。〔时珍曰〕驼能负囊橐，故名。方音讹为骆驼也。

【集解】〔马志曰〕野驼、家驼生塞北、河西。其脂在两峰内，入药俱可。〔颂曰〕野驼，今惟西北番界有之。家驼，则此中人家蓄养生息者，入药不及野驼。〔时珍曰〕驼状如马，其头似羊，长项垂耳，脚有三节，背有两肉峰如鞍形，有苍、褐、黄、紫数色，其声曰圈，其食亦齝。其性耐寒恶热，故夏至退毛至尽，毛可为毧。其粪烟亦直上如狼烟。其力能负重，可至千斤，日行二三百里。又能知泉源水脉风候。凡伏流人所不知，驼以足踏处即得之。流沙夏多热风，行旅遇之即死，风将至驼必聚鸣，埋口鼻于沙中，人以为验也。其卧而腹不着地，屈足露明者名明驼，最能行远。于阗有风脚驼，其疾如风，日行千

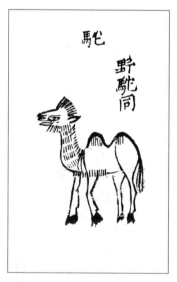

驼

里。土番有独峰驼。《西域传》云：大月氏出一封驼，脊上有一峰隆起若封土，故俗呼为封牛，亦曰犦牛。《穆天子传》谓之牥牛，《尔雅》谓之犦牛，岭南徐闻县及海康皆出之。《南史》云"滑国有两脚驼"，诸家所未闻也。

驼脂即驼峰。脂在峰内，谓之峰子油。入药以野驼者为良。〔宗奭曰〕家驼峰、蹄最精，人多煮熟糟食。

〔气味〕甘，温，无毒。《镜源》曰：能柔五金。

〔主治〕顽痹风瘙，恶疮毒肿死肌，筋皮挛缩，踠损筋骨。火炙摩之，取热气透肉。亦和米粉作煎饼食之，疗痔（《开宝》）。治一切风疾，皮肤痹急，及恶疮肿毒漏烂，并和药傅之（大明）。主虚劳风，有冷积者，以烧酒调服之（《正要》）。

〔附方〕新一。

周痹野驼脂炼净一斤，入好酥四两，同炼和匀。每服半匙，以热酒半盏和化服之，加至一匙，日三服（《圣济总录》）。

肉

〔气味〕甘，温，无毒。

〔主治〕诸风下气，壮筋骨，润肌肤，主恶疮（大明）。

乳

〔气味〕甘，温，无毒。

〔主治〕补中益气，壮筋骨，令人不饥（《正要》）。

黄

〔气味〕苦，平，微毒。

〔主治〕风热惊疾（时珍）。

〔发明〕〔时珍曰〕骆驼黄，似牛黄而不香。戎人以乱牛黄，而功不及之。

毛

〔主治〕妇人赤白带下，最良（苏恭）。颔毛：疗痔，烧灰，酒服方寸匕（时珍。○出崔行功《纂要》）。

〔附方〕新一。

阴上瘑疮驼绒烧灰，水澄过，入炒黄丹等分为末，搽之即效（龚氏《经验方》）。

屎

〔主治〕干研嗜鼻，止衄（寇宗奭）。烧烟，杀蚊虱（《博物志》）。

酪音洛。○《唐本草》

【释名】湩（音栋。○〖《说文》〗）。

【集解】〔恭曰〕牛、羊、水牛、马乳，并可作酪。水牛乳作者，浓厚味胜。牦牛、马乳作酪性冷。驴乳尤冷，不堪作酪也。〔藏器曰〕酪有干、湿，干酪更强。〔时珍曰〕酪湩，北人多造之。水牛、牦牛、犛牛、羊、马、驼之乳，皆可作之。入药以牛酪为胜，盖牛乳亦多尔。按臞仙《神隐》云：造法：用乳半杓，锅内炒过，入余乳熬数十沸，常以杓纵横搅之，乃倾出罐盛。待冷，掠取浮皮以为酥。入旧酪少许，纸封放之，即成矣。又干酪法：以酪晒结，掠去浮皮再晒，至皮尽，却入釜中炒少时，器盛、曝令可作块，收用。

【气味】甘、酸，寒，无毒。〔时珍曰〕水牛、马、驼之酪冷，牦牛、羊奶酪温。〔诜曰〕患冷、患痢人，勿食羊奶酪。甜酪合酢食，成血瘕及尿血。

【主治】热毒，止渴，解散发利，除胸中虚热，身面上热疮、肌疮（《唐本》）。止烦渴热闷，心膈热痛

（《日华》）。润燥利肠，摩肿，生精血，补虚损，壮颜色（时珍）。

【发明】〔时珍曰〕按戴原礼云：奶酪，血液之属，血燥所宜也。

【附方】旧三。

火丹瘾疹以酪和盐煮熟，摩之即消（《千金翼》）。

蚰蜒入耳《华佗方》：用牛酪灌入即出。若入腹，则饮二升，即化为黄水（《广利方》）。

马出黑汗水化干酪灌之（藏器）。

酥《别录·上品》

【释名】酥油（《《正要》》）。北虏名马思哥油。

【集解】〔弘景曰〕酥出外国，亦从益州来。本牛、羊乳所作也。〔恭曰〕酥乃酪作，其性与酪异。然牛酥胜羊酥，其犛牛酥复胜家牛也。〔思邈曰〕沙牛、犛牛乳者为上，白羊者次之。〔诜曰〕水牛酥与羊酪同功。其羊酥胜牛酥。〔汪机曰〕牛乳冷，羊乳温。牛酥不离寒，病之兼热者宜之；羊酥不离温，病之兼寒者宜之。各有所长也。犛酥虽胜，然而难得。〔时珍曰〕酥乃酪之浮面所成，今人多以白羊脂杂之，不可不辨。按臞仙《神隐》云：造法：以牛乳入锅煮二三沸，倾入盆内冷定，待面结皮，取皮再煎，油出去渣，入在锅内，即成酥油。一法：以桶盛牛乳，以木安板，捣半日，候沫出，撇取煎，去焦皮，即成酥也。凡入药，以微火熔化滤净用之，良。

沙牛、白羊酥

〔气味〕甘，微寒，无毒。

〔主治〕补五脏，利大小肠，治口疮（《别录》）。除

胸中客热,益心肺（思邈）。除心热肺痿,止渴止嗽,
止吐血,润毛发（《日华》）。益虚劳,润脏腑,泽肌肤,
和血脉,止急痛。治诸疮。温酒化服,良（时珍）。

犛牛酥

〔气味〕甘,平,无毒。

〔主治〕去诸风湿痹,除热,利大便,去宿食（思
邈）。合诸膏,摩风肿跁跌血瘀（藏器）。

【发明】〔时珍曰〕酥本乳液,润燥调营,与血功同。按《生
生编》云:酥能除腹内尘垢,又追毒气发出毛孔间也。

【附方】旧二,新一。

蜂螫用酥涂之,妙（《圣惠》）。

虫咬以酥和盐涂之（《圣惠方》）。

眯目以酥少许,随左右纳鼻中。垂头卧少顷,令流入目
中,物与泪同出也（《圣济总录》）。

醍醐《唐本草》

【集解】〔弘景曰〕《佛书》称乳成酪,酪成酥,酥成醍醐。
色黄白作饼,甚甘肥,是也。〔恭曰〕醍醐出酥中,乃酥之精液也。
好酥一石,有三四升醍醐。熟抨炼,贮器中待凝,穿中至底便津
出,取之。陶言黄白作饼,乃未达之言也。〔韩保昇曰〕一说:在
酥中,盛冬不凝、盛夏不融者,是也。〔宗奭曰〕作酪时,上一重凝
者为酪面;酪面上,其色如油者为醍醐。熬之即出,不可多得,极
甘美,用处亦少。〔敩曰〕醍醐乃酪之浆。凡用以重绵滤过,铜器
煎三两沸用。〔藏器曰〕此物性滑,物盛皆透;惟鸡子壳及壶芦盛
之,乃不出也。

【气味】甘,冷利,无毒。

【主治】风邪痹气,通润骨髓,可为摩药,功优于酥(《唐本》)。添精补髓,益中填骨。久服延年,百炼弥佳(孙思邈)。主惊悸,心热头疼,明目,傅脑顶心(《日华》)。治月蚀疮,润养疮痂最宜(宗奭)。

【发明】〔机曰〕酥、酪、醍醐,大抵性皆润滑,宜于血热枯燥之人,其功亦不甚相远也。

【附方】旧三,新二。

风虚湿痹 醍醐二两,温酒一杯,每服和醍醐一匙,效(《心镜》)。

中风烦热 皮肤瘙痒。醍醐四两,每服半匙,温酒一中盏和服,日一(《圣惠方》)。

一切肺病 咳嗽脓血不止。用好酥五十斤,炼三遍,停凝当出醍醐。每服一合,日三服,以瘥为度,神效(《外台》方)。

鼻中涕血 以三炼酥中精液灌鼻中。日三夜一,良(《外台》)。

小儿鼻塞 不通,不能食乳。刘氏:用醍醐二合,木香、零陵香各四分,汤煎成膏。涂头上,并塞鼻中(《外台》)。

乳腐 宋《嘉祐》

【释名】乳饼(《《祭法》》)。

【集解】〔时珍曰〕诸乳皆可造,今惟以牛乳者为胜尔。按瞿仙《神隐书》云:造乳饼法:以牛乳一斗,绢滤入釜,煎三五沸,水解之。用醋点入,如豆腐法,渐渐结成,漉出以帛裹之,用石压成,入盐,瓮底收之。○又造乳团法:用酪五升煎滚,入冷浆水半升,必自成块。未成,更入浆一盏。至成,以帛包搦,如乳饼样,收之。○又造乳线法:以牛乳盆盛,晒至四边清水出,煎热,以酸奶浆点成。漉出揉擦数次,扯成块,又入釜荡之。取出,捻成薄皮,竹签卷扯数次,捆定晒干,以油炸熟食。

【气味】甘,微寒,无毒。〔诜曰〕水牛乳凉,犛牛乳温。

【主治】润五脏,利大小便,益十二经脉。微动气（孟诜）。治赤白痢,切如豆大,面拌,酸浆水煮二十余沸,顿服。小儿服之,弥良（萧炳）。

【附方】新一。

血痢不止乳腐一两,浆水一钟,煎服（《普济方》）。

阿胶《本经·上品》

【释名】傅致胶（《本经》）。〔弘景曰〕出东阿,故名阿胶。〔时珍曰〕阿井,在今山东兖州府阳谷县东北六十里,即古之东阿县也。有官舍禁之。郦道元《水经注》云"东阿有井大如轮,深六七丈,岁常煮胶以贡天府"者,即此也。其井乃济水所注,取井水煮胶,用搅浊水则清。故人服之,下膈疏痰止吐。盖济水清而重,其性趋下,故治淤浊及逆上之痰也。

【集解】〔《别录》曰〕阿胶出东平郡东阿县,煮牛皮作之。〔弘景曰〕今东都亦能作之。用皮有老少,胶有清浊。熬时须用一片鹿角即成胶,不尔不成也。胶有三种:清而薄者画家用;清而厚者名覆盆胶,入药用;浊而黑者不入药,但可胶物尔。〔颂曰〕今郓州亦能作之,以阿县城北井水作煮者为真。其井官禁,真胶极难得,货者多伪。其胶以乌驴皮得阿井水煎成乃佳尔。今时方家用黄明胶,多是牛皮;《本经》阿胶,亦用牛皮,是二皮可通用。但今牛皮胶制作不甚精,止可胶物,故不堪入药也。陈藏器言诸胶皆能疗风止泄补虚,而驴皮胶主风为最,此阿胶所以胜诸胶也。〔时珍曰〕凡造诸胶,自十月至二三月间,用沙牛、水牛、驴皮者为上,猪、马、骡、驼皮者次之,其旧皮、鞋、履等物者为下。俱取生皮,水浸四五日,洗刮极净。熬煮,时时搅之,恒添水。至烂,滤汁再熬成胶,倾盆内待凝,近盆底者名坌胶,煎胶水以咸苦者为妙。大抵古方所用多是牛皮,后世乃贵驴皮。若伪者皆杂以马皮、旧革、鞍、靴之类,其气浊臭,不堪入药。当以黄透如琥珀色,或光黑如翳漆者为真。真者不作皮臭,夏月亦不湿软。

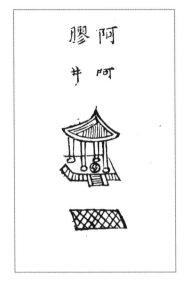

阿胶

【修治】〔弘景曰〕凡用皆火炙之。〔敩曰〕凡用,先以猪脂浸一夜,取出,于柳木火上炙燥研用。〔时珍曰〕今方法或炒成珠,或以面炒,或以酥炙,或以蛤粉炒,或以草灰炒,或酒化成膏,或水化膏,当各从本方也。

【气味】甘,平,无毒。〔《别录》曰〕微温。〔张元素曰〕性平味淡,气味俱薄,浮而升,阳也。入手太阴、足少阴、厥阴经。○得火良。薯蓣为之使。畏大黄。

【主治】心腹内崩,劳极洒洒(音藓)。如疟状,腰腹痛,四肢酸痛,女子下血,安胎。久服,轻身益气(《本经》)。丈夫小腹痛,虚劳羸瘦,阴气不足,脚酸不能久立,养肝气(《别录》)。坚筋骨,益气止痢(《药性》)。〔颂曰〕止泄痢,得黄连、蜡尤佳。疗吐血衄血,血淋尿血,肠风下痢。女人血痛血枯,经水不调,无子,崩中带下,胎前产后诸疾。男女一切风病,骨节疼痛,水气浮肿,虚劳咳嗽喘急,肺痿唾脓血,及痈疽肿毒。和血滋阴,除风润燥,化痰清肺,利小便,调大肠,圣药也(时珍)。

【发明】〔藏器曰〕诸胶皆主风、止泄、补虚,而驴皮主风为最。〔宗奭曰〕驴皮煎胶,取其发散皮肤之外也。用乌者,取乌色属水,以制热则生风之义,如乌蛇、乌鸦、乌鸡之类皆然。〔时珍曰〕阿胶大要只是补血与液,故能清肺益阴而治诸证。按陈自明云:补虚用牛皮胶,去风用驴皮胶。成无己云:阴不足者补之以味,阿胶之甘以补阴血。〔杨士瀛云〕凡治喘嗽,不论肺虚肺实,可下可温,须用阿胶以安肺润肺。其性和平,为肺经要药。小儿惊风后瞳人不正者,以阿胶倍人参煎服最良。阿胶育神,人参益气也。又痢疾多因伤暑伏热而成,阿胶乃大肠之要药。有热毒留滞者,则能疏导;无热毒留滞者,则能平安。数说足以发明阿胶之蕴矣。

【附方】旧四,新十四。

摊缓偏风治摊缓风及诸风,手脚不遂,腰脚无力者。驴皮胶微炙熟。先煮葱豉粥一升,别贮。又以水一升,煮香豉二合,去滓入胶,更煮七沸,胶烊如饧,顿服之。及暖,吃葱豉粥。如此三四剂即止。若冷吃粥,令人呕逆(《广济方》)。

肺风喘促涎潮眼窜。用透明阿胶切炒,以紫苏、乌梅肉(焙研)等分,水煎服之(《直指》)。

老人虚秘阿胶(炒)二钱,葱白三根,水煎化,入蜜二匙,温服。

胞转淋闷阿胶三两,水二升,煮七合,温服(《千金方》)。

赤白痢疾黄连阿胶丸:治肠胃气虚,冷热不调,下痢赤白,里急后重,腹痛口渴,小便不利。用阿胶(炒过,水化成膏)一两,黄连三两,茯苓二两,为末,捣丸梧子大。每服五十丸,粟米汤下,日三(《和剂局方》)。

吐血不止《千金翼》:用阿胶(炒)二两,蒲黄六合,生地黄三升,水五升,煮三升,分三服。○《经验》:治大人、小儿吐血。用阿胶(炒)、蛤粉各一两,辰砂少许,为末。藕节捣汁,入蜜调服。

肺损呕血并开胃。用阿胶(炒)三钱,木香一钱,糯米一合半,为末。每服一钱,百沸汤点服,日一(《普济》)。

大衄不止口耳俱出。用阿胶(炙)半两,蒲黄一两,每服二钱,水一盏,入生地黄汁一合,煎至六分,温服。急以帛系两乳(《圣惠》)。

月水不调阿胶一钱,蛤粉炒成珠,研末,热酒服即安。一方入辰砂末半钱。

月水不止阿胶炒焦为末,酒服二钱(《秘韫》)。

妊娠尿血阿胶炒黄为末,食前粥饮下二钱(《圣惠》)。

妊娠血痢阿胶二两,酒一升半,煮一升,顿服(杨氏《产乳》)。

妊娠下血不止。阿胶三两炙为末,酒一升半煎化,一服即愈。○又方:用阿胶末二两,生地黄半斤捣汁,入清酒三升,绞汁分三服(《梅师方》)。

妊娠胎动《删繁》:用阿胶(炙研)二两,香豉一升,葱一升,水三升,煮二物取一升,入胶化服。○《产宝》:胶艾汤:用阿胶(炒)二两,熟艾叶二两,葱白一升,水四升,煮一升半,分温两服。

产后虚闷阿胶(炒)、枳壳(炒)各一两,滑石二钱半,为末,蜜丸梧子大。每服五十丸,温水下。未通,再服(《和剂局方》)。

久嗽经年阿胶(炒)、人参各二两,为末。每用三钱,豉汤一盏,入葱白少许,煎服,日三次(《圣济总录》)。

黄明胶《纲目》

【释名】牛皮胶（《食疗》）、水胶（《外台》）、海犀膏（〖《斗门方》〗）。

【正误】〔权曰〕白胶，一名黄明胶。〔颂曰〕今方家所用黄明胶，多是牛皮。《本经》阿胶亦用牛皮。是二胶亦通用。但今牛皮胶制作不精，故不堪用，只以胶物耳。而鹿角胶《本经》谓之白胶，处处能作，但功倍于牛胶，故鲜有真者。〔时珍曰〕案《本经》，白胶一名鹿角胶，煮鹿角作之；阿胶一名傅致胶，煮牛皮作之。其说甚明。黄明胶即今水胶，乃牛皮所作，其色黄明，非白胶也，但非阿井水所作耳。甄权以黄明为鹿角白胶，唐慎微又采黄明诸方附之，并误矣。今正其误，析附阿胶之后。但其功用，亦与阿胶仿佛。苟阿胶难得，则真牛皮胶亦可权用。其性味皆平补，宜于虚热。若鹿角胶则性味热补，非虚热者所宜，不可不致辩也。

【气味】甘，平，无毒。

【主治】吐血、衄血、下血、血淋下痢，妊妇胎动血下，风湿走注疼痛，打扑伤损，汤火灼疮，一切痈疽肿毒，活血止痛，润燥，利大小肠（时珍）。

【附方】新二十四。

肺痿吐血黄明胶（炙干）、花桑叶（阴干）各二两，研末。每服三钱，生地黄汁调下（《普济方》）。

肺破出血或嗽血不止。用海犀膏（即水胶）一大片炙黄，涂酥再炙，研末。用白汤化三钱放冷服之，即止（《斗门方》）。

吐血咯血黄明胶一两切片炙黄，新绵一两烧研。每服一钱，食后米饮服，日再（《食疗》）。

衄血不止黄明胶荡软,贴山根至发际(《三因》)。

妊娠下血黄明胶二两,酒煮化,顿服之(《肘后方》)。

咳嗽不瘥黄明胶炙研。每服一钱,人参末二钱,薄豉汤二盏,葱白少许,煎沸。嗽时温呷三五口,即止(《食疗》)。

肾虚失精水胶三两,研末。以酒二碗化服,日三服(《千金》)。

面上木痹牛皮胶化,和桂末,厚涂一二分,良(叶氏《摘玄方》)。

寒湿脚气牛皮胶一块细切,面炒成珠,研末。每服一钱,酒下,其痛立止(万氏)。

风湿走痛牛皮胶一两,姜汁半杯,同化成膏,摊纸上,热贴之,冷即易,甚效。一加乳香、没药一钱(邓笔峰方)。

脚底木硬牛皮胶,生姜汁化开,调南星末涂上,烘物熨之。

尸脚坼裂烊胶着布上,烘贴之(《千金方》)。

破伤中风黄明胶烧存性,研末。酒服二钱,取汗(《普济方》)。

跌扑伤损真牛皮胶一两,干冬瓜皮一两(剉),同炒存性,研末。每服五钱,热酒一钟调服。仍饮酒二三钟,暖卧,微汗痛止,一宿接元如故(蔺氏)。

汤火伤灼水煎胶如糊,冷扫涂之(《斗门》)。

一切肿毒已溃未溃。用水胶一片,水渍软,当头开孔贴之。未有脓者自消,已溃还合者令脓自出(王焘《外台秘要》)。

诸般痈肿黄明胶一两,水半升化开,入黄丹一两煮匀,又放温冷,以翎扫上疮口。如未成者,涂其四围自消(《本事方》)。

便毒初起水胶熔化,涂之即散(《直指方》)。

乳疖初发黄明水胶,以浓醋化,涂之立消(杨起《简便方》)。

背疽初发阮氏《经验方》:用黄明牛皮胶四两,酒一碗,重汤顿化,随意饮尽。不能饮者,滚白汤饮之。服此毒不内攻,不传恶症。○谈野翁《试效方》,以新瓦上烧存性研末,酒二碗服之。○唐氏《经验方》:又加穿山甲四片,同烧存性。云极妙无比。

瘰疬结核黑牛皮胶熔化,摊膏贴之。已溃者,将膏搓作线,长寸许,纴入孔中,频换拭之,取效(杨氏《经验》)。

小儿痘瘢黄明胶炒研末,温酒调服一钱匕。痘已出者,服之无瘢;未出者,服之泻下(《普济》)。

物入耳中以麻绳剪令头散,着胶粘上,徐引出之(《千金》)。

牛黄《本经·上品》

【释名】丑宝(《侯氏《药谱》》)。〔时珍曰〕牛属丑,故隐其名。《金光明经》谓之瞿卢折娜。

【集解】〔《别录》曰〕牛黄生陇西及晋地,特牛胆中得之,即阴干百日使燥,无令见日月光。〔普曰〕牛死则黄入胆中,如鸡子黄也。〔弘景曰〕旧云神牛出入鸣吼者有之,夜视有光走入牛角中,以盆水承而吐之,即堕落水中。今人多就胆中得之。一子大如鸡子黄,相重叠。药中之贵,莫复过此。一子及三二分,好者值五六千至一万也。多出梁州、益州。〔恭曰〕牛黄今出莱州、密州、淄州、青州、巂州、戎州。牛有黄者,必多吼唤,喝迫而得者,谓之生黄,最佳。黄有三种:散黄粒如麻、豆;漫黄若鸡卵中黄糊,在肝胆间;圆黄为块,形有大小,并在肝胆中。多生于犥特牛,其㹇牛未闻有黄也。〔颂曰〕今出登、莱州。他处或有,不甚佳。凡牛有黄者,身上夜有光,眼如血色,时复鸣吼,恐惧人。又好照水,人以盆水承之,伺其吐出,乃喝迫,即堕下水中,取得阴干百日。一子如鸡子黄大,重叠可揭折,轻虚而气香者佳。然人

多伪之,试法但揩摩手甲上,透
甲黄者为真。〔雷曰〕此有四种:
喝迫而得者,名生神黄;杀死在角
中得者,名角中黄;牛病死后心中
剥得者,名心黄,初在心中如黄浆
汁,取得便投水中,沾水乃硬,如
碎蒺藜及豆与帝珠子者是也;肝
胆中得者,名肝黄,大抵皆不及生
黄为胜。〔宗奭曰〕牛黄轻松,自
然微香。西戎有犛牛黄,坚而不
香。又有骆驼黄,极易得,亦能相
乱,不可不审之。

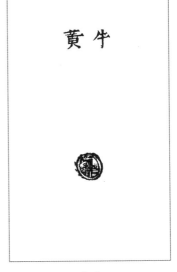

牛黄

【修治】〔敩曰〕凡用,单捣
细研如尘,绢裹定,以黄嫩牛皮裹,悬井中一宿,去水三四尺,明
早取之。

【气味】苦,平,有小毒。〔《日华》曰〕甘,凉。〔普曰〕无
毒。〔之才曰〕人参为之使。得牡丹、菖蒲,利耳目。恶龙骨、龙
胆、地黄、常山、蜚蠊,畏牛膝、干漆。〔时珍曰〕《别录》言牛黄恶
龙胆,而钱乙治小儿急惊疳病,凉惊丸、麝香丸皆两用之,何哉?
龙胆治惊痫解热杀虫,与牛黄主治相近,亦肝经药也,不应相恶
如此。

【主治】惊痫寒热,热盛狂痓,除邪逐鬼(《本经》)。
疗小儿百病,诸痫热,口不开,大人狂癫,又堕胎。
久服,轻身增年,令人不忘(《别录》)。主中风失音口
噤,妇人血噤惊悸,天行时疾,健忘虚乏(《日华》)。
安魂定魄,辟邪魅,卒中恶,小儿夜啼(甄权)。益肝

胆,定精神,除热,止惊痫,辟恶气,除百病（思邈）。清心化热,利痰凉惊（甯源）。痘疮紫色,发狂谵语者可用（时珍。○出王氏方）。

【发明】〔李杲曰〕牛黄入肝,治筋病。凡中风入脏者,必用牛、雄、脑、麝之剂,入骨髓,透肌肤,以引风出。若风中腑及血脉者用之,恐引风邪流入于骨髓,如油入面,莫之能出也。〔时珍曰〕牛之黄,牛之病也。故有黄之牛,多病而易死。诸兽皆有黄,人之病黄者亦然。因其病在心及肝胆之间,凝结成黄,故还能治心及肝胆之病。正如人之淋石,复能治淋也。按《宋史》云:宗泽知莱州,使者取牛黄。泽云:方春疫疠,牛饮其毒则结为黄。今和气流行,牛无黄矣。观此,则黄为牛病,尤可征矣。

【附方】旧四,新四。

初生三日去惊邪,辟恶气。以牛黄一豆许,以赤蜜如酸枣许,研匀,绵蘸令儿咂之,一日令尽（姚和众方）。

七日口噤牛黄为末,以淡竹沥化一字,灌之。更以猪乳滴之（《圣惠方》）。

初生胎热或身体黄者。以真牛黄一豆大,入蜜调膏,乳汁化开,时时滴儿口中。形色不实者,勿多服（钱氏《小儿方》）。

小儿热惊牛黄一杏仁大,竹沥、葛汁各一合,和匀与服（《总微论》）。

惊痫嚼舌迷闷仰目。牛黄一豆许研,和蜜水灌之（《广利方》）。

小儿惊候小儿积热毛焦,睡语,欲发惊者。牛黄六分,朱砂五钱,同研。以犀角磨汁,调服一钱（《总微论》）。

腹痛夜啼牛黄一小豆许,乳汁化服。仍书田字于脐下（《圣惠方》）。

痘疮黑陷牛黄二粒,朱砂一分,研末。蜜浸胭脂,取汁调搽,一日一上(王氏《痘疹方》)。

鲊答《纲目》

【集解】〔时珍曰〕鲊答生走兽及牛马诸畜肝胆之间,有肉囊裹之,多至升许,大者如鸡子,小者如栗如榛。其状白色,似石非石,似骨非骨,打破层叠。嘉靖庚子年,蕲州侯屠杀一黄牛得此物,人无识者。有番僧云:此至宝也,牛马猪畜皆有之。可以祈雨,西域有密咒,则霖雨立至;不知咒者,但以水浸搬弄,亦能致雨。后考陶九成《辍耕录》所载鲊答,即此物也。其言曰:蒙古人祷雨,惟以净水一盆,浸石子数枚,淘漉玩弄,密持咒语,良久辄雨。石子

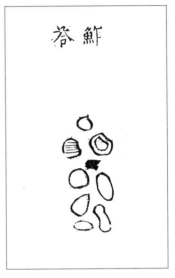

鲊答

名鲊答,大者如鸡卵,小者不等,乃走兽腹中所产,狗、牛、马者最妙,盖牛黄、狗宝之类也。又按《京房易占》云:兵强主武,则牛腹生石。据此则鲊答、狗宝同一类也。但生于狗腹者,为狗宝耳。

【气味】甘、咸,平,无毒。

【主治】惊痫毒疮(时珍)。

狗宝《纲目》

【集解】〔时珍曰〕狗宝生癞狗腹中,状如白石,带青色,其

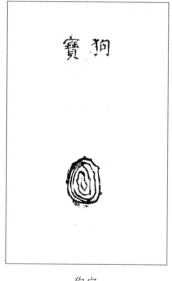

狗宝

理层叠，亦难得之物也。按贾似道《悦生随抄》云：任丘县民家一犬甚恶，后病衰，为众犬所噬而死。剖之，其心已化，似石非石，其重如石，而包膜络之如寒灰，观其脉理犹是心，不知何缘致此？尝闻人患石淋，有石块刀斧不能破。又尝见龙胫骨中髓皆是白石，虎目光落地亦成白石，星之光气也落则成石，松亦化石，蛇、蟹、蚕皆能成石。万物变化如此，不可一概断也。时珍尝静思之，牛之黄，狗之宝，马之墨，鹿之玉，犀之通天，兽之鲊答，皆物之病，而人以为宝。人灵于物，而犹不免此病，况物乎？人之病淋有沙石者，非兽之鲊答乎？人之病癖，有心似金石者，非狗之宝乎？此皆囿于物而不能化者，故禽鸟有生卵如石者焉。按《程氏遗书》载：有波斯人发闽中古冢，棺内俱尽，惟心坚如石。锯开观之，有山水青碧如画，傍有一女，靓妆凭栏。盖此女有爱山癖，朝夕注意，故融结如此。又《宋潜溪文集》载：临川浮屠法循，行般舟三昧法，示寂后火焚，惟心不化，出五色光，有佛像高三寸，非骨非石，百体具足。又徽水有优婆塞，行禅观之法，及死火葬，心内包观音像如刻成。此皆志局于物，用志不分，精灵气液，因感而凝形，正如孕女感异像而成鬼胎之类，非祥也，病也，有情之无情也。

【气味】甘、咸，平，有小毒。

【主治】噎食及痈疽疮疡（时珍）。

【附方】新四。

嗝食病数月不愈者。用狗宝为末。每服一分,以威灵仙二两,盐二钱,捣如泥,将水一钟搅匀,去滓调服,日二。不过三日愈,后服补剂(《杏林摘要》)。

狗宝丸治痈疽发背诸毒,初觉壮热烦渴者。用癫狗宝一两,腊月黑狗胆、腊月鲤鱼胆各一枚,蟾酥二钱,蜈蚣(炙)七条,硇砂、乳香、没药、轻粉、雄黄、乌金石各一钱,粉霜三钱,麝香一分,同为末。用首生男儿乳一合,黄蜡三钱,熬膏和丸绿豆大。每服一丸或三丸,以白丁香(七枚,研)调新汲水送下。暖卧,汗出为度。不过三服立效,后食白粥补之(《济生方》)。

赤疔疮狗宝丸:用狗宝八分,蟾酥二钱,龙脑二钱,麝香一钱,为末,好酒和丸麻子大。每服三丸,以生葱三寸同嚼细,用热葱酒送下,暖卧,汗出为度。后服流气追毒药,贴拔毒膏,取愈(《通玄论》)。

反胃膈气丁丹崖祖传狗宝丸:用硫黄、水银各一钱,同炒成金色,入狗宝三钱,为末。以鸡卵一枚,去白留黄,和药搅匀,纸封泥固,煻火煨半日,取出研细。每服五分,烧酒调服,不过三服见效(杨氏《颐真堂方》)。

底野迦《唐本草》

【集解】〔恭曰〕出西戎。彼人云:用诸胆作之。状似久坏丸药,赤黑色。胡人时将至此,甚珍重之。试用有效。〔颂曰〕宋时南海亦或有之。

【气味】辛、苦,寒,无毒。

【主治】百病中恶,客忤邪气,心腹积聚(《唐本草》)。

诸血《拾遗》

【集解】〔时珍曰〕兽畜有水陆之产，方土之殊，寒热温凉之不同，有毒无毒之各异。陈氏概以诸血立条，主病似欠分明，姑存其旧而已。其各血主治，俱见本条。

【气味】甘，平。

【主治】补人身血不足，或患血枯，皮上肤起，面无颜色者，皆不足也，并宜生饮。又解诸药毒、菌毒，止渴，除丹毒，去烦热（藏器）。

诸朽骨《拾遗》

【集解】〔时珍曰〕朽骨不分何骨，然亦当取所知无毒之骨可也。

【主治】骨蒸。〇东墙腐骨：磨醋，涂痕令灭。又涂疬疡风疮癣白烂者，东墙向阳也（藏器）。治风牙痛，止水痢（时珍）。

【附方】旧一，新三。

骨蒸发热多取诸朽骨，洗净土气，釜煮；入桃柳枝各五斗，煮枯；再入棘针三斗，煮减半；去滓，以酢浆水和之，煮三五沸。令患者正坐散发，以汤从顶淋之，唯热为佳。若心闷，可少进冷粥，当得大汗，出恶气。汗干乃粉身，食豉粥（《拾遗》）。

水痢不止朽骨灰、六月六日曲（炒）等分为末，饮服方寸匕。乃御传方也（张文仲方）。

风牙作痛东墙下朽骨，削之如疼牙齿许大，煻灰中煨热，病处咬之，冷即易（《外台秘要》）。

打击青肿墙上朽骨，和唾于石上磨，涂之，干即易（《千金》）。

震肉《拾遗》

【集解】〔藏器曰〕此六畜为天雷所霹雳者,因其事而用之也。〔时珍曰〕按《雷书》云:雷震六畜肉,不可食,令人成大风疾。

【主治】小儿夜惊,大人因惊失心,作脯食之（藏器）。

败鼓皮《别录·下品》

〔校正〕原在《草部》,宋本移入《兽部》。

【集解】〔宗奭曰〕此是穿败者,不言是何皮,马、驴皮皆可为之,当以黄牛皮者为胜。唐韩退之所谓"牛溲马勃,败鼓之皮,医师收畜,待用无遗"者也。今用处绝少,尤好煎胶。

【气味】平,无毒。

【主治】中蛊毒（《别录》）。〔弘景曰〕烧作屑,水和服之。病人即唤蛊主姓名,往呼本主取蛊即瘥,与白蘘荷同功。治小便淋沥,涂月蚀耳疮,并烧灰用（时珍。○出《药对》）。

【附方】旧三。

中蛊毒《梅师方》云:凡中蛊毒,或下血如鹅肝,或吐血,或心腹切痛,如有物咬。不即治之,食人五脏即死。欲知是蛊,但令病人吐水,沉者是,浮者非也。用败鼓皮烧灰,酒服方寸匕。须臾,自呼蛊主姓名。○《外台秘要》云:治蛊,取败鼓皮广五寸,长一尺,蔷薇根五寸,如拇指大,水一升,酒三升,煮二升,服之。当下蛊虫即愈。

月蚀疮《集验》:用救月蚀鼓皮,掌大一片,以苦酒三升渍一宿,涂之。或烧灰,猪脂调涂（《外台》）。

毡《拾遗》

【集解】〔时珍曰〕毡属甚多,出西北方,皆畜毛所作。其白、其黑者,本色也。其青、乌、黄、赤者,染色也。其毡毯、褐缏、氀毼、毤毲等称者,因物命名也。大抵入药不甚相远。

乌毡

【气味】无毒。

【主治】火烧生疮,令不着风水,止血,除贼风。烧灰,酒服二钱匕,治产后血下不止。久卧,吸人脂血,损颜色,上气(藏器)。

【附方】新四。

坠损疼痛故马毡两段,酒五升,盐一抄,煮热裹之,冷即易,三五度瘥(《广济方》)。

牙疳鼻疳毼褐(不拘红黑,烧存性)、白矾(烧枯)各一钱,尿桶白碱一钱半(烧过),同研搽,神效(《简便》)。

夜梦魇寐以赤缏一尺,枕之即安(《肘后》)。

赤白崩漏毡烧灰,酒服二钱。白崩用白毡,红崩用红毡(《海上》)。

六畜毛蹄甲《本经·下品》

【集解】〔弘景曰〕六畜,谓牛、羊、猪、马、鸡、狗也。驴骡亦其类,各条已有主疗,亦不必出此矣。〔时珍曰〕此系《本经》一品,姑存以见古迹。

【气味】咸,平,有毒。

【主治】鬼疰蛊毒,寒热惊痫,癫痉狂走。骆驼毛尤良(《本经》)。

六畜心《纲目》

【集解】〔时珍曰〕古方多用六畜心治心病,从其类也。而又有杀时惊气入心、怒气入肝,诸心损心、诸肝损肝之说,与之相反。

【主治】心昏多忘,心虚作痛,惊悸恐惑(时珍)。

【附方】新二。

健忘心孔昏塞,多忘喜误。取牛、马、猪、鸡、羊、犬心,干之为末。向日酒服方寸匕,日三服,闻一知十(《外台》)。

蛔虫心痛用六畜心,生切作四脔,纵横割路,纳朱砂(或雄黄、麝香)于中,平旦吞之,虫死即愈(《集验》)。

诸肉有毒《拾遗》

牛独肝

黑牛白头

牛马生疔死

羊独角

黑羊白头

猪羊心肝有孔

马生角

白羊黑头

马鞍下黑肉

马肝

白马黑头

六畜自死首北向

马无夜眼

白马青蹄

六畜自死口不闭

猘犬肉

犬有悬蹄

六畜疫病疮疥死

鹿白臆

鹿文如豹

诸畜带龙形

兽歧尾

诸兽赤足

诸畜肉中有米星

兽并头

禽兽肝青

诸兽中毒箭死

脯沾屋漏

米瓮中肉脯

六畜肉热血不断

祭肉自动

诸肉经宿未煮

六畜五脏着草自动

脯曝不燥

生肉不敛水

六畜肉得咸酢不变色

肉煮不熟

肉煮熟不敛水

六畜肉堕地不沾尘

肉落水浮

肉汁器盛闭气

六畜肉与犬犬不食者

奶酪煎脍

已上并不可食，杀人病人，令人生痈肿疔毒。

诸心损心

诸脑损阳滑精

六畜脾一生不可食

诸肝损肝

诸血损血败阳

经夏臭脯痿人阴成水病

鱼馁肉败

诸脂燃灯损目

本生命肉令人神魂不安

春不食肝

夏不食心

秋不食肺

冬不食肾

四季不食脾

解诸肉毒《纲目》

中六畜肉毒六畜干屎末、伏龙肝末、黄檗末、赤小豆烧末、东壁土末、白扁豆，并水服。饮人乳汁、头垢一钱，水服起死人，豆豉汁服。

马肉毒芦根汁、嚼杏仁，甘草汁，饮美酒。

马肝毒猪骨灰、牡鼠屎、豆豉、狗屎灰、人头垢，并水服。

牛马生疔泽兰根擂水，猪牙灰，水服。生菖蒲擂酒、甘菊根擂水，甘草煎汤服，取汗。

牛肉毒猪脂化汤饮，甘草汤，猪牙灰，水服。

独肝牛毒人乳服之。

狗肉毒杏仁研水服。

羊肉毒甘草煎水服。

猪肉毒杏仁研汁、猪屎绞汁、韭菜汁、朴硝煎汁、猪骨灰调水，大黄汤。

药箭肉毒大豆煎汁、盐汤。

诸肉过伤本畜骨灰水服，生韭汁，芫荽煎汁。

食肉不消还饮本汁即消，食本兽脑亦消。

第五十一卷　兽部

目录

麝《本经》

灵猫《拾遗》

猫《唐本草》

狸《别录》

风狸《拾遗》

狐《别录》

貉《衍义》

貒《唐本草》

貛《食物》

木狗《纲目》

豺《唐本草》

狼《拾遗》

兔《别录》

败笔《唐本草》

山獭《纲目》

水獭《别录》

海獭《拾遗》

膃肭兽《开宝》

猬《炮炙论》

右附方旧八十七，新一百四十六。

兽之三鼠类一十二种

鼠《别录》　鼸鼠、鼫鼠、鼯鼺、鼩鼱、水鼠、冰鼠、火鼠、鼷鼠、鼨鼠附

鼹鼠《别录》

隐鼠《拾遗》

鼫鼠《纲目》

竹鼬《纲目》

土拨鼠《拾遗》

貂鼠《纲目》

黄鼠《纲目》

鼬鼠《纲目》（即黄鼠狼）

鼷鼠《拾遗》

食蛇鼠《纲目》

猬《本经》

　右附方旧二十四，新四十二。

兽之四寓类怪类共八种

狝猴《证类》　玃、𤡗附

狖《拾遗》　猿、独附

果然《拾遗》　蒙颂、狤猯附

猩猩《纲目》　野女附

狒狒《拾遗》　山都、山猑、木客、山𤡔附

罔两《纲目》

彭侯《纲目》

封《纲目》

　右附方旧一，新无。

第五十一卷　兽部

兽之二兽类三十八种

狮《纲目》

【释名】狻猊（音酸倪。〖《穆天子传》〗。《尔雅》作狻麑）、虦（许交切。〖《说文》〗）。〔时珍曰〕狮为百兽长，故谓之狮。虦，象其声也。梵书谓之僧伽彼。《说文》云：一名白泽。今考《瑞应图》，白泽能言语，非狮也。

【集解】〔时珍曰〕狮子出西域诸国。状如虎而小，黄色。亦如金色猱狗，而头大尾长。亦有青色者。铜头铁额，钩爪锯牙，弭耳昂鼻，目光如电，声吼如雷。有耏髯，牡者尾上茸毛大如斗，日走五百里，为毛虫之长。怒则威在齿，喜则威在尾。每一吼则百兽辟易，马皆溺血。《尔雅》言其食虎豹。虞世南言其拉虎吞貔，裂犀分象。陶九成言其食诸禽兽，以气吹之，羽毛纷落。熊太古言其乳入牛羊马乳中，皆化成水。虽死后虎豹不敢食其肉，蝇不敢集其尾。物理相畏如此。然《博

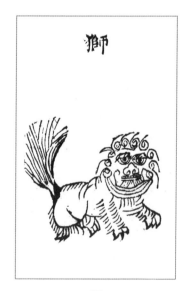

狮

物志》载：魏武帝至白狼山，见物如狸，跳至狮子头杀之。《唐史》载：高宗时，伽毗耶国献天铁兽，能擒狮象。则狮虽猛悍，又有制之者也。西域畜之，七日内取其未开目者调习之，若稍长则难驯矣。

屎〔时珍曰〕陶氏注苏合香，误以为狮屎。陈氏正其误，言狮屎极臭，赤黑色。今考补于此。

〔主治〕服之，破宿血，杀百虫。烧之，去鬼气（藏器）。

虎《别录·中品》

【释名】乌䖘（音徒。〖《玉篇》〗。《左传》作於菟，《汉书》作乌择）、大虫（《肘后》）、李耳（〖《方言》〗）。〔时珍曰〕虎，象其声也。魏子才云：其文从虍从几，象其蹲踞之形。从人者非也。扬雄《方言》云：陈魏宋楚之间，或谓之李父。江淮南楚之间，谓之李耳，或谓之䖘䖘。自关东西或谓之伯都。珍按：李耳当作狸儿。盖方音转狸为李，儿为耳也。今南人犹呼虎为猫，即此意也。郭璞谓虎食物，值耳则止，故呼李耳，触其讳；应邵谓南郡李翁化为虎，故呼李耳，皆穿凿不经之言也。《尔雅》云：虎，浅毛曰虦猫（音栈），白虎曰甝（音含），黑虎曰虪（音育），似虎而五指曰貙（音伛），似虎而非真曰彪，似虎而有角曰虒（音嘶）。

【集解】〔颂曰〕虎，《本经》不载所出，今多山林处皆有之。〔时珍曰〕按《格物论》云：虎，山兽之君也。状如猫而大如牛，黄质黑章，锯牙钩爪，须健而尖，舌大如掌生倒刺，项短鼻齆。夜视，一目放光，一目看物。声吼如雷，风从而生，百兽震恐。《易卦通验》云：立秋虎始啸。仲冬虎始交。或云：月晕时乃交。又云：虎不再交，孕七月而生。又云：虎知冲破，能画地观奇偶以卜

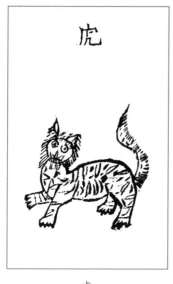

虎

食。今人效之，谓之虎卜。虎噬物，随月旬上下而啮其首尾。其搏物，三跃不中则舍之。人死于虎，则为伥鬼，导虎而行。虎食狗则醉，狗乃虎之酒也。闻羊角烟则走，恶其臭也。虎害人、兽，而猬、鼠能制之，智无大小也。狮、驳、酋耳、黄腰、渠搜能食虎，势无强弱也。《抱朴子》云：虎五百岁则变白。又海中有虎鲨能变虎，古有伥虎变人、伥人变虎之说，亦自有是理也。

【附录】酋耳《瑞应图》云：酋耳似虎绝大，不食生物，见虎豹即杀之，太平则至。郭璞云：即驺虞也。白虎黑纹，尾长于身。驳《山海经》云：驳状如马，白身黑尾，一角锯牙，能食虎豹。《周书》谓之兹白。《说苑》云：师旷言鹊食猬，猬食骏驳，骏驳食豹，豹食驳，驳食虎。渠搜《逸周书》云：渠搜，西戎露犬也。能食虎豹。一云犴，胡犬也。能逐虎。黄腰《蜀志》名黄腰兽。鼬身狸首，长则食母，形虽小而能食虎及牛、鹿也。又孙愐云：豰（音斛），似豹而小，腰以上黄，以下黑，形类犬，食猕猴，又名黄腰。鼩鼠见猬下。

虎骨

〔**修治**〕〔颂曰〕虎骨用头及胫骨，色黄者佳。凡虎身数物，俱用雄虎者胜。药箭射杀者，不可入药，其毒浸渍骨血间，能伤人也。〔时珍曰〕凡用虎之诸骨，并捶碎去髓，涂酥或酒或醋，各随方法，炭火炙黄入药。

〔气味〕辛,微热,无毒。〔之才曰〕平。

〔主治〕除邪恶气,杀鬼疰毒,止惊悸,治恶疮鼠瘘。头骨尤良(《别录》)。治筋骨毒风挛急,屈伸不得,走注疼痛,治尸疰腹痛,伤寒温气,温疟,杀犬咬毒(甄权)。杂朱画符,疗邪。头骨作枕,辟恶梦魇。置户上,辟鬼(陶弘景)。煮汁浴之,去骨节风毒肿。和醋浸膝,止脚痛肿,胫骨尤良。初生小儿煎汤浴之,辟恶气,去疮疥,惊痫鬼疰,长大无病(孟诜)。追风定痛健骨,止久痢脱肛,兽骨鲠咽(时珍)。

〔发明〕〔颂曰〕李绛《兵部手集》有虎骨酒,治臂胫痛。崔元亮《海上方》,治腰脚不随,并有虎胫骨酒方。〔宗奭曰〕风从虎者,风,木也;虎,金也。木受金制,焉得不从？故虎啸而风生,自然之道也。所以治风病挛急,屈伸不得,走疰,骨节风毒,癫疾惊痫诸病,皆此义也。〔汪机曰〕虎之强悍,皆赖于胫,虽死而胫犹矻立不仆,故治脚胫无力用之。〔时珍曰〕虎骨通可用。凡辟邪疰,治惊痫温疟,疮疽头风,当用头骨;治手足诸风,当用胫骨;腰背诸风,当用脊骨,各从其类也。按吴球《诸证辨疑》云:虎,阴也;风,阳也。虎啸风生,阳出阴藏之义,故其骨能追风定痛。虎之一身筋节气力,皆出前足,故以胫骨为胜。

〔附方〕旧十,新八。

健忘惊悸预知散:用虎骨酥炙、白龙骨、远志肉等分为末。生姜汤服,日三服。久则令人聪慧(《永类钤方》)。

臂胫疼痛虎骨酒治之,不计深浅皆效。用虎胫骨二大两捣碎炙黄,羚羊角屑一大两,新芍药二大两切。三物以无灰酒浸之,养至七日,秋冬倍之。每日空腹饮一杯。若要速服,即以银器物盛,于火炉中暖养三二日,即可服也(《兵部手集》)。

腰脚不随挛急冷痛。取虎胫骨五六寸,刮去肉膜,涂酥炙黄捣细,绢袋盛之,以瓶盛酒一斗浸之,糠火微温。七日后,任情饮之,当微利便效也。又方:虎腰脊骨一具,前两脚全骨一具,并于石上以斧捶碎,安铁床上,文炭火炙,待脂出则投无灰浓酒中密封,春夏七日,秋冬三七日。任性日饮三度。患十年以上者,不过三剂;七年以下者,一剂必瘥(崔元亮《海上方》)。

白虎风痛走注,两膝热肿。用虎胫骨涂酥炙黄、黑附子炮裂去皮各一两,为末。每服二钱,酒下,日再服(《经验后方》)。

历节痛风虎胫骨酒炙三两,没药半两,为末。每服二钱,温酒下,日三服(《圣济总录》)。

历节走痛百节皆痛不可忍。用虎头骨一具,涂酥炙黄捶碎,绢袋盛,置二斗清酒中,浸五宿。随性饮之,妙(《圣惠方》)。

筋骨急痛虎骨和通草煮汁,空肚服半升。覆卧,少时汗出为效。切忌热食,损齿。小儿齿生未足,不可与食,恐齿不生(《食疗》)。

休息痢疾经时不愈。取大虫骨炙黄焦,捣末。饮服方寸匕,日三,取效(张文仲方)。

痔漏脱肛虎胫骨两节,以蜜二两炙赤,捣末,蒸饼丸梧子大。每凌晨温酒下二十丸,取效(《胜金》)。

肛门凸出虎骨烧末,水服方寸匕,日三(《外台》)。

兽骨鲠咽虎骨为末,水服方寸匕(《外台》)。

狂犬咬伤虎骨刮末,水服方寸匕,并傅之(《小品方》)。

汤火伤灼虎骨炙焦研敷,神效(龚氏《易简方》)。

月蚀疳疮虎头骨二两捣碎,猪脂一斤,熬膏涂之(《集验方》)。

小儿白秃虎骨末,油调涂之(《普济》)。

足疮嵌甲以橘皮汤浸洗,轻剪去甲。以虎骨末敷之,痛即止(《便民图纂》)。

臁胫烂疮以齑汁洗拭,刮虎骨末敷之(《便民图纂》)。

威骨〔藏器曰〕虎有威骨如乙字,长一寸,在胁两旁,破肉取之。尾端亦有,不及胁骨。令人有威,带之临官佳。无官则为人所憎。

肉

〔气味〕酸,平,无毒。〔宗奭曰〕微咸。〔弘景曰〕俗方言:热食虎肉,坏人齿。〔诜曰〕正月勿食虎,伤神。〔时珍曰〕虎肉作土气,味不甚佳。盐食稍可。

〔主治〕恶心欲呕,益气力,止多唾(《别录》)。食之治疟,辟三十六种精魅。入山,虎见畏之(孟诜)。

〔附方〕新一。

脾胃虚弱恶心不欲饮食。虎肉半斤切,以葱、椒、酱调,炙熟,空心冷食(《寿亲养老》方)。

膏

〔主治〕狗啮疮(《别录》)。纳下部,治五痔下血(孟诜)。服之,治反胃。煎消,涂小儿头疮白秃(时珍)。

〔附方〕新一。

一切反胃虎脂半斤切,清油一斤,瓦瓶浸一月,密封勿令泄气。每以油一两,入无灰酒一盏,温服,以瘥为度。油尽再添(《寿域神方》)。

血

〔主治〕壮神强志。〔时珍曰〕猎人李次口云:热刺虎之心血饮之,能壮神志。又《抱朴子》云:三月三日,杀取虎血、鸭血等分和合,以初生草似胡麻子,取其实合用,可以移形貌。

肚

〔主治〕反胃吐食。取生者勿洗存滓秽,新瓦固煅存性,入平胃散末一两和匀。每白汤服三钱,神效(时珍。○出《保寿堂方》)。

肾

〔主治〕瘰疬。〔时珍曰〕《千金》治瘰疬,雌黄芍药丸中用之。袁达《禽虫述》云:虎肾悬于腹,象口隐于颐。

胆

〔主治〕小儿惊痫(藏器)。小儿疳痢,神惊不安,研水服之(孟诜)。

睛

〔修治〕〔颂曰〕虎睛多伪,须自获者乃真。〔敩曰〕凡使虎睛,须问猎人,有雌有雄,有老有嫩,有杀得者。惟中毒自死者勿用之,能伤人。虎睛,以生羊血浸一宿漉出,微火焙干,捣粉用。〔时珍曰〕《千金》治狂邪,有虎睛汤、虎睛丸,并用酒浸炙干用。

〔主治〕癫疾(《别录》)。疟病,小儿热疾惊悸(孟诜)。惊啼,客忤,疳气,镇心安神(《日华》)。明目去翳(时珍)。

〔附方〕旧二,新一。

虎睛丸治癫疾发作,涎潮搐搦,时作谵语。虎睛一对(微炒),犀角屑、大黄、远志(去心)各一两,栀子仁半两,为末,炼蜜丸绿豆大。每温酒服二十丸。

小儿惊痫瘛疭。用虎睛细研,水调灌之,良(《经验后方》)。

小儿夜啼用大虫眼睛一只,为散。以竹沥调少许与吃(姚和众方)。

邪疟时作 生虎睛一枚,腊月猪血少许,朱砂、阿魏各一分,为末。端午日取粽尖七枚和丸黍米大。每绵包一丸,塞耳中,男左女右(《圣惠方》)。

虎魄〔藏器曰〕凡虎夜视,一目放光,一目看物。猎人候而射之,弩箭才及,目光即堕入地,得之如白石者是也。〔宗奭曰〕陈氏所谓乙骨及目光堕地之说,终不免于诬也。〔时珍曰〕乙骨之说不为怪。目光之说,亦犹人缢死则魄入于地,随即掘之,状如麸炭之义。按《茅亭客话》云:猎人杀虎,记其头项之处,月黑掘下尺余方得,状如石子、琥珀。此是虎之精魄沦入地下,故主小儿惊痫之疾。其说甚详。寇氏未达此理耳。

〔主治〕惊邪,辟恶镇心(藏器)。

鼻

〔主治〕癫疾,小儿惊痫(《别录》)。悬户上,令生男(弘景)。〔时珍曰〕按《龙鱼河图》云:虎鼻悬门中一年,取烧作屑,与妇饮,便生贵子。勿令人及妇知,知则不验。又云:悬于门上,宜官,子孙带印绶。此与古者胎教欲见虎豹,皆取其勇壮之义同也。

牙

〔主治〕丈夫阴疮及痔瘘(孙思邈)。杀劳虫,治猘犬伤,发狂。刮末,酒服方寸匕(时珍)。

〔附方〕新一。

白虎风痛 大虎牙一副四个,赤足蜈蚣十条酒浸三日,晒干,天麻二两,乳香、没药各一两,麝香半两,为末。每服二钱,温酒下,一日三服(《圣济总录》)。

爪〔颂曰〕爪并指、骨、毛俱可用,以雄虎为胜。

〔主治〕系小儿臂,辟恶魅(《别录》)。〔时珍曰〕《外台》辟恶魅，用虎爪、蟹爪、赤朱、雄黄为末，松脂和丸。每正旦焚之。

皮一名皋毗。见《庄子》。

〔主治〕疟疾（藏器）。辟邪魅（时珍）。

〔发明〕〔时珍曰〕按应劭《风俗通》云：虎者阳物，百兽之长，能辟鬼魅。今人卒中恶病，烧皮饮之，或系衣服，亦甚验也。《起居杂记》云：虎豹皮上睡，令人神惊。其毛入疮，有大毒。

须

〔主治〕齿痛（弘景）。○段成式《酉阳杂俎》云：许隐齿痛，仙人郑思远拔虎须令插之，痛即愈。

屎

〔主治〕恶疮（《别录》）。鬼气（藏器）。疗瘰疬痔漏。烧研酒服，治兽骨鲠（时珍）。

〔附方〕旧一。

瘰疬着手、足、肩、背，累累如米起，色白，刮之汁出，愈而复发。虎屎白者，以马尿和之，晒干烧灰粉之（《千金》）。

屎中骨

〔主治〕为屑，治火疮（《别录》）。破伤风（时珍）。

〔附方〕新一。

断酒虎屎中骨烧灰，酒服方寸匕，即不饮（《千金方》）。

豹《别录·中品》

【释名】程（《列子》）、失刺孙（《纲目》）。〔时珍曰〕豹性暴，故曰豹。按许氏《说文》云：豹之脊长，行则脊隆豸豸然，具司杀之形，故字从豸、从勺。王氏《字说》云：豹性勺物而取，程度而食，故字从勺，又名曰程。《列子》云：青宁生程，程生马。沈氏《笔谈》云:秦人谓豹为程,至今延州犹然。东胡谓之失刺孙。

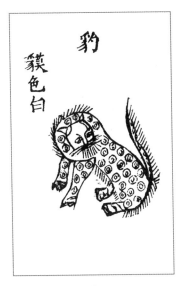

豹

【集解】〔弘景曰〕豹至稀有,入用亦鲜,惟尾可贵。〔恭曰〕阴阳家有豹尾神,车驾卤簿有豹尾车,名可尊重耳。真豹尾有何可贵?未审陶据奚说。〔颂曰〕今河洛、唐、郢间或有之。然豹有数种:《山海经》有玄豹;《诗》有赤豹,尾赤而文黑也;《尔雅》有白豹,即貘也,毛白而文黑(郭璞注云:貘能食铜铁),与貘同名。不知入药果用何类。古今医方鲜见之。〔宗奭曰〕豹毛赤黄,其文黑,如钱而中空,比比相次。又有土豹,毛更无纹,色亦不赤,其形亦小。此各有种,非能变形也,圣人假喻耳。恐医家不知,故书之。〔时珍曰〕豹,辽东及西南诸山时有之。状似虎而小,白面团头,自惜其毛采。其文如钱者,曰金钱豹,宜为裘。如艾叶者,曰艾叶豹,次之。又西域有金线豹,文如金线。海中有水豹,上应箕宿。《禽虫述》云:虎生三子,一为豹。则豹有变者,寇氏未知尔。豹畏蛇与䝋鼠,而狮、驳、渠搜能食之。《淮南子》云:猬令虎申,蛇令豹止,物有所制也。《广志》云:狐死首丘,豹死首山。不忘本也。豹胎至美,为八珍之一。

　　肉

〔气味〕酸,平,无毒。〔思邈曰〕温,微毒。正月勿食,伤神损寿。

〔主治〕安五脏,补绝伤,轻身益气,久服利人(《别录》)。壮筋骨,强志气,耐寒暑,令人猛健(《日华》)。辟鬼魅神邪,宜肾(孙思邈)。

〔发明〕〔诜曰〕豹肉令人志性粗豪,食之便觉,少顷消化乃定。久食亦然。〔宗奭曰〕此兽猛捷过虎,故能安五脏,补绝伤,轻身,壮筋骨也。

脂

〔主治〕合生发膏,朝涂暮生(孟诜)。亦入面脂(时珍)。

鼻

〔主治〕狐魅。同狐鼻,水煮服(藏器)。〔时珍曰〕按《外台》治梦与鬼交及狐狸精魅,载崔氏方中用之。

头骨

〔主治〕烧灰淋汁,去头风白屑(孟诜)。作枕辟邪(时珍。○出《五行志》)。

皮〔藏器曰〕不可藉睡,令人神惊。其毛入人疮中,有毒。〔时珍曰〕按《林邑记》云:广西南界有喽腊虫,食死人尸,不可驱逐。惟以豹皮覆之,则畏而不来。

貘 音陌。亦作貊。○宋《图经》

〔校正〕原附豹下,今分出。

【释名】〔时珍曰〕按陆佃云:皮为坐毯卧褥,能消膜外之气,故字从膜省文。

【集解】〔颂曰〕郭璞云:似熊而头小脚卑,黑白驳文,毛浅有光泽。能舐食铜铁,及竹骨蛇虺。其骨节强直,中实少髓。或云与《尔雅》"貘,白豹"同名。唐世多画貘作屏,白乐天有赞序之。今黔、蜀及峨眉山中时有。貘，象鼻犀目，牛尾虎足。土人鼎釜，多为所食，颇为山居之患，亦捕以为药。其齿骨极坚，以刀斧椎锻，铁皆碎，落火亦不能烧。人得之诈充佛牙、佛骨，以诳俚俗。〔时珍曰〕世传羚羊角能碎金刚石者即此，物相畏耳。按《说文》云：貘似熊，黄白色，出蜀中。《南中志》云：貘大如驴，状似熊，苍白色，多力，舐铁消千斤，其皮温暖。《埤雅》云：貘似熊，狮首豺髮，锐鬐卑脚，粪可为兵切玉，尿能消铁为水。又有啮铁、犴、昆吾兔，皆能食铜铁，亦貘类也。并附之。

【附录】 啮铁〔时珍曰〕按《神异经》云：南方有兽，角足大小状如水牛，毛黑如漆，食铁而饮水，粪可为兵，其利如钢，名曰啮铁。《唐史》云：吐火罗献大兽，高七尺，食铜铁，日行三百里。犴《禽书》云：犴应井星，胡狗也。状似狐而黑，身长七尺，头生一角，老则有鳞，能食虎、豹、蛟、龙、铜、铁。猎人亦畏之。狡兔《拾遗记》云：狡兔生昆吾山，形如兔，雄黄雌白，食丹、石、铜、铁。昔吴王武库兵器皆尽，掘得二兔，一白一黄，腹中肾、胆皆铁，取铸为剑，切玉如泥。

皮
〔主治〕寝之，可驱温疠，辟湿气、邪气（苏颂）。

膏
〔主治〕痈肿，能透肌骨。〔时珍曰〕段成式云：貘膏性利，铜、铁、瓦器盛之悉透，惟以骨盛则不漏。

尿
〔主治〕吞铜、铁入腹者，水和服之，即化为水。

象 宋《开宝》

【释名】〔时珍曰〕许慎《说文》云：象（字篆文），象耳、牙、鼻、足之形。王安石《字说》云:象牙感雷而文生,天象感气而文生。故天象亦用此字。《南越志》云:象闻雷声则牙花暴出,逡巡复没。古语云:犀因望月文生角,象为闻雷花发牙。伽耶(出《北户录》)。

【集解】〔颂曰〕《尔雅》云:南方之美者,有梁山之犀、象焉。今多出交阯、潮、循诸州。彼人捕得,争食其肉,云肥脆堪作炙。陈藏器云:象具十二生肖肉,各有分段;惟鼻是其本肉,炙食、糟食更美。又胆不附肝,随月在诸肉间,如正月即在虎肉也。徐铉云:象胆随四时,春在前左足,夏在前右足,秋后左足,冬后右足也。淳化中一象春毙。太宗命取胆不获,使问铉。铉以此对,果得于前左足。世传荆蛮山中亦有野象。然楚、粤之象皆青黑,惟西方拂林、大食诸国,乃多白象。樊绰《云南记》、平居海《于阗行程记》皆言其事。〔时珍曰〕象出交、广、云南及西域诸国。野象多至成群。番人皆畜以服重,酋长则饰而乘之。有灰、白二色,形体拥肿,面目丑陋。大者身长丈余,高称之,大六尺许。肉倍数牛,目才若豕。四足如柱,无指而有爪甲。行则先移左足,卧则以臂着地。其头不能俯,其颈不能回,其耳下弹。其鼻大如臂,下垂至地。鼻端甚深,可以开合。中有小肉爪,能拾针芥。食物饮水皆以鼻卷入口,一身之力皆在于鼻,故伤之则死。耳后有穴,薄如鼓皮,刺之亦死。口内有食齿,

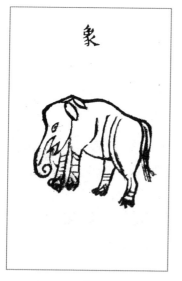

象

两吻出两牙夹鼻，雄者长六七尺，雌者才尺余耳。交牝则在水中，以胸相贴，与诸兽不同。许慎云：三年一乳。《古训》云：五岁始产，六十年骨方足。其性能久识。嗜刍、豆、甘蔗与酒，而畏烟火、狮子、巴蛇。南人杀野象，多设机穽以陷之；或埋象鞋于路，以贯其足。捕生象则以雌象为媒而诱获之，饲而狎之，久则渐解人言。使象奴牧之，制之以钩，左右前后罔不如命也。其皮可作甲鞭鼓，湿时切条，可贯器物。〔甄权曰〕西域重象牙，用饰床座。中国贵之以为笏。象每蜕牙自埋藏之，昆仑诸国人以木牙潜易取焉。〔日华曰〕象蹄底似犀，可作带。

牙《真腊风土记》云：象牙，杀取者上也，自死者次之，蜕于山中多年者下矣。或谓一岁一换牙者，非也。

〔气味〕甘，寒，无毒。

〔主治〕诸铁及杂物入肉，刮牙屑和水敷之，立出。治痫病，刮齿屑，炒黄研末，饮服（《开宝》）。生煮汁服，治小便不通。烧灰饮服，治小便多（《日华》）。诸物刺咽中，磨水服之，亦出，旧梳屑尤佳（苏颂）。主风痫惊悸，一切邪魅精物，热疾骨蒸及诸疮，并宜生屑入药（时珍）。

〔发明〕〔时珍曰〕世人知然犀可见水怪，而不知沉象可驱水怪。按《周礼》壶涿氏掌水虫。欲杀其神者，以橭木贯象齿而沉之，则其神死而渊为陵。注云：橭木，山榆也。以象齿作十字，贯于木而沉之，则龙、罔象之类死也。又按陶贞白云：凡夏月合药，宜置象牙于傍；合丹灶，以象牙夹灶，得雷声乃能发光。观此，则象之辟邪，又不止于驱怪而已，宜乎其能治心肝惊痫、迷惑邪魅之疾也，而昔人罕解用之，何哉？

〔附方〕旧二，新四。

小便不通胀急者。象牙生煎服之（《救急》）。

小便过多象牙烧灰，饮服之（《总录》）。

痘疹不收象牙屑，铜铫炒黄红色为末。每服七八分或一钱，白水下（王氏《痘疹方》）。

诸兽骨鲠象牙磨水吞之（《永类方》）。

骨刺入肉象牙刮末，以水煮白梅肉调涂，自软（《简要济众》）。

针箭入肉象牙刮末，水和敷之，即出也。

肉

〔气味〕甘、淡，平，无毒。

〔主治〕烧灰，和油涂秃疮。多食，令人体重（《开宝》）。

〔发明〕〔时珍曰〕按《吕氏春秋》云：肉之美者，旄象之约。又《尔雅翼》云：象肉肥脆，少类猪肉，味淡而含滑。则其通小便者，亦淡渗滑窍之义。烧之则从火化，故又能缩小便也。

胆

〔修治〕〔敩曰〕凡使勿用杂胆。其象胆干了，上有青竹文斑光腻，其味微带甘。入药勿便和众药，须先捣成粉，乃和众药。

〔气味〕苦，寒，微毒。

〔主治〕明目治疳（《日华》）。治疮肿，以水化涂之。治口臭，以绵裹少许贴齿根，平旦漱去，数度即瘥（《南海药谱》）。〔发明〕〔时珍曰〕象胆明目，能去尘膜也，与熊胆同功。雷敩《炮炙论序》云"象胆挥粘"是矣。

〔附方〕新一。

内障目翳如偃月，或如枣花。用象胆半两，鲤鱼胆七枚，熊胆一分，牛胆半两，麝香一钱，石决明末一两，为末，糊丸绿豆大。每茶下十丸，日二（《总录》）。

睛

〔主治〕目疾,和人乳滴目中(藏器)。

皮

〔主治〕下疳,烧灰和油敷之。又治金疮不合(时珍)。

〔发明〕〔时珍曰〕象肉臃肿,人以斧刃刺之,半日即合。故近时治金疮不合者,用其皮灰。

骨

〔主治〕解毒(时珍)。胸前小横骨,烧灰酒服,令人能浮(《开宝》)。

〔附方〕新一。

象骨散治脾胃虚弱,水谷不消,噫气吞酸,吐食霍乱,泄泻脓血,脐腹疼痛,里急频并,不思饮食诸证。用象骨四两(炒),肉豆蔻(炮)、枳壳(炒)各一两,诃子肉(炮)、甘草各二两,干姜半两(炮),为末。每服三钱,水一盏半,煎至八分,和滓热服,食前,日三次(《宣明方》)。

犀《本经·中品》

【释名】兕(《《尔雅》》)。〔时珍曰〕犀字,篆文象形。其牸名兕,亦曰沙犀。《尔雅翼》云:兕与牸字音相近,犹羖之为牯也。大抵犀、兕是一物,古人多言兕,后人多言犀,北音多言兕,南音多言犀,为不同耳。详下文。梵书谓犀曰朅伽。

【集解】〔《别录》曰〕犀出永昌山谷及益州。永昌,即今滇南也。〔弘景曰〕今出武陵、交州、宁州诸远山。犀有二角,以额上者为胜。又有通天犀角,上有一白缕,直上至端,夜露不濡,入药至神验。或云此是水犀角,出水中。《汉书》所谓骇鸡犀者,置

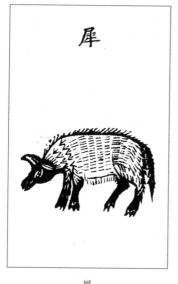

犀

米饲鸡,皆惊骇不敢啄;置屋上,乌鸟不敢集。又有牸犀,角甚长,文理似犀,不堪入药。〔恭曰〕牸是雌犀,文理腻细,斑白分明,俗谓之斑犀。服用为上,入药不如雄犀。〔藏器曰〕犀无水陆二种,但以精粗言之。通天者脑上之角,经千岁,长且锐,白星彻端,能出气通天,则能通神、破水、骇鸡,故曰通天。《抱朴子》言"此犀刻为鱼,衔之入水,水开三尺"是也。〔颂曰〕犀角,今以南海者为上,黔、蜀者次之。犀似水牛,猪首、大腹、卑脚。脚似象,有三蹄。黑色。舌上有刺,好食棘刺。皮上每一孔生三毛,如豕。有一角、二角、三角者。《尔雅》云:兕似牛,犀似豕。郭璞注云:兕一角,色青,重千斤。犀似水牛,三角,一在顶上,一在额上,一在鼻上。鼻上者食角也(又名奴角),小而不椭。亦有一角者。刘恂《岭表录异》云:犀有二角,一角额上为兕犀,一在鼻上为胡帽犀。牯犀亦有二角,皆谓之毛犀,而今人多传一角之说。此数种角俱有粟文,观纹之粗细为贵贱。贵者有通天花文,犀有此角者,必自恶其影,常饮浊水,不欲照见也。绝品者有百物之形。或云犀之通天者乃其病,理不可知也。角文有倒插者,一半已下通;有正插者,一半已上通;有腰鼓插者,中断不通。其类极多,故波斯呼象牙为白暗,犀角为黑暗,言难识也。犀中最大者堕罗犀,一株重七八斤,云是牯犀额角。其花多作撒豆斑、色深者,堪作带胯;斑散色浅者,可作器皿耳。

或云兕乃犀之雌者,亦似水牛而青色,皮坚厚可以为铠,未知的否？唐医吴士皋言:海人取犀,先于山路多植朽木,如猪羊栈。其犀前脚直,常依木而息,烂木忽折,倒仆久不能起,因格杀之。又云:犀每岁一退角,必自埋于山中。海人潜作木角易之,再三不离其处。若直取之,则后藏于别处,不可寻矣。〔李珣曰〕通天犀乃胎时见天上物过,形于角上,故曰通天。但于月下以水盆映之则知。按《五溪记》云:山犀食竹木,其小便即竟日不尽。夷獠以弓矢采之,名曰黔犀。又《异物志》云:山东海水中有牛,乐闻丝竹。彼人动乐,则牛出听,因而采之。有鼻角、顶角,以鼻角为上。《本草》止知山犀,未见水犀。〔宗奭曰〕川犀、南犀纹细,乌犀有纹显露,黄犀纹绝少,皆不及西番者,纹高、两脚显也。物像黄、外黑者为正透,物像黑、外黄者为倒透。盖以乌色为正,以形像肖物为贵。既曰通犀,必须文头显著,黄黑分明,有两脚润滑者为第一。〔时珍曰〕犀出西番、南番、滇南、交州诸处。有山犀、水犀、兕犀三种,又有毛犀似之。山犀居山林,人多得之;水犀出入水中,最为难得。并有二角,鼻角长而额角短。水犀皮有珠甲,而山犀无之。兕犀即犀之牸者,亦曰沙犀,止有一角在顶,文理细腻,斑白分明,不可入药。盖牯角文大,而牸角文细也。洪武初,九真曾贡之,谓之独角犀,是矣。陈藏器谓犀无水陆,郭璞谓犀有三角,苏颂谓毛犀为牯犀,皆出讹传,今并正之。毛犀即牦牛也,见本条。犀角纹如鱼子形,谓之粟纹。纹中有眼,谓之粟眼。黑中有黄花者为正透,黄中有黑花者为倒透,花中复有花者为重透,并名通犀,乃上品也;花如椒豆斑者次之;乌犀纯黑无花者为下品。其通天夜视有光者,名夜明犀,故能通神开水,飞禽走兽见之皆惊。又《山海经》有白犀,白色;《开元遗事》有辟寒犀,其色如金,交阯所贡,冬月暖气袭人;《白孔六帖》有辟暑犀,唐文宗得之,夏月能清暑气;《岭表录异》有辟尘犀,为簪梳带胯,尘不近身;《杜阳编》有蠲忿犀,云为带,令人蠲去忿怒,此皆希世之珍,故附见之。

犀角番名低密。

【修治】〔弘景曰〕入药惟雄犀生者为佳。若犀片及见成器物皆被蒸煮,不堪用。〔颂曰〕凡犀入药有黑白二种,以黑者为胜,角尖又胜。生犀不独未经水火者,盖犀有捕得杀取者为上,蜕角者次之。〔宗奭曰〕鹿取茸,犀取尖,其精锐之力尽在是也。以西番生犀磨服为佳,入汤、散则屑之。〔敩曰〕凡使,勿用奴犀、牸犀、病水犀、孪子犀、无润犀。惟取乌黑肌皱、坼裂光润者,错屑,入臼杵,细研万匝乃用。〔李珣曰〕凡犀角锯成,当以薄纸裹于怀中蒸燥,乘热捣之,应手如粉。故《归田录》云:翡翠屑金,人气粉犀。

【气味】苦、酸、咸,寒,无毒。〔《别录》曰〕微寒。〔李珣曰〕大寒,无毒。〔甄权曰〕牯犀角,甘、辛,有小毒。〔张元素曰〕苦、酸,寒,阳中之阴也。入阳明经。〔之才曰〕松脂为之使。恶雷丸、雚菌。〔时珍曰〕升麻为之使。恶乌头、乌喙。〔敩曰〕忌盐,及妊妇勿服,能消胎气。

【主治】百毒蛊疰,邪鬼瘴气,杀钩吻、鸩羽、蛇毒,除邪,不迷惑魇寐。久服轻身(《本经》)。伤寒温疫,头痛寒热,诸毒气。令人骏健(《别录》)。辟中恶毒气,镇心神,解大热,散风毒,治发背痈疽疮肿,化脓作水,疗时疾,热如火,烦闷,毒入心中,狂言妄语(《药性》)。治心烦,止惊,镇肝明目,安五脏,补虚劳,退热消痰,解山瘴溪毒(《日华》)。主风毒攻心,毹毷热闷,拥毒赤痢,小儿麸豆,风热惊痫(《海药》)。烧灰水服，治卒中恶心痛，饮食中毒，药毒热毒，筋骨中风，心风烦闷，中风失音，皆瘥。以水磨服，治小儿惊热。山犀、水犀，功用相同（孟诜）。磨汁，治吐血、衄血、下血，及伤寒畜血，发狂谵语，发黄发斑，痘疮稠密，内热黑陷，或不结痂，泻肝凉心，清胃解毒（时珍）。

【发明】〔时珍曰〕犀角，犀之精灵所聚，足阳明药也。胃为水谷之海，饮食药物必先受之，故犀角能解一切诸毒。五藏六府，皆禀气于胃，风邪热毒，必先干之。故犀角能疗诸血，及惊狂斑痘之证。《抱朴子》云：犀食百草之毒，及众木之棘，所以能解毒。凡蛊毒之乡，有饮食，以此角搅之，有毒则生白沫，无毒则否。以之煮毒药，则无复毒势也。《北户录》云：凡中毒箭，以犀角刺疮中，立愈。由犀食百毒棘刺也。昔温峤过武昌牛渚矶，下多怪物。峤然犀角照之，而水族见形。《淮南子》云：犀角置穴，狐不敢归。则犀之精灵辟邪不惑，于此益可见矣。

【附方】旧六，新七。

吐血不止似鹅鸭肝。用生犀角、生桔梗一两为末。每酒服二钱（《总录》）。

中忤中恶鬼气。其证或暮夜登厕，或出郊外，蓦然倒地，厥冷握拳，口鼻出清血，须臾不救，似乎尸厥，但腹不鸣，心腹暖尔。勿移动，令人围绕，烧火打鼓，或烧苏合香、安息香、麝香之类，候醒乃移动。用犀角五钱，麝香、朱砂各二钱五分，为末。每水调二钱服，即效（《华佗方》）。

卧忽不寤若以火照之则杀人。但唾其面，痛啮其踵及大趾甲际，即活。以犀角为枕，即令不魇（《肘后》）。

小儿惊痫不知人，嚼舌仰目者。犀角浓磨水服之，立效，为末亦可（《广利方》）。

痘疮稠密不拘大人小儿。生犀，于涩器中，新汲水磨浓汁，冷饮服之（钱氏《小儿方》）。

消毒解热生犀角尖，磨浓汁，频饮之（同上）。

服药过剂犀角烧末，水服方寸匕（《外台》）。

中毒烦困方同上。

食雉中毒吐下不止。用生犀角末方寸匕，新汲水调服，即瘥（《圣惠方》）。

蠼螋尿疮状如茱萸，中央白脓，恶寒壮热。磨犀角汁涂之（《千金方》）。

瘭疽毒疮喜着十指，状如代指，根深至肌，能坏筋骨，毒气入脏杀人。宜烧铁烙之，或灸百壮，日饮犀角汁取瘥（《千金方》）。

山岚瘴气犀角磨水服之，良（《集简方》）。

下痢鲜血犀角、地榆、生地黄各一两，为末，炼蜜丸弹子大。每服一丸，水一升，煎五合，去滓温服（《圣惠方》）。

犛牛毛、俚、来三音。〇《纲目》

【释名】毛犀（《广志》）、猫牛（《汉书注》）、摩牛（音麻。《尔雅》）、柞牛（音作。《山海经》）、竹牛（《昨梦录》）、犩牛（音抽。《纲目》）。〔时珍曰〕犛者髦也，其髦可为旌旄也。其体多长毛，而身角如犀，故曰毛犀。《汲冢周书》作犛牛，颜师古作猫牛，《尔雅》作摩牛，音皆相近也。《山海经》作柞牛，西人呼为竹牛，因角理如竹也。或云竹即柞音之转，而犩又竹音之转也。杨慎《丹铅录》云：毛犀即象也。状如犀而角小，善知吉凶。古人称为猫猪，交、广人谓之猪神是矣。

【集解】〔时珍曰〕犛牛出西南徼外，居深山中野牛也。状及毛、尾俱同牦牛,牦小而犪大,有重千斤者。其尾名曰牦,亦可为旌旄缨帽之用。唐、宋西徼诸州贡之。《中山经》云:荆山多犪牛。郭璞注云:牦牛之属也,其色黑。又《昨梦录》云:西夏竹牛,重数百斤。角甚长而黄黑相间,制弓极劲。彼人以伪犀角,卒莫能辨。曹昭《格古论》云:毛犀即犪牛也。角之花斑,皆类山犀,而无粟纹。其理似竹,不甚为奇,故谓毛犀。观此,则犪之角胜于牦,而牦之毛尾胜于犪也。又有野牛与此相类者,并附于左。

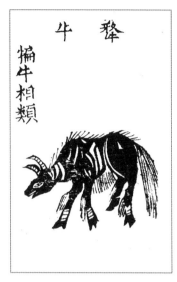

犪牛

【附录】犩牛(音危。《尔雅》)又名夔牛。如牛而大,肉重数千斤,出蜀山中。**犣牛**《广志》云:出日南及浔州大宾县。色青黄,与蛇同穴。性嗜盐,人裹手涂盐取之。其角如玉,可为器。**海牛**《齐地志》云:出登州海岛中。形似牛,鼍脚鲇毛。其皮甚软,可供百用。脂可燃灯。《寰宇志》名潜牛,《广志》名牧牛。**月支牛**《玄中记》云:出西胡及大月氏国。今日割取肉,明日其创即复合也。**山牛**状如牛,而角有枝,如鹿茸。

角

〔气味〕酸、咸,凉,无毒。

〔主治〕惊痫热毒,诸血病(时珍)。

黄

〔气味〕原缺。

〔主治〕惊痫癫狂。

〔发明〕〔时珍曰〕犛牛亦有黄,彼人以乱牛黄,但坚而不香,云功用亦相近也。其角亦可乱犀,但无粟纹,苏颂《图经》误以为牯犀角者是也。亦可用,而功不及犀,《昨梦录》《格古论》说之详矣。

牦牛 音毛。○《纲目》

【释名】犣牛(音鬣。○《尔雅》)、犏牛(音偏。○〖《汉书》颜注〗)。〔时珍曰〕牦与旄同。或作毛。《后汉书》云:冉駹夷出牦牛,一名犣牛,重千斤,毛可为旄。观此则旄牛之名,盖取诸此。颜师古云:牦牛即犏牛也。而叶盛《水东日记》云:毛牛与封牛合,则生犏牛。亦类毛牛,偏气使然,故谓之犏。然则犏又毛之遗种耶?

【集解】〔时珍曰〕牦牛出甘肃临洮,及西南徼外,野牛也,人多畜养之。状如水牛,体长多力,能载重,迅行如飞,性至粗梗。髀、膝、尾、背、胡下皆有黑毛,长尺许。其尾最长,大如斗,亦自爱护,草木钩之,则止而不动。古人取为旌旄,今人以为缨帽。毛杂白色者,以茜染红色。《山海经》云:潘侯之山有旄牛,状如牛而四足节生毛。即此也。其肉味美,故《吕氏春秋》云:肉之美者,牦、象之肉也。

喉靥

【主治】项下瘿气(时珍)。

【发明】〔时珍曰〕牦牛,古方未见用者。近世瞿仙《寿域方》载治瘿气方,用其喉靥,亦因类之义也。其方用犏牛喉脆骨二寸许一节,连两边扇动脆骨取之,或煮或烧,仰卧顿服。仍取巧舌即靥子也,嚼烂噙之,食顷乃咽。病人容貌必瘦减,而瘿自内消矣。不过二服即愈，云神妙无比也。

野马《纲目》

【集解】〔时珍曰〕按郭璞云：野马似马而小，出塞外。今西夏、甘肃及辽东山中亦有之。取其皮为裘。食其肉，云如家马肉，但落地不沾沙耳。《尔雅》云：騊如马，一角似鹿茸。不角者，骐也。《山海经》云：北海有兽，状如马，色青，名曰騊駼。此皆野马类也。

肉

〔气味〕甘，平，有小毒。

〔主治〕人病马痫，筋脉不能自收，周痹肌肉不仁（思邈）。○《心镜》治上证，用肉一斤，豉汁煮熟，入五味、葱白，作腌腊及羹粥，频食之。白煮亦可。

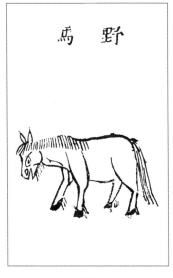

野马

阴茎

〔气味〕酸、咸，温，无毒。

〔主治〕男子阴痿缩，少精（孙思邈）。

〔发明〕〔时珍曰〕野马，孙思邈《千金方》载有功用，而本草不收，今采补之。

野猪《唐本草》

【集解】〔宗奭曰〕野猪，陕、洛间甚多。形如家猪，但腹

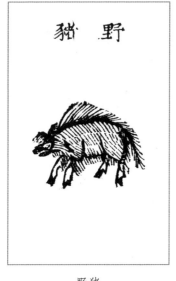

野猪

小脚长,毛色褐。作群行,猎人惟敢射最后者;若射中前者,则散走伤人。其肉赤色如马肉,食之胜家猪,牝者肉更美。〔诜曰〕冬月在林中食橡子。其黄在胆中,三岁乃有,亦不常得。〔时珍曰〕野猪处处深山中有之,惟关西者时或有黄。其形似猪而大。牙出口外,如象牙。其肉有至二三百斤者。能与虎斗。或云:能掠松脂、曳沙泥涂身,以御矢也。最害田稼,亦啖蛇虺。《淮南子》曰:野彘有艽莦槎栉,窟虚连比,以象宫室,阴以防雨,景以蔽日。亦其知也。范致能《虞衡志》云:岭南一种懒妇,似山猪而小,善害田禾。惟以机轴纺织之器置田所,则不复近也。

肉

〔气味〕甘,平,无毒。〔宗奭曰〕微动风。〔诜曰〕不发病,减药力,与家猪不同。但青蹄者不可食,微动风。〔时珍曰〕服巴豆药者忌之。

〔主治〕癫痫,补肌肤,益五脏,令人虚肥,不发风虚气(孟诜)。炙食,治肠风泻血,不过十顿(《日华》)。

〔附方〕旧一。

久痔下血野猪肉二斤,着五味炙,空腹食之。作羹亦得(《食医心镜》)。

脂腊月炼过取之。

〔主治〕炼净和酒日三服,令妇人多乳,十日后,可供三四儿。素无乳者亦下(孟诜)。悦色,除风肿毒疮疥癣(《日华》)。

黄

〔气味〕辛、甘,平,无毒。

〔主治〕金疮,止血生肉。疗癫痫,水研如枣核许服之,日二服,效(《唐本》)。研水服,治血痢疰病(藏器)。治恶毒风,小儿疳气,客忤天吊(《日华》)。

胆

〔主治〕恶热毒气(孟诜)。鬼疰癫痫,小儿诸疳,水研枣许服,日二(时珍。○出《卫生方》)。

齿

〔主治〕烧灰水服,治蛇咬毒(藏器)。

头骨

〔主治〕邪疟(《圣惠方》中用之)。

〔附方〕新一。

积年下血野猪头一枚,桑西枝一握,附子一枚,同入瓶内煅过为末。每服二钱,粥饮空心服(《圣惠方》)。

外肾

〔主治〕连皮烧存性研,米饮服,治崩中带下,及肠风泻血,血痢(《日华》)。

皮

〔主治〕烧灰,涂鼠瘘恶疮(时珍。○《外台》方中用)。

豪猪《纲目》

【释名】蒿猪(《唐本》)、山猪(《通志》)、獾貐(音原

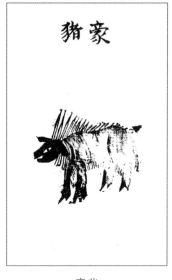

豪猪

俞。〖《纲目》〗）、狟猪（音丸）、鸾猪（〖并《山海经》郭璞注〗）。〔时珍曰〕《说文》云：豪，豕鬣如笔管者。能激毫射人故也。郭璞曰：吴楚呼为鸾猪。《星禽》云：壁水貐，豪猪也。

【集解】〔颂曰〕豪猪，陕、洛、江东诸山中并有之。髦间有豪如箭，能射人。〔时珍曰〕豪猪处处深山中有之，多者成群害稼。状如猪，而项脊有棘鬣，长近尺许，粗如箸。其状似笋及猬刺，白本而黑端。怒则激去，如矢射人。羌人以其皮为靴。郭璞云：狟猪自为牝牡而孕也。张师正《倦游录》云：南海有泡鱼，大如斗，身有棘刺，能化为豪猪。巽为鱼，坎为豕，岂巽变坎乎？

肉

〔气味〕甘，大寒，有毒。〔颂曰〕不可多食。发风，令人虚羸。

〔主治〕多膏，利大肠（苏颂）。

肚及屎

〔气味〕寒，无毒。

〔主治〕水病，热风，鼓胀。同烧存性，空心温酒服二钱匕。用一具即消（孟诜）。干烧服之，治黄疸（苏恭）。连屎烧研，酒服，治水肿，脚气，奔豚（时珍）。

〔发明〕〔诜曰〕此猪多食苦参，故能治热风水胀，而不治冷胀也。〔时珍曰〕豪猪《本草》不载,惟孟氏《食疗本草》猬条说之。

熊《本经·上品》

【释名】〔时珍曰〕熊者雄也。熊字篆文象形。俗呼熊为猪熊,罴为人熊、马熊,各因形似以为别也。《述异记》云:在陆曰熊,在水曰能(即鲧所化者)。故熊字从能。《续搜神记》云:熊居树孔中,东土人击树,呼为"子路"则起,不呼则不动也。又狒狒亦名人熊,见本条。

【集解】〔《别录》曰〕熊生雍州山谷。十一月取之。〔弘景曰〕今东西诸山县皆有之,自非易得。〔颂曰〕今雍、洛、河东及怀庆、卫山中皆有之。形类大豕,而性轻捷,好攀缘,上高木,见人则颠倒自投于地。冬蛰入穴,春月乃出。其足名蹯,为八珍之一,古人重之,然胹之难熟。熊性恶盐,食之即死(出《淮南子》)。〔时珍曰〕熊如大豕而竖目,人足黑色。春夏膘肥时,皮厚筋弩,每升木引气,或堕地自快,俗呼跌膘,即《庄子》所谓熊经鸟申也。冬月蛰时不食,饥则舐其掌,故其美在掌,谓之熊蹯。其行山中,虽数十里,必有跧伏之所,在石岩枯木,山中人谓之熊馆。刘敬叔《异苑》云:熊性恶秽物及伤残,捕者置此物于穴,则合穴自死。或为棘刺所伤出血,爪之至骨即

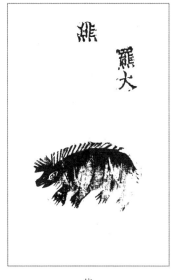

熊

毙也。陆佃《埤雅》云：其胆春近首，夏在腹，秋在左足，冬在右足。熊、罴皆壮毅之物，属阳，故《书》以喻不二心之臣，而《诗》以为男子之祥也。

【附录】罴、魋（音頹）。〔时珍曰〕熊、罴、魋，三种一类也。如豕色黑者，熊也；大而色黄白者，罴也；小而色黄赤者，魋也。建平人呼魋为赤熊，陆玑谓罴为黄熊，是矣。罴，头长脚高，猛憨多力，能拔树木，虎亦畏之。遇人则人立而攫之，故俗呼为人熊。关西呼猳熊。罗愿《尔雅翼》云：熊有猪熊，形如豕；有马熊，形如马。即罴也。或云罴即熊之雄者。其白如熊白，而理粗味减，功用亦同。

脂

〔释名〕熊白。〔弘景曰〕脂即熊白，乃背上肪，色白如玉，味甚美，寒月则有，夏月则无。其腹中肪及身中脂，煎炼过亦可作药，而不中啖。

〔修治〕〔敩曰〕凡取得，每一斤入生椒十四个，同炼过，器盛收之。

〔气味〕甘，微寒，无毒。〔《别录》曰〕微温。〔《日华》曰〕凉。其脂燃灯，烟损人眼，令失光明。

〔主治〕风痹不仁筋急，五脏腹中积聚，寒热羸瘦，头疡白秃，面上疜疱，久服强志不饥，轻身长年（《本经》）。饮食呕吐（《别录》）。治风，补虚损，杀劳虫，酒炼服之（《日华》）。长发令黑，悦泽人面（苏恭）。治面上䵟䵷及疮（《药性》）。

〔附方〕旧二，新一。

令发长黑熊脂、蔓荆子末等分和匀，醋调涂之（《圣惠方》）。

发毛黄色以熊脂涂发梳散，入床底，伏地一食顷，即出，便尽黑。不过用脂一升效（《千金翼》）。

白秃头癣熊白傅之（杨氏《产乳》）。

肉

〔气味〕甘，平，无毒。〔《别录》曰〕微温。〔弘景曰〕有痼疾不可食熊肉，令终身不除。〔鼎曰〕若腹中有积聚寒热者食之，永不除也。十月勿食之，伤神。

〔主治〕风痹，筋骨不仁，功与脂同（孙思邈）。补虚羸（孟诜）。

〔发明〕〔时珍曰〕按刘河间云：熊肉振羸，兔目明视。因其气有余，以补不足也。

〔附方〕旧二。

中风痹疾中风，心肺风热，手足风痹不随，筋脉五缓，恍惚烦躁。熊肉一斤切，入豉汁中，和葱姜椒盐作腌腊，空腹食之。

脚气风痹五缓筋急。用熊肉半斤，如上法食之（并《食医心镜》）。

掌

〔修治〕《圣惠方》云：熊掌难腑，得酒、醋、水三件同煮，熟即大如皮球也。

〔主治〕食之可御风寒，益气力（《日华》）。

胆〔颂曰〕熊胆阴干用。然多伪者，但取一粟许滴水中，一道若线不散者为真。〔时珍曰〕按钱乙云：熊胆佳者通明。每以米粒点水中，运转如飞者良。余胆亦转，但缓尔。周密《齐东野语》云：熊胆善辟尘。试之以净水一器，尘幕其上，投胆米许，则凝尘豁然而开也。

〔气味〕苦，寒，无毒。〔权曰〕恶防己、地黄。

〔主治〕时气热盛，变为黄疸，暑月久痢，疳䘌心痛疰忤（苏恭）。治诸疳、耳鼻疮、恶疮，杀虫（《日华》）。小儿惊痫瘛疭，以竹沥化两豆许服之，去心中涎，甚良（孟诜）。退热清心，平肝明目去翳，杀蛔、蛲虫（时珍）。

〔发明〕〔时珍曰〕熊胆，苦入心，寒胜热，手少阴、厥阴、足阳明经药也。故能凉心平肝杀虫，为惊痫疰忤、翳障疳痔、虫牙蛔痛之剂焉。

〔附方〕旧四，新六。

赤目障翳熊胆丸：每以胆少许化开，入冰片一二片，铜器点之，绝奇。或泪痒，加生姜粉些须（《齐东野语》）。

初生目闭由胎中受热也。以熊胆少许蒸水洗之，一日七八次。如三日不开，服四物加甘草、天花粉（《全幼心鉴》）。

小儿鼻蚀熊胆半分，汤化抹之（《圣惠方》）。

十年痔疮熊胆涂之神效，一切方不及也（《外台》）。

肠风痔瘘熊胆半两，入片脑少许研，和猪胆汁涂之（《寿域方》）。

蛔虫心痛熊胆一大豆，和水服之，大效（《外台》）。

小儿惊痫方见主治。

风虫牙痛熊胆三钱，片脑四分，每以猪胆汁调少许搽之（《摄生方》）。

水弩射人熊胆涂之。更以雄黄同用酒磨服，即愈（《斗门方》）。

诸疳羸瘦熊胆、使君子末等分研匀，瓷器蒸溶，蒸饼丸麻子大。每米饮下二十丸（《保幼大全》）。

脑髓

〔主治〕诸聋（苏恭）。疗头旋。摩顶，去白秃风屑，生发（《日华》）。

血

〔主治〕小儿客忤（苏恭）。

骨

〔主治〕作汤,浴历节风,及小儿客忤（孟诜）。

麢羊《本经·中品》

【释名】羚羊（俗）、麠羊（音铃。〖《扬子云集》〗）、九尾羊（〖《星槎胜览》〗）。〔时珍曰〕按王安石《字说》云:鹿则比类,而环角外向以自防;麢则独栖,悬角木上以远害,可谓灵（靈）也。故字从鹿,从靈省文。后人作羚。许慎《说文》云:麠,山羊也,大而细角。《山海经》作羬,云:状如羊而马尾。费信《星槎胜览》云:阿丹国羚羊,自胸中至尾,垂九块,名九尾羊。

【集解】〔《别录》曰〕羚羊角出石城及华阴山谷。采无时。〔弘景曰〕今出建平、宜都诸蛮山中及西域。多两角,一角者为胜。角多节,蹙蹙圆绕。别有山羊角极长,唯一边有节,节亦疏大,不入药用。乃《尔雅》名羱羊者,羌夷以为羚羊,能陟峻坂。〔恭曰〕羚羊,南山、商、淅间大有,今出梁州,真州、洋州亦贡。其角细如人指,长四五寸,而文蹙细。山羊或名野羊,大者如牛,角可为鞍桥。又有山驴,大如鹿,皮可作靴,有两角,大小如山羊角,俗人亦用之。陶氏所谓一边有粗文者是此,非山羊也。〔藏器曰〕山羊、山驴、羚羊,三种相似,而羚羊有神,夜宿防患,以角挂树不着地。但角弯中深锐紧小,有挂痕者为真,如此分别,其疏慢无痕者非也。真角,耳边听之集集鸣者良。陶言一角者谬也。〔颂曰〕今秦、陇、龙、蜀、金、商州山中皆有之,戎人多捕得来货。其形似羊,青色而大。其角长一二尺,有节如人手指握痕,又最坚劲。郭璞注《尔雅》云:麢似羊而大,其角细而圆锐,好在

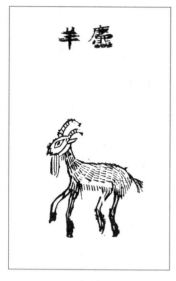

麢羊

山崖间。羱似吴羊,其角大而椭,出西方。《本草》诸注各异。观今所市者,与《尔雅》之羱羊、陶注之山羊、苏注之山驴,大都相似。今人相承用之,以为羚羊。其细角长四五寸,如人指多节蹙蹙圆绕者,其间往往弯中有磨角成痕处,京师极多,详诸说,此乃真羚羊角,而世多不用何也? 又闽、广山中,出一种野羊,彼人亦谓之羚羊也。陈氏谓耳边听之鸣者良。今牛羊诸角,但杀之者,听之皆有声,不独羚角也。自死角则无声矣。〔宗奭曰〕诸角附耳皆集集有声,不如有挂痕一说为尽之。然有伪作者,宜察焉。〔时珍曰〕羚羊似羊,而青色毛粗,两角短小;羱羊似吴羊,两角长大;山驴,驴之身而羚之角,但稍大而节疏慢耳。陶氏言羚羊有一角者,而陈氏非之。按《寰宇志》云:安南高石山出羚羊,一角极坚,能碎金刚石。则羚固有一角者矣。金刚石出西域,状如紫石英,百炼不消,物莫能击;惟羚羊角扣之,则自然冰泮也。又貘骨伪充佛牙,物亦不能破,用此角击之即碎,皆相畏耳。羚羊皮,西人以作座褥。

【附录】山驴〔恭曰〕见上文。〔时珍曰〕《南史》云:滑国出野驴,有角。《广志》云:驴羊似驴。《山海经》云:晋阳悬瓮之山、女几之山、荆山、纶山,并多㒰。郭璞注云:㒰即㺄也,似驴而歧蹄,马尾,角如麢羊,一名山驴。俗人亦用其角以代羚羊。又《北山经》云:太行之山,有兽名䮝,状如麢羊,而四角马尾,有距善旋,其名自叫。此亦山驴之类也。

羚羊角

〔修治〕〔敩曰〕凡用,有神羊角甚长,有二十四节,内有天生木胎。此角有神力,可抵千牛。凡使不可单用,须要不拆元对,绳缚,铁锉锉细,重重密裹,避风,以旋旋取用,捣筛极细,更研万匝入药,免刮人肠。

〔气味〕咸,寒,无毒。〔《别录》曰〕苦,微寒。〔甄权曰〕甘,温。能缩银。

〔主治〕明目,益气起阴,去恶血注下,辟蛊毒恶鬼不祥,常不魇寐(《本经》)。除邪气惊梦,狂越僻谬,疗伤寒时气寒热,热在肌肤,温风注毒伏在骨间,及食噎不通。久服,强筋骨轻身,起阴益气,利丈夫(《别录》)。治中风筋挛,附骨疼痛。作末蜜服,治卒热闷,及热毒痢血,疝气。摩水涂肿毒(孟诜)。治一切热毒风攻注,中恶毒风,卒死昏乱不识人,散产后恶血冲心烦闷,烧末酒服之。治小儿惊痫,治山瘴及噎塞(《药性》)。治惊悸烦闷,心胸恶气,瘰疬恶疮溪毒(藏器)。平肝舒筋,定风安魂,散血下气,辟恶解毒,治子痫痉疾(时珍)。

〔发明〕〔时珍曰〕羊,火畜也,而羚羊则属木,故其角入厥阴肝经甚捷,同气相求也。肝主木,开窍于目;其发病也,目暗障翳,而羚羊角能平之。肝主风,在合为筋;其发病也,小儿惊痫,妇人子痫,大人中风搐搦,及筋脉挛急,历节掣痛,而羚角能舒之。魂者,肝之神也;发病则惊骇不宁,狂越僻谬,魇寐卒死,而羚角能安之。血者,肝之藏也;发病则瘀滞下注,疝痛毒痢,疮肿,产后血气,而羚角能散之。相火寄于肝胆,在气为怒;病则烦懑气逆，噎塞不通，寒热及伤寒伏热，而羚角能降之。羚之性灵，而筋骨之精在角；故又能辟邪恶而解诸毒，碎佛牙而烧烟走蛇虺也。《本经》《别录》甚著其功，而近俗罕能发扬，惜哉！

〔附方〕旧七，新四。

噎塞不通羚羊角屑为末，饮服方寸匕，并以角摩噎上（《外台》）。

胸胁痛满羚羊角烧末，水服方寸匕（《子母秘录》）。

腹痛热满方同上。

堕胎腹痛血不出。羚羊角烧灰三钱，豆淋酒下（《普济》）。

产后烦闷汗出，不识人。《千金》：用羚羊角烧末，东流水服方寸匕。未愈再服。○又方：加芍药、枳实等分炒，研末，汤服。

血气逆烦羚羊角烧末，水服方寸匕（《肘后方》）。

临产催生羚羊角一枚，刮尖为末，酒服方寸匕（《产宝》）。

小儿下痢羚羊角中骨烧末，饮服方寸匕（《秘录》）。

遍身赤丹羚羊角烧灰，鸡子清和，涂之，神效（《外台》）。

赤瘫如疮瘙痒，甚则杀人。羚羊角磨水，摩之数百遍为妙（《肘后方》）。

山岚瘴气羚羊角末，水服一钱（《集简方》）。

肉

〔气味〕甘，平，无毒。

〔主治〕恶疮（藏器）。和五味炒熟，投酒中，经宿饮之，治筋骨急强，中风。北人恒食，南人食之，免蛇、虫伤（孟诜）。

肺

〔气味〕同肉。

〔主治〕水肿鼓胀，小便不利（时珍）。

〔发明〕〔时珍曰〕羚羊肺《本草》不收。《千金翼》载太医山琏治韦司业水肿莨菪丸用之，盖取其引药入肺，以通小便之上源也。其方用羚羊肺一具，沸汤微炸过，曝干为末。莨菪子一升，用三年醋浸一伏时，蒸熟捣烂，和丸梧子大。每用四丸，麦门冬汤食后服，候口中干、妄语为验。数日小便大利，即瘥。无羚羊，以青羊肺代之亦可。

胆

〔气味〕苦，寒，无毒。

〔主治〕面上𪒟䵴，如雀卵色，以酒二升，同煮三沸，涂四五次良（时珍）。

〔附方〕新一。

面𪒟 羚羊胆、牛胆各一枚，醋二升，同煮三沸，频涂之（《外台》）。

鼻

〔主治〕炙研，治五尸遁尸邪气（时珍。○《外台》方中用之）。

山羊《日用》

【释名】野羊（《图经》）、羱羊（《《尔雅注》》）。〔时珍曰〕羊之在原野者，故名。

【集解】〔弘景曰〕山羊即《尔雅》羱羊，出西夏，似吴羊而大角、角椭者。能陟峻坂，羌夷以为羚羊，角极长，唯一边有节，节亦疏大，不入药用。〔恭曰〕山羊大如牛，或名野羊，善斗至死，角堪为鞍桥。〔颂曰〕闽、广山中一种野羊，彼人谓之羚羊。其皮厚硬，不堪炙食，其肉颇肥软益人。〔吴瑞曰〕山羊似羚羊，色青。

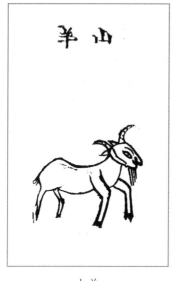

山羊

其角有挂痕者为羚羊，无者为山羊。〔时珍曰〕山羊有二种：一种大角盘环，肉至百斤者；一种角细者，《说文》谓之羖羊（音桓）。陆氏云：羱羊状如驴而群行，其角甚大，以时堕角，暑天尘露在上，生草戴行。故《代都赋》云：羱羊养草以盘桓。

肉

【气味】甘，热，无毒。

〔颂曰〕南方野羊，多啖石香薷，故肠藏颇热，不宜多食之。

【主治】南人食之，肥软益人，治冷劳山岚疟痢，妇人赤白带下（苏颂）。疗筋骨急强、虚劳，益气，利产妇，不利时疾人（吴瑞）。

鹿《本经·中品》

〔校正〕《本经·上品》白胶，《中品》鹿茸，今并为一条。

【释名】斑龙（《澹寮方》）。〔时珍曰〕鹿字篆文，象其头、角、身、足之形。《尔雅》云：鹿，牡曰麚（音加），牝曰麀（音攸），其子曰麛（音迷），绝有力曰麉（音坚）。斑龙名出澹寮方。按《乾宁记》云：鹿与游龙相戏，必生异角。则鹿得称龙，或以此欤？梵书谓之密利迦罗。

【集解】〔时珍曰〕鹿，处处山林中有之。马身羊尾，头侧而长，高脚而行速。牡者有角，夏至则解。大如小马，黄质白斑，俗称马鹿。牝者无角，小而无斑，毛杂黄白色，俗称麀鹿，孕六月而生子。鹿性淫，一牡常交数牝，谓之聚麀。性喜食龟，能别良草。食则相呼，行则同旅，居则环角外向以防害，卧则口朝尾间，以通督脉。殷仲堪云：鹿以白色为正。《述异记》云：鹿千岁为苍，又五百岁为白，又五百岁为玄。玄鹿骨亦黑，为脯食之，可长生也。《埤雅》云：鹿乃仙兽，自能乐性，六十年必怀琼于角下，角有斑痕，紫色如点，行则有涎，不复急走。故曰鹿戴玉而角斑，鱼怀珠而鳞紫。沈存中《笔谈》云：北狄有

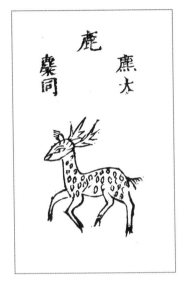

鹿

驼鹿，极大而色苍黄，无斑。角大而有文，坚莹如玉。茸亦可用。《名苑》云：鹿之大者曰麈，鹿群随之，视其尾为准。其尾能辟尘，拂毡则不蠹，置茜帛中，岁久红色不黯也。

鹿茸

〔**修治**〕〔《别录》曰〕四月、五月解角时取，阴干，使时燥。〔恭曰〕鹿茸，夏收之阴干，百不收一，且易臭，惟破之火干大好。〔敩曰〕凡使鹿茸，用黄精自然汁浸两日夜，漉出切焙捣用，免渴人也。又法：以鹿茸锯作片，每五两，用羊脂三两，拌天灵盖末涂之，慢火炙令内外黄脆，以鹿皮裹之，安室中一宿，则药魂归矣。乃慢火焙干，捣末用。《日华》曰〕只用酥炙炒研。〔宗奭曰〕茸上毛，先以酥薄涂匀，于烈焰中灼之，候毛尽微炙。不以酥，则火焰伤茸矣。〔时珍曰〕澹寮《济生》诸方，有用酥炙、酒炙，及酒蒸焙用者，当各随本方。

〔发明〕〔《抱朴子》曰〕南山多鹿，每一雄游，牝百数至。春羸瘦，入夏惟食菖蒲即肥。当角解之时，其茸甚痛。猎人得之，以索系住取茸，然后毙鹿，鹿之血未散也。〔宗奭曰〕茸，最难得不破及不出却血者。盖其力尽在血中，猎时多有损伤故也。世以如紫茄者为上，名茄子茸，取其难得耳；然此太嫩，血气未具，其实少力。坚者又太老，惟长四五寸，形如分歧马鞍，茸端如玛瑙红玉，破之肌如朽木者最善。人亦将麋茸伪为之，不可不察。按沈存中《笔谈》云：《月令》冬至麋角解，夏至鹿角解。阴阳相反如此，今人以麋、鹿茸作一种者疏矣。或刺麋、鹿血以代茸，云茸亦血，此大误矣。麋茸利补阳，鹿茸利补阴，须佐以他药则有功。凡含血之物，肉差易长，筋次之，骨最难长。故人自胚胎至成人，二十年骨髓方坚。惟麋、鹿角自生至坚，无两月之久，大者至二十余斤。计一日夜须生数两，凡骨之生无速于此。虽草木易生，亦不及之。此骨之至强者，所以能补骨血，坚阳道，益精髓也。头者诸阳之会，上钟于茸角，岂可与凡血为比哉〔时珍曰〕按熊氏《礼记疏》云：鹿是山兽，属阳，情淫而游山，夏至得阴气解角，从阳退之象；麋是泽兽，属阴，情淫而游泽，冬至得阳气而解角，从阴退之象也。余见角下。

〔气味〕甘，温，无毒。〔《别录》曰〕酸，微温。〔甄权曰〕苦，辛。○麻勃为之使。〔诜曰〕鹿茸不可以鼻嗅之，中有小白虫，视之不见，入人鼻必为虫颡，药不及也。

〔主治〕漏下恶血，寒热惊痫，益气强志，生齿不老（《本经》）。疗虚劳，洒洒如疟，羸瘦，四肢酸疼，腰脊痛，小便数利，泄精溺血，破瘀血在腹，散石淋痈肿，骨中热疽，养骨安胎下气，杀鬼精物，久服耐老。不可近丈夫阴，令痿（《别录》）。补男子腰肾虚冷，脚膝无力,夜梦鬼交,精溢自出,女人崩中漏血,赤白带下,炙末,空心酒服方寸匕(甄权)。壮筋骨(《日华》)。生精补髓,养血益阳,强筋健骨,治一切虚损,耳聋目暗,眩运虚痢(时珍)。

〔发明〕〔时珍曰〕按澹寮方云:昔西蜀药市中,尝有一道人货斑龙丸,一名茸珠丹。每大醉高歌曰:尾闾不禁沧海竭,九转灵丹都漫说。惟有斑龙顶上珠,能补玉堂关下穴。朝野遍传之。其方盖用鹿茸、鹿角胶、鹿角霜也。又戴原礼《证治要诀》:治头眩运,甚则屋转眼黑,或如物飞,或见一为二,用茸珠丹甚效。或用鹿茸半两,无灰酒三盏,煎一盏,入麝香少许,温服亦效。云茸生于头,类之相从也。

〔附方〕旧一,新八。

斑龙丸治诸虚。用鹿茸(酥炙,或酒炙亦可)、鹿角胶(炒成珠)、鹿角霜、阳起石(煅红,酒淬)、肉苁蓉(酒浸)、酸枣仁、柏子仁、黄芪(蜜炙)各一两,当归、黑附子(炮)、地黄(九蒸九焙)各八钱,辰朱砂半钱,各为末,酒糊丸梧子大。每空心温酒下五十丸(澹寮)。

鹿茸酒治阳事虚痿,小便频数,面色无光。用嫩鹿茸一两(去毛切片),山药(末)一两,绢袋裹,置酒瓶中,七日开瓶,日饮三盏。将茸焙作丸服(《普济方》)。

阴虚腰痛不能反侧。鹿茸(炙)、菟丝子各一两,舶茴香半两,为末,以羊肾二对,法酒煮烂捣泥,和丸梧子大,阴干。每服三五十丸,温酒下,日三服(《本事方》)。

精血耗涸面色黧黑,耳聋目昏,口渴腰痛,脚弱白浊,上燥下寒,不受峻补者。鹿茸(酒蒸)、当归(酒浸)各一两。焙为末,乌梅肉煮膏捣,丸梧子大。每米饮服五十丸(《济生方》)。

腰膝疼痛伤败者。鹿茸涂酥炙紫为末,每温酒服一钱(《续十全方》)。

小便频数鹿茸一对,酥炙为末。每服二钱,温酒下,日三服(郑氏《家传方》)。

虚痢危困因血气衰弱者。鹿茸酥炙一两为末,入麝香五分,以灯心煮枣肉和丸梧子大。每空心米饮下三五十丸(《济生方》)。

饮酒成泄骨立不能食,但饮酒即泄。用嫩鹿茸(酥炙)、肉豆蔻(煨)一两,生麝香五分,为末,陈白米饭丸梧子大。每米饮下五十丸。名香茸丸(《普济方》)。

室女白带因冲任虚寒者。鹿茸(酒蒸焙)二两,金毛狗脊、白蔹各一两,为末,用艾煎醋,打糯米糊,丸梧子大。每温酒下五十丸,日二(《济生》)。

角〔颂曰〕七月采角。以鹿年久者,其角更好。煮以为胶,入药弥佳。〔敩曰〕鹿角要黄色紧重尖好者。此鹿食灵草,所以异众鹿也。

〔**修治**〕〔诜曰〕凡用鹿角、麋角,并截断错屑,以蜜浸过,微火焙,令小变色,曝干,捣筛为末。或烧飞为丹,服之至妙。以角寸截,泥裹,于器中大火烧一日,如玉粉也。〔时珍曰〕按崔行功《纂要方》鹿角粉法:以鹿角寸截,炭火烧过,捣末,水和成团,以绢袋三五重盛之,再煅再和,如此五度,以牛乳和,再烧过研用。

〔**气味**〕咸,温,无毒。杜仲为之使。

〔**主治**〕恶疮痈肿,逐邪恶气,留血在阴中(《本经》)。除少腹血急痛,腰脊痛,折伤恶血,益气(《别录》)。猫鬼中恶,心腹疰痛(苏恭)。水磨汁服,治脱精尿血,夜梦鬼交。醋磨汁,涂疮疡痈肿热毒。火灸热,熨小儿重舌、鹅口疮(《日华》)。蜜炙研末酒服,轻身强骨髓,补阳道绝伤。又治妇人梦与鬼交者,清酒服一撮,即出鬼精。烧灰,治女子胞中余血不尽欲死,以酒服方寸匕,日三夜一,甚妙(孟诜)。

〔发明〕〔时珍曰〕鹿角,生用则散热行血,消肿辟邪;熟用则益肾补虚,强精活血;炼霜熬膏,则专于滋补矣。

〔附方〕旧十六,新十九。

服鹿角法鹿角屑十两,生附子三两(去皮脐),为末。每服二钱,空心温酒下。令人少睡,益气力,通神明(彭祖方)。

肾消尿数鹿角一具,炙捣筛。温酒每服方寸匕,日二(《外台》)。

骨虚劳极面肿垢黑,脊痛不能久立。血气衰惫,发落齿枯,甚则喜唾。用鹿角二两,牛膝(酒浸焙)一两半,为末,炼蜜丸梧子大。每服五十丸,空心盐酒下(《济生》)。

肾虚腰痛如锥刺不能动摇。鹿角屑三两,炒黄研末。空心温酒服方寸匕,日三(《肘后方》)。

卒腰脊痛不能转侧。鹿角五寸烧赤,投二升酒中,浸一宿饮(梅师)。

妇人腰痛鹿角屑熬黄研,酒服方寸匕,日五六服(杨氏《产乳》)。

妊娠腰痛鹿角截五寸长,烧赤,投一升酒中。又烧又浸,如此数次,细研。空心酒服方寸匕(《产宝》)。

产后腹痛血不尽者。鹿角烧研,豉汁服方寸匕,日二(《子母秘录》)。

妊娠下血不止。鹿角屑、当归各半两,水三盏,煎减半,顿服。不过二服（《普济方》）。

胎死腹中鹿角屑三寸匕,煮葱豉汤和服,立出（《百一方》）。

堕胎血瘀不下,狂闷寒热。用鹿角屑一两为末,豉汤服一钱,日三。须臾血下（《圣惠方》）。

胞衣不下鹿角屑三分为末,姜汤调下（《产乳》）。

产后血运鹿角一段,烧存性,出火毒,为末。酒调,灌下即醒（杨拱《医方摘要》）。

妇人白浊滑数虚冷者。鹿角屑炒黄为末,酒服二钱（《妇人良方》）。

筋骨疼痛鹿角烧存性,为末。酒服一钱,日二。

食后喜呕鹿角（烧末）二两,人参一两,为末。姜汤服方寸匕,日三（《肘后方》）。

小儿哕疾鹿角粉、大豆末等分,相和乳调,涂乳上饮之（《古今录验》）。

小儿疟疾鹿角生研为末,先发时以乳调一字服（《千金》）。

小儿滞下赤白者。用鹿角灰、发灰等分,水服三钱,日二（《千金方》）。

小儿重舌鹿角末涂舌下,日三（姚和众方）。

小儿流涎脾热也。鹿角屑末,米饮服一字（《普济方》）。

面上奸疱鹿角尖磨浓汁,厚涂之,神效。

面上风疮鹿角尖磨酒涂之（《圣惠》）。

咽喉骨鲠鹿角为末,含之咽津（《斗门方》）。

蹉跌损伤血瘀骨痛。鹿角末,酒服方寸匕,日三（《千金方》）。

竹木入肉不出者。鹿角烧末,水和涂上,立出。久者不过一夕（《千金方》）。

蠼螋尿疮鹿角烧末,苦酒调敷(《外台》)。

五色丹毒鹿角烧末,猪脂和敷(《肘后方》)。

发背初起鹿角烧灰,醋和涂之,日五六易(《千金方》)。

乳发初起不治杀人。鹿角磨浓汁涂之,并令人唨去黄水,随手即散(《梅师方》)。

吹奶掀痛鹿角屑炒黄为末,酒服二钱。仍以梳梳之(唐氏《经验方》)。

下注脚疮鹿角烧存性,入轻粉同研,油调涂之(《集要》)。

疔毒肿毒鹿角尖磨浓汁涂之,甚妙(濒湖方)。

痈疽有虫鹿角烧末,苦酒和涂。磨汁亦可。

妖魅猫鬼病人不肯言鬼。以鹿角屑捣末,水服方寸匕,即言实也(《录验》)。

白胶一名鹿角胶(《本经》)

粉名鹿角霜(《《圣济总录》》)〔甄权曰〕白胶一名黄明胶。〔时珍〕正误见黄明胶。

〔修治〕〔《别录》曰〕白胶生云中,煮鹿角作之。〔弘景曰〕今人少复煮作,惟合角弓用之。其法:先以米沈汁渍七日令软,煮煎如作阿胶法耳。又一法:剉角令细,入干牛皮一片,即易消烂。不尔,虽百年无一熟也。〔恭曰〕鹿角、麇角,但煮浓汁重煎,即为胶矣,何必使烂? 欲求烂亦不难,陶未见耳。〔诜曰〕作胶法:细破寸截,以河水浸七日令软,方煮之。〔敩曰〕采全角锯开,并长三寸,以物盛,于急水中浸一百日取出,刀刮去黄皮,拭净。以醝醋煮七日,旋旋添醋,勿令少歇。戌时不用着火,只从子至戌也。日足,角软如粉。捣烂,每十两入无灰酒一镒,煮成胶,阴干研筛用。〔时珍曰〕今人呼煮烂成粉者,为鹿角霜;取粉熬成胶,或只以浓汁熬成膏者,为鹿角胶。按胡瓒《卫生方》云:以米泔浸鹿角七日令软,入急流水中浸七日,去粗皮,以东流水、桑柴火煮七日,旋旋添水,入醋少许,捣成霜用。其汁,加无灰酒,熬成胶用。又邵以正《济急方》云:用新角三对,寸截,盛于长流水浸三日,刮净,入楮实子、桑白皮、黄蜡各二两,铁锅中水煮三日夜,不可少停,水少即添汤。日足,取出刮净,晒研为霜。韩悉《医通》云:以新鹿角寸截,囊盛,于流水中浸七日,以瓦缶入水,桑柴火煮。每一斤,入黄蜡半斤,以壶掩住,水少旋添。其角软,以竹刀刮净,捣为霜用。

〔气味〕甘,平,无毒。〔《别录》曰〕温。○得火良,畏大黄。

〔主治〕伤中劳绝,腰痛羸瘦,补中益气。妇人血闭无子,止痛安胎。久服,轻身延年(《本经》)。疗吐血下血,崩中不止,四肢酸疼,多汗淋露,折跌伤损(《别录》)。男子肾脏气,气弱劳损,吐血。妇人服之,令有子,安胎去冷,治漏下赤白(《药性》)。炙捣酒服,补虚劳,长肌益髓,令人肥健,悦颜色;又治劳嗽,尿精尿血,疮疡肿毒(时珍)。

〔发明〕〔敩曰〕凡使,鹿角胜于麋角。〔颂曰〕今医家多用麋茸、麋角,云力紧于鹿也。〔时珍曰〕苏东坡《良方》云:鹿阳兽,见阴而角解;麋阴兽,见阳而角解。故补阳以鹿角为胜,补阴以麋角为胜。其不同如此,但云鹿胜麋,麋胜鹿,疏矣。按此说与沈存中"鹿茸利补阴,麋茸利补阳"之说相反。以理与功推之,苏说为是。详见茸下。

〔附方〕旧七,新一。

异类有情丸《韩氏医通》云:此方自制者。凡丈夫中年觉衰,便可服饵。盖鹿乃纯阳,龟、虎属阴,血气有情,各从其类,非金石草木比也。其方：用鹿角霜（治法见上）、龟板（酒浸七日，酥炙研）各三两六钱，鹿茸（熏干，酒洗净，酥涂炙，研）、虎胫骨（长流水浸七日，蜜涂酥炙）各二两四钱，水火炼蜜，入獖猪脊髓九条捣，丸梧子大。每空心盐汤下五、七、九十丸。如厚味善饮者，加猪胆汁一二合，以寓降火之义。

盗汗遗精 鹿角霜二两，生龙骨（炒）、牡蛎（煅）各一两，为末，酒糊丸梧子大。每盐汤下四十丸（《普济》）。

虚劳尿精 白胶二两炙为末，酒二升和，温服（《外台》）。

虚损尿血 白胶三两炙，水二升，煮一升四合，分再服（《外台》）。

小便不禁 上热下寒者。鹿角霜为末，酒糊和丸梧桐子大。每服三四十丸，空心温酒下（《普济》）。

小便频数 鹿角霜、白茯苓等分为末，酒糊丸梧子大。每服三十丸，盐汤下（梁氏《总要》）。

男子阳虚 甚有补益。方同上。

汤火灼疮 白胶水煎，令稀稠得所，待冷涂之（《斗门方》）。

齿

〔主治〕鼠瘘，留血，心腹痛。不可近丈夫阴（苏恭）。

骨

〔气味〕甘，微热，无毒。

〔主治〕安胎下气，杀鬼精物，久服耐老，可酒浸服之（孟诜）。作酒，主内虚，续绝伤，补骨除风（思邈）。烧灰水服，治小儿洞注下痢（时珍）。

〔附方〕新一。

补益虚羸 鹿骨煎：用鹿骨一具，枸杞根二升，各以水一斗，煎汁五升，和匀，共煎五升，日二服（《千金》）。

肉

〔气味〕甘,温,无毒。〔诜曰〕九月已后,正月已前,堪食。他月不可食,发冷痛。白臆者,豹文者,并不可食。鹿肉脯,炙之不动,及见水而动,或曝之不燥者,并杀人。不可同雉肉、蒲白、鲍鱼、虾食,发恶疮。《礼记》云:食鹿去胃。

〔主治〕补中,益气力,强五脏。生者疗中风口僻,割片薄之(《别录》)。○华佗云:中风口偏者,以生肉同生椒捣贴,正即除之。补虚羸瘦弱,调血脉(孟诜)。养血生容,治产后风虚邪僻(时珍。○《外台》有鹿肉汤)。

〔发明〕〔思邈曰〕壶居士言鹿性多警烈,能别良草,止食葛花葛叶、鹿葱、鹿药、白蒿、水芹、甘草、齐苨、齐头蒿、山苍耳,他草不食,处必山冈,故产则归下泽。餐神用其肉者,以其性烈清净也。凡药饵之人,久食鹿肉,服药必不得力,为其食解毒之草制诸药也。〔弘景曰〕野兽之中,獐、鹿可食生,则不膻腥。又非十二辰属,八卦无主,且温补,于人生死无尤,道家许听为脯。过其余,虽鸡、犬、牛、羊补益,于亡魂有怨责,并不足食。〔宗奭曰〕三祀皆以鹿腊,亦取此义,且味亦胜他肉。〔时珍曰〕邵氏言:鹿之一身皆益人,或煮,或蒸,或脯,同酒食之良。大抵鹿乃仙兽,纯阳多寿之物,能通督脉,又食良草,故其肉、角有益无损,陶说亦妄耳。

头肉

〔气味〕平。

〔主治〕消渴,夜梦鬼物,煎汁服,作胶弥善(苏恭)。〔宗奭曰〕头可酿酒,须于作浆时,稍益葱、椒。

〔附方〕新一。

老人消渴鹿头一个,去毛煮烂,和五味。空心食,以汁咽之（《鄙事》）。

蹄肉

〔气味〕平。

〔主治〕诸风,脚膝骨中疼痛,不能践地,同豉汁、五味煮食（孙思邈）。

脂

〔主治〕痈肿死肌,温中,四肢不随,头风,通腠理。不可近阴（苏恭）。〔时珍曰〕此乃《本经》麇脂正文,而苏氏以注鹿脂,二脂功或同耶?

〔附方〕新一。

面上䵟疱鹿脂涂之,日再（《圣惠方》）。

髓炼净入药。

〔气味〕甘,温,无毒。

〔主治〕丈夫女子伤中绝脉,筋急痛,咳逆,以酒和,服之良（《别录》）。同蜜煮服,壮阳道,令有子。同地黄汁煎膏服,填骨髓,壮筋骨,治呕吐（《日华》）。补阴强阳,生精益髓,润燥泽肌（时珍）。

〔发明〕〔颂曰〕髓可作酒,唐方多有其法。〔时珍曰〕鹿髓,近方稀用者。《删繁方》治肺虚毛悴,酥髓汤用之。《御药院方》滋补药,用其脊髓和酒熬膏丸药,甚为有理。白飞霞《医通》云:取鹿脑及诸骨髓炼成膏,每一两,加炼蜜二两炼匀,瓷器密收,用和滋补丸药剂甚妙。凡腰痛属肾虚寒者,以和古方摩腰膏,姜汁化一粒擦肾俞,则暖气透入丹田如火,大补元阳。此法甚佳,人鲜知之。

〔附方〕新一。

鹿髓煎治肺痿咳嗽,伤中脉绝。用鹿髓、生地黄汁各七合,酥、蜜各一两,杏仁、桃仁各三两（去皮炒,酒一升,同捣取汁）,先煎杏仁、桃仁、地黄汁减半,入三味煎如稀饧。每含一匙,徐徐咽下,日三（《圣济》）。

脑

〔主治〕入面脂,令人悦泽（苏颂）。刺入肉内不出,以脑厚敷之,燥即易,半日当出（深师）。

精

〔主治〕补虚羸劳损（时珍）。

〔发明〕〔韩𢘅曰〕王师授予鹿峻丸方云:鹿禀纯阳,而峻者,天地初分之气,牝牡相感之精也。《医书》称鹿茸、角、血、髓大有补益,而此峻则入神矣。其法:用初生牡鹿三五只,苑囿驯养。每日以人参煎汤,同一切草药,任其饮食。久之,以硫黄细末和入,从少至多,燥则渐减,周而复始。大约三年之内,一旦毛脱筋露,气盛阳极。却以牝鹿隔苑诱之,欲交不得,则精泄于外;或令其一交,即设法取其精,瓦器收之,香黏如饧,是为峻也。用和鹿角霜一味为丸,空心盐酒下,大起胎羸、虚瘵危疾。凡服滋补丸药,用此入炼蜜和剂绝妙。〔时珍曰〕按《老子》云:骨弱筋柔而握固,未知牝牡之合而峻作者,精之至也。峻音子催切,赤子阴也。今作鹿精之名,亦未为稳。

血

〔主治〕阴痿,补虚,止腰痛、鼻衄,折伤,狂犬伤（苏恭）。和酒服,治肺痿吐血,及崩中带下（《日华》）。诸气痛欲危者,饮之立愈（汪颖）。大补虚损,益精血,解痘毒、药毒（时珍）。

〔发明〕〔颂曰〕近世有服鹿血酒者。云得于射生者,因采捕入山失道,数日饥渴将委顿。惟获一生鹿,刺血数升饮之,饥渴顿除。及归,遂觉血气充盛异人。有效而服之者,刺鹿头角间血,酒和饮之更佳。〔时珍曰〕近世韩飞霞补益方有斑龙宴法,孙氏解痘毒有阴阳二血丸,皆古所未知者。而沈存中又以刺血代茸为非,亦一说也。

〔附方〕新三。

斑龙宴用驯养牡鹿一二只,每日以人参一两煎水与饮,将滓拌土产草料米豆,以时喂之,勿杂他水草。百日之外,露筋可用矣。宴法:夜前减食,次早空心。将布缚鹿于床,首低尾昂。令有力者抱定前足,有角者执定角,无角者以木囊头拘之,使头不动。用三棱针刺其眼之大眦前毛孔,名天池穴。以银管长三寸许插向鼻梁,坐定,咂其血,饮药酒数杯。再咂再饮,以醉为度。鼻中流出者,亦可接和酒饮。饮毕避风,行升降工夫,为一宴也。用生肌药敷鹿穴,养之。月可一度,一鹿可用六七年。不拘男女老少,服之终身无疾而寿,乃仙家服食丹方二十四品之一也。药酒以八珍散加沉香、木香煮之。

阴阳二血丸治小儿痘疮,未出者稀,已出者减。用鹿血、兔血(各以青纸盛,置灰上,晒干)、乳香、没药各一两,雄黄、黄连各五钱,朱砂、麝香各一钱,为末,炼蜜丸绿豆大。每服十丸,空心酒下。儿小者减之(《孙氏集效方》)。

鼻血时作干鹿血炒枯,将酒浮熏二三次,仍用酒醇半杯和服之。

肾

〔气味〕甘,平,无毒。

〔主治〕补肾气(《别录》)。补中,安五脏,壮阳气,作酒及煮粥食之(《日华》)。

〔附方〕旧一。

肾虚耳聋用鹿肾一对,去脂膜切,以豉汁入粳米二合煮粥食。亦可作羹(《圣惠方》)。

胆

〔气味〕苦,寒,无毒。

〔主治〕消肿散毒(时珍)。

筋

〔主治〕劳损续绝(苏恭)。尘沙眯目者,嚼烂挼入目中,则粘出(时珍)。

〔附方〕旧一。

骨鲠鹿筋渍软,搓索令紧,大如弹丸。持筋端吞至鲠处,徐徐引之,鲠着筋出(《外台》)。

靥

〔主治〕气瘿,以酒渍,炙干,再浸酒中,含咽汁,味尽更易,十具乃愈(深师)。

皮

〔主治〕一切漏疮,烧灰和猪脂纳之,日五六易,愈乃止(时珍)。

粪

〔主治〕经日不产,干、湿各三钱,研末,姜汤服,立效(《经验》)。

胎粪

〔主治〕解诸毒。〔时珍曰〕按范晔《后汉书》云:冉駹夷出鹿,食药草,其胎中麛粪,可疗毒也。

麋《本经·下品》

【释名】〔时珍曰〕陆佃云:麋喜音声。班固云:麋性淫迷。

则麛之名义取乎此。《尔雅》云：牡曰麚（音嘉），牝曰麀（音辰），其子曰麛（音夭）。

【集解】〔《别录》曰〕麋生南山山谷及淮海边。十月取之。〔弘景曰〕今海陵间最多。千百为群，多牝少牡。〔时珍曰〕麋，鹿属也。牡者有角。鹿喜山而属阳，故夏至解角；麋喜泽而属阴，故冬至解角。麋似鹿而色青黑，大如小牛，肉蹄，目下有二窍为夜目。故《淮南子》云：孕女见麋而子四目也。《博物志》云：南方麋千百为群，食泽草，践处成泥，名曰麋畯，人因耕获之。其鹿所息处，谓之鹿场也。今猎人多不分别，往往以麋为鹿，牡者犹可以角退为辨，牝者通目为麀鹿矣。

麋脂一名宫脂（《本经》）〔时珍曰〕《别录》言十月取脂，炼过收用；而《周礼》冬献狼，夏献麋。注云：狼膏聚，麋膏散。聚则温，散则凉，以顺时也。

〔气味〕辛，温，无毒。忌桃、李，畏大黄。

〔主治〕痈肿，恶疮，死肌，寒风湿痹，四肢拘缓不收，风头肿气，通腠理（《本经》）。柔皮肤。不可近阴，令痿（《别录》）。治少年气盛，面生疮疱，化脂涂之（时珍）。

〔正误〕〔弘景曰〕人言麋一牡辄交十余牝，交毕即死。其脂堕地，经年，人得之名曰遁脂，酒服至良。夫麋性乃尔淫快，不应痿人阴。一方言不可近阴，令阴不痿，此乃有理。〔恭曰〕游牝毕即死者，虚传也。遍问山泽人，无此说。

肉

〔气味〕甘，温，无毒。〔诜曰〕多食令人弱房，发脚气。妊妇食之，令子目病。〔弘景曰〕不可合猪肉、雉肉食，发痼疾。合虾及生菜、梅、李食，损男子精气。

〔主治〕益气补中，治腰脚（孟诜）。补五脏不足气（禹锡）。

〔发明〕〔时珍曰〕按陆农师云：鹿以阳为体，其肉食之燠；麋以阴为体，其肉食之寒。观此，则《别录》麋脂令人阴痿，孟诜言多食肉令人弱房，及角、肉不同功之说，亦此意也。

　　茸

〔修治〕与鹿茸同。

〔气味〕甘，温，无毒。

〔主治〕阴虚劳损，一切血病，筋骨腰膝酸痛，滋阴益肾（时珍）。

　　麋角

〔修治〕〔敩曰〕麋角，顶根上有黄毛若金线，兼旁生小尖也。色苍白者为上。〔诜曰〕凡用麋角，可五寸截之，中破，炙黄为末，入药。〔时珍曰〕麋鹿茸角，今人罕能分别。陈自明以小者为鹿茸，大者为麋茸，亦臆见也。不若亲视其采取时为有准也。造麋角胶、麋角霜，并与鹿角胶、鹿角霜同法。又《集灵方》云：用麋角一双，水浸七日，刮去皮，错屑。以银瓶盛牛乳浸一日，乳耗再加，至不耗乃止。用油纸密封瓶口。别用大麦铺锅中三寸，上安瓶，再以麦四周填满。入水浸一伏时，水耗旋加，待屑软如面取出，焙研成霜用。

〔气味〕甘，热，无毒。

〔主治〕风痹，止血，益气力（《别录》）。刮屑熬香，酒服，大益人（弘景。○出《彭祖传》中）。酒服，补虚劳，添精益髓，益血脉，暖腰膝，壮阳悦色，疗风气，偏治丈夫（《日华》）。作粉常服，治丈夫冷气及风，筋骨疼痛。若卒心痛，一服立瘥。浆水磨泥涂面，令人光华，赤白如玉可爱（孟诜）。滋阴养血，功与茸同（时珍）。

〔发明〕〔诜曰〕麋角常服，大益阳道，不知何因与肉功不同也。煎胶与鹿角胶同功，茸亦胜鹿茸，仙方甚重之。〔恭曰〕麋茸功力胜鹿茸，角煮胶亦胜白胶。详见鹿茸、鹿角下。〔《日华》曰〕麋角属阴，故治腰膝不仁，补一切血病也。〔时珍曰〕鹿之茸角补阳，右肾精气不足者宜之；麋之茸角补阴，左肾血液不足者宜之。此乃千古之微秘，前人方法虽具，而理未发出，故论者纷纭。又《杨氏家藏方》治虚损有二至丸，两角并用。但其药性过温，止宜于阳虚寒湿血痹者耳，于左肾无与焉。孙思邈《千金方》言：麋角丸凡一百一十方，惟容成、子羔所服者，特出众方之外，子羔服之羽化。今观其方，比二至丸似可常服，并集于下。

〔附方〕新五。

麋角丸补心神，安脏腑，填骨髓，理腰脚，能久立，聪耳明目，发白更黑，貌老还少。凡麋角，取当年新角连脑顶者为上，看角根有斫痕处，亦堪用。蜕角根下平者，不堪。取角五具，或四具、三具、二具、一具为一剂。去尖一大寸，即角长七八寸，取势截断，量把镑得。即于长流水中，以竹器盛悬浸十宿。如无长流水处，即于净盆中满着水浸，每夜易换。软即将出，削去皱皮，以利镑镑取白处，至心即止。以清粟米泔浸两宿，初经一宿即干，握沥去旧水，置新绢上曝干，择去恶物粗骨皮及镑不匀者。以无灰美酒于大瓷器中浸，经两宿，其药及酒俱入净釜中。初用武火煮一食久，后以文火微煎，如蟹目沸。以柳木篦徐徐搅，不得住手，时时添酒，以成煎为度。煎时皆须平旦下手，不得经宿。仍看屑消如稀胶，即以牛乳五升，酥一斤，以次渐下后项药。仍以麋角一条，炙令黄为末，与诸药同制之。槟榔、通草、秦艽、肉苁蓉、人参、菟丝子（酒浸两宿，晒干别捣）、甘草各一两，右捣为末。将胶再煎一食顷,似稀稠粥即止火。少时投诸药末相和,稠粘堪作丸,即以新器盛贮,以众手一时丸如梧子大。如粘手,着少酥涂手。其服饵之法:空腹以酒下之,初服三十丸,日加一丸,加至五十丸为度,日二服。初服一百日内,忌房室。服经一月,腹内诸疾自相驱逐,有微利勿怪。渐后多泄气能食。患气者,加枳实、青木香各一两。服至二百日,面皱光泽。一年,齿落更生,强记,身轻若风,日行数百里。二年,令人肥饱少食;七十已上服之,却成后生。三年,肠作筋体,预见未明。四年,常饱不食,自见仙人。三十下服之不辍,颜一定而不变。修合时须在净室中,勿令阴人、鸡、犬、孝子等见。妇人服之尤佳。如饮酒食面,口干眼涩内热者,即服三黄丸微利之。如此一度发动已后,方始调畅也(《千金》)。

二至丸补虚损,生精血,去风湿,壮筋骨。用鹿角镑细,以真酥一两,无灰酒一升,慢火炒干,取四两,麋角镑细,以真酥二两,米醋一升煮干,慢火炒干,取半两,苍耳子(酒浸一宿,焙)半斤,山药、白茯苓、黄芪(蜜炙)各四两,当归(酒浸,焙)五两,肉苁蓉(酒浸,焙)、远志(去心)、人参、沉香各二两,熟附子一两,通为末,酒煮糯米糊丸梧子大。每服五十丸,温酒、盐汤任下,日二服(《杨氏家藏方》)。

麋角丸《三因方》:治五痿,皮缓毛瘁,血脉枯槁,肌肤薄着,筋骨羸弱,饮食不美,四肢无力,爪枯发落,眼昏唇燥。用麋角屑一斤(酒浸一宿),大附子(生,去皮脐)一两半,熟地黄四两,用大麦米二升,以一半藉底,以一半在上,以二布巾隔覆,炊一日,取出药、麦,各焙为末。以浸药酒,添清酒煮麦粉为糊和,杵三千下,丸如梧子大。每服五十丸,食前用温酒或米汤送下,日三服。○一方只用麋角(镑屑,酥炒黄色)五两,熟附子末半两,酒糊丸服。

麋角霜丸补元脏,驻颜色。用麋角一副,水浸七日,刮去皱皮,锉为屑,盛在一银瓶内,以牛乳汁浸一日,常令乳高二寸,如乳耗更添,直候不耗,用油单纸重密封瓶口,别用大麦一斗,安在甑内,约厚三寸,上安麋角瓶,更用大麦周围填实,露瓶口,不住火蒸一伏时,如锅内水耗,即旋添热汤,须频看角屑粉烂如面,即住火取出,用细筛子漉去乳,焙干,每料八两,附子炮裂去皮、干山药各三两,右为末,蒸枣肉和丸如梧子大。每服十五丸至二十丸,空心用温盐酒送下。炼蜜丸亦可(《总录》)。

麋角丸彭祖云:使人丁壮不老,房室不劳损,气力颜色不衰者,莫过麋角。其法:刮为末十两,用生附子一枚合之,雀卵和丸,日服二十丸,温酒下,二十日大效。亦可单熬为末酒服,亦令人不老,但性缓不及附子者(彭祖《服食经》)。

骨

〔主治〕虚劳,至良。煮汁酿酒饮,令人肥白,美颜色(禹锡)。

皮

〔主治〕作靴、袜,除脚气(孟诜)。

双头鹿《拾遗》

【释名】茶苢机(《《博物志》》)。〔时珍曰〕茶苢机,音蔡茂机,番言也,出《博物志》。旧本讹作蔡苴机,又作余义,亦茶苢之讹也。

【集解】〔藏器曰〕按张华《博物志》云:茶苢机出永昌郡,是两头鹿名也,似鹿两头。其胎中屎,以四月取之。范晔《后汉书》云:云南县有神鹿,两头,能食毒草。《华阳国志》云:此鹿出云南郡熊仓山。即余义也。〔时珍曰〕按盛弘之《荆州记》云：武陵郡云阳山、点苍山，产两头兽，似鹿，前后有头，一头食，一头行，山人时或见之。段成式《杂俎》云：双头鹿矢名耶希。夷人谓鹿为耶，谓屎为希。按：《唐韵》屎字又音希，即此义也。

胎中屎

〔主治〕敷恶疮，蛇虺毒（藏器）。

麂 宋《开宝》附

【释名】麖（即古麂字。〖《尔雅》〗）。〔时珍曰〕麂味甘旨，故从旨。又《字说》云：山中有虎，麂必鸣以告，其声几几然，故曰麂。大者曰麖。

【集解】〔马志曰〕麂生东南山谷。〔颂曰〕今有山林处皆有之，而均、房、湘、汉间尤多，乃獐类也。按《尔雅》云：麂，大麕，旄毛狗足。谓毛长也。南人往往食其肉，然坚韧不及獐味美。其皮作履舄，胜于诸皮。又有一种类麂而大者名麖，不堪药用。《山海经》云：女几之山多麖麂。即此。〔宗奭曰〕麂，獐属而小于獐。其口两边有长牙，好斗。其皮为第一，无出其右者，但皮多牙伤痕。其声如击破钹。四方皆有，山深处颇多。〔时珍曰〕麂居大山中，似獐而小，牡者有短角，黧色豹脚，脚矮而力劲，善跳越。其行草莽，但循一径，皮极细腻，

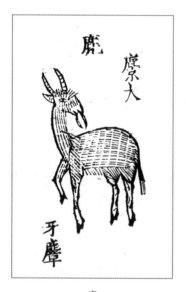

麂

靴、袜珍之。或云亦好食蛇。《宋书·符瑞志》有银麂，白色；今施州山中出一种红麂，红色。

肉

〔气味〕甘，平，无毒。

〔主治〕五痔病。炸熟，以姜、醋进之，大有效（藏器）。

头骨

〔气味〕辛，平，无毒。

〔主治〕烧灰饮服，治飞尸（藏器）。

皮

〔主治〕作靴、袜，除湿气脚痹（时珍）。

獐《别录·中品》

【释名】麇（音君。〖《尔雅》〗。亦作麏。〖《广韵》〗）。〔时珍曰〕猎人舞采，则獐、麇注视。獐喜文章，故字从章。陆氏曰：獐性惊悍，故谓之獐。又善聚散，故又名麇（廪）。囷，圆仓也。《尔雅》云：麇，牡曰麌（音语），牝曰麜（音栗），其子曰麆（音助）。大者曰麃（音庖），古语云"四足之美者有麃"，是矣。

【集解】〔颂曰〕獐，今陂泽浅草中多有之。其类甚多，麇乃总名也。有有牙者，有无牙者，其牙

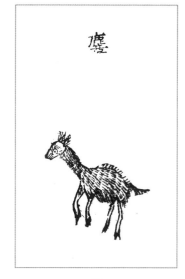

獐

不能噬啮。〔时珍曰〕獐,秋冬居山,春夏居泽。似鹿而小,无角,黄黑色,大者不过二三十斤。雄者有牙出口外,俗称牙獐。其皮细软,胜于鹿皮,夏月毛毸而皮厚,冬月毛多而皮薄也。《符瑞志》有银獐白色,云王者刑罚中理则出。《春秋运斗枢》云:枢星散为獐。

【正误】〔诜曰〕獐中往往得香,如栗子大,不能全香,亦治恶病。〔时珍曰〕獐无香,有香者麝也,俗称土麝呼为香獐是矣。今正之。

肉

〔气味〕甘,温,无毒。〔诜曰〕八月至十一月食之,胜羊;十二月至七月食之,动气。多食,令人消渴。若瘦恶者,食之发痼疾。不可合鹄肉食,成癥痼。又不可合梅、李、虾食,病人。

〔主治〕补益五脏(《别录》)。益气力,悦泽人面(思邈)。酿酒有祛风之功(甯源)。

〔发明〕〔弘景曰〕俗云白肉是獐。其胆白,易惊怖也。〔诜曰〕肉同麋肉酿酒,良。道家以其肉供养星辰,名为白脯,云不属十二辰,不是腥腻,无禁忌也。〔时珍曰〕獐胆白性怯,饮水见影辄奔,道书谓獐鹿无魂也。〔藏器曰〕人心粗豪者,以其心肝曝干为末,酒服一具,便即小胆;若怯者食之,则转怯不知所为。

〔附方〕旧一,新一。

通乳獐肉煮食,勿令妇知(《子母秘录》)。

消瘤用獐肉或鹿肉剖如厚脯,炙热搨之。可四炙四易,出脓便愈。不除,再以新肉用之(《外台秘要》)。

髓脑

〔主治〕益气力,悦泽人面(《别录》)。治虚风。〔时珍曰〕《千金》治暗风,薯蓣煎,治虚损,天门冬煎,并用之。〔颂曰〕唐方有獐髓煎及獐骨酒,并补下。

骨

〔气味〕甘,微温,无毒。

〔主治〕虚损泄精(《别录》)。益精髓,悦颜色(《日华》)。〔时珍曰〕《千金》治产后虚损,有獐骨汤,煮汁煎药。

麝《本经·上品》

【释名】射父(《尔雅》)、香獐(〖《埤雅》〗)。〔时珍曰〕麝之香气远射,故谓之麝。或云麝父之香来射,故名,亦通。其形似獐,故俗呼香獐。梵书谓麝香曰莫诃婆伽。

【集解】〔《别录》曰〕麝生中台山谷,及益州、雍州山中。春分取香,生者益良。〔弘景曰〕麝形似獐而小,黑色,常食柏叶,又唊蛇。其香正在阴茎前皮内,别有膜袋裹之。五月得香,往往有蛇皮骨。今人以蛇蜕皮裹香,云弥香,是相使也。麝夏月食蛇、虫多,至寒则香满,入春脐内急痛,自以爪剔出,着屎溺中覆之,常在一处不移。曾有遇得乃至一斗五升者,此香绝胜杀取者。昔人云是精、溺凝作,殊不尔也。今出羌夷者多真好,出随郡、义阳、晋溪诸蛮中者亚之。出益州者形扁,仍以皮膜裹之,多伪。凡真香一子分作三四子,刮取血膜,杂以余物,裹以四足膝皮而货之,货者又复伪之。彼人言但破看一片,

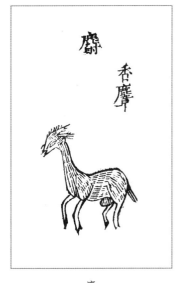

麝

毛共在裹中者为胜。今惟得活者看取，必当全真耳。〔颂曰〕今陕西、益、利、河东诸路山中皆有，而秦州、文州诸蛮中尤多。蕲州、光州或时亦有，其香绝小，一子才若弹丸，往往是真，盖彼人不甚作伪尔。其香有三等：第一生香，名遗香，乃麝自剔出者，然极难得，价同明珠。其香聚处，远近草木不生或焦黄也。今人带香过园林，则瓜果皆不实，是其验也。其次脐香，乃捕得杀取之。其三心结香，乃麝见大兽捕逐，惊畏失心，狂走坠死。人有得之，破心见血流出脾上，作干血块者，不堪入药。又有一种水麝，其香更奇，脐中皆水，沥一滴于斗水中，用洒衣物，其香不歇。唐天宝中，虞人曾一献之，养于囿中，每以针刺其脐，捻以真雄黄，则脐复合，其香倍于肉麝。此说载在《西阳杂俎》，近不复闻有之，或有之而人不识矣。〔慎微曰〕杨亿《谈苑》云：商汝山中多麝，遗粪常在一处不移，人以是获之。其性绝爱其脐，为人逐急，即投岩，举爪剔裂其香，就絷而死，犹拱四足保其脐。故李商隐诗云：投岩麝退香。许浑诗云：寻麝采生香。〔时珍曰〕麝居山，獐居泽，以此为别。麝出西北者香结实；出东南者谓之土麝，亦可用，而力次之。南中灵猫囊，其气如麝，人以杂之。见本条。

麝脐香《纲目》

〔修治〕〔敩曰〕凡使麝香，用当门子尤妙。以子日开之，微研用，不必苦细也。

〔气味〕辛，温，无毒。〔甄权曰〕苦、辛。忌大蒜。〔李鹏飞曰〕麝香不可近鼻，有白虫入脑，患癞。久带其香透关，令人成异疾。

〔主治〕辟恶气，杀鬼精物，去三虫蛊毒，温疟痫痓。久服，除邪，不梦寤魇寐《本经》。疗诸凶邪鬼气，中恶，心腹暴痛，胀急痞满，风毒，去面䵟、目中肤翳,妇人产难堕胎。通神仙（《别录》）。佩服及置枕间,辟恶梦,及尸疰鬼气。又疗蛇毒（弘景）。〔《抱朴子》云〕入山辟蛇,以麝香丸着足爪中有效。因麝啖蛇,故以厌之也。治蛇、蚕咬,沙虫溪瘴毒,辟蛊气,杀脏腑虫,治疟疾,吐风痰,疗一切虚损恶病。纳子宫,暖水脏,止冷带下（《日华》）。熟水研服一粒,治小儿惊痫客忤,镇心安神,止小便利。又能蚀一切痈疮脓水（《药性》）。又云:入十香丸服,令人百毛九窍皆香。除百病,治一切恶气及惊怖恍惚（孟诜）。疗鼻窒,不闻香臭（好古）。通诸窍,开经络,透肌骨,解酒毒,消瓜果食积,治中风、中气、中恶,痰厥,积聚癥瘕（时珍）。

〔发明〕〔李杲曰〕麝香入脾治内病。凡风病在骨髓者宜用之,使风邪得出。若在肌肉用之,反引风入骨,如油入面之不能出也。〔朱震亨曰〕五脏之风,不可用麝香以泻卫气。口鼻出血,乃阴盛阳虚,有升无降,当补阳抑阴,不可用脑、麝轻扬飞窜之剂。妇人以血为主,凡血海虚而寒热盗汗者,宜补养之；不可用麝香之散、琥珀之燥。〔严用和曰〕中风不省者,以麝香、清油灌之,先通其关,则后免语蹇瘫痪之证,而他药亦有效也。〔时珍曰〕严氏言风病必先用麝香,而丹溪谓风病、血病必不可用,皆非通论。盖麝香走窜,能通诸窍之不利,开经络之壅遏。若诸风、诸气、诸血、诸痛、惊痫、癥瘕诸病,经络壅闭,孔窍不利者,安得不用为引导以开之、通之耶？非不可用也,但不可过耳。《济生方》治食瓜果成积作胀者用之,治饮酒成消渴者用之,云果得麝则坏,酒得麝则败,此得用麝之理者也。

〔附方〕旧七,新十三。

中风不省麝香二钱研末,入清油二两和匀,灌之,其人自苏也（《济生》）。

中恶客忤项强欲死。麝香少许，乳汁调，涂儿口中取效。醋调亦可（《广利方》）。

小儿惊啼发歇不定。真麝香一字，清水调服，日三（《广利》）。

小儿中水单以麝香如大豆三枚，奶汁调，分三四服（杨氏《产乳》）。

破伤风水毒肿痛不可忍。麝香末一字纳疮中，出尽脓水，便效（《普济》）。

中恶霍乱麝香一钱，醋半盏，调服（《圣惠方》）。

小儿邪疟以麝香研墨，书"去邪辟魔"四字于额上（《经验》）。

诸果成积伤脾作胀，气急。用麝香一钱，生桂末一两，饭和丸绿豆大。大人十五丸，小儿七丸，白汤下。盖"果得麝则落、木得桂即枯"故也（《济生》）。

消渴饮水因饮酒或食果实过度，虽能食而口渴饮水，数尿。以麝香当门子，酒相和作十余丸，枳椇子煎汤送下。盖麝香败酒坏果，枳椇亦败酒也（《济生》）。

偏正头痛久不除者。晴明时，将发分开，用麝香五分，皂角末一钱，薄纸裹置患处。以布包炒盐于上熨之，冷则易。如此数次，永不再发（《简便单方》）。

五种蛊毒麝香、雄黄等分为末，以生羊肝如指大，以刀割开，裹药吞之（《卫生》）。

口内肉球有根如线五寸余，如钗股，吐出乃能食物，捻之则痛彻心者。麝香一钱研水服之，日三，自消（夏子益《奇疾方》）。

催生易产《续十全方》：麝香一钱，水研服，立下。○《济生》：胜金散：治人弱难产。麝香一钱，盐豉一两，以旧青布裹之，烧红为末。以秤锤淬酒,服二钱即下。郭稽中云:妇人产难及横逆生者,乃儿枕破而败血裹子,服胜金散逐其败血,自生也。

死胎不下 麝香当门子一枚,桂心末二钱,温酒服,即下(《本事方》)。

痔疮肿毒 麝香当门子、印城盐等分涂之。不过三次(《外台》)。

鼠咬成疮 麝香封之,妙(《经验》)。

蚕咬成疮 蜜调麝香傅之(《广利方》)。

山岚瘴气 水服麝香三分解之(《集简方》)。

虫牙作痛 香油抹箸头,蘸麝香末。绵裹炙热咬之。换二三次,其虫即死,断根甚妙(《医方摘要》)。

肉

〔气味〕甘,温,无毒。〔诜曰〕蛮人常食之,似獐肉而腥气,云食之不畏蛇毒也。

〔主治〕腹中癥病(时珍)。

〔附方〕新一。

小儿癥病 麝肉二两(切焙),蜀椒三百枚(炒捣末),以鸡子白和丸小豆大。每服二三丸,汤下,以知为度(范汪方)。

灵猫《拾遗》

【释名】灵狸(《异物志》)。《拾遗》作蛉者非)、香狸(《杂俎》)、神狸(《离骚注》)、类(《山海经》)。〔时珍曰〕自为牝牡,又有香气,可谓灵而神矣。

【集解】〔藏器曰〕灵猫生南海山谷。状如狸,自为牝牡。其阴如麝,功亦相似。按《异物志》云:灵狸一体自为阴阳。刳其水道连囊,以酒洒阴干,其气如麝。若杂入麝香中,罕能分别,

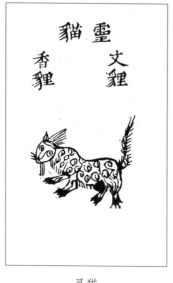

靈猫

用之亦如麝焉。〔颂曰〕香狸出南方，人以作脍生，如北地狐生法，其气甚香，微有麝气。〔时珍曰〕按段成式言，香狸有四外肾，则自能牝牡者，或由此也。刘郁《西使记》云：黑契丹出香狸，文似土豹，其肉可食，粪溺皆香如麝气。杨慎《丹铅录》云：予在大理府见香猫如狸，其文如金钱豹。此即《楚辞》所谓乘赤豹兮载文狸，王逸注为神狸者也。《南山经》所谓：亶爰之山有兽焉，状如狸而有髦，其名曰类，自为牝牡，食者不妒。《列子》亦云：亶爰之兽，自孕而生，曰类。疑即此物也。又《星禽真形图》，心月狐有牝牡两体，其神狸乎？珍按：刘、杨二说与《异物志》所说相合，则类即灵狸无疑矣，类、狸字音亦相近也。

肉

〔气味〕甘，温，无毒。

阴

〔气味〕辛，温，无毒。

〔主治〕中恶鬼气，飞尸蛊疰，心腹卒痛，狂邪鬼神，鬼疟疫气，梦寐邪魇，镇心安神（藏器）。

猫《蜀本草》

【释名】家狸（《唐本》）。〔时珍曰〕猫，苗、茅二音，其名自呼。陆佃云：鼠害苗而猫捕之，故字从苗。《礼记》所谓迎猫,为其食田鼠也,亦通。《格古论》云:一名乌圆。或谓蒙贵即猫,非矣。

【集解】〔时珍曰〕猫,捕鼠小兽也,处处畜之。有黄、黑、白、驳数色,狸身而虎面,柔毛而利齿。以尾长腰短,目如金银,及上腭多棱者为良。或云:其睛可定时:子、午、卯、酉如一线,寅、申、巳、亥如满月,辰、戌、丑、未如枣核也。其鼻端常冷,惟夏至一日则暖。性畏寒而不畏暑,能画地卜食,随月旬上下啮鼠首尾,皆与虎同,阴

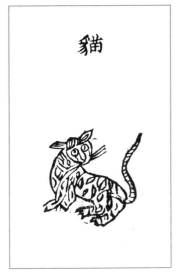

猫

类之相符如此。其孕也两月而生,一乳数子,恒有自食之者。俗传牝猫无牡,但以竹帚扫背数次则孕。或用斗覆猫于灶前,以刷帚头击斗,祝灶神而求之亦孕。此与以鸡子祝灶而抱雏者相同,俱理之不可推者也。猫有病,以乌药水灌之,甚良。世传薄荷醉猫,死猫引竹,物类相感然耳。

肉

〔气味〕甘、酸,温,无毒。

〔主治〕劳疰、鼠瘘、蛊毒。

〔发明〕〔时珍曰〕《本草》以猫、狸为一类注解。然狸肉入食,猫肉不佳,亦不入食品,故用之者稀。胡滢《易简方》云:"凡预防蛊毒,自少食猫肉,则蛊不能害。"此亦《隋书》所谓"猫鬼野道"之蛊乎?《肘后》治鼠瘘核肿,或已溃出脓血者,取猫肉如常作羹,空心食之,云不传之法也。昔人皆以瘰子为鼠涎毒所

致。此乃《淮南子》所谓"狸头治瘕及鼠啮人疮。"又云："狐目狸脑，鼠去其穴。"皆取其相制之义耳。

头骨

〔气味〕甘，温，无毒。

〔主治〕鬼疰蛊毒，心腹痛，杀虫治疳，及痘疮变黑，瘰疬、瘑瘘、恶疮（时珍）。

〔发明〕〔时珍曰〕古方多用狸，今人多用猫，虽是二种，性气相同，故可通用。孙氏治痘疮倒黡，用人、猫、猪、犬四头骨，方见人类。

〔附方〕新九。

心下鳖瘕用黑猫头一枚烧灰，酒服方寸匕，日三（《寿域》）。

痰齁发喘猫头骨烧灰，酒服三钱，便止（《医学正传》）。

猫鬼野道病，歌哭不自由。腊月死猫头烧灰，水服一钱匕，日二（《千金方》）。

多年瘰疬不愈。用猫头、蝙蝠各一个，俱撒上黑豆，同烧存性，为末掺之。干则油调。内服五香连翘汤，取效（《集要》）。

走马牙疳黑猫头烧灰，酒服方寸匕（《寿域方》）。

小儿阴疮猫头骨烧灰，傅之即愈。

鼠咬疮痛猫头烧灰，油调敷之，以瘥为度（赵氏方）。

收敛痈疽猫头一个（煅研），鸡子十个（煮熟去白），以黄煎出油，入白蜡少许，调灰敷之，外以膏护住，神妙（《医方摘要》）。

对口毒疮猫头骨烧存性，研。每服三五钱，酒服（吴球《便民食疗》方）。

脑纸上阴干。

〔主治〕瘰疬鼠瘘溃烂，同莽草等分为末，纳孔中（时珍。○出《千金》）。

眼睛

〔主治〕瘰疬鼠瘘，烧灰，井华水服方寸匕，日三（出《千金》）。

牙

〔主治〕小儿痘疮倒黡欲死，同人牙、猪牙、犬牙烧炭，等分研末，蜜水服一字，即便发起（时珍）。

〔发明〕〔时珍曰〕痘疮归肾则变黑。凡牙皆肾之标，能入肾发毒也。内有猫牙，又能解毒，而热证亦可用云。

舌

〔主治〕瘰疬鼠瘘，生晒研敷（《千金》）。

涎

〔主治〕瘰疬，刺破涂之（时珍）。

肝

〔主治〕劳瘵杀虫，取黑猫肝一具，生晒研末，每朔、望五更酒调服之（时珍。○出《直指》）。

胞衣

〔主治〕反胃吐食，烧灰，入朱砂末少许，压舌下，甚效（时珍。○出杨氏《经验》）。

皮毛

〔主治〕瘰疬诸瘘，痈疽溃烂（时珍）。

〔附方〕新六。

乳痈溃烂见内者。猫儿腹下毛，坩锅内煅存性，入轻粉少许，油调封之（《济生秘览》）。

瘰疬鼠瘘以石菖蒲生研盦之，微破，以猫儿皮连毛烧灰，用香油调傅。内服白蔹末，酒下，多多为上。仍以生白蔹捣烂，入酒少许，傅之，效（《证治要诀》）。

鬓边生疖猫颈上毛、猪颈上毛各一把，鼠屎一粒，烧研，油调傅之（《寿域》）。

鬼舐头疮猫儿毛烧灰，膏和傅之（《千金》）。

鼻擦破伤猫儿头上毛剪碎，唾粘傅之（《卫生易简》）。

鼠咬成疮猫毛烧灰，入麝香少许，唾和封之。猫须亦可（《救急易方》）。

尿以姜或蒜擦牙、鼻，或生葱纤鼻中，即遗出。

〔主治〕蜒蚰诸虫入耳，滴入即出（时珍。○出《儒门事亲》）。

屎

〔修治〕腊月采干者，泥固，烧存性，收用。

〔主治〕痘疮倒陷不发，瘰疬溃烂，恶疮蛊疰，蝎螫鼠咬（时珍）。○痘靥有无价散，见人类。烧灰水服，治寒热鬼疟，发无期度者，极验（《唐本注》）。

〔附方〕旧一，新七。

小儿疟疾乌猫屎一钱，桃仁七枚，同煎，服一盏立瘥（温居士方）。

腰脚锥痛支腿者。猫儿屎烧灰，唾津调，涂之（《永类钤方》）。

蛊疰腹痛雄猫屎烧灰，水服（《外台》）。

瘰疬溃烂腊月猫屎，以阴阳瓦合，盐泥固济，煅过研末，油调搽之（《儒门事亲》）。

鬼舐头秃猫儿屎烧灰，腊猪脂和，傅之（《千金》）。

鼠咬成疮猫屎揉之，即愈（《寿域方》）。

蝎螫作痛猫儿屎涂之，三五次即瘥（《心镜》）。

齁哮痰咳猫粪烧灰，砂糖汤服一钱（叶氏《摘玄》）。

狸《别录·中品》

【释名】野猫（〖《广韵》〗）。〔时珍曰〕按《埤雅》云：豸之在里者，故从里，穴居薶伏之兽也。《尔雅》云：狸子曰豰（音曳）。其足蹯，其迹内（音钮，指头处也）。

【集解】〔弘景曰〕狸类甚多。今人用虎狸，无用猫狸者，然猫狸亦好。又有色黄而臭者，肉亦主鼠瘘。〔颂曰〕狸，处处有之。其类甚多，以虎斑文者堪用，猫斑者不佳。南方一种香狸，其肉甚香，微有麝气。〔宗奭曰〕狸形类猫，其文有二：一如连钱，一如虎文，皆可入药。肉味与狐不相远。江西一种牛尾狸，其尾如牛。人多糟食，未闻入药。〔时珍曰〕狸有数种：大小如狐，毛杂黄黑有斑，如猫而圆头大尾者为猫狸，善窃鸡鸭，其气臭，肉不可食。有斑如貙虎，而尖头方口者为虎狸，善食虫鼠果实，其肉不臭，可食；似虎狸而尾有黑白钱文相间者，为九节狸，皮可供裘领，《宋史》安陆州贡野猫、花猫，即此二种也。有文如豹，而作麝香气者为香狸，即灵猫也。南方有白面而尾似牛者，为牛尾狸，亦曰玉面狸，专上树木食百果，冬月极肥，人多糟为珍品，大能醒酒。张揖《广雅》云：玉面狸，人捕畜之，鼠皆帖伏不敢出也。一种似猫狸而绝小，黄斑色，居泽中，食虫鼠及草根者名犰（音迅）。又登州岛上有海狸，狸头而鱼尾也。

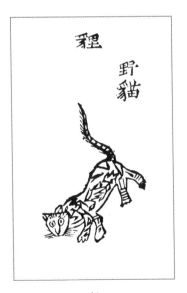

狸

肉

〔气味〕甘,平,无毒。〔诜曰〕温。正月勿食,伤神。〔时珍曰〕《内则》"食狸去正脊",为不利人也。○反藜芦。

〔主治〕诸疰(《别录》)。治风湿鬼毒气,皮中如针刺(时珍。○出《太平御览》)。作羹臛,治痔及鼠瘘,不过三顿,甚妙(苏颂。○出《外台》)。补中益气,去游风(孙思邈)。

〔附方〕新二。

肠风痔瘘下血年深日近者。如圣散:用腊月野狸一枚,蟠在罐内;炒大枣半升,枳壳半斤,甘草四两,猪牙皂荚二两,同入罐内盖定,瓦上穿一孔,盐泥固济,煅令干。作一地坑,以十字瓦支住罐子,用炭五秤,煅至黑烟尽、青烟出取起,湿土罨一宿,为末。每服二钱,盐汤下。一方:以狸作羹,其骨烧灰酒服(《杨氏家藏方》)。

风冷下血脱肛疼痛。野狸一枚,大瓶盛之,泥固,火煅存性,取研,入麝香二钱。每食前,米饮服二钱(《圣惠方》)。

膏

〔主治〕鼷鼠咬人成疮,用此摩之,并食狸肉(时珍)。

肝

〔主治〕鬼疟(时珍)。

〔附方〕新一。

鬼疟经久或发或止。野猫肝一具,瓶盛,热猪血浸之,封口,悬干去血,取肝研末,猢狲头骨、虎头骨、狗头骨各一两,麝香一分,为末,醋糊丸芡子大。发时手把一丸嗅之,仍以绯帛包一丸系中指上(《圣惠方》)。

阴茎

〔主治〕女人月水不通,男子阴癫,烧灰,东流水服（《别录》）。

骨头骨尤良。

〔气味〕甘，温，无毒。

〔主治〕风疰、尸疰、鬼疰、毒气，在皮中淫跃如针刺者，心腹痛，走无常处，及鼠瘘恶疮（《别录》）。烧灰酒服，治一切游风（《日华》）。炒末，治噎病，不通饮食（《药性》）。烧灰水服，治食野鸟肉中毒。头骨炙研或烧灰，酒服二钱，治尸疰、邪气腹痛及痔瘘，十服后见验（孟诜）。〔宗奭曰〕炙骨，和雄黄、麝香为丸服，治痔及瘘甚效。杀虫，治疳痢瘰疬（时珍）。

〔发明〕〔颂曰〕华佗治尸疰有狸骨散，用其头。〔时珍曰〕狸骨、猫骨性相近，可通用之。《卫生宝鉴》治诸风心痫神应丹，用狸全身烧过入药。

〔附方〕旧一，新一。

瘰疬肿痛久不瘥。用狸头、蹄骨，并涂酥炙黄为散。每日空心米饮下一钱匕（《圣惠》）。

瘰疬已溃狸头烧灰，频傅之（《千金》）。

屎五月收干。

〔主治〕烧灰，水服，主鬼疟寒热（孟诜）。烧灰，和腊猪脂，敷小儿鬼舐头疮（《千金》）。

风狸《拾遗》

〔校正〕原附狸下，今分出。

【释名】风母（《纲目》）、风生兽（同）、平猴（同）、狤犿（音吉屈。〖同〗）。〔时珍曰〕风狸能因风腾越，死则得风复生，而又治风疾，故得风名。狤犿言其诘崛也。

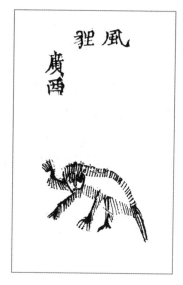

风狸

【集解】〔藏器曰〕风狸生邕州以南。似兔而短,栖息高树上,候风而吹至他树,食果子。其尿如乳,甚难得,人取养之乃可得。〔时珍曰〕今考《十洲记》之风生兽。《南州异物志》之平猴,《岭南异物志》之风猩,《酉阳杂俎》之猓猧,《虞衡志》之风狸,皆一物也,但文有大同小异尔。其兽生岭南及蜀西徼外山林中。其大如狸如獭,其状如猿猴而小,其目赤,其尾短如无,其色青黄而黑,其文如豹。或云一身无毛,惟自鼻至尾一道有青毛,广寸许,长三四分。其尿如乳汁。其性食蜘蛛,亦啖熏陆香。昼则蜷伏不动如猬,夜则因风腾跃甚捷,越岩过树,如鸟飞空中。人网得之,见人则如羞而叩头乞怜之态。人挝击之,倏然死矣,以口向风,须臾复活。惟碎其骨、破其脑乃死。一云刀斫不入,火焚不焦,打之如皮囊,虽铁击其头破,得风复起;惟石菖蒲塞其鼻,即死也。一云此兽常持一小杖,遇物则指,飞走悉不能去,见人则弃之。人获得击打至极,乃指示人。人取以指物,令所欲如意也。二说见《十洲记》及《岭南志》,未审然否?

脑

〔主治〕酒浸服,愈风疾(时珍。○出《岭南志》)。和菊花服至十斤,可长生(《十洲记》)。

尿

〔主治〕诸风（藏器）。大风疾（《虞衡志》）。

狐 《别录·下品》

【释名】〔时珍曰〕《埤雅》云：狐，孤也。狐性疑，疑则不可以合类，故其字从孤省。或云狐知虚实，以虚击实，实即孤也，故从孤，亦通。

【集解】〔弘景曰〕江东无狐，狐出北方及益州。形似狸而黄，善为魅。〔恭曰〕形似小黄狗，而鼻尖尾大，全不似狸。〔颂曰〕今江南亦时有之，汴、洛尤多。北土作脍生食之。〔宗奭曰〕其性多疑审听，故捕者多用置。〔时珍曰〕狐南北皆有之，北方最多。有黄、黑、白三种，白色者尤稀。尾有白钱文者亦佳。日伏于穴，夜出窃食。声如婴儿，气极臊烈。毛皮可为裘，其腋毛纯白，谓之狐白。许慎云：妖兽，鬼所乘也。有三德：其色中和，小前大后，死则首丘。或云狐知上伏，不度阡陌。或云狐善听冰。或云狐有媚珠。或云狐至百岁，礼北斗而变化为男、女、淫妇以惑人。又能击尾出火。或云狐魅畏狗。千年老狐，惟以千年枯木然照，则见真形。或云犀角置穴，狐不敢归。《山海经》云：青丘之山，有狐九尾，能食人。食之不蛊。〔鼎曰〕狐魅之状，见人或叉手有礼，或祗揖无度，或静处独语，或裸形

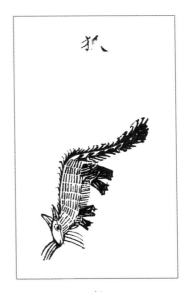

狐

见人也。

肉

〔气味〕甘，温，无毒。〔诜曰〕有小毒。《礼记》云"食狐去首"，为害人也。

〔主治〕同肠作臛食，治疮疥久不瘥（苏恭）。煮炙食，补虚损；又主五脏邪气，患蛊毒寒热者，宜多服之（孟诜）。作脍生食，暖中去风，补虚劳（苏颂）。

〔附方〕旧一。

狐肉羹治惊痫恍惚，语言错谬，歌笑无度，及五脏积冷，蛊毒寒热诸病。用狐肉一片及五脏治净，入豉汁煮熟，入五味作羹，或作粥食。京中以羊骨汁、鲫鱼代豉汁，亦妙（《食医心镜》）。

五脏及肠肚

〔气味〕苦，微寒，有毒。

〔主治〕蛊毒寒热，小儿惊痫（《别录》）。补虚劳，随脏而补，治恶疮疥。生食，治狐魅（《日华》）。作羹臛，治大人见鬼（孟诜）。○肝：烧灰，治风痫及破伤风，口紧搐强（时珍）。○古方治诸风心痫，有狐肝散及《卫生宝鉴》神应散，《普济方》治破伤中风金乌散中并用之。

〔附方〕新四。

劳疟瘴疟野狐肝一具阴干，重五日五更初，北斗下受气为末，粳米饭作丸绿豆大。每以一丸绯帛裹，系手中指，男左女右（《圣惠》）。

鬼疟寒热野狐肝胆一具（新瓶内阴干），阿魏一分，为末，醋煮面糊丸芡子大。发时男左女右把一丸嗅之。仍以绯帛包一丸，系手中指（《圣惠》）。

中恶蛊毒腊月狐肠烧末，水服方寸匕（《千金》）。

牛病疫疾〔恭曰〕狐肠烧灰,和水灌之,胜獭也。

胆腊月收之。

〔主治〕人卒暴亡,即取雄狐胆温水研灌,入喉即活。移时者无及矣(苏颂。○出《续传信方》)。辟邪疟,解酒毒(时珍)。○《万毕术》云:狐血渍黍,令人不醉。高诱注云:以狐血渍黍米、麦门冬,阴干为丸。饮时以一丸置舌下含之,令人不醉也。

〔附方〕新一。

狐胆丸治邪疟发作无时。狐胆一个,朱砂、砒霜各半两,阿魏、麝香、黄丹、绿豆粉各一分,为末,五月五日午时,粽子尖和丸梧子大。空心及发前,冷醋汤服二丸。忌热物(《圣惠方》)。

阴茎

〔气味〕甘,微寒,有毒。〔思邈曰〕平,有小毒。

〔主治〕女子绝产,阴中痒,小儿阴癞卵肿(《别录》)。妇人阴脱(时珍)。

〔附方〕新一。

小儿阴肿狐阴茎炙为末,空心酒服(《千金方》)。

头

〔主治〕烧之辟邪。同狸头烧灰,傅瘰疬(时珍。《千金》)。

目

〔主治〕破伤中风(时珍)。

〔发明〕〔时珍曰〕狐目治破伤风,方见刘氏《保寿堂方》,云神效无比。腊月收取狐目阴干,临时用二目一副,炭火微烧存性,研末,无灰酒服之。又《淮南万毕术》云:狐目狸脑,鼠去其穴。谓涂穴辟鼠也。

鼻

〔主治〕狐魅病,同豹鼻煮食(时珍)。

唇

〔主治〕恶刺入肉,杵烂,和盐封之(《圣惠》)。

口中涎液

〔主治〕入媚药。〔嘉谟曰〕取法:小口瓶盛肉,置狐常行处。狐爪不得,徘徊于上,涎入瓶中,乃收之也。

四足

〔主治〕痔漏下血(时珍)。

〔附方〕新一。

痔漏反花泻血者。用狐手足一副(阴干),穿山甲、猬皮各三两,黄明胶、白附子、五灵脂、蜀乌头、川芎劳、乳香各二两,剉细,入砂锅内,固济候干,炭火煅红为末。入木香末一两,以荒菱煎酒调下二钱,日三服,屡效(《永类钤方》)。

皮

〔主治〕辟邪魅(时珍)。

尾

〔主治〕烧灰辟恶(《日华》)。○头尾烧灰,治牛疫,和水灌之。

雄狐屎〔恭曰〕在竹、木、及石上,尖头者是也。

〔主治〕烧之辟恶(《别录》)。去瘟疫气(苏恭)。治肝气心痛,颜色苍苍如死灰状而喘息大者,以二升烧灰,和姜黄三两捣末,空腹酒下方寸匕,日再,甚效(苏颂。○出崔元亮《海上方》)。疗恶刺入肉,烧灰,和腊月猪脂封之(《千金》)。

〔附方〕旧一,新一。

鬼疟寒热雄狐屎、蝙蝠屎各一分为末,醋糊丸芡子大。发时男左女右,手把一丸嗅之(《圣惠》)。

一切恶瘘中有冷瘾肉者。用正月狐粪干末,食前新汲水下一钱匕。日二(《千金方》)。

貉 音鹤。○《衍义》

〔校正〕原系貒下,今分出。

【释名】〔时珍曰〕按俗云:貉与獾同穴各处,故字从各。《说文》作貈。亦作狢。《尔雅》:貈子曰貆(音陌),其雌曰貊(音恼)。原本以貆作狟者,讹矣。

【集解】〔宗奭曰〕貉形如小狐,毛黄褐色。〔时珍曰〕貉生山野间。状如狸,头锐鼻尖,斑色。其毛深厚温滑,可为裘服。与獾同穴而异处,日伏夜出,捕食虫物,出则獾随之。其性好睡,人或蓄之,以竹叩醒,已而复寐,故人好睡者谓之貉睡。俗作渴睡,谬矣。俚人又言其非好睡,乃耳聋也,故见人乃知趋走。《考工记》云:貉逾汶则死,地气使然也。王浚川言北曰狐,南曰貉;《星禽书》言氏土貉是千岁独狐化成者,并非也。

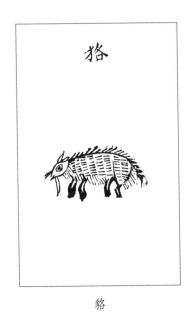

貉

肉

【气味】甘,温,无毒。

【主治】元脏虚劳及女子虚惫(苏颂)。

貒音湍。○《唐本草》

【释名】貒独（藏器）、猪貛（《纲目》）。〔时珍曰〕貒，团也，其状团肥也。《尔雅》云：貒子曰貗。其足蹯，其迹内。蹯，足掌也。内，指头迹也。

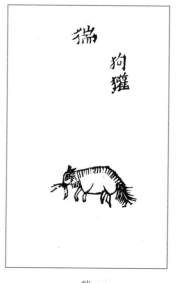

貒

【集解】〔颂曰〕貒，似犬而矮，尖喙黑足，褐色。与貛、貉三种，而大抵相类，而头、足小别。郭璞注《尔雅》云"貒，一名貛"，以为一物。然方书说其形状差别也。〔宗奭曰〕貒肥矮，毛微灰色，头连脊毛一道黑，短尾，尖嘴而黑。蒸食极美。〔时珍曰〕貒，即今猪貛也。处处山野间有之，穴居。状似小猪独，形体肥而行钝。其耳聋，见人乃走。短足短尾，尖喙褐毛，能孔地食虫蚁瓜果。其肉带土气，皮毛不如狗貛。苏颂所注乃狗貛，非貒也。郭璞谓貛即貒，亦误也。

肉

〔气味〕甘、酸，平，无毒。

〔主治〕水胀久不瘥、垂死者，作羹食之，下水大效（苏恭）。○《圣惠》用粳米、葱、豉作粥食。服丹石动热，下痢赤白久不瘥，煮肉露一宿，空腹和酱食，一顿即瘥。瘦人煮和五味食，长肌肉（孟诜）。〔宗奭曰〕野兽中惟貒肉最甘美，益瘦人。治上气虚乏，咳逆劳热，和五味煮食（吴瑞）。

膏

〔主治〕蜣螂蛊毒，胸中哽噎怵怵如虫行，咳血，以酒和服，或下或吐或自消也（崔行功）。

胞

〔主治〕蛊毒，以腊月干者，汤摩如鸡子许，空腹服之（《唐本草》）。

骨

〔主治〕上气咳嗽，炙研，酒服三合，日二，取瘥（孟诜）。

貛《食物》

【释名】狗貛（音欢。《纲目》）、天狗（《食物》）。〔时珍曰〕貛又作狟，亦状其肥钝之貌。蜀人呼为天狗。

【集解】〔汪颖曰〕狗貛，处处山野有之，穴土而居。形如家狗，而脚短，食果实。有数种相似。其肉味甚甘美，皮可为裘。〔时珍曰〕貒，猪貛也；貛，狗貛也，二种相似而略殊。狗貛似小狗而肥，尖喙矮足，短尾深毛，褐色。皮可为裘领。亦食虫蚁瓜果。又辽东女直地面有海貛，皮可供衣裘，亦此类也。

肉

【气味】甘、酸，平，无毒。

【主治】补中益气，宜人（汪颖）。小儿疳瘦，杀蛔虫，宜啖之（苏颂）。功与貒同（时珍）。

木狗《纲目》

【集解】〔时珍曰〕按熊太古《冀越集》云：木狗生广东左

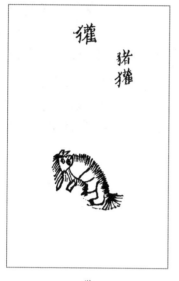

獾

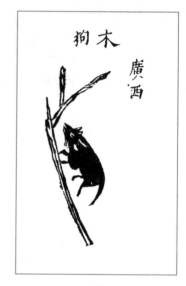

木狗

右江山中。形如黑狗,能登木。其皮为衣褥,能运动血气。元世祖有足疾,取以为裤,人遂贵重之,此前所未闻也。珍尝闻蜀人言:川西有玄豹,大如狗,黑色,尾亦如狗。其皮作裘、褥,甚暖。冬月远行,用其皮包肉食,数日犹温,彼土亦珍贵之。此亦木狗之属也,故附见于此云。

皮

【主治】除脚痹风湿气,活血脉,暖腰膝(时珍)。

豻音侃。〇《唐本草》

【释名】豻狗(《《尔雅翼》》)。〔时珍曰〕按《字说》云:豻能胜其类,又知祭兽,可谓才矣。故字从才。《埤雅》云:豻,柴也。俗云体瘦如豻是矣。

【集解】〔时珍曰〕豻,处处山中有之,狼属也。俗名豻狗,其形是狗而颇白,前矮后高而长尾,其体细瘦而健猛,其毛黄褐色而拳挛,其牙如锥而噬物,群行虎亦畏之,又喜食羊。其声如犬,人恶之,以为引魅不祥。其气臊臭可恶。罗愿云"世传狗为豺之舅,见狗辄跪",亦相制耳。

肉

〔气味〕酸,热,有毒。〔诜曰〕豺肉食之,损人精神,消人脂肉,令人瘦。

皮

〔气味〕热。

〔主治〕冷痹软脚气,熟之以缠裹病上,即瘥（苏恭）。疗诸疳痢,腹中诸疮,煮汁饮,或烧灰酒服之。其灰亦可傅匿齿疮（孟诜）。又曰:头骨烧灰和酒灌解槽,牛马便驯良附人。治小儿夜啼,百法不效,同狼屎中骨烧灰等分,水服少许,即定（时珍。○出《普济方》）。

狼 《拾遗》

【释名】毛狗（《纲目》）。〔时珍曰〕《禽书》云:狼逐食,能倒立,先卜所向。兽之良者也,故字从良。《尔雅》云:牡曰獾,牝曰狼,其子曰獥（音叫）。

【集解】〔藏器曰〕狼大如狗,苍色,鸣声则诸孔皆沸。〔时珍曰〕狼,豺属也,处处有之,北方尤多,喜食之,南人呼为毛狗是矣。其居有穴。其形大如犬,而锐头尖喙,白颊骈胁,高前广后,脚不甚高。能食鸡鸭鼠物。其色杂黄黑,亦有苍灰色者。其声能大能小,能作儿啼以魅人,野俚尤恶其冬鸣。其肠直,故鸣则后窍皆沸,而粪为烽烟,直上不斜。其性善顾而食庆践藉。老则其胡如袋,所以跋胡疐尾,进退两患。其象上应奎星。〔颖曰〕

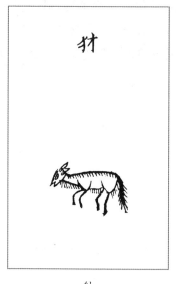

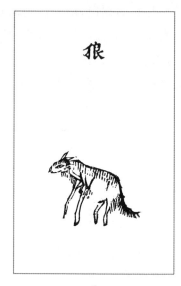

豽　　　　　　　　　　　狼

狽足前短，知食所在；狼足后短，负之而行，故曰狼狈。

狼筋〔藏器曰〕狼筋如织络袋子，又若筋胶所作，大小如鸭卵。人有犯盗者，熏之即脚挛缩，因之获贼也。或言是狼膁下筋，又言是虫所作，未知孰是？〔时珍曰〕按李石《续博物志》云：唐时有狼巾，一作狼筋，状如大蜗，两头光，带黄色。有段佑失金帛，集奴婢于庭焚之，一婢脸睍，乃窃器者。此即陈氏所谓狼筋也。愚谓其事盖术者所为，未必实有是理；而罗氏《尔雅翼》解为狼膁中筋，大于鸡卵，谬矣。

肉

〔气味〕咸，热，无毒。味胜狐、犬。

〔主治〕补益五脏，厚肠胃，填精髓，腹有冷积者宜食之（时珍。○出《饮膳正要》）。

膏

〔主治〕补中益气,润燥泽皱,涂诸恶疮（时珍）。

〔发明〕〔时珍曰〕腊月炼净收之。《礼记》云:小切狼臅膏,与稻米为酏。谓以狼胸臆中膏,和米作粥糜也。古人多食狼肉,以膏煎和饮食。故《内则》食狼去肠,《周礼》兽人冬献狼,取其膏聚也。诸方亦时用狼之髇、牙、皮、粪,而本草并不著其功用,止有陈藏器述狼筋疑似一说,可谓缺矣。今通据《饮膳正要》诸书补之云。

牙

〔主治〕佩之,辟邪恶气。刮末水服,治猘犬伤。烧灰水服方寸匕,治食牛中毒（时珍。○出《小品》诸方）。

喉靥

〔主治〕噎病,日干为末,每以半钱入饭内食之,妙（《圣惠》）。

皮

〔主治〕暖人,辟邪恶气。○嗉下皮,搓作条,勒头,能去风止痛（《正要》）。○《淮南子万毕术》云:狼皮当户,羊不敢出。

尾

〔主治〕系马胸前,辟邪气,令马不惊（《正要》）。

屎

〔主治〕瘰疬,烧灰,油调封之。又治骨哽不下,烧灰,水服之（时珍。○出《外台》《千金方》）。

屎中骨

〔主治〕小儿夜啼,烧灰,水服二黍米大,即定。又能断酒（《千金》）。

〔附方〕新一。

破伤风狼、虎穿肠骨四钱（炙黄），桑花、蝉蜕各二钱，为末。每服一钱，米汤调下。若口干者，不治（《经验方》）。

兔《别录·中品》

【释名】明视（《礼记》）。〔时珍曰〕按魏子才《六书精蕴》云：兔字篆文象形。一云：吐而生子，故曰兔。《礼记》谓之明视，言其目不瞬而了然也。《说文》兔子曰娩（音万）。狡兔曰㜺（音俊），曰毚（音谗）。梵书谓兔为舍舍迦。

【集解】〔颂曰〕兔处处有之，为食品之上味。〔时珍曰〕按《事类合璧》云：兔大如狸而毛褐，形如鼠而尾短，耳大而锐。上唇缺而无脾，长须而前足短。尻有九孔，跌居，趫捷善走。舐雄豪而孕，五月而吐子。其大者为臮（音绰），似兔而大，青色，首与兔同，足与鹿同，故字象形。或谓兔无雄，而中秋望月中顾兔以孕者，不经之说也。今雄兔有二卵，古乐府有"雄兔脚扑速，雌兔眼迷离"，可破其疑矣。《主物簿》云：孕环之兔，怀于左腋，毛有文采，至百五十年，环转于脑，能隐形也。王廷相《雅述》云：兔以潦而化为鳖，鳖以旱而化为兔。荧惑不明，则雌生兔。

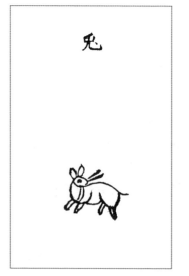

兔

肉

〔气味〕辛，平，无毒。

〔诜曰〕酸，冷。〔时珍曰〕甘，寒。

按《内则》云"食兔去尻"，不利人也。《风俗通》云：食兔髌多，令人面生髌骨。〔弘景曰〕兔肉为羹，益人。妊娠不可食，令子缺唇。不可合白鸡肉及肝、心食，令人面黄。合獭肉食，令人病遁尸。与姜、橘同食，令人心痛、霍乱。又不可同芥食。〔藏器曰〕兔尻有孔，子从口出，故妊妇忌之，非独为缺唇也。大抵久食绝人血脉，损元气、阳事，令人痿黄。八月至十月可食，余月伤人神气。兔死而眼合者杀人。

〔主治〕补中益气（《别录》）。热气湿痹，止渴健脾。生食，压丹石毒（《日华》）。腊月作酱食，去小儿豌豆疮（《药性》）。凉血，解热毒，利大肠（时珍）。

〔发明〕〔宗奭曰〕兔者，明月之精。有白毛者，得金之气，入药尤效。凡兔至秋深时可食，金气全也，至春、夏则味变矣。然作酱必用五味，既患豌豆疮，又食此物，发毒太甚，恐斑烂损人。〔时珍曰〕兔至冬月龁木皮，已得金气而气内实，故味美；至春食草麦，而金气衰，故不美也。今俗以饲小儿，云令出痘稀，盖亦因其性寒而解热耳。故又能治消渴，压丹石毒。若痘已出，及虚寒者，宜戒之。刘纯《治例》云：反胃，结肠甚者难治，常食兔肉则便自行。又可证其性之寒利矣。

〔附方〕旧一。

消渴羸瘦　用兔一只，去皮、爪、五脏，以水一斗半煎稠，去滓澄冷，渴即饮之。极重者不过二兔（崔元亮《海上方》）。

血

〔气味〕咸，寒，无毒。

〔主治〕凉血活血，解胎中热毒，催生易产（时珍）。

〔附方〕新六。

蟾宫丸《乾坤秘韫》：治小儿胎毒，遇风寒即发痘疹，服此可免，虽出亦稀。用兔二只，腊月八日刺血于漆盘内，以细面炒熟，和丸绿豆大。每服三十丸，绿豆汤下。每一儿食一剂，永安甚效。○杨氏《经验方》：加朱砂三钱，酒下。名兔砂丸。

兔血丸小儿服之，终身不出痘疮，或出亦稀少。腊月八日，取生兔一只刺血，和荞麦面，少加雄黄四五分，候干，丸如绿豆大。初生小儿，以乳汁送下二三丸。遍身发出红点，是其征验也。但儿长成，常以兔肉啖之，尤妙（刘氏《保寿堂方》）。

催生丹治产难。腊月兔血，以蒸饼染之，纸裹阴干为末。每服二钱，乳香汤下（《指迷方》）。

心气痛《瑞竹堂方》：用腊兔血和茶末四两，乳香末二两，捣丸芡子大。每温醋化服一丸。○谈野翁方：腊月八日，取活兔血和面，丸梧子大。每白汤下二十一丸。

脑

〔主治〕涂冻疮（《别录》）。催生滑胎（时珍）。同膏，治耳聋（苏恭）。

〔附方〕旧二，新二。

催生散用腊月兔脑髓一个，摊纸上令匀，阴干剪作符子，于面上书"生"字一个。候母痛极时，用钗股夹定，灯上烧灰，煎丁香酒调下（《博济方》）。

催生丹腊月取兔脑髓二个，涂纸上吹干，入通明乳香末二两，同研令匀。于腊日前夜，安桌子上，露星月下。设茶果，斋戒焚香，望北拜告曰：大道弟子某，修合救世上难生妇人药，愿降威灵，佑助此药，速令生产。祷毕，以纸包药，露一夜，天未明时，以猪肉捣和，丸芡子大，纸袋盛，悬透风处。每服一丸，温醋汤下。良久未下，更用冷酒下一丸，即产。乃神仙方也（《经验方》）。

手足皲裂用兔脑髓生涂之（《圣惠》）。

发脑发背及痈疽热疖恶疮。用腊月兔头捣烂,入瓶内密封,惟久愈佳。每用涂帛上厚封之,热痛即如冰也。频换取瘥乃止(《胜金》)。

骨

〔主治〕热中,消渴,煮汁服(《别录》)。〔颂曰〕崔元亮《海上方》:治消渴羸瘦,小便不禁。兔骨和大麦苗煮汁服,极效。煮汁服,止霍乱吐利(时珍。○《外台》用之)。治鬼疰,疮疥刺风(《日华》)。〔藏器曰〕醋磨涂久疥,妙。

头骨腊月收之。

〔气味〕甘、酸,平,无毒。

〔主治〕头眩痛,癫疾(《别录》)。连皮毛烧存性,米饮服方寸匕,治天行呕吐不止,以瘥为度(苏颂。○出《必效方》)。连毛、髓烧灰酒服,治产难下胎,及产后余血不下(《日华》。○陆氏用葱汤下)。烧末,傅妇人产后阴脱,痈疽恶疮。水服,治小儿疳痢。煮汁服,治消渴不止(时珍)。

〔附方〕旧一,新一。

预解痘毒十二月取兔头煎汤浴小儿,除热去毒,令出痘稀(《饮膳正要》)。

产后腹痛兔头炙热摩之,即定(《必效》)。

肝

〔主治〕目暗(《别录》)。明目补劳,治头旋眼眩(《日华》)。○和决明子作丸服,甚明目。切洗生食如羊肝法,治丹石毒发上冲,目暗不见物(孟诜)。

〔发明〕〔时珍曰〕按刘守真云:兔肝明目,因其气有余,以补不足也。《眼科书》云:兔肝能泻肝热。盖兔目瞭而性冷故也。

〔附方〕新一。

风热目暗肝肾气虚，风热上攻，目肿暗。用兔肝一具，米三合，和豉汁，如常煮粥食（《普济》）。

皮毛腊月收之。

〔主治〕烧灰，酒服方寸匕，治产难后胞衣不出，及余血抢心，胀刺欲死者，极验（苏恭）。煎汤，洗豌豆疮（《药性》）。头皮灰：主鼠瘘，及鬼疰毒气在皮中如针刺者。毛灰：主灸疮不瘥（藏器）。皮灰：治妇人带下。毛灰：治小便不利。余见败笔下（时珍）。

〔附方〕旧一，新一。

妇人带下兔皮烧烟尽，为末。酒服方寸匕，以瘥为度（《外台》）。

火烧成疮兔腹下白毛贴之。候毛落即瘥（《百一》）。

屎腊月收之。

〔释名〕明月砂（《圣惠》）、玩月砂（《集验》）、兔蕈（《炮炙论》）。

〔主治〕目中浮翳，劳瘵五疳，疳疮痔瘘，杀虫解毒（时珍）。

〔发明〕〔时珍曰〕兔屎能解毒杀虫，故治目疾、疳劳、疮痔方中往往用之。诸家本草并不言及，亦缺漏也。按沈存中《良方》云：江阴万融病劳，四体如焚，寒热烦躁。一夜梦一人腹拥一月，光明使人心骨皆寒。及寤而孙元规使人遗药，服之遂平。扣之，则明月丹也，乃悟所梦。

〔附方〕旧二，新五。

明月丹治劳瘵，追虫。用兔屎四十九粒，硇砂如兔屎大四十九粒,为末,生蜜丸梧子大。月望前,以水浸甘草一夜,五更初取汁送下七丸。有虫下,急钳入油锅内煎杀。三日不下,再服(《苏沈良方》)。

五痔下痢兔屎(炒)半两,干虾蟆一枚,烧灰为末,绵裹如莲子大,纳下部,日三易之(《圣惠方》)。

大小便秘明月砂一匙安脐中,冷水滴之令透,自通也(《圣惠》)。

痔疮下血疼痛不止者。用玩月砂,慢火炒黄为末。每服二钱,入乳香五分,空心温酒下,日三服。即兔粪也(《集验方》)。

月蚀耳疮望夜,取兔屎纳虾蟆腹中,同烧末,傅之(《肘后》)。

痘疮入目生翳。用兔屎日干,为末。每服一钱,茶下即安(《普济方》)。

痘后目翳直往山中东西地上,不许回顾,寻兔屎二七粒,以雌、雄槟榔各一个同磨,不落地,井水调服。百无一失,其效如神(蔺氏《经验方》)。

败笔《唐本草》

【集解】〔时珍曰〕上古杀青书竹帛,至蒙恬以兔毫作笔,后世复以羊、鼠诸毛为之,惟兔毫入药用。

笔头灰

【气味】微寒,无毒。

【主治】水服,治小便不通,小便数难淋沥,阴肿脱肛,中恶(《唐本》)。酒服二钱,治男子交婚之夕茎萎(《药性》)。酒服二钱,治难产。浆饮服二钱,治咽喉痛,不下饮食(时珍。○出范汪方)。

【发明】〔时珍曰〕笔不用新而用败者,取其沾濡胶墨也。胶墨能利小便、胎产故耳。

【附方】旧二,新一。

小便不通数而微肿。用陈久笔头一枚烧灰,水服(《外台》)。

心痛不止败笔头三个烧灰,无根水服,立效(《经验方》)。

难产催生《胜金方》圣妙寸金散:用败笔头一枚烧灰研,生藕汁一盏调下,立产。若母虚弱及素有冷疾者,温汁服之。〇陆氏治难产第一方:用兔毫笔头三个烧灰,金箔三片,以蜡和丸,酒服。

山獭《纲目》

【集解】〔时珍曰〕山獭出广之宜州嵠峒及南丹州,土人号为插翘。其性淫毒,山中有此物,凡牝兽皆避去,獭无偶则抱木而枯。瑶女春时成群入山,以采物为事。獭闻妇人气,必跃来抱之,次骨而入,牢不可脱,因扼杀之。负归,取其阴一枚,直金一两,若得抱木死者尤奇贵。峒獠甚珍重之,私货出界者罪至死。然本地亦不常有,方士多以鼠璞、猴胎伪之。试之之法,但令妇人摩手极热,取置掌心,以气呵之,即趯然而动,盖为阴气所感故也。此说出范石湖《虞衡志》、周草窗《齐东野语》中,而不载其形状,亦缺文也。

阴茎

〔气味〕甘,热,无毒。

〔主治〕阳虚阴痿,精寒而清者,酒磨少许服之。獠人以为补助要药(时珍)。

骨

〔主治〕解药箭毒,研少许敷之,立消(时珍)。

水獭《别录·下品》

【释名】水狗（《《纲目》》）。〔时珍曰〕王氏《字说》云：正月、十月獭两祭鱼，知报本反始，兽之多赖者。其形似狗，故字从犬，从赖。大者曰獱（音宾），曰猵（音编）。又桓宽《盐铁论》以独为猵，群为獭，如猿之与独也。

【集解】〔弘景曰〕獭多出溪岸边。有两种：入药惟取以鱼祭天者；一种猵獭，形大而头如马，身似蝙蝠，不入药用。〔颂曰〕江湖多有之。〔宗奭曰〕獭，四足俱短，头与身尾皆褊，毛色若故紫帛。大者身与尾长三尺余。食鱼，居水中，亦休木上。尝縻置大水瓮中，在内旋转如风，水皆成旋涡。西戎以其皮饰毳服领袖，云垢不着染。如风霾翳目，但就拭之即去也。〔时珍曰〕獭状似狐而小，毛色青黑，似狗，肤如伏翼，长

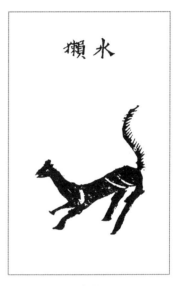

水獭

尾四足，水居食鱼。能知水信为穴，乡人以占潦旱，如鹊巢知风也。古有"熊食盐而死，獭饮酒而毙"之语，物之性也。今川、沔渔舟，往往驯畜，使之捕鱼甚捷。亦有白色者。或云猵獭无雌，以猿为雌，故云猿鸣而獭候。

肉

〔气味〕甘、咸，寒，无毒。〔思邈曰〕甘，温。〔弘景曰〕不可杂兔肉食。

〔主治〕煮汁服,疗疫气温病,及牛马时行病(《别录》)。水气胀满,热毒风(《日华》)。骨蒸热劳,血脉不行,荣卫虚满,及女子经络不通,血热,大小肠秘。消男子阳气,不宜多食(苏颂)。

〔发明〕〔诜曰〕患热毒风水虚胀者。取水獭一头,去皮,连五脏及骨、头,尾等炙干为末。水服方寸匕,日二服,十日瘥。若冷气虚胀者服之,益虚肿甚也。只治热,不治冷,为其性寒耳。

〔附方〕旧一。

折伤水獭一个支解,入罐内固济,待干煅存性为末。以黄米煮粥摊患处,糁獭末于粥上,布裹之。立止疼痛(《经验后方》)。

肝〔颂曰〕诸畜肝叶,皆有定数。惟獭肝一月一叶,十二月十二叶,其间又有退叶。用之须见形乃可验,不尔多伪也。

〔气味〕甘,温,有毒。〔甄权曰〕咸,微热,无毒。〔颂曰〕肉及五脏皆寒,惟肝温也。

〔主治〕鬼疰蛊毒,止久嗽,除鱼鲠,并烧灰酒服之(《别录》)。治上气咳嗽,虚劳瘦病(《药性》)。传尸劳极,虚汗客热,四肢寒疟及产劳(苏颂)。杀虫(时珍)。

〔发明〕〔宗奭曰〕獭肝治劳,用之有验。〔颂曰〕张仲景治冷劳有獭肝丸,崔氏治九十九种蛊疰、传尸骨蒸、伏连殗殢、诸鬼毒疠疫有獭肝丸,二方俱妙。〔诜曰〕疰病,一门悉患者,以肝一具火炙末,水服方寸匕,日再服之。〔葛洪云〕尸疰鬼疰,乃五尸之一,又挟诸鬼邪为害。其病变动,乃有三十六种至九十九种。大略使人寒热,沉沉默默,不知病之所苦,而无处不恶。积月累年,淹滞至死。死后传人,乃至灭门。觉有此候,惟以獭肝一具,阴干为末,水服方寸匕,日三,以瘥为度。〔时珍曰〕按《朝野佥载》云:五月五日午时,急砍一竹,竹节中必有神水,沥取和獭肝为丸,治心腹积聚病甚效也。

〔附方〕旧二,新一。

鬼魅獭肝末,水服方寸匕,日三(《千金翼》)。

肠痔有血。獭肝烧末,水服一钱(《肘后方》)。

久痔下血不止。用獭肝一副煮熟,入五味空腹食之妙(《饮膳正要》)。

肾

〔气味〕同肉。

〔主治〕益男子(苏颂)。

胆

〔气味〕苦,寒,无毒。

〔主治〕眼翳黑花,飞蝇上下,视物不明。亦入点药中(苏颂)。

〔正误〕〔宗奭曰〕古语云:蟾肪软玉,獭胆分杯。谓以胆涂竹刀或犀角篦上,画酒中即分也。尝试之不验,盖妄传耳。但涂杯唇,使酒稍高于盏面耳。不可不正之。

〔附方〕新一。

月水不通獭胆丸:用干獭胆一枚,干狗胆、硇砂、川椒(炒去汗、目)各一分,水蛭(炒黄)十枚,为末,醋糊丸绿豆大。每于食前服五丸,当归酒下,日三服(《圣惠方》)。

髓

〔主治〕去瘢痕(时珍)。

〔发明〕〔时珍曰〕按《集异记》云:吴主邓夫人为如意伤颊,血流啼叫。太医云:得白獭髓,杂玉与琥珀傅之,当灭此痕。

遂以百金购得白獭合膏而痊。但琥珀太多,犹有赤点如痣。

骨

〔主治〕含之,下鱼骨鲠(陶弘景)。煮汁服,治呕哕不止(《药性》)。

足

〔主治〕手足皴裂(苏恭)。煮汁服,治鱼骨鲠,并以爪爬喉下(藏器),为末酒服,杀劳瘵虫(时珍)。

皮毛

〔主治〕煮汁服,治水痹病。亦作褥及履屟着之(藏器)。产母带之,易产(张杰)。

屎

〔主治〕鱼脐疮,研末水和敷之,即脓出痛止。〔藏器曰〕亦主驴马虫颡,及牛疫疾,研水灌之。治下痢,烧末,清旦饮服一小盏,三服愈。赤用赤粪,白用白粪(时珍。○出《古今录验》)。

海獭《拾遗》

【集解】〔藏器曰〕海獭生海中。似獭而大如犬,脚下有皮如人胼拇,毛着水不濡。人亦食其肉。海中又有海牛、海马、海驴等,皮毛在陆地,皆候风潮,犹能毛起。说出《博物志》。〔时珍曰〕大猴小獭,此亦獭也。今人以其皮为风领,云亚于貂焉。如淳注《博物志》云:海猴头如马,自腰以下似蝙蝠,其毛似獭,大者五六十斤,亦可烹食。

腽肭兽 上乌忽切,下女骨切。○宋《开宝》附

【释名】骨貀(《说文》作貀,与肭同。〖《拾遗》〗)、海狗

(《《金史》》)。〔时珍曰〕《唐韵》:膃肭,肥貌。或作骨貀,讹为骨讷,皆番言也。

【集解】〔藏器曰〕骨肭兽,生突厥国,胡人呼为阿慈勃他你。其状似狐而大,长尾。脐似麝香,黄赤色,如烂骨,从西番来。〔甄权曰〕膃肭脐,是新罗国海内狗外肾也,连而取之。〔李珣曰〕按《临海志》云:出东海水中。状若鹿形,头似狗,长尾。每遇日出即浮在水面,昆仑家以弓矢射之,取其外肾阴干,百日味甘香美也。〔颂曰〕今东海旁亦有之。旧说似狐长尾。今沧州所图,乃是鱼类,而豕首两足。其脐红紫色,上有紫斑点,全不相类,医家多用之。《异鱼图》云:试其脐,于腊月冲风处,置盂水浸之,不冻者为真也。〔敩曰〕膃肭脐多伪者。海中有兽号曰水乌龙,海人取其肾,以充膃肭脐,其物自别。真者,有一对则两重薄皮裹丸核;其皮上自有肉黄毛,一穴三茎;收之器中,年年湿润如新;或置睡犬头上,其犬忽惊跳若狂者,为真也。〔宗奭曰〕今出登、莱州。其状非狗非兽,亦非鱼也。但前即似兽而尾即鱼。身有短密淡青白毛,毛上有深青黑点,久则亦淡。腹胁下全白色。皮厚韧如牛皮,边将多取以饰鞍鞯。其脐治腹脐积冷、精衰、脾肾劳极有功,不待别试也。似狐长尾之说,盖今人多不识之。〔时珍曰〕按《唐书》云:骨貀兽出辽西营州及结骨国。《一统志》云:膃肭脐出女直及三佛齐国。兽似狐,脚

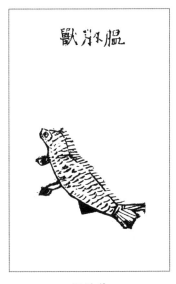

膃肭兽

高如犬,走如飞。取其肾渍油名腽肭脐。观此,则似狐之说非无
也。盖似狐似鹿者,其毛色尔;似狗者,其足形也;似鱼者,其尾
形也。入药用外肾而曰脐者,连脐取之也。又《异物志》:貀兽
出朝鲜,似狸,苍黑色,无前两足,能捕鼠。郭璞云:晋时召陵扶
夷县获一兽,似狗豹文,有角两脚。据此则貀有水陆二种,而藏
器所谓似狐长尾者,其此类与?

腽肭脐 (《药性论》) 一名海狗肾 (《图经》)

【修治】〔敩曰〕用酒浸一日,纸裹炙香剉捣。或于银器
中,以酒煎熟合药。〔时珍曰〕以汉椒、樟脑同收,则不坏。

【气味】咸,大热,无毒。〔李珣曰〕味甘香美,大温。

【主治】鬼气尸疰,梦与鬼交,鬼魅狐魅,心腹痛,
中恶邪气,宿血结块,痃癖羸瘦(藏器)。治男子宿
癥气块,积冷劳气,肾精衰损,多色成劳,瘦悴(《药
性》)。补中益肾气,暖腰膝,助阳气,破癥结,疗惊狂
痫疾(《日华》)。五劳七伤,阴痿少力,肾虚,背膊劳
闷,面黑精冷,最良(《海药》)。

【发明】〔时珍曰〕《和剂局方》治诸虚损,有腽肭脐丸;今
之滋补丸药中多用之,精不足者补之以味也。大抵与苁蓉、琐阳
之功相近。亦可同糯米、法曲酿酒服。

猾 音滑。○《炮炙论》

【集解】〔敩曰〕海中有兽名曰猾,其髓入油中,油即沾水,
水中生火,不可救止,以酒喷之即灭。不可于屋下收。故曰水中
生火,非猾髓而莫能。〔时珍曰〕此兽之髓,水中生火,与樟脑相
同,其功亦当与樟脑相似也。第今无识之者。

兽之三鼠类一十二种

鼠《别录·下品》

〔校正〕旧在《虫鱼部》，今据《尔雅》，移入《兽部》。

【释名】䶂鼠（音锥。〔《广雅》〕）、老鼠（《纲目》）、首鼠（《史记》）、家鹿（〔《倦游录》〕）。〔时珍曰〕此即人家常鼠也。以其尖喙善穴，故南阳人谓之䶂鼠。其寿最长，故俗称老鼠。其性疑而不果，故曰首鼠。岭南人食而讳之，谓为家鹿。鼠字篆文，象其头、齿、腹、尾之形。

【集解】〔弘景曰〕入药用牡鼠，即父鼠也。其胆才死便消，不易得也。〔时珍曰〕鼠形似兔而小，青黑色。有四齿而无牙，长须露眼。前爪四，后爪五。尾文如织而无毛，长与身等。五脏俱全，肝有七叶，胆在肝之短叶间，大如黄豆，正白色，贴而不垂。《卫生家宝方》言其胆红色者何耶？鼠孕一月而生，多者六七子。惠州獠民取初生闭目未有毛者，以蜜养之，用献亲贵。挟而食之，声犹唧唧，谓之蜜唧。《淮南子》云：鱼食巴豆而死，鼠食巴豆而肥。段成式云：鼠食盐而身轻，食砒而即死。《易》云：艮为鼠。《春秋运斗枢》云：玉衡星散而为鼠。

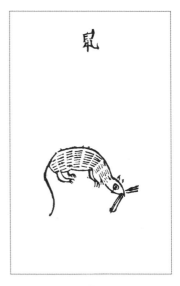

鼠

《抱朴子》云：鼠寿三百岁。满百岁则色白，善凭人而卜，名曰仲。能知一年中吉凶，及千里外事。鼠类颇繁。《尔雅》《说文》所载，后世未能悉知；后世所知者，二书复未尽载。可见格物无穷也。

【附录】鼨鼠（音终）郭璞云：其大如拳，其文如豹。汉武帝曾获得以问终军者。鼫鼠（音平）许慎云：一名鼸鼠（音含）。斑文。䶂䶇（音离艾）孙愐云：小鼠也，相衔而行。李时珍云：按《秦州记》及《草木子》皆载群鼠数万，相衔而行，以为鼠妖者，即此也。鼩鼱（音劬精）似鼠而小。即今地鼠也。○又《尔雅》《说文》有鼲、鼩、鼮、鼶、鼱、鼫、鼩、鼳八鼠，皆无考证。○音歉、斯、廷、吠、时、文、鹤、博也。水鼠李时珍云：似鼠而小，食菱、芡、鱼、虾。或云小鱼、小蟹所化也。冰鼠东方朔云：生北荒积冰下。皮毛甚柔，可为席，卧之却寒。肉可作脯，食之已热。火鼠李时珍云：出西域及南海火洲。其山有野火，春夏生，秋冬死。鼠产于中，甚大。其毛及草木之皮，皆可织布，污则烧之即洁，名火浣布。鼵鼠（音突）郭璞云：鸟鼠同穴山，在今陇西首阳县之西南。其鸟为鵌（音涂），状如家雀而黄黑色。其鼠为鼵，状如家鼠而色小黄，尾短。鸟居穴外，鼠居穴内。蹶鼠（音蹶）《尔雅》云：西方有比肩兽焉，与邛邛巨虚比，为啮甘草。即有难，邛邛巨虚负而走。其名曰蹶。〔李时珍曰〕今契丹及交河北境有跳兔。头、目、毛色皆似兔，而爪足似鼠。前足仅寸许，后足近尺。尾亦长，其端有毛。一跳数尺，止即蹶仆，此即蹶鼠也。土人掘食之。郭璞以邛邛巨虚为兽名，兔前鼠后。张揖注《汉书》云：邛邛青兽，状如马。巨虚似骡而小。《本草》称巨虚食庵䕡子而仙，则是物之至骏者也。

牡鼠

〔气味〕甘，微温，无毒。〔《日华》曰〕凉。牡鼠并不入药。

〔主治〕疗踒折，续筋骨，生捣傅之，三日一易（《别录》）。猪脂煎膏，治打扑折伤、冻疮、汤火伤。〔诜曰〕腊月以油煎枯，去滓熬膏收用。〔颂曰〕油煎入蜡，傅汤火伤、灭瘢痕极良。治小儿惊痫（《日华》）。五月五日同石灰捣收，傅金疮神效（时珍）。腊月烧之，辟恶气（弘景）。○梅师云：正旦朝所居处埋鼠，辟瘟疫也。

〔发明〕〔刘完素曰〕鼠善穿而用以治疮瘘者，因其性而为用也。

〔附方〕旧五，新八。

鼠瘘溃烂鼠一枚，乱发一鸡子大，以三岁腊月猪脂煎，令消尽，以半涂之，以半酒服。姚云不传之妙法也（葛氏）。

灭诸瘢痕大鼠一枚，以腊猪脂四升，煎至销尽，滤净，日涂三五次。先以布拭赤，避风（《普济方》）。

疮肿热痛灵鼠膏：用大雄鼠一枚，清油一斤煎焦，滴水不散，滤再煎，下炒紫黄丹五两，柳枝不住搅匀，滴水成珠，下黄蜡一两，熬带黑色成膏，瓷瓶收之，出火毒。每用摊贴，去痛而凉（《经验方》）。

溃痈不合老鼠一枚，烧末傅之（《千金方》）。

蛇骨刺人痛甚。用死鼠烧傅（《肘后》）。

破伤风病角弓反张，牙噤肢强。用鼠一头和尾烧灰，以腊猪脂和傅之（梅师）。

项强身急取活鼠去五脏，乘热贴之，即瘥也（《肘后》）。

妇人狐瘕因月水来，或悲或惊，或逢疾风暴雨被湿，致成狐瘕，精神恍惚，令人月水不通，胸、胁、腰、背痛，引阴中，小便难，嗜食欲呕，如有孕状。其瘕手足成形者，杀人；未成者，可治。

用新鼠一枚,以新絮裹之,黄泥固住,入地坎中,桑薪烧其上,一日夜取出,去絮,入桂心末六铢,为末。每酒服二方寸匕。不过二服,当自下(《外台·素女经》)。

令子易产 取鼠烧末,井花水服方寸匕,日三(《子母秘录》)。

乳汁清少 死鼠一头烧末,酒服方寸匕。勿令妇知(同上)。

杖疮肿痛 未毛鼠同桑椹子入麻油中浸酿。临时取涂,甚效(《西湖志》)。

汤火伤疮 小老鼠泥包烧研,菜油调涂之(谈野翁方)。

小儿伤乳 腹胀烦闷欲睡。烧鼠二枚为末,日服二钱,汤下(《保幼大全》)。

鼠肉 已下并用牡鼠。

〔气味〕甘,热,无毒。

〔主治〕小儿哺露大腹,炙食之(《别录》)。小儿疳疾腹大贪食者,黄泥裹,烧熟去骨,取肉和五味豉汁作羹食之。勿食骨,甚瘦人(孟诜)。主骨蒸劳极,四肢羸瘦,杀虫及小儿疳瘦。酒熬入药(苏颂)。炙食,治小儿寒热诸疳(时珍)。

〔附方〕旧三,新一。

水鼓石水 腹胀身肿者。以肥鼠一枚,取肉煮粥。空心食之,两三顿即愈(《心镜》)。

小儿癥瘕 老鼠肉煮汁,作粥食之(姚和众方)。

乳汁不通 鼠肉作羹食,勿令知之(《产书》)。

箭镞入肉 大雄鼠一枚取肉,薄批焙研。每服二钱,热酒下。疮痒,则出矣(《集要》)。

肝

〔主治〕箭镞不出,捣涂之。聤耳出汁,每用枣核大,乘热塞之,能引虫也（时珍）。

胆

〔主治〕目暗（弘景）。点目,治青盲雀目不见物。滴耳,治聋（时珍）。

〔发明〕〔时珍曰〕癸水之位在子,气通于肾,开窍于耳,注精于瞳子,其标为齿。鼠亦属子宫癸水,其目夜明,在卦属艮,其精在胆。故胆能治耳聋、青盲,睛能明目,而骨能生齿,皆肾病也。诸家《本草》不言鼠胆治聋,而葛洪《肘后方》甚称其妙,云能治三十年老聋,若卒聋者不过三度也。有人侧卧沥胆入耳,尽胆一个,须臾汁从下耳出。初时益聋,半日乃瘥矣。后世群方祖此,亦多用之。

〔附方〕旧一,新三。

耳卒聋闭以鼠胆汁二枚滴之,如雷鸣时即通（《本事方》）。

多年老聋《卫生家宝方》胜金透关散:用活鼠一枚系定,热汤浸死,破喉取胆,真红色者是也;用川乌头一个炮去皮、华阴细辛各二钱,胆矾半钱,为末,以胆和匀,再焙干研细,入麝香半字。用鹅翎管吹入耳中,口含茶水,日二次。十日见效,永除根本。○《圣惠》:治久聋。腊月取鼠胆二枚,熊胆一分,水和,旋取绿豆大,滴耳中,日二次。

青盲不见雄鼠胆、鲤鱼胆各二枚,和匀,滴之立效（《圣惠方》）。

鼠印即外肾也。

〔主治〕令人媚悦。〔时珍曰〕按南宫从《岣嵝神书》鼠印合欢注云:雄鼠外肾之上,有文似印,两肾相对,有符篆朱文九遍者尤佳。以十一、二月,或五月五日、七月七日、正月朔旦子时,面北向子位,刮取阴干,如篆刻下,佩于青囊中,男左女右,系臂上。人见之无不欢悦,所求如心也。

脂

〔主治〕煎之,亦疗诸疮(弘景)。汤火伤(苏颂)。耳聋(时珍)。

〔附方〕新一。

久聋鼠脂半合,青盐一钱,蚯蚓一条,同和化,以绵蘸捻滴耳中,塞之(《圣惠方》)。

脑

〔主治〕针棘竹木诸刺,在肉中不出,捣烂厚涂之即出。箭镞针刃在咽喉胸膈诸隐处者,同肝捣涂之。又涂小儿解颅。以绵裹塞耳,治聋(时珍。○出《肘后》《总录》)。

头

〔主治〕瘘疮鼻齇,汤火伤疮(时珍)。

〔附方〕旧一,新二。

鼻齇脓血正月取鼠头烧灰,以腊月猪脂调敷之(《外台》)。

汤火伤灼死鼠头,以腊月猪脂煎令消尽,傅之则不作瘢,神效(《千金方》)。

断酒不饮腊鼠头烧灰、柳花末等分,每睡时酒服一杯(《千金》)。

目

〔主治〕明目,能夜读书,术家用之(陶弘景)。

〔发明〕见胆下。

〔附方〕旧一。

目涩好眠取一目烧研,和鱼膏点入目眦。兼以绛囊盛两枚佩之(《肘后方》)。

涎

〔气味〕有毒。坠落食中,食之令人生鼠瘘,或发黄如金。

脊骨

〔主治〕齿折多年不生者,研末,日日揩之,甚效（藏器）。

〔发明〕见胆下。○《雷公炮炙论》序云:长齿生牙,赖雄鼠之骨末。

〔附方〕新一。

牙齿疼痛老鼠一个去皮,以硇砂擦上,三日肉烂化尽,取骨瓦焙为末,入蟾酥二分,樟脑一钱。每用少许,点牙根上立止（《孙氏集效方》）。

四足及尾

〔主治〕妇人堕胎易出（《别录》）。足:烧服,催生（《日华》）。

皮

〔主治〕烧灰,封痈疽口冷不合者。生剥,贴附骨疽疮,即追脓出（时珍）。

粪〔弘景曰〕两头尖者是牡鼠屎。

〔气味〕甘,微寒,无毒。〔时珍曰〕有小毒。食中误食,令人目黄成疸。

〔主治〕小儿疳疾大腹。葱、豉同煎服,治时行劳复（《别录》）。〔颂曰〕张仲景及古今名方多用之。治痫疾,明目（《日华》）。煮服,治伤寒劳复发热,男子阴易腹痛,通女子月经,下死胎。研末服,治吹奶乳痈,解马肝毒,涂鼠瘘疮。烧存性,傅折伤、疔肿诸疮、猫犬伤（时珍）。

〔发明〕〔时珍曰〕鼠屎入足厥阴经，故所治皆厥阴血分之病，上列诸证是矣。

〔附方〕旧八，新十五。

伤寒劳复《外台》用雄鼠屎二十枚，豉五合，水二升，煮一升，顿服。○《活人书》鼠屎豉汤：治劳复发热。用雄鼠屎二七枚，栀子十四枚，枳壳三枚。为粗末。水一盏半，葱白二寸，豉三十粒，煎一盏，分三服。

男子阴易及劳复。㺍鼠屎汤：用㺍鼠屎（两头尖者）十四枚，韭根一大把，水二盏，煎一盏，温服，得粘汗为效。未汗再服（《南阳活人》方）。

大小便秘雄鼠屎末，傅脐中，立效（《普济方》）。

室女经闭牡鼠屎一两炒研，空心温酒服二钱（《千金方》）。

子死腹中雄鼠屎二七枚，水三升，煮一升，取汁作粥食。胎即下（《子母秘录》）。

产后阴脱以温水洗软，用雄鼠屎烧烟熏之即入（熊氏）。

妇人吹奶鼠屎七粒，红枣七枚去核包屎，烧存性，入麝香少许，温酒调服（《集要》）。

乳痈初起雄鼠屎七枚研末，温酒服，取汗即散（《寿域方》）。

乳痈已成用新湿鼠屎、黄连、大黄各等分为末。以黍米粥清和，涂四边，即散（姚僧垣方）。

鼠瘘溃坏新鼠屎一百粒，收密器中五六十日，杵碎，即傅之，效（《千金方》）。

疔疮恶肿鼠屎、乱发等分烧灰，针疮头纳入，大良（《普济方》）。

鬼击吐血胸腹刺痛。鼠屎烧末，水服方寸匕。不省者，灌之(《肘后》)。

折伤瘀血伤损筋骨疼痛。鼠屎烧末,猪脂和傅,急裹,不过半日痛止(《梅师方》)。

中马肝毒雄鼠屎三七枚,和水研,饮之(梅师)。

马咬踏疮肿痛作热。鼠屎二七枚,故马鞘五寸,和烧研末,猪脂调敷之(梅师)。

狂犬咬伤鼠屎二升,烧末傅之(《梅师方》)。

猫咬成疮雄鼠屎烧灰,油和傅之。曾经效验(《寿域》)。

儿齿不生雌鼠屎(两头圆者)三七枚,一日一枚拭其齿。勿食咸酸。或入麝香少许尤妙(《小品》)。

小儿白秃鼠屎瓦煅存性,同轻粉、麻油涂之(《百一选方》)。

小儿盐齁鼠屎烧研,水酒空心服之。一岁一钱。

小儿燕窝生疮。鼠屎研末,香油调搽。

毒蛇伤螫野鼠屎,水调涂之(邵真人《经验方》)。

壤土见《土部》。

鼹鼠 音偃。○《别录·下品》

【释名】田鼠(《礼记》),鼢鼠(音愤。《尔雅》)、隐鼠(《弘景》)。〔时珍曰〕田鼠偃行地中,能壅土成坌,故得诸名。

【集解】〔《别录》曰〕鼹鼠在土中行。五月取令干,燔之。〔弘景曰〕此即鼢鼠也,一名隐鼠。形如鼠而大,而无尾黑色,尖鼻甚强,常穿地中行,讨掘即得。今山林中别有大如水牛者,一名隐鼠。〔藏器曰〕隐鼠,阴穿地中而行,见日月光则死,于深山林木下土中有之。其大如牛者,名同物异耳。〔颂曰〕处处田垄间多有之。《月令》田鼠化为鴽者即此。其形类鼠而肥,多膏。旱岁为田害。〔宗奭曰〕鼹,脚绝短,但能行。尾长寸许,目极小,

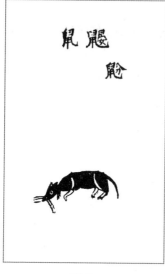

鼹鼠

项尤短。最易取,或安竹弓射取饲鹰。陶引如水牛者释之,误矣。〔时珍曰〕许慎言鼢乃伯劳所化。《月令》季春田鼠化为驾,《夏小正》八月驾为鼠,是二物交化,如鹰、鸠然也。驾乃鹑类。隆庆辛未夏秋大水,蕲、黄濒江之地,鼢鼠遍野,皆栉鱼所化。芦稼之根,啮食殆尽,则鼢之化,不独一种也。

肉

〔气味〕咸,寒,无毒。

〔主治〕燔之,疗痈疽、诸瘘蚀恶疮、阴匮烂疮(《别录》)。久食去风,主疮疥痔瘘(藏器)。治风热久积,血脉不行,结成痈疽,食之可消。又小儿食之,杀蛔虫(苏颂)。

膏

〔主治〕摩诸恶疮(藏器)。

粪

〔主治〕蛇虺螫伤肿痛,研末,猪脂调涂(时珍)。

壤土见《土部》。

隐鼠《拾遗》

【释名】鼹鼠(音偃。《《庄子》》)、偃牛(《纲目》)、鼠母(同)、鼹(古役反。《《尔雅》》)。

【集解】〔弘景注鼹鼠曰〕诸山林中,有兽大如水牛,形似猪,灰赤色,下脚似象,胸前尾上皆白,有力而钝,亦名隐鼠。人取食之,肉亦似牛,多以作脯。乃云是鼠王,其精溺一滴落地,辄成一鼠,灾年则多出也。〔藏器曰〕此是兽类,非鼠之俦。大如牛而前脚短,皮入鞴鞳用。《庄子》所谓鼹鼠饮河,不过满腹者。陶言是鼠王,精滴成鼠。遍访山人无其说,亦不能土中行。此乃妄说,陶误信尔。〔颂曰〕鼹鼠出沧州及胡中。似牛而鼠首黑足,大者千斤。多伏于水,又能堰水放沫。彼人食其肉。〔时珍曰〕按《异物志》云:鼠母头脚似鼠,口锐毛苍,大如水牛而畏狗。见则主水灾。《晋书》云:宣城郡出隐鼠,大如牛,形似鼠,裤脚类象而驴蹄。毛灰赤色,胸前尾上白色。有力而钝。《金楼子》云:晋宁县境出大鼠,状如牛,土人谓之偃牛。时出山游,毛落田间,悉成小鼠,苗稼尽耗。《梁书》云:倭国有山鼠如牛,又有大蛇能吞之。据此则隐鼠非无,而陶说有本;诸家辟之太甚者,未深考耳。又《尔雅》云:鼹身似鼠而马蹄,长须而贼,一岁千斤,秦人谓之小驴者,即此物也。

膏

【主治】痔瘘恶疮（陶弘景）。

鼫鼠 音石。○《纲目》

【释名】硕鼠（《诗经》。与鼫同,出《周易》）、鼩鼠（音酌。出《广雅》）、雀鼠（出《埤雅》）、鵔鼠（音俊。出《唐韵》）。〔时珍曰〕硕,大也,似鼠而大也。关西方音转鼫为鼩,讹鼩为雀。蜀人谓之鵔鼠,取其毛作笔。俊亦大也。

【集解】〔时珍曰〕鼫鼠处处有之,居土穴、树孔中。形大于鼠,头似兔,尾有毛,青黄色。善鸣,能人立,交前两足而舞。好食粟、豆,与鼫鼠俱为田害。鼫小居田,而鼫大居山也。范成大云：宾州鼯鼠专食山豆根，土人取其腹干之入药，名鼯鼠肚。陆玑谓此亦有五技，与蝼蛄同名者，误矣。

肚

【气味】甘，寒，无毒。

【主治】咽喉痹痛，一切热气，研末含咽，神效（时珍。○出《虞衡志》）。

竹鶹 留、柳二音。○《纲目》

【释名】竹𪁉（《《御览》》）。〔时珍曰〕鶹状其肥，独言其美也。

【集解】〔时珍曰〕竹鶹，食竹根之鼠也。出南方，居土穴中。大如兔，人多食之，味如鸭肉。《燕山录》云：煮羊以鶹，煮鳖以蚊。物性相感也。

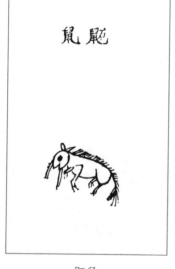

鼯鼠

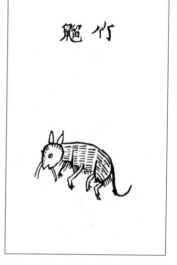

竹鶹

肉

【气味】甘,平,无毒。

【主治】补中益气,解毒(时珍)。

土拨鼠《拾遗》

【释名】䶈鼬(音驼拨。〔《唐书》〕)、答剌不花(出《正要》)。〔时珍曰〕按《唐书》有䶈鼬鼠,即此也。䶈鼬,言其肥也。《唐韵》作鼣鼬,音仆朴,俗讹为土拨耳。蒙古人名答剌不花。

【集解】〔藏器曰〕土拨鼠,生西番山泽间,穴土为窠。形如獭。夷人掘取食之。《魏略》云"大秦国出辟毒鼠",近似此也。〔时珍曰〕皮可为裘,甚暖,湿不能透。

肉

〔气味〕甘,平,无毒。〔时珍曰〕按《饮膳正要》云:虽肥而煮之无油,味短,多食难克化,微动风。

〔主治〕野鸡瘘疮,煮食,肥美宜人(藏器)。

头骨

〔主治〕小儿夜卧不宁,悬之枕边,即安(时珍。○出《正要》)。

貂鼠《纲目》

【释名】栗鼠(《尔雅翼》)、松狗(《尔雅翼》)。〔时珍曰〕貂亦作貂。罗愿云:此鼠好食栗及松皮,夷人呼为栗鼠、松狗。

【集解】〔时珍曰〕按许慎《说文》云:貂,鼠属,大而黄黑色,出丁零国。今辽东、高丽及女直、鞑靼诸胡皆有之。其鼠大如獭而尾粗。其毛深寸许,紫黑色,蔚而不耀。用皮为裘、帽、风领,寒月服之,得风更暖,着水不濡,得雪即消,拂面如焰,拭眯

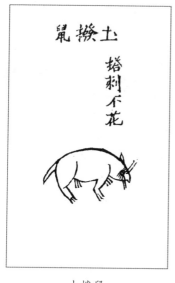

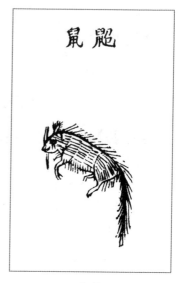

土拨鼠 　　　　　　　　貂鼠

即出,亦奇物也。惟近火则毛易脱。汉制侍中冠,金珰饰首,前插貂尾,加以附蝉,取其内劲而外温。毛带黄色者,为黄貂;白色者,为银貂。

肉

〔气味〕甘,平,无毒。

毛皮

〔主治〕尘沙眯目,以裘袖拭之,即去(时珍)。

黄鼠《纲目》

【释名】礼鼠(韩文)、拱鼠(同上)、鼲鼠(音浑。〖《说文》〗)、貔狸(〖《笔谈》〗)。〔时珍曰〕黄鼠,晴暖则出坐穴口,见人则交其前足,拱而如揖,乃窜入穴。即《诗》所谓"相鼠有体,人而无礼";韩文所谓"礼鼠拱而立"者也。古文谓之鼲鼠。

辽人呼为貔狸，或以貔狸为竹鼶、狸、貛者非。胡人亦名令邦。

【集解】〔时珍曰〕黄鼠出太原、大同，延、绥及沙漠诸地皆有之，辽人尤为珍贵。状类大鼠，黄色，而足短善走，极肥。穴居有土窖如床榻之状者，则牝牡所居之处。秋时畜豆、粟、草木之实以御冬，各为小窖，别而贮之。村民以水灌穴而捕之。味极肥美，如豚子而脆。皮可为裘领。辽、金、元时以羊乳饲之，用供上膳，以为珍馔，千里赠遗。今亦不甚

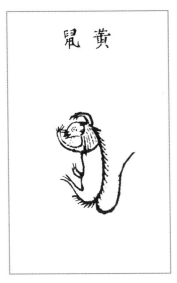

黄鼠

重之矣。最畏鼠狼，能入穴衔出也。北胡又有青鼠，皮亦可用。银鼠，白色如银，古名鼩鼠（音吸）。《抱朴子》言：南海白鼠重数斤，毛可为布也。《百感录》云：西北有兽类黄鼠，短喙无目，性狡善听，闻人足音辄逃匿，不可卒得。土人呼为瞎撞。亦黄鼠类也。

肉

【气味】甘，平，无毒。《正要》云：多食发疮。

【主治】润肺生津。煎膏贴疮肿，解毒止痛（时珍）。

【发明】〔时珍曰〕黄鼠，北方所食之物，而方书无载。按《经验良方》有灵鼠膏，云治诸疮肿毒，去痛退热。用大黄鼠一个，清油一斤，慢火煎焦，水上试油不散，乃滤滓澄清再煎。次入炒紫黄丹五两，柳枝不住搅匀，滴水成珠，下黄蜡一两，熬黑乃成。去火毒三日，如常摊贴。

鼬鼠 音佑。○《纲目》

【释名】黄鼠狼（《纲目》）、鼪鼠（音生去声）、豰鼠（音谷）、地猴（〖并同上〗）。〔时珍曰〕按《广雅》，鼠狼即鼬也。江东呼为鼪。其色黄赤如柚，故名。此物健于捕鼠及禽畜，又能制蛇虺。《庄子》所谓骐骥捕鼠，不如狸鼪者，即此。

【集解】〔时珍曰〕鼬，处处有之。状似鼠而身长尾大，黄色带赤，其气极臊臭。许慎所谓似貂而大，色黄而赤者，是也。其毫与尾可作笔，严冬用之不折，世所谓鼠须、栗尾者，是也。

肉

〔气味〕甘、臭，温，有小毒。

〔主治〕煎油，涂疮疥，杀虫（时珍）。

心、肝

〔气味〕臭，微毒。

〔主治〕心腹痛，杀虫（时珍）。

〔附方〕新一。

心腹痛用黄鼠心、肝、肺一具，阴干，瓦焙为末，入乳香、没药、孩儿茶、血竭末各三分。每服一钱，烧酒调下，立止（《海上仙方》）。

鼷鼠《拾遗》

【释名】甘口鼠（〖《尔雅翼》〗）。〔时珍曰〕鼷乃鼠之最小者，啮人不痛，故曰甘口。今处处有之。

【集解】〔藏器曰〕鼷鼠极细，卒不可见。食人及牛、马等皮肤成疮，至死不觉。《尔雅》云"有螫毒"，《左传》云"食郊牛角"者，皆此物也。《博物志》云"食人死肤，令人患恶疮"；《医书》

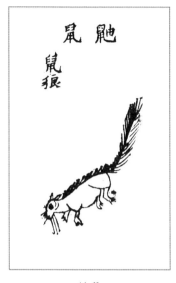

鼬鼠

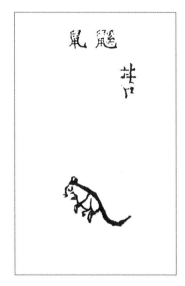

鼷鼠

云"正月食鼠残,多为鼠瘘,小孔下血"者,皆此病也。治之之法,以狸膏摩之,及食狸肉为妙。鼷无功用,而为人害,故著之。

食蛇鼠《纲目》

【集解】〔时珍曰〕按《唐书》云:罽宾国贡食蛇鼠,喙尖尾赤,能食蛇。有被蛇螫者,以鼠嗅而尿之即愈。今虽不闻说此,恐时有贡者,存此以备考证。

尿

【主治】蛇虺伤螫(时珍)。

猬《本经·中品》

〔校正〕旧在《虫鱼部》,今据《尔雅》移入《兽部》。

【释名】彙(〖《尔雅》〗。古猬字,俗作蝟)、毛刺(《尔雅》)、蝟鼠(《《食疗》》)。〔时珍曰〕按:《说文》彚字篆文象形，头足似鼠，故有鼠名。〔宗奭曰〕猬皮治胃逆，开胃气有功。其字从虫从胃，深有理焉。

【集解】〔《别录》曰〕猬生楚山川谷田野。取无时，勿使中湿。〔弘景曰〕处处野中时有此兽。人犯之，便藏头足，毛刺人，不可得捉。能跳入虎耳中，而见鹊便自仰腹受啄，物相制如此。其脂烊铁，中入少水银则柔如铅锡。〔《蜀图经》曰〕猬状如貒、豚。大者如豚，小者如瓜。脚短多刺，尾长寸余，惟苍白色。脚似猪蹄者佳，鼠脚者次之。去肉，取皮火干。又有山枳鼠，皮正相似，但尾端有两歧为别；又有虎鼠，皮亦相类，但以味酸为别；又有山豚，颇相似，而皮类兔皮，其色褐，味甚苦，俱不堪用。〔时珍曰〕猬之头、觜似鼠，刺毛似豪猪，蜷缩则形如芡房及栗房，攒毛外刺，尿之即开。《炙毂子》云:刺端分两头者为猬，如棘针者为蝟。与蜀说不同。《广韵》云:似猬而赤尾者，名暨居。〔宗奭曰〕干猬皮并刺作刷，治纸帛绝佳。世有养者，去而复来。

【正误】〔恭曰〕猬极狞钝。大如豚，小如瓜。恶鹊声，故反腹受啄，欲掩取之，犹鹬、蚌也。虎耳不受鸡卵，且去地三尺，猬何能跳之而入。野俗鄙言，遂为雅记，深可怪也。〔宗奭曰〕《唐本》注摈陶，理亦当然。〔时珍曰〕按《淮南子》云:猬使虎申，蛇令豹止。又云:鹊屎中猬。《纬书》云:火

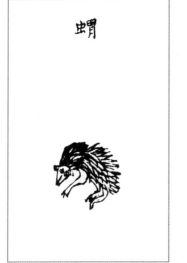

猬

烁金，故鹊啄猬。观此则陶说非妄也，而苏氏斥之，寇氏和之，非矣。蜈蚣制龙、蛇，蜓蚰、蛞蝓制蜈蚣，岂在大小利钝耶？物畏其天耳。《蜀图经》所谓虎鼠即鼩鼠，亦猬中一种也。孙愐云：鼩，鼠属，能飞，食虎豹。《谈薮》云：虎不敢入山林，而居草薄者，畏木上有蟩鼠也。鼠见虎过，则咆噪拔毛投之，虎必生虫疮溃烂至死。鼩、蟩音相近耳。猬能制虎，观此益可征矣。今正其误。

皮

〔修治〕细剉，炒黑入药。

〔气味〕苦，平，无毒。〔甄权曰〕甘，有小毒。得酒良。畏桔梗、麦门冬。

〔主治〕五痔阴蚀，下血赤白，五色血汁不止，阴肿，痛引腰背，酒煮杀之（《本经》）。疗腹痛疝积，烧灰酒服（《别录》）。治肠风泻血，痔病有头，多年不瘥，炙末，白饮服方寸匕。烧灰吹鼻，止衄血。甚解一切药力（《药性》）。

〔附方〕旧五，新八。

五痔下血《衍义》云：用猬皮合穿山甲等分烧存性，入肉豆蔻一半，末之。空腹热米饮服二钱，妙。○《外台》：用猬皮方三指大，熏黄如枣大，熟艾一钱，穿地作坑，调和取便熏之，取口中有烟气为佳。火气稍尽即停，三日将息，更熏之，三度永瘥。勿犯风冷，羹臛将养，切忌鸡、鱼、猪、生冷，二十日后补之。

肠痔有虫猬皮烧末，生油和涂（《肘后方》）。

肠风下血白刺猬皮一枚（铫内煿焦，去皮留刺），木贼半两（炒黑），为末。每服二钱，热酒调下（《杨氏家藏方》）。

蛊毒下血猬皮烧末，水服方寸匕，当吐出毒（《千金翼》）。

五色痢疾猬皮烧灰，酒服二钱（《寿域方》）。

大肠脱肛猬皮一斤（烧），磁石（煅）五钱，桂心五钱，为末。每服二钱，米饮下（叶氏《摘玄》）。

塞鼻止衄猬皮一枚，烧末。每用半钱，绵裹塞之，数易之差（《圣惠》）。

鼻中瘜肉猬皮炙为末，绵裹塞之，日三（《千金》）。

眼睫倒刺猬刺、枣针、白芷、青黛等分为末。随左右目嗜鼻中，口含冷水（《瑞竹堂方》）。

反胃吐食猬皮烧灰，酒服。或煮汁，或五味淹炙食（《普济》）。

小儿惊啼状如物刺。用猬皮三寸烧末，傅乳头饮儿（《子母秘录》）。

猘犬咬伤猬皮、头发等分烧灰，水服（《外台》方）。

肉

〔气味〕甘，平，无毒。〔藏器曰〕食之去骨。误食令人瘦劣，诸节渐小也。

〔主治〕反胃，炙黄食之。亦煮汁饮。又主瘘（藏器）。炙食，肥下焦，理胃气，令人能食（孟诜）。

脂

〔气味〕同肉。〔诜曰〕可煮五金八石，伏雄黄，柔铁。

〔主治〕肠风泻血（《日华》）。溶滴耳中，治聋（藏器）。涂秃疮疥癣，杀虫（时珍）。

〔附方〕新一。

虎爪伤人刺猬脂，日日傅之。内服香油。

脑

〔主治〕狼瘘（时珍）。

心、肝

〔主治〕蚁瘘蜂瘘，瘰疬恶疮，烧灰，酒服一钱

（时珍）。

胆

〔主治〕点目，止泪。化水，涂痔疮（时珍）。治鹰食病（寇宗奭）。

〔附方〕新一。

痘后风眼发则两睑红烂眵泪。用刺猬胆汁，用簪点入，痒不可当，二三次即愈。尤胜乌鸦胆也（《董炳集验方》）。

兽之四寓类、怪类共八种

猕猴《证类》

【释名】沐猴（《史记》）、为猴（《说文》）、胡孙（《格古论》）、王孙（柳文）、马留（《倦游录》）、狙（《《庄子》》）。〔时珍曰〕按班固《白虎通》云：猴，候也。见人设食伏机，则凭高四望，善于候者也。猴好拭面如沐，故谓之沐，而后人讹沐为母，又讹母为猕，愈讹愈失矣。《说文》云：为字象母猴之形。即沐猴也，非牝也。猴形似胡人，故曰胡孙。《庄子》谓之狙。养马者厩中畜之，能辟马病，胡俗称马留云。梵书谓之摩斯咤。

【集解】〔慎微曰〕猕猴有数种，总名禺属。取色黄、面赤、尾长者。用人家养者不主病，为其食杂物、违本性也。按《抱朴子》云：猴八百岁变为猿，猿五百岁变为玃，玃千岁变为蟾蜍。〔时珍曰〕猴，处处深山有之。状似人，眼如愁胡，而颊陷有嗛。嗛音歉，藏食处也。腹无脾以行消食，尻无毛而尾短。手足如人，亦能竖行。声嗝嗝若咳。孕五月而生子，生子多浴于涧。其性躁动害物，畜之者使坐杙上，鞭捶旬月乃驯也。其类有数种：

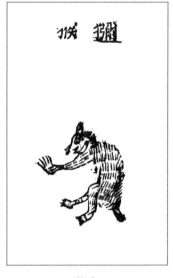

猕猴

小而尾短者,猴也;似猴而多髯者,㺇也;似猴而大者,玃也;大而尾长赤目者,禺也;小而尾长仰鼻者,狖也;似狖而大者,果然也;似狖而小者,蒙颂也;似狖而善跃越者,獑㺑也;似猴而长臂者,猿也;似猿而金尾者,狨也;似猿而大,能食猿、猴者,独也。不主病者,并各以类附之。

【附录】玃（音却）〔时珍曰〕玃,老猴也。生蜀西徼外山中。似猴而大,色苍黑,能人行。善攫持人物,又善顾盼,故谓之玃。纯牡无牝,故又名玃父,亦曰猳玃。善摄人妇女为偶,生子。又《神异经》云:西方有兽名猵,大如驴,状如猴,善缘木。纯牝无牡,群居要路,执男子合之而孕。此亦玃类,而牝牡相反者。**㺇**（音据）按郭璞云:建平山中有之。大如狗,状如猴,黄黑色,多髯鬣。好奋头举石掷人。《西山经》云:崇吾之山有兽焉,状如禺而长臂善投,名曰举父。即此也。

肉

〔气味〕酸,平,无毒。

〔主治〕诸风劳,酿酒弥佳。作脯食,治久疟（慎微）。食之,辟瘴疫（时珍）。

〔发明〕〔时珍曰〕《异物志》言:南方以猕猴头为鲊。《临海志》言:粤民喜啖猴头羹。又巴徼人捕猴,盐藏,火熏食,云甚美。

头骨

〔主治〕瘴疟。作汤,浴小儿惊痫,鬼魅寒热（慎微）。

〔附方〕旧一。

鬼疟进退不定。用胡孙头骨一枚,烧研。空心温酒服一钱,临发再服（《圣惠方》）。

手

〔主治〕小儿惊痫口禁（慎微）。

屎

〔主治〕涂蜘蛛咬（慎微）。小儿脐风撮口,及急惊风,烧末,和生蜜少许灌之（时珍。○出《心鉴》及《卫生方》）。

皮〔慎微曰〕治马疫气。〔时珍曰〕《马经》言:马厩畜母猴,辟马瘟疫。逐月有天癸流草上,马食之,永无疾病矣。

狨　戎、松二音。○《拾遗》

【释名】猱（难逃切。〖《诗经》〗）。〔时珍曰〕狨毛柔长如绒,可以藉,可以缉,故谓之狨,而猱字亦从柔也。或云生于西戎,故从戎也。猱古文作夒,象形。今呼长毛狗为猱,取此象。

【集解】〔藏器曰〕狨生山南山谷中。似猴而大,毛长,黄赤色。人将其皮作鞍褥。〔时珍曰〕杨亿《谈苑》云:狨出川峡深山中。其状大小类猿,长尾作金色,俗名金线狨。轻捷善缘木,甚爱其尾。人以药矢射之,中毒即自啮其尾也。宋时文武三品以上许用狨座,以其皮为褥也。

【附录】猿〔时珍曰〕猿善援引,故谓之猨,俗作猿。产川、广深山中。似猴而长大,其臂甚长,能引气,故多寿。或言其通臂者,误矣。臂骨作笛,甚清亮。其色有青、白、玄、黄、绯数种。

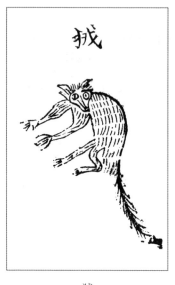 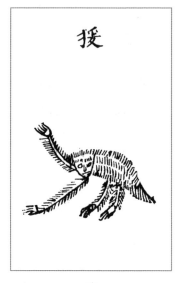

狨　　　　　　　　　猿

其性静而仁慈,好食果实。其居多在林木,能越数丈,着地即泄泻死,惟附子汁饮之可免。其行多群。其雄善啼,一鸣三声,凄切入人肝脾。范氏《桂海志》云:猿有三种:金丝者,黄色;玉面者,黑色;及身面俱黑者。或云纯黑是牡,金丝是牝;牡能啸,牝不能也。王济《日询记》云:广人言猿初生毛黑而雄,老则变黄,溃去势囊,转雄为雌,与黑者交而孕。数百岁,黄又变白也。时珍按:此说与《列子》猵变化为猿,《庄子》猵狙以猿为雌之言相合,必不妄也。独〔时珍曰〕独,似猿而大,其性独,一鸣即止,能食猿猴。故谚曰"独一鸣而猿散"。独夫盖取诸此。或云即黄腰也,又见虎下。

肉及血

〔气味〕缺。

〔主治〕食之,调五痔病,久坐其皮亦良(藏器)。

脂

〔主治〕疮、疥，涂之妙（同上）。

果然《拾遗》

【释名】禺（音遇。〖《山海经》〗）、狖（音又。〖《楚辞》〗。或作犹、貁）、蜼（狖、垒二音。〖《尔雅》〗。或作猶）、仙猴（〖《纲目》〗）。〔时珍曰〕郭璞云：果然，自呼其名。罗愿云：人捕其一，则举群啼而相赴，虽杀之不去也；谓之果然，以来之可必也。大者为然，为禺；小者为狖，为蜼。南人名仙猴，俗作猓㺐。

【集解】〔藏器曰〕案《南州异物志》云：交州有果然兽，其名自呼。状大于猿，其体不过三尺，而尾长过头。鼻孔向天，雨则挂木上，以尾塞鼻孔。其毛长柔细滑，白质黑文，如苍鸭胁边斑毛之状，集之为裘褥，甚温暖。《尔雅》"蜼，仰鼻而长尾"，即此也。〔时珍曰〕果然，仁兽也。出西南诸山中。居树上，状如猿，白面黑颊，多髯而毛采斑斓。尾长于身，其末有歧，雨则以歧塞鼻也。喜群行，老者前，少者后。食相让，居相爱，生相聚，死相赴。柳子所谓仁让孝慈者，是也。古者画蜼为宗彝，亦取其孝让而有智也。或云犹豫之犹，即狖也。其性多疑，见人则登树，上下不一，甚至奔触，破头折胫。故人以比心疑不决者，而俗呼骇愚为痴猥也。

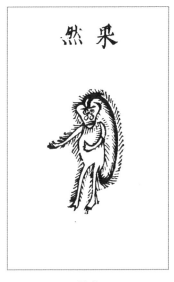

果然

【附录】蒙颂 〔时珍曰〕蒙颂一名蒙贵,乃蜼之又小者也。紫黑色,出交阯。畜以捕鼠,胜于猫、狸。獬猢音惭胡。许氏《说文》作斩鱸,乃猿蜼之属。黑身,白腰如带,手有长毛,白色,似握版之状。《蜀地志》云:獬猢似猴而甚捷。常在树上,欻然腾跃,如飞鸟也。

肉

【气味】咸,平,无毒。

【主治】疟瘴寒热,同五味煮臛食之,并坐其皮,取效(藏器)。

【发明】〔时珍曰〕案钟毓《果然赋》云:似猴象猿,黑颊青身。肉非佳品,惟皮可珍。而《吕氏春秋》云:肉之美者,玃猱之炙。亦性各有不同耶?

猩猩 本作狌。音生。○《纲目》

【释名】〔时珍曰〕猩猩能言而知来,犹惺惺也。

【集解】〔时珍曰〕猩猩自《尔雅》《逸周书》以下数十说,今参集之云:出哀牢夷及交阯封溪县山谷中。状如狗及猕猴,黄毛如猿,白耳如豕,人面人足,长发,头颜端正。声如儿啼,亦如犬吠。成群伏行。阮汧云:封溪俚人以酒及草屦置道侧,猩猩见即呼人祖先姓名,骂之而去。顷复相与尝酒着屦,因而被擒,槛而养之。将烹则推其肥者,泣而遣之。西胡取其血染毛罽不黯,刺血必棰而问其数,至一斗乃已。又按《礼记》亦云猩猩能言,而郭义恭《广志》云猩猩不能言,《山海经》云猩猩能知人言,三说不同。大抵猩猩略似人形,如猿猴类耳。纵使能言,当若鹦鹉之属,亦不必尽如阮氏所说也。又罗愿《尔雅翼》云:古之说猩猩者,如豕、如狗、如猴。今之说猩猩者,与狒狒不相远。云如妇人被发祖足，无膝群行，遇人则手掩其形，谓之野人。据罗说则似乎后世所谓野女、野婆者也，岂即一物耶？

【附录】野女唐蒙《博物志》云：日南出野女，群行不见夫。其状晶且白，裸袒无衣襦。周密《齐东野语》云：野婆出南丹州，黄发椎髻，裸形跣足，俨然若一媪也。群雌无牡。上下山谷如飞猱。自腰已下有皮盖膝。每遇男子必负去求合。尝为健夫所杀，至死以手护腰间。剖之得印方寸，莹若苍玉，有文类符篆也。

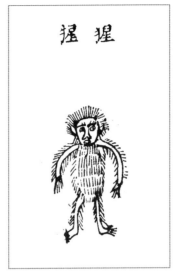

猩猩

〔时珍曰〕合此二说与前阮氏、罗氏之说观之，则野女似即猩猩矣。又雄鼠卵有文如符篆，治鸟腋下有镜印，则野婆之印篆非异也。亦当有功用，但人未知耳。

肉

【气味】甘、咸，温，无毒。

【主治】食之不昧不饥，令人善走，穷年无厌，可以辟谷（时珍。○出《逸书》《山海经》《水经》）。

【发明】〔时珍曰〕《逸书》言猩猩肉食之令人不昧，其惺惺可知矣。古人以为珍味。故《荀子》言猩猩能言笑，二足无毛，而人啜其羹，食其肉；《吕氏春秋》云肉之美者，猩猩之唇，獾獾之炙，是矣。

狒狒 音费。○《拾遗》

【释名】 䶂䶂（与狒同，亦作䶂。〖《拾遗》〗）、枭羊（《山海经》）、野人（方舆志）、人熊（〖《纲目》〗）。〔时珍曰〕《尔雅》作狒。《说文》作䶂，从㸶，从囟，从内，象形。许慎云：北人呼为土蝼。今人呼为人熊。按郭璞谓山都即狒狒，稍似差别，抑名同物异欤？

【集解】 〔藏器曰〕狒狒出西南夷。《尔雅》云：狒狒，如人被发，迅走食人。《山海经》云：枭羊，人面，长唇黑身，有毛反踵。见人则笑，笑则上唇掩目。郭璞云：交广及南康郡山中，亦有此物。大者长丈余，俗呼为山都。宋孝建中，獠人进雌雄二头。帝问土人丁銮。銮曰：其面似人，红赤色，毛似猕猴，有尾。能人言，如鸟声。善知生死，力负千钧。反踵无膝，睡则倚物。

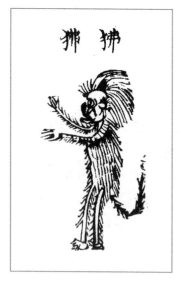

狒狒

获人则先笑而后食之。猎人因以竹筒贯臂诱之，俟其笑时，抽手以锥钉其唇着额，任其奔驰，候死而取之。发极长，可为头髪。血堪染靴及绯，饮之使人见鬼也。帝乃命工图之。〔时珍曰〕按方舆志云：狒狒，西蜀及处州山中亦有之，呼为人熊。人亦食其掌，剥其皮。闽中沙县幼山有之，长丈余，逢人则笑，呼为山大人，或曰野人及山魈也。又邓德明《南康记》云：山都，形如昆仑人，通身生毛。见人辄闭目，开口如笑。好在深涧中翻石,觅蟹食之。珍按:邓氏所说,与《北山经》之山狶,《述异记》之山都,《永嘉记》之山鬼,《神异经》之山臊,《玄中记》之山精,《海录杂事》之山丈,《文字指归》之旱魃,《搜神记》之治鸟,俱相类,乃山怪也。今并附之,以备考证。

【附录】山都〔时珍曰〕任昉《述异记》云:南康有神曰山都。形如人,长二尺余,黑色,赤目黄发。深山树中作窠,状如鸟卵,高三尺余,内甚光彩,体质轻虚,以鸟毛为褥,二枚相连,上雄下雌。能变化隐形,罕睹其状,若木客、山臊之类也。**山狶**〔时珍曰〕《北山经》云:山狶状如犬而人面,善投,见人则笑。其行如风,见则天下大风。**木客**〔又曰〕《南康记》云:生南方山中。头面语言不全异人,但手脚爪如钩利。居绝岩间,死亦殡殓。能与人交易,而不见其形也。今南方有鬼市,亦类此。又有木客鸟,见《禽部》。**山臊**〔又曰〕东方朔《神异经》云:西方深山有人,长尺余,袒身,捕虾、蟹,就人火炙食之,名曰山臊,其名自呼。人犯之则发寒热。盖鬼魅耳,所在亦有之,惟畏爆竹焖爆声。刘义庆《幽明录》云:东昌县山岩间有物如人,长四五尺,裸身被发,发长五六寸,能作呼啸声,不见其形。每从涧中发石取虾、蟹,就火炙食。《永嘉记》云:安固县有山鬼,形如人而一脚,仅长一尺许。好盗伐木人盐,炙石蟹食。人不敢犯之,能令人病及焚居也。《玄中记》云:山精如人,一足,长三四尺。食山蟹,夜出昼伏。千岁蟾蜍能食之。《抱朴子》云:山精形如小儿,独足向后。夜喜犯人,其名曰魃,呼其名则不能犯人。《白泽图》云:山之精,状如鼓,色赤,一足而行,名曰夔,亦曰挥文,呼之可使取虎豹。《海录杂事》云:岭南有物,一足反踵,手足皆三指。雄曰山丈,雌曰山姑,能夜叩人门求物也。《神异经》云:南方有魃,一名旱母。长二三尺,裸形,目在顶上,行走如风。见则大旱。遇

者得之投溷中,则旱除。《文字指归》云:旱魃,山鬼也。所居之
处天不雨。女魃入人家,能窃物以出;男魃入人家,能窃物以归。
时珍谨按:诸说虽少有参差,大抵俱是怪类,今俗所谓独脚鬼者
是也。迩来处处有之,能隐形入人家淫乱,致人成疾;放火窃物,
大为家害。法术不能驱,医药不能治,呼为五通、七郎诸神而祀
之,盖未知其原如此。故备载之,非但博闻而已。其曰呼其名则
无害,千岁蟾蜍能食之者,非治法欤?引申触类,必有能制之者。
又有治鸟,亦此类,见《禽部》。精怪之属甚伙,皆为人害。惟
《白泽图》《玄中记》《抱朴子》《酉阳杂俎》诸书载之颇悉,起居
者亦不可不知。然正人君子,则德可胜妖,自不敢近也。

肉

【气味】无毒。

【主治】作脯,连脂薄割炙热,贴人癣疥,能引虫
出,频易取瘥(藏器)。

罔两《纲目》

【集解】〔时珍曰〕罔两一作魍魉。又作方良,《周礼》方相
氏执戈入圹,以驱方良,是矣。罔两好食亡者肝,故驱之。其性
畏虎、柏,故墓上树石虎,植柏。《国语》云:木石之怪,夔、罔两;
水石之怪,龙、罔象。即此。《述异记》云:秦时陈仓人猎得兽,若
彘若羊。逢二童子曰:此名弗述,又名蝹,在地下食死人脑。但
以柏插其首则死。此即罔两也。虽于药石无与,而于死人有关,
故录之。其方相有四目,若二目者为魌,皆鬼物也,古人设人像
之。昔费长房识李娥药丸用方相脑,则其物亦入辟邪方药,而法
失传矣。

彭侯《纲目》

【集解】〔时珍曰〕按《白泽图》云：木之精名曰彭侯，状如黑狗，无尾，可烹食。千岁之木有精曰贾貀，状如豚，食之味如狗。《搜神记》云：吴时敬叔伐大樟树血出，中有物，人面狗身。敬叔云：此名彭侯。乃烹而食之，味如狗也。

肉

【气味】甘、酸，温，无毒。

【主治】食之辟邪，令人志壮（《白泽图》）。

封《纲目》

【集解】〔时珍曰〕按《江邻幾杂志》云：徐积于庐州河次得一小儿，手无指无血，惧而埋之。此《白泽图》所谓封，食之多力者也。田汝成《西湖志》云：董表仪撤屋掘土，得一肉块。术士云：太岁也。弃之，亦无害。又《山海经》务隅之山，及开明南、北，东南海外并有视肉。郭璞注云：聚肉形如牛肝，有两目。食之无尽，寻复更生如旧也。此皆封类可食者，但人不知耳。又海中一种土肉，正黑，长五寸，大如小儿臂，有腹无口目，有三十足，可炙食。此又虫、鱼之属，类乎封者也。

《本草纲目·兽部》五十一卷终

第五十二卷　人部

目录

李时珍曰：《神农本草》，人物惟发髲一种，所以别人于物也。后世方伎之士，至于骨、肉、胆、血，咸称为药，甚哉不仁也。今于此部凡经人用者，皆不可遗。惟无害于义者，则详述之。其惨忍邪秽者则略之，仍辟断于各条之下。通计三十五种，不复分类。旧本二十五种。今移五种入《服器部》，自《玉石部》移入一种。

〔附注〕

魏吴普《本草》　　　李当之《药录》

宋雷敩《炮炙》　　　齐徐之才《药对》

孙思邈《千金》　　　甄权《药性》

唐孟诜《食疗》　　　蜀韩保昇《重注》

宋寇宗奭《衍义》　　元李杲《法象》

王好古《汤液》　　　朱震亨《补遗》

明汪机《会编》

人之一凡三十五种,附二条

发髲《本经》

乱发《别录》

头垢《别录》

耳塞《日华》

膝头垢《纲目》

爪甲《纲目》

牙齿《日华》

人屎《别录》　附人中黄

小儿胎屎《纲目》

人尿《别录》

溺白垽《唐本草》(即人中白)

秋石《蒙筌》

淋石《嘉祐》

癖石《纲目》

乳汁《别录》

妇人月水《嘉祐》　附月经衣

人血《拾遗》

人精《嘉祐》

口津唾《纲目》

齿垽《嘉祐》

人汗《纲目》

眼泪《纲目》

人气《纲目》

人魄《纲目》

髭须《证类》

阴毛《拾遗》

人骨《拾遗》

天灵盖《开宝》

人胞《拾遗》

胞衣水《拾遗》

初生脐带《拾遗》

人势《纲目》

人胆《拾遗》

人肉《拾遗》

木乃伊《纲目》

方民《纲目》

人傀《纲目》

右附方旧六十七,新二百二十。

第五十二卷　人部

人之一凡三十五种,附二条

发髲音被。○《本经》

【释名】鬜（音总。甄权）、髲髢（音剃。亦作鬄。〔郑玄〕）。〔李当之曰〕发髲是童男发。〔弘景曰〕不知发髲审是何物？髲字书记所无。或作蒜音,今人呼斑发为蒜发,书家亦呼乱发为髲,恐即鬄也。童男之理,或未全明。〔恭曰〕此发髲根也,年久者用之神效。字书无髲字,即发字误矣。既有乱发,则发髲去病用陈久者,如船茹、败天公、蒲席,皆此例也。甄立言《本草》作鬜。鬜,亦发也。鬄乃发美貌,有声无质,陶说非矣。〔宗奭曰〕发髲、乱发,自是两等。发髲味苦,即陈旧经年岁者,如橘皮、半夏取陈者入药更良之义。今人谓之头髲。其乱发条中自无用髲之义,二义甚明,不必过搜索也。〔时珍曰〕发髲,乃剪髢下发也；乱发,乃梳栉下发也。按许慎《说文》云：大人曰髡,小儿曰剃。顾野王《玉篇》云：髲,鬄也。鬄,发髲也。二说甚明。古者刑人鬄发,妇人以之被髻,故谓之发髲。《周礼》云：王后夫人之服,有以发髢为首饰者是矣。又《诗》云：鬒发如云,不屑髢也。甄权所谓发鬜,雷敩所谓二十男子顶心剪下发者,得之矣。李当之以为童男发,陶弘景以为鬄发,苏恭以为发根,宗奭以为陈发者,并误矣。且顾野王在苏恭之前,恭不知《玉篇》有髲字,亦欠考矣。毛苌《诗传》云：被之僮僮。被,首饰也。编发为之,即此髢也。

【修治】〔敩曰〕发髲,是男子年二十已来,无疾患,颜貌红白,于顶心剪下者。入丸药膏中用,先以苦参水浸一宿,漉出入瓶子,以火煅赤,放冷研用。〔时珍曰〕今人以皂荚水洗净,晒干,入罐固济,煅存性用,亦良。

【气味】苦,温,无毒。《别录》:小寒。

【主治】五癃关格不通,利小便水道,疗小儿惊,大人痓。仍自还神化(《本经》)。合鸡子黄煎之,消为水,疗小儿惊热百病(《别录》)。止血闷血运,金疮伤风,血痢,入药烧存性。用煎膏,长肉消瘀血(大明)。

【发明】〔韩保昇曰〕《本经》云:自还神化。李当之云:神化之事,未见别方。按《异苑》云:人发变为鳝鱼。神化之异,应此者也。又〔藏器曰〕生人发挂果树上,乌鸟不敢来食其实。又人逃走,取其发于纬车上却转之,则迷乱不知所适。此皆神化。〔时珍曰〕发者血之余。埋之土中,千年不朽,煎之至枯,复有液出。误食入腹,变为癥虫;煅治服饵,令发不白。此正神化之应验也。

【附方】旧二,新四。

石淋痛涩 发髲烧存性,研末。每服用一钱,井水服之(《肘后方》)。

伤寒黄病 发髲烧研,水服一寸匕,日三(《伤寒类要》)。

胎衣不下 乱发、头髲结,撩喉、口中(孙真人方)。

小儿客忤 因见生人所致。取来人囟上发十茎、断儿衣带少许,合烧研末。和乳饮儿,即愈(《千金方》)。

急肚疼病 用本人头发三十根,烧过酒服。即以水调芥子末,封在脐内,大汗如雨,即安(谈野翁方)。

瘰疬恶疮生发灰,米汤服二钱。外以生发灰三分,皂荚刺灰二分,白及一分,为末。干掺,或以猪胆汁调(《直指方》)。

乱发《别录》

【释名】血余(《纲目》)、人退(《《龙木论》》)。〔时珍曰〕头上曰发,属足少阴、阳明;耳前曰鬓,属手、足少阳;目上曰眉,属手、足阳明;唇上曰髭,属手阳明;颏下曰须,属足少阴、阳明;两颊曰髯,属足少阳。其经气血盛,则美而长;气多血少,则美而短;气少血多,则少而恶;气血俱少,则其处不生。气血俱热,则黄而赤;气血俱衰,则白而落。《素问》云:肾之华在发。王冰注云:肾主髓,脑者髓之海,发者脑之华,脑减则发素。滑寿注云:水出高原,故肾华在发。发者血之余,血者水之类也。今方家呼发为血余,盖本此义也。《龙木论》谓之人退焉。叶世杰《草木子》云:精之荣以须,气之荣以眉,血之荣以发。《类苑》云:发属心,禀火气而上生;须属肾,禀水气而下生;眉属肝,禀木气而侧生。故男子肾气外行而有须,女子、宦人则无须,而眉、发不异也。说虽不同,亦各有理,终不若分经者为的。刘君安云:欲发不落,梳头满千遍。又云:发宜多梳,齿宜数叩。皆摄精益脑之理尔。又昆斋吴玉有《白发辨》,言发之白,虽有迟早老少,皆不系寿之修短,由祖传及随事感应而已。援引古今为证,亦自有理。文多不录。

【气味】苦,微温,无毒。

【主治】咳嗽,五淋,大小便不通,小儿惊痫,止血。鼻衄,烧灰吹之立已(《别录》)。烧灰,疗转胞,小便不通,赤白痢,哽噎,痈肿,狐尿刺,尸疰,疗肿骨疽杂疮(苏恭)。消瘀血,补阴甚捷(震亨)。

【发明】〔时珍曰〕发乃血余,故能治血病,补阴,疗惊痫,去心窍之血。刘君安以己发合头垢等分烧存性,每服豆许三丸,名曰还精丹,令头不白。又老唐方,亦用自己乱发洗净,每一两入川椒五十粒,泥固,入瓶煅黑研末,每空心酒服一钱,令髭发长黑。此皆补阴之验也。用椒者,取其下达尔。〔弘景曰〕俗中妪母为小儿作鸡子煎,用其父梳头乱发,杂鸡子黄熬,良久得汁,与儿服,去痰热,疗百病。

【附方】旧十六,新二十五。

孩子热疮乱发一团如梨子大,鸡子黄十个煮熟,同于铫子内熬,至甚干始有液出,旋置盏中,液尽为度。用傅疮上,即以苦参粉粉之,神妙。详见鸡子黄下(刘禹锡《传信方》)。

小儿斑疹发灰,饮服三钱(《子母秘录》)。

小儿断脐即用清油调发灰傅之,不可伤水。脐湿不干,亦傅之。

小儿重舌欲死者。以乱发灰半钱,调傅舌下。不住用之(《简要济众方》)。

小儿燕口两角生疮。烧乱发,和猪脂涂之(《子母秘录》)。

小儿吻疮发灰,和猪脂涂之(《圣惠方》)。

小儿惊啼乱发烧研,乳汁或酒服少许,良(《千金方》)。

鼻血眩冒欲死者。乱发烧研,水服方寸匕,仍吹之(《梅师方》)。

鼻血不止血余,烧灰吹之,立止,永不发。男用母发,女用父发。○《圣惠》:用乱发灰一钱,人中白五分,麝香少许,为末,嗜鼻。名三奇散。

肺疽吐血发灰一钱,米醋二合,白汤一盏,调服(《三因方》)。

咳嗽有血小儿胎发灰,入麝香少许,酒下。每个作一服,男用女,女用男(《朱氏集验》)。

齿缝出血头发切,入铫内炒存性,研,掺之(华佗《中藏经》)。

肌肤出血胎发烧灰,傅之即止。或吹入鼻中(《证治要诀》)。

诸窍出血头发、败棕、陈莲蓬,并烧灰等分。每服三钱,木香汤下(《仁斋直指》)。

上下诸血或吐血,或心衄,或内崩,或舌上出血如簪孔,或鼻衄,或小便出血。并用乱发灰,水服方寸匕,一日三服(《圣济》)。

无故遗血乱发及爪甲烧灰,酒服方寸匕(《千金方》)。

小便尿血发灰二钱,醋汤服(《永类方》)。

血淋苦痛乱发烧存性二钱,入麝少许,米饮服(危氏方)。

大便泻血血余半两烧灰,鸡冠花根、柏叶各一两,为末。卧时酒服二钱,来早以温酒一盏投之。一服见效(《普济》)。

胎产便血发灰,每饮服二钱(昝殷《产宝》)。

女人漏血乱发洗净烧研,空心温酒服一钱(《妇人良方》)。

月水不通童男、童女发各三两(烧灰),斑蝥二十一枚(糯米炒黄),麝香一钱,为末。每服一钱,食前热生姜酒下(《圣惠方》)。

妇人阴吹胃气下泄,阴吹而正喧,此谷气之实也,宜猪膏发煎导之。用猪膏半斤,乱发鸡子大三枚,和煎,发消药成矣。分再服,病从小便中出也(张仲景方)。

女劳黄疸因大热大劳交接后入水所致。身目俱黄,发热恶寒,小腹满急,小便难。用膏发煎治之,即上方(《肘后方》)。

黄疸尿赤乱发灰,水服一钱,日三次,秘方也(《肘后》)。

大小便闭乱发灰三指撮,投半升水服(姚氏)。

干霍乱病胀满烦躁。乱发一团烧灰,盐汤二升,和服取吐(《十便良方》)。

尸疰中恶《子母秘录》:用乱发如鸡子大,烧研,水服。○一方:用乱发灰半两,杏仁半两去皮尖研,炼蜜丸梧子大。每温酒,日下二三十丸。

破伤中风乱发如鸡子大,无油器中熬焦黑研,以好酒一盏沃之,入何首乌末二钱灌之。少顷再灌(《本草衍义》)。

沐发中风方同上。

令发长黑乱发洗晒,油煎焦枯,研末,擦发良(《圣惠》)。

擦落耳鼻头发瓶盛泥固,煅过研末。以擦落耳、鼻,乘热蘸发灰缀定,软帛缚住,勿令动,自生合也(《经验良方》)。

耳卒肿痛乱发裹杏仁末,塞之(《圣惠》)。

吞发在咽取自己乱发烧灰,水服一钱(《延龄至宝方》)。

蜈蚣螫咬头发烧烟熏之。

疔肿恶疮乱发、鼠屎等分,烧灰。针入疮内,大良(《圣惠》)。

疮口不合乱发、露蜂房、蛇蜕皮各烧存性一钱,用温酒食前调服,神妙(《苏沈良方》)。

下疳湿疮发灰一钱,枣核七个,烧研,洗贴(《心镜》)。

大风疬疮用新竹筒十个,内装黑豆一层,头发一层,至满,以稻糠火盆内煨之,候汁滴出,以盏接承,翎扫疮上,数日即愈。亦治诸疮(邵真人《经验方》)。

头垢《别录》

【释名】梳上者名百齿霜(《宝鉴》)。〔弘景曰〕术云,头垢浮针,以肥腻故耳。今当用悦泽人者,其垢可丸也。

【气味】咸、苦,温,有毒。

【主治】淋闭不通（《别录》）。疗噎疾，酸浆煎膏用之，立愈。又治劳复（弘景）。中蛊毒、蕈毒，米饮或酒化下，并取吐为度（大明）。

【附方】旧九，新十五。

天行劳复含头垢枣核大一枚，良（《类要》）。

预防劳复伤寒初愈，欲令不劳复者。头垢烧研，水丸梧子大，饮服一丸（《外台秘要》）。

头身俱痛烦闷者。头垢豆许，水服。囊盛蒸豆，熨之（《肘后》）。

小儿霍乱梳垢，水服少许。

小儿哭疰方同上。

百邪鬼魅方同上（并《千金》）。

妇人吹乳百齿霜，以无根水丸梧子大。每服三丸，食后屋上倒流水下，随左右暖卧，得汗立愈。或以胡椒七粒，同百齿霜和丸，热酒下，得汗立愈（《卫生宝鉴》）。

妇人乳疖酒下梳垢五丸，即退消。

妇人足疮经年不愈，名裙风疮。用男子头垢，桐油调作隔纸膏，贴之（并《简便》）。

臁胫生疮头垢、枯矾研匀，猪胆调傅（《寿域》）。

下疳湿疮蚕茧盛头垢，再以一茧合定，煅红，出火毒研，搽（杨氏）。

小儿紧唇头垢涂之（《肘后》）。

菜毒脯毒凡野菜、诸脯肉、马肝、马肉毒。以头垢枣核大，含之咽汁，能起死人。或白汤下亦可（《小品方》）。

自死肉毒故头巾中垢一钱，热水服，取吐。

猘犬毒人头垢、猬皮等分，烧灰，水服一杯。口噤者灌之。○犬咬人疮重发者。以头垢少许纳疮中,用热牛屎封之。

诸蛇毒人梳垢一团,尿和傅上。仍炙梳出汗,熨之(并《千金》)。

蜈蚣螫人头垢、苦参末,酒调傅之(《篋中》)。

蜂虿螫人头垢封之。

虫蚁螫人同上(并《集简》)。

竹木刺肉不出。头垢涂之,即出(刘涓子)。

飞丝入目头上白屑少许,揩之即出(《物类相感志》)。

赤目肿痛头垢一芥子,纳入取泪(《摘玄方》)。

噎吐酸浆浆水煎头垢豆许,服一杯效(《普济方》)。

耳塞《日华》

【释名】耳垢(《纲目》)、脑膏(《日华》)、泥丸脂(《日华》)。〔时珍曰〕《修真指南》云:肾气从脾右畔上入于耳,化为耳塞。耳者,肾之窍也。肾气通则无塞,塞则气不通,故谓之塞。

【气味】咸、苦,温,有毒。

【主治】癫狂鬼神及嗜酒(大明)。蛇、虫、蜈蚣螫者,涂之良(时珍)。

【附方】新六。

蛇虫螫伤人耳垢、蚯蚓屎,和涂,出尽黄水,立愈(《寿域》)。

破伤中风用病人耳中膜,并刮爪甲上末,唾调,涂疮口,立效(《儒门事亲》方)。

抓疮伤水肿痛难忍者。以耳垢封之,一夕水尽出而愈。郑师甫云:余常病此,一丐传此方。

疔疽恶疮生人脑即耳塞也、盐泥等分,研匀,以蒲公英汁和作小饼封之,大有效(《圣惠》)。

一切目疾耳塞晒干。每以粟许,夜夜点之(《圣惠》)。

小儿夜啼惊热。用人耳塞五分,石莲心、人参各五钱,乳香二分,灯花一字,丹砂一分,为末。每薄荷汤下五分(《普济》)。

膝头垢《纲目》

【主治】唇紧疮,以绵裹烧研傅之(《外台》)。

爪甲《纲目》

【释名】筋退((《纲目》))。〔时珍曰〕爪甲者,筋之余,胆之外候也。《灵枢经》云:肝应爪,爪厚色黄者胆厚,爪薄色红者胆薄;爪坚色青者胆急,爪耎色赤者胆缓;爪直色白者胆直,爪恶色黑者胆结。

【气味】甘、咸,无毒。

【主治】鼻衄,细刮嗜之,立愈。独不可备,则众人甲亦可(宗奭)。催生,下胞衣,利小便,治尿血,及阴阳易病,破伤中风,去目翳(时珍)。怀妊妇人爪甲:取末点目,去翳障(藏器)。

【附方】旧三,新二十。

斩三尸法《太上玄科》云:常以庚辰日去手爪,甲午日去足爪。每年七月十六日将爪甲烧灰,和水服之。三尸九虫皆灭,名曰斩三尸。○一云:甲寅日三尸游两手,翦去手爪甲;甲午日三尸游两足,翦去足爪甲。

消除脚气每寅日割手足甲,少侵肉,去脚气(《外台秘要》)。

破伤中风手足十指甲,香油炒研,热酒调,呷服之,汗出便好。○《普济》:治破伤风,手足颤掉,搐摇不已。用人手足指甲烧存性六钱,姜制南星、独活、丹砂各二钱,为末。分作二服,酒下,立效。

阴阳易病用手足爪甲二十片,中衣裆一片,烧灰。分三服,温酒下。男用女,女用男。

小儿腹胀父母指爪甲烧灰,傅乳上饮之(《千金》)。

小便转胞自取爪甲,烧灰水服。

男女淋疾同上(并《肘后》)。

小便尿血人指甲半钱,头发二钱半,烧研末。每服一钱,空心温酒下(《圣济录》)。

妊娠尿血取夫爪甲烧灰,酒服(《千金》)。

胞衣不下取本妇手足爪甲,烧灰酒服。即令有力妇人抱起,将竹筒于胸前赶下(《圣惠》)。

诸痔肿痛蚕茧内入男子指甲令满,外用童子顶发缠裹,烧存性,研末,蜜调傅之。仍日日吞牛胆制过槐子,甚效(万表《积善堂方》)。

针刺入肉凡针折入肉,及竹木刺者。刮人指甲末,同酸枣仁捣烂,唾调涂之。次日定出(《圣惠方》)。

飞丝入目刮爪甲末,箸头同津液点之,其丝自聚拔出也(危氏《得效方》)。

物入目中左手爪甲,刀刮屑末,灯草蘸点翳上,三次即出也。

瘢痘生翳、一切目疾并以木贼擦取爪甲末,同朱砂末等分,研匀,以露水搜,丸芥子大。每以一粒点入目内(《圣惠》)。

目生花翳刀刮爪甲细末,和乳点之(《集简方》)。

目生珠管手爪甲烧灰、贝齿烧灰、龙骨各半两为末。每用少许,点珠管上,日点三四次(《圣惠方》)。

积年泻血百药不效。用人指甲炒焦、麝香各二钱半,干姜（炮）三两，白矾（枯过）、败皮巾（烧灰）各一两，为末。每粥饮一钱，日二服（《圣济总录》）。

鼻出衄血　刀刮指甲细末，吹之即止，试验（《简便方》）。

牙齿《日华》

【释名】〔时珍曰〕两旁曰牙，当中曰齿。肾主骨，齿者骨之余也。女子七月齿生，七岁齿龀，三七肾气平而真牙生，七七肾气衰，齿槁发素。男子八月齿生，八岁齿龆，三八肾气平而真牙生，五八肾气衰，齿槁发堕。钱乙云：小儿变蒸蜕齿，如花之易苗。不及三十二齿者，由蒸之不及其数也。

【气味】甘、咸，热，有毒。

【主治】除劳治疟，蛊毒气。入药烧用（大明）。治乳痈未溃，痘疮倒黡（时珍）。

【发明】〔时珍曰〕近世用人牙治痘疮陷伏，称为神品。然一概用之，贻害不浅。夫齿者，肾之标，骨之余也。痘疮则毒自肾出，方长之际，外为风寒秽气所冒，腠理闭塞，血涩不行，毒不能出，或变黑倒黡。宜用此物，以酒、麝达之，窜入肾经，发出毒气，使热令复行，而疮自红活，盖劫剂也。若伏毒在心，昏冒不省人事，及气虚色白，痒塌不能作脓，热痱紫泡之证，止宜解毒补虚。苟误用此，则郁闷声哑，反成不救，可不慎哉？高武《痘疹管见》云：左仲恕言变黑归肾者，宜用人牙散。夫既归肾矣，人牙岂能复治之乎？

【附方】旧一，新七。

痘疮倒黡　钱氏《小儿方》：用人牙烧存性，入麝香少许，温酒服半钱。○闻人规《痘疹论》云：人牙散：治痘疮方出，风寒外袭，或变黑，或青紫，此倒黡也。宜温肌发散，使热气复行而斑自出。用人齿脱落者，不拘多少，瓦罐固济，煅过出火毒，研末。出不快而黑陷者，獭猪血调下一钱；因服凉药，血涩倒陷者，入麝香，温酒服之，其效如神。○无价散：用人牙、猫牙、猪牙、犬牙等分，火煅研末，蜜水调服一字。

乳痈未溃人牙齿烧研，酥调贴之（《肘后方》）。

五般聤耳出脓血水。人牙烧存性，麝香少许，为末吹之。名佛牙散（《普济方》）。

漏疮恶疮干水生肌。用人牙灰、油发灰、雄鸡内金灰，各等分为末。入麝香、轻粉少许，油调傅之（《直指方》）。

阴疽不发头凹沉黯，不疼无热，服内补散不起。必用人牙煅过、穿山甲炙各一分，为末。分作两服，用当归、麻黄煎酒下。外以姜汁和面傅之。○又方：川乌头、硫黄、人牙煅过为末，酒服亦妙（杨仁斋《直指方》）。

人屎《别录》　附人中黄

【释名】人粪（《别录》）、大便（《俗》）。〔时珍曰〕屎粪乃糟粕所化，故字从米，会意也。

【气味】苦，寒，无毒。

【主治】时行大热狂走，解诸毒，捣末，沸汤沃服之（《别录》）。伤寒热毒，水渍饮之，弥善。新者，封丁肿，一日根烂（苏恭）。骨蒸劳复，痈肿发背疮漏，痘疮不起（时珍）。

粪清

〔释名〕黄龙汤（弘景）、还元水（《菽园记》）、人中黄（《震享》）。〔弘景曰〕近城市人以空罂塞口，纳粪中，积年得汁，甚黑而苦，名为黄龙汤，疗瘟病垂死者皆瘥。〔大明曰〕腊月截淡竹去青皮,浸渗取汁,治天行热疾中毒,名粪清。浸皂荚、甘蔗,治天行热疾,名人中黄。〔震亨曰〕人中黄,以竹筒入甘草末于内,竹木塞两头,冬月浸粪缸中,立春取出,悬风处阴干,破竹取草,晒干用。〔汪机曰〕用棕皮绵纸上铺黄土,浇粪汁淋土上,滤取清汁,入新瓮内,碗覆定,埋土中一年取出,清若泉水,全无秽气,年久者弥佳,比竹筒渗法更妙。

〔主治〕天行热狂热疾,中毒,蛊毒,恶疮(大明)。热毒湿毒,大解五脏实热。饭和作丸,清痰,消食积,降阴火(震亨)。

【附方】旧十三,新二十。

劳复食复人屎烧灰,酒服方寸匕(《千金方》)。

热病发狂奔走似癫,如见鬼神,久不得汗,及不知人事者。以人中黄入大罐内,以泥固济,煅半日,去火毒,研末。新汲水服三钱。未退再服(《斗门方》)。

大热狂渴干陈人屎为末,于阴地净黄土中作五六寸小坑,将末三两匙于坑中,以新汲水调匀,良久澄清,细细与饮即解。世俗谓之地清(寇宗奭《衍义》)。

劳极骨蒸亦名伏连传尸,此方甚验。用人屎、小便各一升,新粟米饭五升,六月六日曲半饼,以瓶盛,封密室中,二七日并消,亦无恶气。每旦服一合,午再服之,神效(张文仲《备急方》)。

骨蒸热劳取人屎干者,烧令外黑,纳水中澄清。每旦服一小升,薄晚服童便一小升,以瘥为度。既常服,可就作坑,烧屎二升,夜以水三升渍之,稍稍减服。此方神妙,非其人莫浪传之(《外台秘要》)。

呕血吐痰心烦骨蒸者。人中黄为末,每服三钱,茜根汁、竹沥、姜汁和匀,服之(《丹溪心法》)。

鼻衄不止人屎尖烧灰,水服一二钱,并吹鼻中(《千金方》)。

噎膈反胃诸药不效。真阿魏一钱,野外干人屎三钱,为末。五更以姜片蘸食,能起死人。乃赵玉渊方也(《永类钤方》)。

噎食不下人屎入萝卜内,火炼三炷香,取研。每服三分,黄酒下,三服效(《海上名方》)。

痘疮不起《儒门事亲》:治痘疮倒黡,及灰白下陷。用童子粪干者,新瓦煅过。每一两入龙脑一分,研匀。每服半钱至一钱,蜜水调下。○四灵无价散:治痘疮黑陷,腹胀危笃者,此为劫剂。用人粪、猫粪、猪粪、犬粪等分,腊月初旬收埋高燥黄土窖内,至腊八日取出,砂罐盛之,盐泥固济,炭火煅令烟尽为度。取出为末,入麝香少许,研匀,瓷器密封收之。一岁一字,二岁半钱,三岁一钱,蜜水调下,须臾疮起。此乃以毒攻毒。用火化者,从治之义也。

发背欲死烧屎灰,醋和傅之,干即易(《肘后方》)。

一切痈肿未溃。用干人屎末、麝香各半钱,研匀,以豆大,津调贴头外,以醋面作钱护之。脓溃去药(宗奭《衍义》)。

丁肿初起刮破,以热屎尖傅之,干即易。不过十五遍,即根出立瘥(《千金》)。

五色丹毒黄龙汤饮二合,并涂之,良(《千金方》)。

九漏有虫干人屎、干牛屎,隔绵贴之,虫闻其气即出。若痒则易之,虫尽乃止(《千金》)。

疳蚀口鼻唇颊穿者。绵裹人屎贴之,必有虫出(《十便良方》)。

小儿唇紧人屎灰傅之(崔知悌方)。

小儿阴疮人屎灰傅之(《外台秘要》)。

产后阴脱人屎炒赤为末,酒服方寸匕,日三服(《千金方》)。

鬼舐头疮取小儿粪,和腊猪脂傅之(《千金方》)。

金疮肠出干人屎末粉之,即入(《千金方》)。

针疮血出不止。用人屎烧研,傅之(《千金方》)。

马血入疮肿痛。用人粪一鸡子大服之,并涂之(《千金方》)。

毒蛇咬螫人屎厚封之,帛裹即消(《千金》)。

蛊毒百毒及诸热毒,时气热病,口鼻出血。用人屎尖七枚烧灰,水调顿服,温覆取汗即愈。勿轻此方,神验者也(《外台秘要》)。

诸毒卒恶热闷欲死者。新粪汁,水和服。或干者烧末,渍汁饮。名破棺汤(唐苏恭)。

解药箭毒毒箭有三种:交广夷人用焦铜作箭镞,岭北诸处以蛇毒螫物汁着筒中渍箭镞,此二种才伤皮肉,便洪脓沸烂而死。若中之,便饮汁并涂之,惟此最妙。又一种用射罔煎涂箭镞,亦宜此方(姚僧垣《集验方》)。

野葛芋毒、山中毒菌欲死者。并饮粪汁一升,即活(《肘后方》)。

漏肉脯毒人屎烧灰,酒服方寸匕(《肘后方》)。

恶犬咬伤左盘龙即人屎也厚封之,数日即愈(蔺氏《经验方》)。

心腹急痛欲死。用人屎同蜜擂匀,新汲水化下(《生生编》)。

小儿胎屎《纲目》

【主治】恶疮,食瘜肉,除面印字,一月即瘥(藏器)。治小儿鬼舐头,烧灰和腊猪脂涂之(时珍)。

人尿 奴吊切,亦作溺。○《别录》

【释名】溲(《素问》)、小便(《素问》)、轮回酒(《纲目》)、还元汤(《《炮炙论》》)。〔时珍曰〕尿,从尸从水,会意也。方家谓之轮回酒、还元汤,隐语也。饮入于胃,游溢精气,上输于脾;脾气散精,上归于肺;通调水道,下输膀胱。水道者,阑门也。主分泌水谷,糟粕入于大肠,水汁渗入膀胱。膀胱者,州都之官,津液之府,气化则能出矣。《阴阳应象论》云:清阳为天,浊阴为地;地气上为云,天气下为雨。故清阳出上窍,浊阴出下窍。

【气味】咸,寒,无毒。

【主治】寒热头痛,温气。童男者尤良(《别录》)。主久嗽上气失声,及癥积满腹(苏恭)。明目益声,润肌肤,利大肠,推陈致新,去咳嗽肺痿,鬼气疰病。停久者,服之佳。恐冷,则和热汤服(藏器)。止劳渴,润心肺,疗血闷热狂,扑损,瘀血在内运绝,止吐血鼻衄,皮肤皴裂,难产,胎衣不下,蛇犬咬(大明)。滋阴降火甚速(震亨)。杀虫解毒,疗疟中暍(时珍)。

【发明】〔弘景曰〕若人初得头痛,直饮人尿数升,亦多愈;合葱、豉作汤服,弥佳。〔宗奭曰〕人溺,须童子者佳。产后温饮一杯,压下败血恶物。有饮过七日者。过多恐久远血脏寒,令人发带病,人亦不觉。若气血虚无热者,尤不宜多服。此物性寒,故热劳方中用之。〔震亨曰〕小便降火甚速。常见一老妇,年逾八十,貌似四十。询其故。常有恶病,人教服人尿,四十余年矣,且老健无他病,而何谓之性寒不宜多服耶?凡阴虚火动,热蒸如燎,服药无益者,非小便不能除。〔时珍曰〕小便性温不寒,饮之入胃,随脾之气上归于肺,下通水道而入膀胱,乃其旧路也。故能治肺病，引火下行。凡人精气，清者为血，浊者为气；浊之清者为津液，清之浊者为小便。小便与血同类也，故其味咸而走血，治诸血病也。按《褚澄遗书》云：人喉有窍，则咳血杀人。喉不停物，毫发必咳。血既渗入，愈渗愈咳，愈咳愈渗。惟饮溲溺，则百不一死；若服寒凉，则百不一生。又吴球《诸证辨疑》云：诸虚吐衄咯血，须用童子小便，其效甚速。盖溲溺滋阴降火，消瘀血，止吐衄诸血。但取十二岁以下童子，绝其烹炮咸酸，多与米饮，以助水道。每用一盏，入姜汁或韭汁二三点，徐徐服之，日进二三服。寒天则重汤温服，久自有效也。又成无己云：伤寒少阴证，下利不止，厥逆无脉，干呕欲饮水者。加人尿、猪胆汁咸苦寒物于白通汤姜、附药中，其气相从，可去格拒之患也。

【附方】旧七，新三十八。

头痛至极 童便一盏，豉心半合，同煎至五分，温服（《圣济总录》）。

热病咽痛 童便三合，含之即止（《圣惠方》）。

骨蒸发热 三岁童便五升，煎取一升，以蜜三匙和之。每服二碗，半日更服。此后常取自己小便服之，轻者二十日，重者五十日瘥。二十日后，当有虫如蚰蜒，在身常出。十步内闻病人小便臭者，瘥也。台州丹仙观道士张病此，自服神验（孟诜《必效方》）。

男妇怯证 男用童女便，女用童男便，斩头去尾，日进二次，干烧饼压之，月余全愈（《圣惠》）。

久嗽涕唾 肺痿时时寒热，颊赤气急。用童便（去头尾少许）五合，取大粉甘草一寸，炙令热四破浸之，露一夜，去甘草，平旦顿服，或入甘草末一钱同服亦可，一日一剂。童子忌食五辛热物（姚僧垣《集验方》）。

肺痿咳嗽、鬼气疰病 停久臭溺，日日温服之（《集验方》）。

吐血鼻洪 人溺姜汁和匀，服一升（《日华子》）。

齿缝衄血 童便温热含之，立止（《圣惠方》）。

消渴重者 众人溺坑中水，取一盏服之。勿令病人知，三度瘥（《圣惠方》）。

癥积满腹 诸药不瘥者。人溺一服一升，下血片块，二十日即出也（苏恭《本草》）。

绞肠沙痛 童子小便服之，即止（《圣惠方》）。

卒然腹痛 令人骑其腹，溺脐中（《肘后方》）。

下痢休息 杏仁（去皮，麸炒，研）二两，以獖猪肝一具，切片，水洗血净，置净锅中，一重肝，一重杏仁，铺尽，以童便二升同煎干，放冷，任意食之（《圣惠方》）。

疟疾渴甚 童便和蜜，煎沸，顿服（《简便方》）。

瘴疠诸疟 无问新久。童便一升，入白蜜二匙，搅去白沫，顿服，取吐碧绿痰出为妙。若不然，终不除也（《圣惠方》）。

中暍昏闷 夏月人在途中热死，急移阴处，就掬道上热土拥脐上作窝，令人溺满，暖气透脐即苏，乃服地浆、蒜水等药。○林亿云：此法出自张仲景，其意殊绝，非常情所能及，《本草》所能关，实救急之大术也。盖脐乃命蒂，暑暍伤气，温脐所以接其元气之意。

中恶不醒 令人尿其面上即苏。此扁鹊法也（《肘后方》）。

三十年痫　一切气块　宿冷恶病 苦参二斤，童子小便一斗二升，煎取六升，和糯米及曲，如常法作酒服。但腹中诸疾皆治。酒放二三年不坏，多作救人神效（《圣惠方》）。

金疮中风 自己小便，日洗二三次，不妨入水（《圣惠》）。

金疮血出不止。饮人尿五升（《千金方》）。

打伤瘀血攻心者。人尿煎服一升。日一服（苏恭《本草》）。

折伤跌扑童便入少酒饮之。推陈致新，其功甚大。〇薛己云：予在居庸，见覆车被伤七人，仆地呻吟，俱令灌此，皆得无事。凡一切伤损，不问壮弱，及有无瘀血，俱宜服此。若胁胀，或作痛，或发热烦躁口渴，惟服此一瓯，胜似他药。他药虽效，恐无瘀血，反致误人。童便不动脏腑，不伤气血，万无一失。军中多用此，屡试有验（《外科发挥》）。

杖疮肿毒服童便良（《千金方》）。

火烧闷绝不省人事者。新尿顿服二三升良（《千金方》）。

刺在肉中温小便渍之（《千金》）。

人咬手指瓶盛热尿，浸一夜，即愈（《通变要法》）。

蛇犬咬伤《日华子》云：以热尿淋患处。〇《千金方》：治蝮蛇伤人，令妇人尿于疮上，良。

蛇缠人足就令尿之便解（《肘后方》）。

蜂虿螫伤人尿洗之（《肘后方》）。

蜘蛛咬毒久臭人溺，于大瓮中坐浸；仍取乌鸡屎炒，浸酒服之。不尔，恐毒杀人（陈藏器《本草》）。

百虫入耳小便少少滴入（《圣济总录》）。

劳聋已久童子小便，乘热少少频滴之（《圣济总录》）。

赤目肿痛自己小便，乘热抹洗，即闭目少顷。此以真气退去邪热也（《普济方》）。

腋下狐臭自己小便，乘热洗两腋下，日洗数次，久则自愈（《集简方》）。

伤胎血结心腹痛。取童子小便，日服二升，良（杨氏《产乳》）。

子死腹中以夫尿二升,煮沸饮之(《千金方》)。

中土菌毒、合口椒毒人尿饮之(《肘后方》)。

解诸菜毒小儿尿和乳汁,服二升(《海上方》)。

催生下胞人溺一升,入葱、姜各一分,煎二三沸,热饮便下(《日华子本草》)。

痔疮肿痛用热童尿,入矾三分洗之,一日二三次,效(《救急方》)。

溺白垽音鱼觐切。○《唐本草》

【释名】人中白(《《日华》》)。〔时珍曰〕滓淀为垽,此乃人溺澄下白垽也。以风日久干者为良。入药并以瓦煅过用。

【气味】咸,平,无毒。〔大明曰〕凉。

【主治】鼻衄,汤火灼疮(《唐本》)。烧研,主恶疮(苏恭)。治传尸热劳,肺痿,心膈热,羸瘦渴疾(大明)。降火,消瘀血,治咽喉口齿生疮疳䘌,诸窍出血,肌肤汗血(时珍)。

【发明】〔震亨曰〕人中白,能泻肝火、三焦火并膀胱火,从小便中出,盖膀胱乃此物之故道也。〔时珍曰〕人中白,降相火,消瘀血,盖咸能润下走血故也。今人病口舌诸疮用之有效,降火之验也。张杲《医说》云:李七,常苦鼻衄,仅存喘息。张思顺用人中白散,即时血止。又延陵镇官曾棠鼻血如倾,白衣变红,头空空然。张用人中白药治之即止,并不再作。此皆散血之验也。

【附方】旧一,新十四。

大衄久衄人中白一团鸡子大,绵五两,烧研。每服二钱,温水服(《圣济总录》)。

诸窍出血方同上。

鼻衄不止五七日不住者。人中白，新瓦焙干，入麝香少许，温酒调服，立效（《经验方》）。

肤出汗血方同上。

偏正头痛人中白、地龙（炒）等分为末，羊胆汁丸芥子大。每新汲水化一丸，注鼻中嗤之。名一滴金（《普济方》）。

水气肿满人尿，煎令可丸。每服一小豆大，日三服（《千金方》）。

脚气成漏跟有一孔，深半寸许，其痛异常。用人中白煅，有水出，滴入疮口（戴原礼《证治要诀》）。

小儿霍乱尿滓末，乳上服之良（《千金方》）。

鼻中息肉人中白瓦焙，每温汤服一钱（《朱氏集验方》）。

痘疮倒陷腊月收人中白，火煅为末。温水服三钱，陷者自出（《儒门事亲》）。

口舌生疮溺桶垽七分，枯矾三分，研匀。有涎拭去，数次即愈（《集简方》）。

小儿口疳人中白（煅）、黄柏（蜜炙焦）为末等分，入冰片少许，以青布拭净，掺之，累效（陆氏《经验方》）。

走马牙疳以小便盆内白屑，取下入瓷瓶内，盐泥固济，煅红研末，入麝香少许贴之。此汴梁李提领方也。○又方：用妇人尿桶中白垢（火煅）一钱，铜绿三分，麝香一分，和匀贴之，尤有神效。

痘疹烦热人中白或老粪缸白垢，洗净研末。每白汤或酒服二钱（《痘疹便览》方）。

秋石《蒙筌》

【释名】秋冰（《《纲目》》）。〔时珍曰〕《淮南子》丹成，号曰秋石,言其色白质坚也。近人以人中白炼成白质,亦名秋石,言其亦出于精气之余也。再加升打,其精致者,谓之秋冰,此盖仿海水煎盐之义。方士亦以盐入炉火煅成伪者,宜辨之。〔嘉谟曰〕秋石须秋月取童子溺,每缸入石膏末七钱,桑条搅,澄定倾去清液。如此二三次,乃入秋露水一桶,搅澄。如此数次,滓秽涤净,咸味减除。以重纸铺灰上晒干,完全取起,轻清在上者为秋石,重浊在下者刮去。古人立名,实本此义。男用童女溺,女用童男溺,亦一阴一阳之道也。世医不取秋时,杂收人溺,但以皂荚水澄,晒为阴炼,煅为阳炼。尽失于道,何合于名? 媒利败人,安能应病? 况经火炼,性却变温耶?

【气味】咸,温,无毒。

【主治】虚劳冷疾,小便遗数,漏精白浊（时珍）。滋肾水,养丹田,返本还元,归根复命,安五脏,润三焦,消痰咳,退骨蒸,软坚块,明目清心,延年益寿（嘉谟）。

【发明】〔时珍曰〕古人惟取人中白、人尿治病,取其散血、滋阴降火、杀虫解毒之功也。王公贵人恶其不洁,方士遂以人中白设法煅炼,治为秋石。叶梦得《水云录》,极称阴阳二炼之妙;而《琐碎录》乃云秋石味咸走血,使水不制火,久服令人成渴疾。盖此物既经煅炼,其气近温。服者多是淫欲之人,借此放肆,虚阳妄作,真水愈涸,安得不渴耶? 况甚则加以阳药,助其邪火乎? 惟丹田虚冷者,服之可耳。观病淋者水虚火极,则煎熬成沙成石;小便之炼成秋石,与此一理也。

【附方】新十二。

秋石还元丹久服去百病,强骨髓,补精血,开心益志,补暖下元,悦色进食。久则脐下常如火暖,诸般冷疾皆愈。久年冷劳虚惫甚者,服之亦壮盛。其法:以男子小便十石,更多尤妙。先掊大锅一口于空室内,上用深瓦甑接锅口,以纸筋杵石灰泥甑缝并锅口,勿令通风。候干,下小便约锅中七八分以来,灶下用焰火煮之。若涌出,即少少添冷小便。候煎干,即人中白也。入好罐子内,如法固济,入炭炉中煅之。旋取二三两,再研如粉,煮枣瓤和丸如绿豆大。每服五七丸,渐加至十五丸,空心温酒或盐汤下。其药末常要近火收,或时复养火三五日,则功效更大也(《经验良方》)。

　　阴阳二炼丹世之炼秋石者,但得火炼一法。此药须兼阴阳二炼,方为至药。火炼乃阳中之阴,得火而凝,入水则释,归于无体,盖质去味存,此离中之虚也。水炼乃阴中之阳,得水而凝,遇曝而润,千岁不变,味去质留,此坎中之实也。二物皆出于心肾二脏,而流于小肠,水火螣蛇玄武正气,外假天地之水火,凝而为体。服之还补太阳、相火二脏,实为养命之本。空心服阳炼,日午服阴炼。此法极省力,与常法功用不侔,久疾服之皆愈。有人得瘦疾且嗽,诸方不效,服此即瘳。有人病颠腹鼓,日久加喘满,垂困,亦服此而安也。○阳炼法:用人尿十余石,各用桶盛。每石入皂荚汁一碗,竹杖急搅百千下,候澄去清留垽。并作一桶,如前搅澄,取浓汁一二斗滤净,入锅熬干,刮下捣细。再以清汤煮化,筲箕铺纸淋过,再熬。如此数次,直待色白如雪方止。用沙盒固济,火煅成质,倾出。如药未成,更煅一二次,候色如莹玉,细研。入砂盒内固济,顶火养七昼夜,取出摊土上,去火毒,为末,枣膏丸梧桐子大。每空心温酒下三十丸。○阴炼法:用人尿四五石,以大缸盛。入新水一半,搅千回,澄定,去清留垽。又入新水搅澄,直候无臭气,澄下如腻粉,方以曝干。刮下再研,以男儿乳和如膏,烈日晒干,盖假太阳真气也。如此九度,为末,枣膏和丸梧子大。每午后温酒下三十丸（叶石林《水云录》）。

秋冰乳粉丸固元阳,壮筋骨,延年不老,却百病。用秋冰五钱,头生男乳晒粉五钱,头生女乳晒粉五钱,乳香二钱五分,麝香一分,为末,炼蜜丸芡子大,金箔为衣,乌金纸包,黄蜡匮收,勿令泄气。每月用乳汁化服一丸,仍日饮乳汁助之。○秋冰法:用童男、童女尿垽各一桶,入大锅内,桑柴火熬干。刮下,入河水一桶搅化,隔纸淋过。复熬刮下,再以水淋炼之。如此七次,其色如霜,或有一斤。入罐内,上用铁灯盏盖定,盐泥固济,升打三炷香。看秋石色白如玉,再研,再如前升打。灯盏上用水徐徐擦之,不可多,多则不结;不可少,少则不升。自辰至未,退火冷定。其盏上升起者,为秋冰,味淡而香,乃秋石之精英也,服之滋肾水,固元阳,降痰火。其不升者,即寻常秋石也,味咸苦,蘸肉食之,亦有小补（杨氏《颐贞堂经验方》）。

直指秋石丸治浊气干清,精散而成膏淋,黄白赤黯,如肥膏、蜜、油之状。用秋石、鹿角胶(炒)、桑螵蛸(炙)各半两,白茯苓一两,为末,糕糊丸梧子大。每服五十丸,人参汤下（《仁斋直指方》）。

秋石交感丹治白浊遗精。秋石一两,白茯苓五钱,菟丝子(炒)五钱,为末。用百沸汤一盏,井华水一盏,煮糊,丸梧子大。每服一百丸,盐汤下（郑氏《家传方》）。

秋石四精丸治思虑色欲过度,损伤心气,遗精,小便数。秋石、白茯苓各四两,莲肉、芡实各二两,为末,蒸枣肉和丸梧子大。每空心盐汤下三十丸（《永类钤方》）。

秋石五精丸常服补益。秋石一两,莲肉六两,真川椒红五钱,小茴香五钱,白茯苓二两,为末,枣肉和丸梧子大。每服三十丸,盐汤、温酒空心下。○秋石法:用童男、童女洁净无体气、疾病者,沐浴更衣,各聚一石。用洁净饮食及盐汤与之,忌葱、蒜、韭、姜、辛辣、膻腥之物。待尿满缸，以水搅澄，取人中白，各用阳城瓦罐，盐泥固济，铁线扎定，打火一炷香。连换铁线，打七火。然后以男、女者称匀，和作一处，研开，以河水化之，隔纸七层滤过，仍熬成秋石，其色雪白。用洁净香浓乳汁和成，日晒夜露。但干即添乳汁，取日精月华，四十九日数足，收贮配药（刘氏《保寿堂经验方》）。

肿胀忌盐只以秋石拌饮食。待肿胀消，以盐入罐煅过，少少用之（《摘玄方》）。

赤白带下真秋石研末，蒸枣肉捣，丸梧子大。每服六十丸，空心醋汤下（《摘玄方》）。

噎食反胃秋石，每用一钱，白汤下，妙（《医方摘要》）。

服丹发热有人服伏火丹药多，脑后生疮，热气冉冉而上。一道人教灸风市数十壮而愈。仍时复作，又教以阴炼秋石，用大豆黄卷煎汤下，遂愈，和其阴阳也（王清虚《杂录》方）。

淋石 宋《嘉祐》

〔校正〕自《玉石部》移入此。

【集解】〔藏器曰〕此是患石淋人溺中出者，正如小石，收之为用。〔时珍曰〕此是淫欲之人，精气郁结，阴火煎熬，遂成坚质。正如滚水结碱，卤水煎盐，小便炼成秋石，同一义理也。

【气味】咸，温，无毒。

【主治】石淋，水磨服之，当得碎石随溺出（大明）。噎病吐食，俗名涩饭病（藏器）。

癖石 《纲目》

【集解】〔时珍曰〕有人专心成癖，及病癥块，凝结成石。

如牛黄、狗宝、鲊答之类,皆诸兽之病也。观夫星陨为石,沙淋石淋,及释氏颅囟结成舍利子,皆精气凝结而然。故《格物论》云:石者,气之核也。群书所载,如宝圭化石,老树化石,皆无情之变异也。鱼、蛇、虾、蟹,皆能化石,乃有情之变异也。《世说》载贞妇登山望夫,化而为石,此盖志一不分,遂入于无情也。《宋史》载石工采石,陷入石穴,三年掘出犹活,见风遂化为石,此盖吞纳石气,久而与之俱化也。夫生形尚全化石,则顽心癥癖之化石,亦其理也。《程子遗书》云:波斯人发古墓,见肌肤都尽,惟心坚如石。锯开,中有山水如画,旁有一女,凭阑凝睇。盖此女有爱山水癖,遂致融结如此。宋濂云:一浮屠行大般舟三昧法,示寂后,焚之。惟心不化,状如佛像,非金非石。又一人行禅观法,及死火葬,心内包观音像悉具。《医书》云:一人病癥死,火化有块如石。此皆癥癖顽凝成石之迹,故并录之。

【主治】消坚癖,治噎膈(时珍)。

乳汁《别录》

【释名】奶汁(《纲目》)、仙人酒(《同》)。〔时珍曰〕乳者化之信,故字从孚、化省文也。方家隐其名,谓之仙人酒、生人血、白朱砂,种种名色。盖乳乃阴血所化,生于脾胃,摄于冲任。未受孕则下为月水,既受孕则留而养胎,已产则赤变为白,上为乳汁,此造化玄微,自然之妙也。邪术家乃以童女娇揉取乳,及造"反经为乳"诸说,巧立名谓,以弄贪愚。此皆妖人所为,王法所诛,君子当斥之可也。凡入药并取首生男儿,无病妇人之乳,白而稠者佳。若色黄赤清而腥秽如涎者,并不可用。有孕之乳,谓之忌奶,小儿饮之吐泻,成疳魃之病,最为有毒也。

【气味】甘、咸,平,无毒。〔大明曰〕凉。

【主治】补五脏,令人肥白悦泽。疗目赤痛多泪,解独肝牛肉毒,合浓豉汁服之,神效(《别录》)。和雀屎,去目赤弩肉(苏恭)。益气,治瘦悴,悦皮肤,润毛发,点眼止泪(大明)。

【发明】〔弘景曰〕汉张苍年老无齿,妻妾百数,常服人乳,故年百岁余,身肥如瓠。〔宗奭曰〕人乳汁治目之功多,何也?人心生血,肝藏血,肝受血则能视。盖水入于经,其血乃成。又曰上则为乳汁,下则为月水,故知乳汁则血也。用以点眼,岂不相宜?血为阴,故性冷。脏寒人,如乳饼酥酪之类,不可多食。虽曰牛羊乳,然亦不出乎阴阳之造化耳。老人患口疮不能食,但饮人热乳甚良。〔时珍曰〕人乳无定性。其人和平,饮食冲淡,其乳必平;其人暴躁,饮酒食辛,或有火病,其乳必热。凡服乳,须热饮。若晒曝为粉,入药尤佳。《南史》载:宋何尚之积年劳病,饮妇人乳而瘥。又言:穰城老人年二百四十岁,惟饮曾孙妇乳也。按白飞霞《医通》云:服人乳,大能益心气,补脑髓,止消渴,治风火证,养老尤宜。每用一吸,即以纸塞鼻孔,按唇贴齿而漱,乳与口津相和,然后以鼻内引上吸,使气由明堂入脑,方可徐徐咽下,如此五七吸为一度。不漱而吸,何异饮酪?止于肠胃而已。

【附方】旧三,新十二。

服乳歌仙家酒,仙家酒,两个壶卢盛一斗。五行酿出真醍醐,不离人间处处有。丹田若是干涸时,咽下重楼润枯朽。清晨能饮一升余,返老还童天地久。

虚损劳瘵德生丹:用无病妇人乳三酒杯,将瓷碟晒极热,置乳于中,次入麝香末少许,木香末二分,调匀服;后饮浓茶一酒盏,即阳败。次日服接命丹。接命丹:用乳三酒杯,如前晒碟盛人乳,并人胞末一具调服,服毕面、膝俱赤,如醉思睡。只以白粥少少养之(《集简方》)。

虚损风疾接命丹:治男妇气血衰弱,痰火上升,虚损之证;又治中风不语,左瘫右缓,手足疼痛,动履不便,饮食少进诸证。用人乳二杯,香甜白者为佳,以好梨汁一杯和匀,银石器内顿滚滚。每日五更一服,能消痰补虚,生血延寿。此乃以人补人,其妙无加(《摄生众妙方》)。

中风不语舌根强硬。三年陈酱五合,人乳汁五合,相和研,以生布绞汁。随时少少与服,良久当语(《圣惠方》)。

卒不得语人乳半合,美酒半升,和服(范汪方)。

失音不语人乳、竹沥各二合,温服(《摘玄》)。

月经不通日饮人乳三合(《千金方》)。

眼热赤肿人乳半合,古铜钱十文,铜器中磨令变色,稀稠成煎,瓶收,日点数次。或以乳浸黄连,蒸热洗之(《圣惠方》)。

初生不尿人乳四合,葱白一寸,煎滚,分作四服,即利(《刘涓子鬼遗方》)。

初生吐乳人乳二合,簋簅籛少许,盐二粟大,同煎沸,入牛黄米许,与服(《刘涓子鬼遗方》)。

痈脓不出人乳汁和面傅之,比晓脓尽出。不可近手(《千金方》)。

臁胫生疮人乳、桐油等分,和匀。以鹅翎扫涂,神效(《摘玄》)。

啖蛇牛毒牛啖蛇者,毛发向后,其肉杀人。但饮人乳汁一升,立愈(《金匮要略》)。

中牛马毒人乳饮之良(《千金》)。

百虫入耳人乳滴之即出(《圣惠方》)。

妇人月水 宋《嘉祐》 附月经衣

【释名】月经(《素问》)、天癸(《素问》)、红铅(《谬名》)。〔时珍曰〕女子,阴类也,以血为主。其血上应太阴,下应海潮。月有盈亏,潮有朝夕,月事一月一行,与之相符,故谓之月水、月信、月经。经者常也,有常轨也。天癸者,天一生水也。邪术家谓之红铅,谬名也。女人之经,一月一行,其常也;或先或后,或通或塞,其病也。复有变常而古人并未言及者,不可不知。有行期只吐血衄血,或眼耳出血者,是谓逆行。有三月一行者,是谓居经,俗名按季。有一年一行,是谓避年。有一生不行而受胎者,是谓暗经。有受胎之后,月月行经而产子者,是谓盛胎,俗名垢胎。有受胎数月,血忽大下而胎不陨者,是谓漏胎。此虽以气血有余不足言,而亦异于常矣。女子二七天癸至,七七天癸绝,其常也。有女年十二、十三而产子,如《楮记室》所载,平江苏达卿女,十二受孕者;有妇年五十、六十而产子,如《辽史》所载,函普妻六十余,生二男一女者,此又异常之尤者也。学医者之于此类,恐亦宜留心焉。

【气味】咸,平,无毒。

【主治】解毒箭并女劳复(弘景)。

月经衣

〔主治〕金疮血涌出,炙热熨之。又主虎狼伤及箭镞入腹(藏器)。

【发明】〔时珍曰〕女人入月,恶液腥秽,故君子远之,为其不洁,能损阳生病也。煎膏治药,出痘持戒,修炼性命者,皆避忌之,以此也。《博物志》云:扶南国有奇术,能令刀斫不入,惟以月水涂刀便死。此是秽液坏人神气,故合药忌触之。此说甚为有据。今有方士邪术,鼓弄愚人,以法取童女初行经水服食,谓之先天红铅,巧立名色,多方配合,谓《参同契》之金华,《悟真篇》之首经,皆此物也。愚人信之,吞咽秽滓,以为秘方,往往发出丹疹,殊可叹恶。按萧了真《金丹诗》云:一等旁门性好淫,强阳复去采他阴。口含天癸称为药,似恁汹沮枉用心。呜呼!愚人观此,可自悟矣。凡红铅方,今并不录。

【附方】旧七,新五。

热病劳复丈夫热病瘥后,交接复发,忽卵缩入肠,肠痛欲死。烧女人月经赤衣为末,熟水服方寸匕,即定(《梅师方》)。

女劳黄疸气短声沉。用女人月经布和血衣烧灰,酒服方寸匕,一日再服,三日瘥(孟诜《必效方》)。

霍乱困笃童女月经衣和血烧灰,酒服方寸匕。百方不瘥者用之(《千金方》)。

小儿惊痫发热。取月候血和青黛,新汲水调服一钱,入口即瘥。量儿加减(《普济方》)。

令妇不妒取妇人月水布裹虾蟆,于厕前一尺,入地五寸埋之(张华《博物志》)。

痈疽发背一切肿毒。用胡燕窠土、鼠坌土、榆白皮、栝蒌根,等分为末,以女人月经衣,水洗取汁和,傅肿上,干即易之。溃者封其四围。五日瘥(《千金方》)。

男子阴疮因不忌月事行房,阴物溃烂。用室女血衲,瓦上烧存性,研末,麻油调,傅之。

解药箭毒交州夷人,以焦铜为镝,涂毒药于镞锋上,中人即沸烂,须臾骨坏。但服月水、屎汁解之(《博物志》)。

箭镞入腹或肉中有聚血。以妇人月经衣烧灰,酒服方寸匕(《千金方》)。

马血入疮、剥马刺伤以妇人月水涂之，神效（姚僧垣《集验方》）。

虎狼伤疮月经衣烧末，傅之（陈藏器）。

人血《拾遗》

【集解】〔时珍曰〕血犹水也。水谷入于中焦，泌别熏蒸，化其精微，上注于肺。流溢于中，布散于外。中焦受汁，变化而赤，行于隧道，以奉生身，是之谓血，命曰营气。血之与气，异名同类；清者为营，浊者为卫，营行于阴，卫行于阳；气主煦之，血主濡之。血体属水，以火为用，故曰气者血之帅也。气升则升，气降则降；气热则行，气寒则凝；火活则红，火死则黑。邪犯阳经则上逆，邪犯阴经则下流。盖人身之血，皆生于脾，摄于心，藏于肝，布于肺，而施化于肾也。仙家炼之，化为白汁，阴尽阳纯也。苌弘死忠，血化为碧，人血入土，年久为磷，皆精灵之极也。

【气味】咸，平，有毒。

【主治】羸病人皮肉干枯，身上麩片起，又狂犬咬，寒热欲发者，并刺血热饮之（藏器）。

【发明】〔时珍曰〕肉干麩起，燥病也，不可卒润也。饮人血以润之，人之血可胜刺乎？夫润燥、治狂犬之药亦夥矣，奚俟于此耶？始作方者，不仁甚矣，其无后乎？虐兵、残贼，亦有以酒饮人血者，此乃天戮之民，必有其报，不必责也。诸方用血，惟不悖于理者，收附于下。

【附方】新六。

吐血不止就用吐出血块，炒黑为末。每服三分，以麦门冬汤调服。盖血不归元，则积而上逆；以血导血归元，则止矣（吴球《诸证辨疑》）。

衄血不止《圣济总录》：用白纸一张，接衄血令满，于灯上烧灰，作一服，新汲水下。勿用病人知。○《儒门事亲》：就用本衄血，纸捻蘸点眼内，左点右，右点左。此法大妙。

金疮内漏取疮内所出血，以水和，服之（《千金》）。

产乳血运取酽醋，和产妇血如枣大，服之（《普济方》）。

小儿赤疵针父脚中，取血贴之，即落（《千金方》）。

小儿疣目以针决其四边，取患疮脓汁傅之。忌水三日，即溃落也（《千金》）。

人精宋《嘉祐》

【集解】〔时珍曰〕营气之粹，化而为精，聚于命门。命门者，精血之府也。男子二八而精满一升六合。养而充之，可得三升；损而丧之，不及一升。谓精为峻者，精非血不化也；谓精为宝者，精非气不养也。故血盛则精长，气聚则精盈。邪术家蛊惑愚人，取童女交媾，饮女精液；或以己精和其天癸，吞咽服食。呼为铅汞，以为秘方，放恣贪淫，甘食秽滓，促其天年。吁！愚之甚矣，又将谁尤？按鲍景翔云：神为气主，神动则气随；气为水母，气聚则水生。故人之一身，贪心动则津生，哀心动则泪生，愧心动则汗生，欲心动则精生。

【气味】甘，温。

【主治】和鹰屎，灭瘢（弘景）。涂金疮血出，汤火疮（时珍）。

【附方】旧三，新一。

面上黡子人精和鹰屎白涂之，数日愈（《千金方》）。

身面粉瘤人精一合，青竹筒盛，于火上烧，以器承取汁，密封器中。数数涂之，取效止（《肘后方》）。

瘰疬肿毒女人精汁,频频涂之。

汤火伤灼令不痛,易愈无痕。《肘后》:用人精、鹰屎白,日日涂之。○《千金》:用女人精汁,频频涂之。

口津唾《纲目》

【释名】灵液(《纲目》)、神水(《纲目》)、金浆(《纲目》)、醴泉(《《纲目》》)。〔时珍曰〕人舌下有四窍,两窍通心气,两窍通肾液。心气流入舌下为神水,肾液流入舌下为灵液。道家谓之金浆玉醴。溢为醴泉,聚为华池,散为津液,降为甘露,所以灌溉脏腑,润泽肢体。故修养家咽津纳气,谓之清水灌灵根。人能终日不唾,则精气常留,颜色不槁;若久唾,则损精气,成肺病,皮肤枯涸。故曰远唾不如近唾,近唾不如不唾。人有病,则心肾不交,肾水不上,故津液干而真气耗也。秦越人《难经》云:肾主五液。入肝为泪,入肺为涕,入脾为涎,入心为汗,自入为唾也。

【气味】甘、咸,平,无毒。

【主治】疮肿、疥癣、䘌疱,五更未语者,频涂擦之。又明目退翳,消肿解毒,辟邪,粉水银(时珍)。

【发明】〔时珍曰〕唾津,乃人之精气所化。人能每旦漱口擦齿,以津洗目,及常时以舌舐拇指甲,揩目,久久令人光明不昏。又能退翳,凡人有云翳,但每日令人以舌舐数次,久则真气熏及,自然毒散翳退也。《范东阳方》云:凡人魇死,不得叫呼,但痛咬脚跟及拇指甲际,多唾其面,徐徐唤之,自省也。按《黄震日抄》云:晋时南阳宗定伯夜遇鬼,问之。答曰我新死鬼也。问其所恶。曰:不喜唾耳。急持之,化为羊。恐其变化,因大唾之,卖得千钱。乃知鬼真畏唾也。

【附方】新四。

代指肿痛以唾和白硇砂,搜面作碗子,盛唾令满,着硇末少许,以指浸之,一日即瘥(《千金方》)。

手足发疣以白粱米粉,铁铛炒赤,研末,以众人唾和,傅厚一寸,即消(《肘后方》)。

腋下狐气用自己唾擦腋下数过,以指甲去其垢,用热水洗手数遍,如此十余日则愈。

毒蛇螫伤急以小便洗去血,随取口中唾,频频涂之(杨拱《医方摘要》)。

齿垽 音居近切。〇宋《嘉祐》

【释名】齿垢(《纲目》)。

【气味】咸,温,无毒。

【主治】和黑虱研涂,出箭头及恶刺,破痈肿(李世勣)。涂蜂螫(时珍)。

【附方】新二。

竹木入肉针拨不尽者。以人齿垢封之,即不烂也(叶氏《通变要法》)。

毒蛇螫伤先以小便洗去血,次以牙垽封而护之,甚妙,且不痛肿(《医方摘要》)。

人汗 《纲目》

【集解】〔时珍曰〕汗出于心,在内则为血,在外则为汗。故曰夺汗者无血,夺血者无汗。

【气味】咸,有毒。饮食食之,令人生疔毒(时珍)。

眼泪《纲目》

【集解】〔时珍曰〕泪者肝之液。五脏六腑津液皆上渗于目。凡悲哀笑咳，则火激于中，心系急而脏腑皆摇；摇则宗脉感而液道开，津上溢，故涕泣出焉。正如甑上水滴之意也。

【气味】咸，有毒。凡母哭泣堕子目，令子伤睛生翳（时珍）。

人气《纲目》

【主治】下元虚冷，日令童男女，以时隔衣进气脐中，甚良。凡人身体骨节痹痛，令人更互呵熨，久久经络通透。又鼻衄金疮，嘘之能令血断（时珍）。

【发明】〔时珍曰〕医家所谓元气相火，仙家所谓元阳真火，一也。天非此火不能生物，人非此火不能有生。故老人、虚人，与二七以前少阴同寝，借其熏蒸，最为有益。杜甫诗云"暖老须燕玉"，正此意也。但不可行淫，以丧宝促生耳。近时术家，令童女以气进入鼻窍、脐中、精门，以通三田，谓之接补。此亦小法，不得其道者，反以致疾。按谢承《续汉书》云：太医史循宿禁中，寒疝病发，求火不得。众人以口更嘘其背，至旦遂愈。刘敬叔《异苑》云：孙家奚奴治虎伤蛇噬垂死者，以气禁之，皆安。又葛洪《抱朴子》云：人在气中，气在人中。天地万物，无不须气以生。善行气者，内以养身，外以却恶。然行之有法，从子至巳为生气之时，从午至亥为死气之时。常以生气时，鼻中引气，入多出少，闭而数之，从九九、八八、七七、六六、五五而止，乃微吐之，勿令耳闻。习之既熟，增至千数，此为胎息。或春食东方青气，夏食南方赤气，秋食西方白气，冬食北方黑气，四季食中央黄气,亦大有效。故善行气者,可以避饥渴,可以延年命;可以行水上,可以居水中;可以治百病,可以入瘟疫。以气嘘水则水逆流,嘘火则火遥灭;嘘沸汤则手可探物,嘘金疮则血即自止;嘘兵刃则刺不能入,嘘箭矢则矢反自射;嘘犬则不吠,嘘虎狼则伏退,嘘蛇蜂则不动。吴越有禁咒行气之法,遇有大疫,可与同床,不相传染。遇有精魅,或闻声,或现形,掷石放火,以气禁之,皆自绝。或毒蛇所伤,嘘之即愈。若在百里之外,遥以我手嘘咒,男左女右,亦即可安。夫气出于无形,用之其效至此,而况绝谷延年乎?时珍按:此即吾内养浩然灵气也。符篆家取祖气即此,但彼徒皆气馁,庸人依仿,安得验哉?

人魄 《纲目》

【集解】〔时珍曰〕此是缢死人,其下有物如麸炭,即时掘取便得,稍迟则深入矣。不掘则必有再缢之祸。盖人受阴阳二气,合成形体。魂魄聚则生,散则死。死则魂升于天,魄降于地。魄属阴,其精沉沦入地,化为此物;亦犹星陨为石,虎死目光坠地化为白石,人血入地为磷为碧之意也。

【主治】镇心,安神魄,定惊怖颠狂,磨水服之(时珍)。

髭须 《证类》

【集解】〔时珍曰〕觜上曰髭,颐下曰须,两颊曰髯。详见乱发下。

【主治】烧研,傅痈疮(慎微)。

【发明】〔慎微曰〕唐李世勣病。医云:得须灰服之,方止。太宗闻之,遂自剪髭烧灰赐服,复令傅痈立愈。故白乐天诗云：剪须烧药赐功臣。又宋吕夷简疾。仁宗曰：古人言髭可治疾。今朕剪髭与之合药，表朕意也。

阴毛《拾遗》

【主治】男子阴毛：主蛇咬，以口含二十条咽汁，令毒不入腹（藏器）。横生逆产，用夫阴毛二七茎烧研，猪膏和丸大豆大，吞之（《千金方》）。妇人阴毛：主五淋及阴阳易病（时珍）。

【附方】新二。

阴阳易病病后交接，卵肿或缩入腹，绞痛欲死。取妇人阴毛烧灰饮服，仍以洗阴水饮之（《普济方》）。

牛胀欲死妇人阴毛，草裹与食，即愈（《外台秘要》）。

人骨《拾遗》

【释名】〔时珍曰〕许慎云：骨者，肉之核也。《灵枢经》云：肾主骨。有《骨度篇》，论骨之大小、长短、广狭甚详，见本书。

【主治】骨病，接骨，臁疮，并取焚弃者（藏器）。

【发明】〔时珍曰〕古人以掩暴骨为仁德，每获阴报；而方伎之流，心乎利欲，乃收人骨为药饵，仁术固如此乎？且犬不食犬骨，而人食人骨可乎？父之白骨，惟亲生子刺血沥之即渗入。又《酉阳杂俎》云：荆州一军人损胫。张七政饮以药酒，破肉去碎骨一片，涂膏而愈。二年余复痛。张曰所取骨寒也。寻之尚在床下，以汤洗绵裹收之，其痛遂止。气之相应如此，孰谓枯骨无知乎？仁者当悟矣。

【附方】新四。

代杖烧过人骨为末，空心酒服三钱，受杖不肿不作疮，久服皮亦厚也（《医林集要》）。

接骨烧过童子骨一两,乳香二钱,喜红绢一方,烧灰为末,热酒调服。先以桐木片扎定,立效（《医林集要》）。

臁疮烧过人骨碎者为末,掺之（《寿域神方》）。

折伤死童子骨煅过,香瓜子仁炒干,为末。好酒下,止痛极速（《扶寿精方》）。

天灵盖 宋《开宝》

【释名】脑盖骨（《纲目》）、仙人盖（《纲目》）、头颅骨（《《纲目》》）。〔志曰〕此乃死人顶骨十字解者,方家婉其名耳。〔藏器曰〕此是天生天赐,盖押一身之骨,囟门未合,即未有也。〔时珍曰〕人之头圆如盖,穹窿象天,泥丸之宫,神灵所集。修炼家取坎补离,复其纯乾,圣胎圆成,乃开颅囟而出入之,故有天灵盖诸名也。

【修治】〔藏器曰〕凡用弥腐烂者乃佳。有一片如三指阔者,取得,用煻灰火罨一夜。待腥秽气尽,却用童男溺,于瓷锅子中煮一伏时,漉出。于屋下掘一坑,深一尺,置骨于中一伏时,其药魂归神妙。阳人使阴,阴人使阳。〔好古曰〕方家有用檀香汤洗过,酥炙用,或烧存性者。男骨色不赤,女骨色赤,以此别之也。

【气味】咸,平,无毒。〔时珍曰〕有毒。

【主治】传尸尸疰,鬼气伏连,久瘴劳疟,寒热无时者,烧令黑,研细,白饮和服,亦合丸散用（《开宝》）。治肺痿,乏力羸瘦,骨蒸盗汗等,酥炙用（大明）。退心经蕴寒之气（《本草权度》）。

【发明】〔杨士瀛曰〕天灵盖治尸疰。尸疰者,鬼气也。伏而未起,故令淹缠。得枯骸枕骨治之,则魂气飞越,不复附人,故得瘥也。〔陈承曰〕《神农本经·人部》,惟发髲一物。其余皆出后世医家,或禁术之流,奇怪之论耳。近见医家用天灵盖治传尸病,未有一效。残忍伤神,殊非仁人之用心。苟有可易,仁者宜尽心焉。必不得已,则宜以年深渍朽、绝尸气者,可也。

【附方】旧一,新十。

天灵盖散追取劳虫。天灵二指大以檀香煎汤洗过,酥炙,一气咒七遍云:"雷公神,电母圣;逢传尸,便须定;急急如律令。"尖槟榔五枚,阿魏二分,麝香三分,辰砂一分,安息香三分,甘遂三分,为末,每服三钱。用童便四升,入银石器内,以葱白、薤白各二七茎,青蒿二握,甘草二茎五寸长者,桃枝、柳枝、桑枝、酸榴枝各二握七寸长,同煎至一升。分作三盏:五更初,调服前药一服;虫不下,约人行十里,又进一服;天明再进。取下虫物,名状不一,急擒入油铛煎之。其虫觜青赤黄色可治,黑白色难治,然亦可断传染之患。凡修合,先须斋戒,于远处净室,勿令病人闻药气,及鸡犬猫畜、孝子妇人、一切触秽之物见之。虫下后,以白粥补之。数日之后,梦人哭泣相别,是其验也(《上清紫庭仙方》)。

虚损骨蒸《千金方》:用天灵盖如梳大,炙黄,以水五升,煮取二升,分三服,起死神方也。○张文仲《备急方》:用人头骨(炙)三两,麝香十两,为末,和蜜捣千杵,丸梧子大。每服七丸,粥饮下,日再服。若胸前有青脉出者,以针刺看血色;未黑者,七日瘥。

小儿骨蒸体瘦心烦。天灵盖(酥炙)、黄连等分,研末。每服半钱,米饮下,日二服(《圣惠方》)。

诸疟寒热天灵盖煅研末,水服一字,取效(《普济方》)。

膈气不食天灵盖七个,每个用黑豆四十九粒,层层隔封,水火升降,杨梅色,冷定取出,去豆不用,研末。每服一钱,温酒下(《孙氏集效方》)。

青盲不见天灵盖(酥炙)、龙胆各二两,白龙脑一钱,为末。取黑豆五升净淘,以水煮烂滤汁,却炼成煎拌药,丸梧子大。每服温水下二十丸,日三。频用新汲水洗头面。先令患人沐浴,及剃却顶心发。静一室,令安止,昼夜不得见明,令满百日。切忌羊血杂肉及动风壅滞热物、喜怒房室等(《圣惠方》)。

痘疮陷伏灰平不长,烦躁气急。用天灵盖烧研,酒服三分。○一方入雄黄二分,其疮自然起发(《痘疹经验方》)。

下部疳疮天灵盖煅研末,先以黄檗汤洗净,掺之神效。○又一方入红褐、小红枣等分,同烧研(刘氏《经验方》)。

臁疮湿烂人顶骨(烧研)二钱,龙骨三钱,金丝硫黄一钱,为末。用冬萝卜芽阴干,熬水洗之,乃贴(刘松石《保寿堂方》)。

小儿白秃大豆、髑髅骨各烧灰等分,以腊猪脂和涂(姚僧垣《集验方》)。

人胞《拾遗》

【**释名**】胞衣(《拾遗》)、胎衣(《纲目》)、紫河车(《纲目》)、混沌衣(《纲目》)、混元母(《蒙筌》)、佛袈裟(《纲目》)、仙人衣(《《纲目》》)。〔时珍曰〕人胞,包人如衣,故曰胞衣。方家讳之,别立诸名焉。《丹书》云:天地之先,阴阳之祖,乾坤之橐籥,铅汞之匡廓,胚胎将兆,九九数足,我则乘而载之,故谓之河车。其色有红、有绿、有紫,以紫者为良。

【**修治**】〔吴球曰〕紫河车,古方不分男女。近世男用男,女用女;一云男病用女,女病用男。初生者为佳,次则健壮无病妇人者亦可。取得,以清米泔摆净,竹器盛,于长流水中洗去筋膜,再以乳香酒洗过,篾笼盛之,烘干研末。亦有瓦焙研者,酒煮捣烂者,甑蒸捣晒者,以蒸者为佳。董炳云:今人皆酒煮火焙及去筋膜,大误矣。火焙水煮,其子多不育,惟蒸捣和药最良。筋膜乃初结真气,不可剔去也。

【气味】甘、咸,温,无毒。

【主治】血气羸瘦,妇人劳损,面黚皮黑,腹内诸病渐瘦者,治净,以五味和之,如馉饳法与食之,勿令妇知(藏器。○饳,音甲,饼也)。治男女一切虚损劳极,癫痫失志恍惚,安心养血,益气补精(吴球)。

【发明】〔震亨曰〕紫河车治虚劳,当以骨蒸药佐之。气虚加补气药,血虚加补血药。以侧柏叶、乌药叶俱酒洒,九蒸九曝,同之为丸,大能补益,名补肾丸。〔时珍曰〕人胞虽载于陈氏《本草》,昔人用者犹少。近因丹溪朱氏言其功,遂为时用。而括苍吴球始创大造丸一方,尤为世行。其方药味平补,虽无人胞,亦可服饵。其说详见本方下。按《隋书》云:琉球国妇人产乳,必食子衣。张师正《倦游录》云:八桂獠人产男,以五味煎调胞衣,会亲啖之。此则诸兽生子、自食其衣之意,非人类也。崔行功《小儿方》云:凡胎衣宜藏于天德、月空吉方。深埋紧筑,令儿长寿。若为猪狗食,令儿颠狂;虫蚁食,令儿疮癣;鸟鹊食,令儿恶死;弃于火中,令儿疮烂;近于社庙污水井灶街巷,皆有所禁。按此亦铜山西崩,洛钟东应,自然之理也。今复以之蒸煮炮炙,和药捣饵,虽曰以人补人,取其同类;然以人食人,独不犯崔氏之禁乎?其异于琉球、獠人者,亦几希矣。

【附方】旧一,新六。

河车丸治妇人瘵疾劳嗽,虚损骨蒸等证。用紫河车(初生男子者)一具以长流水中洗净,熟煮擘细,焙干研,山药二两,人参一两,白茯苓半两,为末,酒糊丸梧子大,麝香养七日。每服三五十丸,温服,盐汤下(《永类钤方》)。

大造丸吴球云:紫河车即胞衣也。儿孕胎中,脐系于胞,胞系母脊,受母之荫,父精母血,相合生成,真元所钟,故曰河车。虽禀后天之形,实得先天之气,超然非他金石草木之类可比。愚每用此得效,用之女人尤妙。盖本其所自出,各从其类也。若无子及多生女,月水不调,小产难产人服之,必主有子。危疾将绝者,一二服,可更活一二日。其补阴之功极重,百发百中。久服耳聪目明,须发乌黑,延年益寿,有夺造化之功,故名大造丸。用紫河车一具男用女胎,女用男胎,初生者,米泔洗净,新瓦焙干研末,或以淡酒蒸熟,捣晒研末,气力尤全,且无火毒,败龟版(年久者,童便浸三日,酥炙黄)二两(或以童便浸过,石上磨净,蒸熟晒研,尤妙),黄檗(去皮,盐酒浸,炒)一两半,杜仲(去皮,酥炙)一两半,牛膝(去苗,酒浸,晒)一两二钱,肥生地黄二两半(入砂仁六钱,白茯苓二两,绢袋盛,入瓦罐,酒煮七次,去茯苓、砂仁不用,杵地黄为膏,听用),天门冬(去心)、麦门冬(去心)、人参(去芦)各一两二钱,夏月加五味子七钱,各不犯铁器,为末,同地黄膏入酒,米糊丸如小豆大。每服八九十丸,空心盐汤下,冬月酒下。女人去龟板,加当归二两,以乳煮糊为丸。男子遗精,女子带下,并加牡蛎粉一两。○世医用阳药滋补,非徒无益,为害不小。盖邪火只能动欲,不能生物。龟板、黄檗,补阳补阴,为河车之佐;加以杜仲补肾强腰,牛膝益精壮骨;四味通为足少阴经药,古方加陈皮,名补肾丸也。生地黄凉血滋阴,得茯苓、砂仁同黄檗则走少阴,白飞霞以此四味为天一生水丸也。天、麦门冬能保肺气,不令火炎,使肺气下行生水;然其性有降无升,得人参则鼓动元气,有升有降,故同地黄为固本丸也。又麦门冬、人参、五味子三味,名生脉散,皆为肺经药。此方配合之意,大抵以金水二脏为生化之原,加河车以成大造之功故也。一人病弱,阳事大痿,服此二料,体貌顿异,连生四子。一妇年六十已衰惫,服此寿至九十犹强健。一人病后不能作声,服此气壮声出。一人病痿,足不任地者半年,服此后能远行(《诸证辨疑》)。

五劳七伤吐血虚瘦。用初生胞衣,长流水中洗去恶血,待清汁出乃止,以酒煮烂,捣如泥,入白茯神末,和丸梧子大。每米饮下百丸。忌铁器(《朱氏集验方》)。

久癫失志气虚血弱者。紫河车治净,烂煮食之(刘氏《经验方》)。

大小痫疾初生胎衣一具,长流水洗净,仍以水浸,春三、夏一、秋五、冬七日,焙干为末;羌活、天麻、防风各半两,白僵蚕、白附子各一两,南星二两,川乌一个,全蝎二十一个,为末,糊丸梧子大,朱砂为衣。每服五十丸,好酒下(《乾坤秘韫》)。

解诸蛊毒不拘草蛊、蛇蛊、蜣螂蛊,其状入咽刺痛欲死。取胞衣一具洗切,曝干为末,熟水调服一钱匕(《梅师方》)。

目赤生翳初生孩儿胞衣,曝干焙研细末。日日傅目眦中,愈乃止(《千金》)。

胞衣水《拾遗》

【修治】〔藏器曰〕此乃衣埋地下,七八年化为水,澄彻如冰。南方人以甘草、升麻和诸药,瓶盛埋之,三五年后掘出,取为药也。

【气味】辛,凉,无毒。

【主治】小儿丹毒,诸热毒,发寒热不歇,狂言妄语,头上无辜发竖,虚痞等证,天行热病,饮之立效

（藏器）。反胃久病，饮一钟当有虫出（时珍）。

初生脐带《拾遗》

【释名】命蒂（《《纲目》》）。〔时珍曰〕胎在母腹，脐连于胞，胎息随母。胎出母腹，脐带既剪，一点真元，属之命门丹田。脐干自落，如瓜脱蒂。故脐者，人之命蒂也。以其当心肾之中，前直神阙，后直命门，故谓之脐。脐之为言齐也。

【主治】烧末饮服，止疟（藏器）。解胎毒，傅脐疮（时珍）。

【附方】新三。

脐汁不干绵裹落下脐带，烧研一钱，入当归头末一钱，麝香一字，掺之（《全幼心鉴》）。

预解胎毒初生小儿十三日，以本身剪下脐带烧灰，以乳汁调服，可免痘患。或入朱砂少许（《保幼大全》）。

痘风赤眼初生小儿脐带血，乘热点之，妙（《海上方》）。

人势《纲目》

【释名】阴茎（《《纲目》》）。〔时珍曰〕人阴茎，非药物也。陶九成《辍耕录》载：杭州沈生犯奸事露，引刀自割其势，流血经月不合。或令寻所割势，捣粉酒服，不数日而愈。观此则下蚕室者，不可不知此法也。故附于此云。

【主治】下蚕室，创口不合（时珍）。

人胆《拾遗》

【气味】苦，凉，有毒。

【主治】鬼气，尸疰，伏连（藏器）。久疟，噎食，金疮（时珍）。

【发明】〔时珍曰〕北虏战场中，多取人胆汁傅金疮，云极效；但不可再用他药，必伤烂也。若先敷他药，即不可用此。此乃杀场救急之法，收胆干之亦可用，无害于理也。有等残忍武夫，杀人即取其胆和酒饮之，云令人勇；是虽军中谬术，君子不为也。

【附方】新三。

久疟连年、噎食不下用生人胆一个，盛糯米令满，入麝香少许，突上阴干。一半青者治疟，一半黑者治噎，并为末。每服十五粒，疟用陈皮汤下，噎用通草汤下（俱出《普济方》）。

鬼疟进退不定者。用人胆、朱砂、雄黄、麝香等分，为末，醋糊丸绿豆大。每绵裹一丸，纳鼻中即瘥，男左女右。一丸可治二人（《圣惠方》）。

人肉《拾遗》

【主治】瘵疾（藏器）。

【发明】〔时珍曰〕张杲《医说》言：唐开元中，明州人陈藏器著《本草拾遗》，载人肉疗羸瘵。自此闾阎有病此者，多相效割股。按陈氏之先，已有割股割肝者矣；而归咎陈氏，所以罪其笔之于书，而不立言以破惑也，《本草》可轻言哉？呜呼！身体发肤，受之父母，不敢毁伤。父母虽病笃，岂肯欲子孙残伤其支体，而自食其骨肉乎？此愚民之见也。按何孟春《余冬序录》云：江伯儿母病，割胁肉以进。不愈，祷于神，欲杀子以谢神。母愈，遂杀其三岁子。事闻太祖皇帝，怒其绝伦灭理，杖而配之。下礼部议曰：子之事亲，有病则拜托良医。至于呼天祷神，此恳切至情不容已者。若卧冰割股，事属后世。乃愚昧之徒，一时激发，务为诡异,以惊世骇俗,希求旌表,规避徭役。割股不已,至于割肝;割肝不已,至于杀子。违道伤生,莫此为甚。自今遇此,不在旌表之例。呜呼! 圣人立教,高出千古,韪哉如此。又陶九成《辍耕录》载:古今乱兵食人肉,谓之想肉,或谓之两脚羊。此乃盗贼之无人性者,不足诛矣。

木乃伊《纲目》

【集解】〔时珍曰〕按陶九成《辍耕录》云:天方国有人年七八十岁,愿舍身济众者,绝不饮食,惟澡身啖蜜,经月便溺皆蜜。既死,国人殓以石棺,仍满用蜜浸之,镌年月于棺,瘗之。俟百年后起封,则成蜜剂。遇人折伤肢体,服少许立愈。虽彼中亦不多得,亦谓之蜜人。陶氏所载如此,不知果有否? 姑附卷末,以俟博识。

方民《纲目》

〔李时珍曰〕人禀性于乾坤,而囿形于一气。横目二足,虽则皆同;而风土气习,自然不一。是故虱处头而黑,豕居辽而白。水食者腥,草食者膻。膏粱藜苋,肠胃天渊;絺褐罗纨,肌肤玉石。居养所移,其不能齐者,亦自然之势也。故五方九州,水土各异,其民生长,气息亦殊。乃集方民,附于部末,以备医诊云。东方:海滨傍水,鱼盐之地。其民食鱼而嗜咸,黑色疏理。其病多疮疡,其治宜砭石。○西方:陵居多风,水土刚强。其民不衣而褐荐,华食而肥脂。其病生于内,其治宜毒药。○北方:地高陵居,风寒冰冽。其民野处而乳食。其病脏寒生满,其治宜灸焫。○南方:地下,水土弱,雾露所聚。其民嗜酸而食胕，致理而赤色。其病多挛痹，其治宜微针。○中央：地平湿。其民食杂而不劳。其病多痿蹙，其治宜导引按跷（出《素问》）。

九州殊题，水泉各异；风声气习，刚柔不同。青州：其音角羽，其泉咸以酸，其气舒迟，其人声缓。○荆扬：其音角徵，其泉酸以苦，其气剽轻，其人声急。○梁州：其音商徵，其泉苦以辛，其气刚勇，其人声塞。○兖豫：其音宫徵，其泉甘以苦，其气平静，其人声端。○雍冀：其音商羽，其泉辛以咸，其气駃烈，其人声捷。○徐州：其音角宫，其泉酸以甘，其气悍劲，其人声雄（出《河图括地象》）。

坚土之人刚，弱土之人柔，墟土之人大，沙土之人细，息土之人美，耗土之人丑（出《孔子家语》）。

山林之民毛而瘦，得木气多也。川泽之民黑而津，得水气多也。丘陵之民团而长，得火气多也。坟衍之民皙而方，得金气多也。原隰之民丰而痹，得土气多也（出《宋太史集》）。

荆州一男二女，扬州二男五女，青州二男二女，兖州二男三女，幽州一男三女，并州二男三女，豫州二男三女，雍州三男二女，冀州五男三女（出《周礼》）。

土地生人，各以类应。故山气多男，泽气多女，水气多喑，风气多聋，林气多癃，木气多伛，石气多力，岸下气多尰，险阻气多瘿，谷气多痹，丘气多狂，广气多仁，陵气多贪，暑气多夭，寒气多寿，轻土多利，重土多迟，清水音小，浊水音大，湍水人轻，迟水人重,中土多圣贤（出《淮南子鸿烈解》）。

人傀 公回切。怪异也。〇《纲目》

〔李时珍曰〕太初之时,天地絪缊。一气生人,乃有男女。男女构精,乃自化生。如草木之始生子,一气而后有根及子,为种相继也。人之变化,有出常理之外者。亦司命之师所当知,博雅之士所当识。故撰为人傀,附之部末,以备多闻眚咎之征。

《易》曰:一阴一阳之谓道。男女构精,万物化生。乾道成男,坤道成女。此盖言男女生生之机,亦惟阴阳造化之良能焉耳。齐司徒褚澄言:血先至裹精则生男,精先至裹血则生女。阴阳均至,非男非女之身;精血散分,骈胎品胎之兆。《道藏经》言:月水止后一、三、五日成男,二、四、六日成女。东垣李杲言:血海始净一、二日成男,三、四、五日成女。《圣济经》言:因气而左动,阳资之则成男;因气而右动,阴资之则成女。丹溪朱震亨乃非褚氏而是东垣,主《圣济》左右之说而立论,归于子宫左右之系。诸说可谓悉矣。时珍窃谓褚氏未可非也,东垣未尽是也。盖褚氏以精血之先后言,《道藏》以日数之奇偶言,东垣以女血之盈亏言,《圣济》、丹溪以子宫之左右言,各执一见;会而观之,理自得矣。夫独男独女之胎,则可以日数论;而骈胎品胎之感,亦可以日数论乎?稽之诸史,载一产三子、四子者甚多。其子有半男半女,或男多女少,男少女多。《西樵野记》载国朝天顺时,扬州民家一产五男,皆育成。观此,则一、三、五日为男,二、四、六日为女之说,岂其然哉?焉有一日受男而二日复受女之理乎？此则褚氏、《圣济》、丹溪主精血子宫左右之论为有见，而《道藏》、东垣日数之论为可疑矣。王叔和《脉经》，以脉之左右浮沉，辨猥生之男女；高阳生《脉诀》，以脉之纵横逆顺，别骈品之胎形。恐亦臆度，非确见也。王冰《玄珠密语》言：人生三子，主太平；人生三女，国淫失政；人生十子，诸侯竞位；人生肉块，天下饥荒。此乃就人事而论，则气化所感，又别有所关也。夫乾为父，坤为母，常理也。而有五种非男，不可为父；五种非女，不可为母，何也？岂非男得阳气之亏，而女得阴气之塞耶？

　　五不女：螺、纹、鼓、角、脉也。螺者，牝窍内旋，有物如螺也。纹者，窍小，即实女也。鼓者，无窍如鼓也。角者，有物如角，古名阴挺是也。脉者，一生经水不调，及崩带之类是也）。五不男：天、犍、漏、怯、变也（天者，阳痿不用，古云天宦是也。犍者，阳势阉去，寺人是也。漏者，精寒不固，常自遗泄也。怯者，举而不强，或见敌不兴也。变者，体兼男女，俗名二形，《晋书》以为乱气所生，谓之人疴。其类有三：有值男即女、值女即男者，有半月阴、半月阳者，有可妻不可夫者。此皆具体而无用者也。

　　胎足十月而生，常理也；而有七月、八月生者，十二三月生者，十四五月生者。或云：气虚也。虞抟《医学正传》言，有十七八月至二十四五月而生；刘敬叔《异苑》言，太原温盘石母，孕三年乃生，岂亦气虚至于许久耶？今有孕七月而生子者，多可育；八月而生者，多难育。七变而八不变也。○《魏略》云：黄牛羌人，孕六月而生。○《博物志》云：獠人孕七月而生。○《晋书》云：符坚母，孕十二月生。刘撊母，孕十三月生。○《汉书》云：尧及昭帝，皆以十四月生。○《三十国春秋》云：刘聪母，孕十五月乃生。○《搜神记》云：黄帝母名附宝，孕二十五月而生帝。

　　胞门子脏为奇恒之府，所以为生人之户，常理也；而有自胁产、自额产、自背产、自髀产者，何也？岂子脏受气驳杂，而其系有不同，如《宋史》所记男阴生于脊，女阴生于头之类耶？《史记》云：陆终氏娶鬼方之女，孕而左胁出三人，右胁出三人。六人子孙，传国千年。天将兴之，必有尤物。如修巳背坼而生禹，简狄胸坼而生契也。○《魏志》云：黄初六年，魏郡太守孔羡表言：汝南屈雍妻王氏，以去年十月十二日生男儿，从右腋下、小腹上而出。其母自若，无他畏痛。今疮已愈，母子全安。○《异苑》云：晋时，魏兴李宣妻樊氏，义熙中怀孕不生，而额上有疮。儿从疮出，长为军将，名胡儿。○又云：晋时，常山赵宣母，妊身如常，而髀上作痒，搔之成疮。儿从疮出，母子平安。○《野史》云：莆田尉舍之左，有市人妻生男，从股髀间出。疮合，母子无恙。可证屈雍之事。浮屠氏言释迦生于摩耶之右胁，亦此理也。○《嵩山记》云：阳翟有妇人，妊三十月乃生子。从母背上出，五岁便入山学道。○《琅琊漫钞》云：我朝成化中，宿州一妇孕，胁肿如痈。及期儿从痈出，疮痏随合。其子名佛记儿。○〔时珍曰〕我明隆庆五年二月，唐山县民妇有孕，左胁肿起。儿从胁生，俱无恙。

　　阳生阴长，孤阳不生，独阴不长，常理也；而有思士不妻而感，思女不夫而孕，妇女生须，丈夫出湩，男子产儿者，何也？岂其气脉时有变易，如女国自孕，雄鸡生卵之类耶？《史记》云：姜源见巨人迹履之而生弃,有娀氏吞玄鸟卵而生契。皆不夫而孕也。○《宣政录》云:宋宣和初,朱节妻年四十一,夕颔痒,至明须长尺余。○《草木子》云:元至正间,京师一达妇,髭须长尺余也。○谢承《后汉书》云:济阳李元,全家疫死,只一孙初生数旬。苍头李善自哺乳之,乳为生湩。○《唐书》云:元德秀兄子襁褓丧亲,德秀自乳之,数日乳中湩流,能食乃止。○《宋史》云:宣和六年,都城有卖青果男子,孕而生子,蓐母不能收,易七人,始免而逃去。○《西樵野记》云:明嘉靖乙酉,横泾佣农孔方,忽患膨胀,愦愦几数月,自胁产一肉块。剖视之,一儿肢体毛发悉具也。

男生而覆,女生而仰,溺水亦然,阴阳秉赋,一定不移,常理也;而有男化女、女化男者,何也?岂乖气致妖,而变乱反常耶?《京房易占》云:男化为女,宫刑滥也。女化为男,妇政行也。《春秋潜潭巴》云:男化女,贤人去位。女化男,贱人为王。此虽以人事言,而其脏腑经络变易之微,不可测也。《汉书》云:哀帝建平中,豫章男子化为女子,嫁人生一子。○《续汉书》云:献帝建安二十年,越嶲男子化为女子。〔李时珍曰〕我朝隆庆二年,山西御史宋纁疏言:静乐县民李良雨,娶妻张氏已四载矣,后因贫出其妻,自佣于人。隆庆元年正月,偶得腹痛,时作时止。二年二月初九日,大痛不止。至四月内,肾囊不觉退缩入腹,变为女人阴户。次月经水亦行,始换女妆,时年二十八矣。○洪范《五行传》云:魏襄王十三年,有女子化为丈夫。○《晋书》云:惠帝元康中,安丰女子周世宁,以渐化为男子,至十七八而性气成。○又孝武皇帝宁康初,南郡女子唐氏,渐化为丈夫。○《南史》云:刘宋文帝元嘉二年,燕有女子化为男。○《唐书》云:僖宗光启二年春,凤翔郿县女子朱龀,化为丈夫,旬日而死。

人异于物，常理也；而有人化物、物化人者，何也？岂人亦太虚中一物，并囿于气交，得其灵则物化人，失其灵则人化物耶？抑谭子所谓至淫者化为妇人，至暴者化为猛虎，心之所变，不得不变；孔子所谓物老则群精附之，为五酉之怪者邪？谭子《化书》云：老枫化为羽人，自无情而之有情也。贤妇化为贞石，自有情而之无情也。○《世说》：武昌贞妇，望夫化而为石。○《宋史》云：昆山石工采石，陷入石穴，三年掘出犹活，见风遂化为石。○《幽冥录》云：阳羡小吏吴龛，于溪中拾一五色浮石，归置床头，至夜化为女子。○《左传》云：尧殛鲧于羽山，其神化为黄熊，入于渊。黄熊，龙类也。○《续汉书》云：灵帝时，江夏黄氏母，浴水化为鼋，入于渊。○《搜神记》云：魏文帝黄初中，清河宋士宗母，浴于室，化为鳖，入于水，时复还家。○《异苑》云：宋文帝元嘉中，高平黄秀，入山经日，遂化为熊。○《淮南子》云：牛哀病七日，化而为虎，搏杀其兄。○《郡国志》云：藤州夷人，往往化貏。貏，小虎也，有五指。○《博物志》云：江汉有貏人，能化为虎。○《唐书》云：武后时，郴州左史，因病化虎，擒之乃止，而虎毛生矣。○又宪宗元和二年，商州役夫，将化为虎，众以水沃之，乃不果。○顾微《广州记》云：浈阳县俚民，一儿年十五六，牧牛。牛忽舐儿甚快，舐处悉白。俄而病死，杀牛以供客。食此牛者，男女二十余人，悉化为虎。○《隋书》云：文帝七年，相州一桑门，化为蛇，绕树自抽，长二丈许。○《抱朴子》云：狐、狼、猴、玃，满三百岁，皆能变人。

《参同契》云：燕雀不生凤，狐兔不字马，常理也；而有人产虫兽神鬼、怪形异物者，何也？岂其视听言动，触于邪思，随形感应而然耶？又有人生于

卵、生于马者，何也？岂有神异凭之，或因有所感遘
而然耶？《博物志》云：徐偃王之母，产卵弃之。孤独老母取覆
之，出一儿，后继徐国。○《异说》云：汉末有马生人，名曰马异。
及长，亡入胡地。人具四肢七窍，常理也；而荒裔之外，
有三首、比肩、飞头、垂尾之民。此虽边徼余气所
生，同于鸟兽，不可与吾同胞之民例论，然亦异矣。
《山海经》云：三首国，一身三首，在昆仑东。○《尔雅》云：北方
有比肩民，半体相合，迭食而迭望。○《南方异物志》云：岭南溪
峒中，有飞头蛮，项有赤痕。至夜以耳为翼，飞去食虫物，将晓复
还如故也。《搜神记》载吴将军朱桓一婢，头能夜飞，即此种也。
○《永昌志》云：西南徼外有濮人，生尾如龟，长三四寸，欲坐则
先穿地作孔。若误折之，便死也。

　　是故天地之造化无穷，人物之变化亦无穷。贾
谊赋所谓天地为炉兮造化为工，阴阳为炭兮万物为
铜。合散消息兮安有常则，千变万化兮未始有极。
忽然为人兮何足控抟，化为异物兮又何足患。此亦
言变化皆由于一气也。肤学之士，岂可恃一隅之见，
而概指古今六合无穷变化之事物为迂怪耶？

《本草纲目》五十二卷终

《本草纲目》附方名称笔画索引

一、收录全书各药物详细介绍中以【附方】〔附方〕形式出现的方剂。

二、附方名称右边的数字分别为该附方出现的册数、卷数和页码。如:"1/8/601"指治疗"一切丁肿"附方在第1册第8卷第601页。

三、附方名称按首字笔画顺序排序。笔画少的在前,笔画多的在后。首字笔画数相同,则按首字起笔笔形横(一)、竖(丨)、撇(丿)、点(丶)、折(一)排列;首字相同,则按第二字笔画数和笔形排列,以此类推。

一 画

一切丁肿	1/8/601	一切气痛	4/34/2520
	2/16/1430	一切反胃	5/51/3521
	4/35/2615	一切风气	2/15/1273
一切下血	3/24/1938	一切风邪	2/14/1072
一切下痢	2/14/1085	一切风证	3/17/1526
一切口疮	5/48/3293	一切风毒	2/15/1272
一切牙痛	2/14/1088	一切风疮	5/44/3124
	3/28/2205	一切风疾	2/15/1268
一切气块	5/52/3664		4/36/2728
一切气疾	2/14/1131	一切风疹	2/11/807
	4/35/2626		2/16/1402

二　画

三　画

下痢红白	5/50/3413	下痢鲜血	5/51/3536
下痢赤白	2/16/1337	下痢噤口	2/16/1438
	3/18/1673		4/33/2441
	3/25/1982		4/35/2618
	4/33/2455		4/36/2754
	4/33/2462		5/48/3285
	5/48/3303	下瘀血汤	4/41/2976
下痢里急	4/43/3044	寸白虫	4/31/2358
下痢肛痛	2/11/787		4/32/2409
下痢转白	4/35/2626	寸白虫病	1/8/571
下痢咽肿	2/12/959		4/31/2366
下痢咳逆	3/17/1516	寸白诸虫	3/17/1462
下痢虚寒	2/11/832	寸白蛔虫	1/8/576
下痢脱肛	1/8/598		4/30/2299
	4/30/2336		4/39/2868
	4/30/2336	丈夫阴疮	3/27/2116
	4/39/2885	丈夫阴痿	4/39/2899
下痢禁口	2/12/884	丈夫疝气	4/35/2591
	3/22/1892	丈夫脚冷	3/25/2003
	3/26/2048	大人口疮	1/8/584
	3/26/2072	大人风涎	4/40/2933
	3/27/2155	大人阴痿	5/44/3090
下痢腹痛	2/13/973	大人喉风	4/37/2801
	2/13/1014	大人羸瘦	2/12/864
	5/50/3422	大小口疮	4/35/2623
	5/50/3433		4/43/3055

小儿急疳疮	4/43/3059		5/50/3397
小儿急惊	1/9/652		5/50/3486
	2/10/760	小儿眉癣	2/15/1232
	4/42/3005	小儿盐哮	3/22/1866
	4/42/3012	小儿盐齁	5/51/3621
	5/46/3236	小儿热丹	1/7/515
小儿疣目	5/48/3294		2/16/1409
	5/52/3678	小儿热疖	1/7/530
小儿疥癣	2/14/1068		1/7/534
	4/34/2525	小儿热泻	4/35/2559
小儿烂疮	2/15/1200	小儿热哕	5/50/3457
	4/29/2244	小儿热疮	3/18/1715
	5/50/3468	小儿热疳	4/40/2939
小儿洞痢	4/30/2277	小儿热病	2/16/1319
	4/34/2475		3/18/1646
小儿涎喘	1/9/649	小儿热惊	5/50/3502
小儿客忤	1/8/587	小儿热痢	3/28/2188
	2/12/895	小儿热痛	4/37/2799
	2/13/1034	小儿热渴	3/18/1653
	4/38/2821		4/33/2447
	4/41/2973	小儿热嗽	2/12/863
	5/50/3416	小儿恶疮	4/35/2613
	5/50/3477	小儿唇肿	4/36/2676
	5/50/3485	小儿唇疮	5/48/3298
	5/52/3648	小儿唇紧	3/26/2059
小儿眉疮	3/22/1877		4/41/2948

	5/52/3660		4/43/3036
小儿破伤	2/15/1224		5/44/3149
小儿紧唇	2/16/1340	小儿脐烂	4/29/2230
	3/27/2121	小儿脐湿	2/14/1058
	4/34/2479	小儿脑热	2/14/1063
	4/43/3068		3/17/1451
	5/52/3653	小儿脑疳	5/44/3112
小儿哮疾	5/46/3238	小儿脓疮	4/35/2561
小儿哭疰	5/52/3653	小儿疳水	3/17/1473
小儿积痢	1/7/542	小儿疳气	2/11/848
小儿秘结	4/37/2787	小儿疳劳	5/45/3187
小儿秘涩	4/36/2695	小儿疳泄	4/42/2991
小儿脐风	2/15/1197	小儿疳泻	1/9/688
	3/26/2049		2/13/979
	4/39/2890		3/18/1690
	4/40/2932	小儿疳疮	1/8/576
	4/43/3049		2/10/742
小儿脐肿	2/11/844		2/15/1200
	2/14/1166		3/22/1872
	5/50/3397		4/29/2256
小儿脐疮	1/7/534		5/50/3397
	3/27/2125		5/50/3442
	4/35/2560	小儿疳热	2/13/972
	4/38/2844		2/13/978
	4/41/2948	小儿疳积	4/42/2991
	4/42/2992	小儿疳疾	3/18/1615

1/7/544		3/28/2179
1/8/571		4/35/2654
1/9/665		4/35/2656
1/9/682		4/36/2700
2/11/787		4/38/2844
2/11/792		4/39/2888
2/11/806		4/41/2969
2/12/870		4/41/2973
2/13/1014		4/42/3012
2/15/1254		4/42/3016
2/15/1263		4/43/3056
2/15/1269		5/46/3227
2/16/1335		5/46/3235
2/16/1337		5/48/3306
2/16/1384		5/50/3395
2/16/1433		5/50/3410
3/17/1475		5/51/3530
3/17/1486		5/51/3606
3/18/1643	小便不禁	1/9/668
3/18/1649		1/9/690
3/22/1884		4/30/2297
3/23/1909		4/37/2780
3/26/2032		5/48/3292
3/26/2089		5/48/3295
3/27/2131		5/49/3363
3/27/2132		5/51/3561

风热牙肿	4/39/2866	风热汗出	1/8/623
风热牙痛	1/9/664	风热赤目	2/16/1368
	2/11/788	风热赤眼	2/11/795
	2/11/792		3/18/1629
	2/14/1072		4/36/2720
	2/14/1164		4/36/2721
	3/17/1451	风热肿毒	3/26/2052
	3/26/2054	风热毒气	5/50/3457
	3/27/2118	风热浮肿	2/15/1265
	4/33/2429	风热脱肛	1/8/595
	4/34/2481	风热惊狂	1/9/652
	4/35/2599	风热喉痛	2/11/839
	4/35/2612	风热喉痹	2/11/816
	4/39/2884		4/34/2543
风热丹毒	3/19/1771	风热腮肿	3/28/2191
风热心躁	1/9/672	风热瘰疬	1/8/628
风热目病	2/10/740	风热瘾疹	2/15/1266
风热目暗	2/16/1383		3/19/1771
	5/51/3604	风热臂痛	4/36/2680
风热头痛	2/14/1062	风蚛牙痛	5/48/3337
	2/14/1164	风秘气秘	3/26/2075
	2/14/1180	风疳虫牙	2/14/1087
	2/15/1189	风疳蚀疮	4/39/2894
	2/15/1290	风病耳鸣	2/11/788
	4/42/3013	风病麻木	3/22/1869
风热冲顶	4/35/2626	风病瘫缓	3/17/1507

风疽疮疥	3/24/1940	风痫发止	1/8/580
风疾恍惚	5/50/3445	风痫吐沫	1/8/571
风疾挛急	2/15/1204	风痫诸痰	4/35/2610
风疹入腹	3/26/2068	风痫喉风	4/33/2428
风疹作痒	4/36/2695	风痫痰迷	3/17/1536
风疹遍身	1/8/623	风湿走痛	3/17/1527
风疹瘙痒	1/7/516		5/50/3499
风袭项强	4/29/2249	风湿身疼	3/23/1926
风虚牙肿	4/35/2618	风湿身痛	3/26/2028
风虚头痛	4/29/2228	风湿冷痹	2/16/1401
风虚冷痹	1/8/626	风湿卧床	3/17/1565
风虚眩运	5/49/3379	风湿相搏	3/18/1701
风虚湿痹	5/50/3493	风湿挛痹	2/15/1271
风眼下泪	4/36/2678	风湿脚气	2/11/834
风眼赤烂	2/10/747		2/14/1176
	2/11/806	风湿脚痛	1/8/596
	4/39/2879	风湿痹木	3/17/1527
风眼肿痛	5/48/3307	风湿痹痛	3/17/1569
风眼烂弦	1/8/556		3/18/1736
	2/11/792	风湿痰病	4/35/2662
风蛀牙痛	3/28/2173	风湿膝痛	2/11/841
风痔肿痛	4/39/2894	风寒无汗	4/30/2328
风痒如虫	1/9/663	风寒牙痛	2/14/1096
风淫湿痹	4/40/2933	风寒头痛	2/13/1035
风厥癫痫	3/17/1518		3/17/1509
风痫	5/49/3381	风寒泄泻	2/15/1282

五　画

	1/9/654		4/36/2688
头上生疮	5/44/3149		4/39/2901
头上白秃	3/19/1753		5/48/3302
	4/32/2393		5/50/3426
	5/50/3432		5/50/3450
头上白屑	3/18/1685	头风头痛	3/17/1509
头上秃疮	4/29/2248		3/24/1937
	4/39/2874		4/36/2747
头上软疖	3/27/2151	头风作痛	2/16/1401
	4/42/2997		3/26/2054
	5/48/3306		4/30/2319
头上肥疮	4/29/2248		4/32/2405
头上疮癣	4/39/2868		4/36/2749
头上恶疮	3/19/1779	头风苦痛	3/26/2049
头上癞疮	4/36/2757	头风斧劈	3/17/1510
头风久痛	2/15/1198	头风面疮	2/15/1198
	3/17/1579	头风畏冷	3/22/1888
头风化痰	2/14/1062	头风热痛	1/7/530
头风风眼	3/22/1888		2/16/1366
头风白屑	2/14/1147		3/18/1685
	2/15/1268	头风眩运	2/14/1072
	2/16/1374	头风脑痛	2/11/800
	3/17/1498		3/18/1737
	3/19/1753	头风疼痛	2/16/1380
	3/21/1821		3/25/1968
	4/36/2682		4/36/2705

六　画

老人气闷	4/30/2304	老人虚弱	5/50/3446
老人气痢	1/9/689	老人虚痢	2/12/884
老人风热	1/9/673	老人常泻	2/12/921
老人风眩	5/50/3433	老人脚气	5/50/3403
老人风湿	2/15/1268		5/50/3407
老人风痹	3/22/1871	老人淋病	2/16/1383
老人风痰	3/17/1546	老人淋痛	3/24/1950
老人耳聋	2/10/726	老人遗尿	3/17/1529
	5/50/3403	老人喘嗽	4/30/2328
老人血淋	3/23/1912	老人腰痛	4/30/2283
老人冷秘	2/11/832	老人膈痞	5/50/3432
老人尿闭	4/42/3012	老人噎食	5/48/3285
老人肾硬	5/50/3439	老小口疮	1/9/646
老人泄泻	2/11/842	老小风疹	4/32/2408
	3/25/1980	老小风痰	2/10/746
老人面药	5/50/3414	老小火丹	2/13/985
老人胃弱	5/50/3446	老小白痢	2/15/1198
老人秘塞	2/12/870	老小尿床	4/38/2830
老人烦渴	3/25/1991	老小泄泻	4/32/2392
老人消渴	5/51/3562	老小咳嗽	2/13/1013
老人虚泄	3/17/1515	老小疢癖	2/14/1132
老人虚泻	2/14/1112	老小虚汗	2/12/921
老人虚损	2/10/726	老小脱肛	2/14/1134
老人虚秘	3/17/1550	老小滑泻	2/12/921
	4/34/2472	老小暴嗽	1/9/712
	5/50/3496	老少瘴痢	4/36/2687

伤寒热结	4/42/3012	自汗不止	2/12/921
伤寒热病	4/29/2261		2/13/996
伤寒衄血	1/9/681		2/14/1120
伤寒胸痛	4/36/2692		3/18/1669
伤寒烦渴	2/13/986		3/22/1893
	3/18/1645		3/22/1898
伤寒黄病	5/52/3648	自汗盗汗	4/39/2878
伤寒黄疸	2/15/1297	自缢垂死	3/26/2031
伤寒雪煎	2/15/1297	自缢将绝	4/35/2609
伤寒脱阳	3/26/2098	血上逆心	5/50/3464
伤寒厥逆	2/12/884	血气心痛	4/34/2532
伤寒遗毒	4/35/2560	血气攻心	2/16/1414
伤寒喘急	3/18/1702	血气刺痛	2/14/1132
伤寒痞满	3/17/1448		2/15/1239
	4/31/2364		5/48/3341
伤寒温疫	4/30/2271	血气胀满	2/15/1228
伤寒搐搦	2/15/1267	血气逆烦	5/51/3550
	5/46/3216	血气撮痛	5/50/3423
伤寒腹胀	2/12/894	血风反胃	2/14/1073
伤寒暴痢	3/25/1967	血风赤眼	5/44/3148
伤寒懊侬	3/25/1967	血风脑运	2/15/1273
伤寒谵语	1/7/527	血风湿疮	1/9/713
伤寒蜃疮	4/29/2237	血风臁疮	1/8/577
伤寒瘢出	5/50/3410		1/8/581
自死肉毒	4/35/2561		1/8/584
	5/52/3653		1/9/654

多年脾泄	4/32/2406	产后下痢	2/14/1166
多年痫病	5/49/3358		3/27/2121
多年障翳	2/10/762		4/29/2252
多年瘰疬	5/48/3335		4/35/2623
	5/51/3582		4/41/2951
多食易饥	3/24/1950		5/48/3310
壮人风痰	3/17/1538	产后口干	5/48/3302
壮年梦遗	4/37/2787	产后口渴	4/39/2856
壮阳益肾	5/50/3431	产后亡血	2/12/934
壮胃健脾	5/50/3432	产后无乳	3/26/2089
壮脾进食	3/25/1986	产后不语	2/11/839
交加丸	2/12/927		2/12/881
交接阴毒	5/50/3398	产后中风	2/13/1000
交接违礼	4/38/2817		2/13/1012
交接劳复	2/11/845		2/14/1058
交感丸方	4/37/2779		2/14/1165
交感丹	2/12/927		2/16/1319
	2/14/1130		3/17/1507
产门不闭	1/9/712		3/17/1581
产门生合	1/9/712		3/26/2050
产门虫疽	4/29/2229		4/37/2801
产血不下	1/7/541		5/48/3298
产后儿枕	1/9/709	产后中寒	2/12/920
产后下血	2/16/1328	产后水肿	2/14/1154
	3/19/1766	产后气逆	4/30/2307
	4/36/2675	产后气喘	4/30/2328

七　画

谷道赤痛	3/18/1599	肛门肿痛	1/5/495
谷道虫痛	4/29/2229		2/15/1254
肝风眼黑	2/12/895		3/27/2124
肝火为痛	2/13/971	肛门酒痔	3/28/2191
肝伤目暗	3/18/1599	肛门脱出	3/26/2089
肝劳生虫	4/32/2409	肛门痔痛	3/18/1616
肝热目赤	5/46/3234	肛门鼠痔	4/40/2927
	5/50/3401	肠内生痈	5/48/3295
肝热生翳	2/13/984	肠风下虫	5/44/3126
	4/36/2686	肠风下血	2/10/730
肝虚下泪	4/36/2737		2/10/777
肝虚目赤	5/50/3440		2/11/832
肝虚目泪	4/34/2479		2/11/847
肝虚目暗	3/24/1940		2/12/929
	5/46/3212		2/14/1073
	5/48/3291		2/14/1086
	5/50/3423		2/15/1263
肝虚目翳	5/46/3214		2/16/1318
肝虚转筋	2/11/786		3/17/1479
	2/16/1414		3/18/1620
肝虚雀目	4/39/2859		3/18/1643
肝虚睛痛	2/14/1134		3/19/1753
肚皮青黑	2/15/1258		3/26/2072
肛门凸出	1/7/519		3/26/2089
	5/51/3520		3/28/2172
肛门生疮	4/39/2857		3/28/2174

九　画

浊遗带下	4/37/2780	浑身燎泡	2/14/1123
洞注下痢	5/50/3446		2/14/1126
洗目令明	4/36/2683	宣吐风痰	3/26/2074
洗头风痛	3/18/1707		5/44/3155
洗头去风	4/35/2620	室女白带	2/12/932
洗头明目	4/35/2574		5/51/3556
洗青盲眼	4/36/2681	室女经闭	1/8/573
洗面去黚	4/35/2620		2/14/1057
活血明目	3/27/2145		4/34/2535
涎积癥块	3/17/1476		5/51/3620
染乌须发	4/39/2882	穿掌肿毒	4/36/2679
	4/39/2884	客忤中恶	1/7/540
染乌髭发	3/21/1821		1/8/580
染白须发	1/8/576	客忤夜啼	4/38/2833
	1/8/596	客忤卒死	1/9/639
染发乌须	1/9/712	扁鹊三豆饮	3/24/1950
染发令乌	3/24/1940	祛风益颜	4/34/2528
染发令黑	3/22/1889	神仙服饵	4/34/2474
染须方	4/42/3018	神曲酒	3/25/2007
染须发	4/30/2331	神注丹方	1/9/638
染黑须发	4/35/2651	误吞水蛭	2/16/1409
济阴返魂丹	2/15/1219		3/17/1498
浑身水肿	2/16/1401		5/50/3422
浑身虱出	3/25/1997		5/50/3458
浑身骨痛	4/38/2826	误吞竹木	1/8/602
浑身疥癞	3/27/2134	误吞针钉	5/50/3396

蚤虱入耳	3/19/1761	结核气	3/17/1583
结气咳逆	4/30/2271		3/26/2093
结阴下血	2/12/949	结痰不出	3/17/1548
	3/17/1529	绕指毒疮	5/46/3236
	4/35/2647	绞肠沙痛	2/14/1156
结阴便血	1/9/662		3/22/1889
	2/15/1236		5/52/3664

十　画

蚕沙酒	3/25/2008	损疮中风	4/32/2388
蚕咬成疮	5/51/3579	热水肿疾	4/36/2700
顽痰不化	2/10/743	热气结滞	3/26/2089
顽癣不愈	2/11/833	热气湿痹	5/45/3172
振悸不眠	4/36/2704	热风瘫痪	2/13/1000
盐驹痰喘	4/35/2657	热攻心烦	2/15/1267
损目生瘀	2/11/822	热劳如燎	4/36/2738
损目破睛	5/50/3466	热疖肿毒	3/26/2054
损动胎气	2/14/1063	热拥咽痛	2/14/1103
损伤血出	3/18/1713	热疟不止	3/27/2145
损伤青肿	5/50/3432	热疟不寒	4/43/3044
损伤接骨	1/9/694	热油火灼	2/12/952
	5/48/3343	热油灼伤	4/34/2476
	5/50/3464	热油烧痛	4/39/2857
损伤腰痛	3/28/2185	热泻下痢	4/39/2878
损伤瘀血	5/50/3476	热毒下血	3/18/1654
损伤瘀肿	2/14/1154		3/20/1794

破伤风疮	3/17/1537	贼风口偏	4/32/2404
	5/48/3328	贼风肿痹	3/17/1578
破伤风病	1/5/483	钱氏捻头散	3/25/1981
	2/12/910	铁刺诸哽	3/18/1678
	2/13/972	积年干癣	3/17/1459
	3/17/1526	积年下血	3/25/1982
	3/18/1694		5/51/3541
	3/22/1879	积年气块	2/11/820
	4/35/2649	积年心痛	3/26/2043
	4/41/2958	积年失明	2/16/1366
	4/41/2959	积年肠风	4/38/2822
	4/42/2993	积年齿䘌	1/8/604
	4/42/2995	积年泻血	5/52/3656
	5/51/3615	积年咳嗽	5/45/3197
破伤风湿	4/39/2860	积年骨疽	5/44/3089
破伤风搐	5/44/3160	积年疥疮	4/35/2613
破伤出血	2/15/1305	积年疥癞	3/17/1458
破伤血出	3/18/1669	积年恶疮	2/15/1269
破伤湿气	5/46/3203	积年诸疮	4/40/2927
破决痈疖	5/48/3328	积年癣疮	4/40/2917
逐月洗眼	2/11/807	积冷疢癖	3/17/1479
紧唇面疱	3/27/2125	积热下血	2/13/975
紧唇裂痛	4/41/2969	积热下痢	2/13/991
哮呷有声	2/10/730	积热吐血	3/21/1829
哮喘痰嗽	4/30/2324	积热泻痢	3/28/2186
鸭头丸	5/47/3262	积热消渴	3/28/2183

痈疽痔漏	4/36/2706		4/39/2894
	4/41/2948	益元散	1/9/681
痈疽燉痛	3/18/1722	益气固精	2/12/916
痈疽寒颤	4/34/2530	益母膏	2/15/1220
痈疽瘀肉	1/9/713	益助阳气	5/48/3288
疬癣不瘥	2/14/1125	烦闷不眠	4/29/2261
疬癣气块	2/14/1125	烦渴不止	3/22/1894
	5/45/3186	烦躁热渴	3/18/1653
疬癣如石	3/17/1455	烧香治痨	2/12/947
疬癣鬼气	1/8/608	烧烟去蚊	3/19/1772
疬癣癥块	2/11/820	烧酒醉死	1/5/483
疬癣癥积	5/45/3184		3/25/1972
离魂异病	1/9/639	烟熏虫牙	3/26/2025
离魂异疾	2/12/881	烟熏欲死	3/26/2073
凉膈驱积	2/11/806	酒风汗出	3/19/1749
羞明怕日	5/46/3213	酒肉过多	2/11/786
拳毛倒睫	1/7/547	酒后咳嗽	4/39/2892
	1/9/695	酒多致病	4/35/2635
	2/10/772	酒肿虚肿	2/14/1132
粉刺黑斑	2/15/1222	酒毒下血	4/34/2474
粉滓面黯	1/8/623		4/35/2597
	1/9/687		4/36/2700
	2/13/1019	酒毒目盲	2/12/885
	3/19/1772	酒毒生疽	2/12/885
	4/29/2231	酒毒便血	3/25/1985
	4/35/2615	酒食诸毒	3/24/1939

诸风血风	3/17/1508	诸鱼骨哽	3/26/2040
诸风诸痫	4/33/2428	诸鱼骨鲠	4/39/2857
诸风痫疾	3/17/1508		5/44/3091
诸风湿痹	3/24/1942	诸疟久疟	3/22/1879
诸风痰饮	3/17/1497	诸疟烦热	4/42/3012
诸风瘫痪	3/20/1810	诸疟寒热	2/14/1156
诸丹热毒	2/10/731		5/52/3685
诸心气痛	2/11/843	诸毒虫伤	2/16/1410
诸心腹痛	2/11/816	诸毒卒恶	5/52/3661
诸失血病	2/14/1175	诸毒鼠瘘	2/12/947
诸鸟肉毒	3/24/1960	诸骨哽咽	2/14/1074
诸虫入耳	3/25/1997		2/15/1278
	4/29/2250		3/18/1690
	4/38/2830		3/18/1695
	4/38/2842		4/36/2677
	5/48/3289		5/50/3422
诸虫心痛	5/44/3126	诸疮久坏	4/29/2262
诸虫在脏	4/31/2366	诸疮久溃	3/28/2194
诸虫咬伤	3/22/1860	诸疮不合	4/34/2525
诸虫蛇伤	2/15/1201	诸疮不敛	3/18/1679
诸劳久嗽	2/11/823	诸疮中风	4/32/2392
诸冷极病	2/15/1262	诸疮伤水	5/50/3480
诸果成积	5/51/3578	诸疮肿毒	2/15/1269
诸物哽咽	3/18/1678		2/16/1430
诸肿有脓	4/36/2706		5/44/3110
	4/43/3056	诸疮肿硬	4/42/2994

痔虫作痒	1/9/646		3/28/2180
痔如虫咬	3/18/1599		3/28/2184
痔疮	4/36/2722		4/30/2311
痔疮下血	5/51/3605		4/30/2317
痔疮风肿	3/22/1860		4/36/2695
痔疮出血	3/20/1803		4/36/2752
	4/30/2336		4/36/2754
痔疮有虫	1/9/713		4/42/3017
	4/35/2600		4/43/3059
痔疮有核	5/47/3255		5/52/3666
痔疮如瓜	4/35/2634	痔疮热肿	2/10/747
痔疮作痛	3/26/2022	痔疮疼肿	2/13/979
痔疮初起	3/27/2124	痔疮疼痛	4/29/2262
	4/38/2823		4/42/3006
痔疮乳核	3/17/1574	痔疮漏疮	2/11/793
痔疮肿毒	5/51/3579	痔病秘结	2/13/975
痔疮肿痛	1/7/531	痔疾下血	2/15/1221
	1/8/573	痔瘘下血	3/27/2111
	2/14/1066	痔瘘出水	5/50/3461
	2/14/1073	痔瘘有虫	5/50/3420
	2/14/1120	痔瘘作痛	3/26/2033
	2/16/1399	痔瘘肿痛	3/18/1619
	3/18/1695		4/36/2688
	3/20/1801	痔漏	5/51/3592
	3/26/2058	痔漏下血	4/39/2898
	3/27/2140	痔漏出水	4/41/2963

惊风内钓	4/32/2400	惊愤邪僻	5/48/3281
惊风闷乱	4/42/3012	宿冷恶病	5/52/3664
惊风定搐	4/39/2887	屠苏酒	3/25/2003
惊风烦热	3/20/1797	堕水冻死	1/7/546
惊风痫疳	2/10/776	堕胎下血	2/10/730
惊风痫疾	1/8/573		2/14/1057
惊后瞳斜	2/12/885		2/15/1243
惊忤不语	1/9/639		4/35/2643
惊怖卒死	3/25/2002		4/41/2950
惊悸遗精	3/18/1723	堕胎血下	3/25/1969
惊悸善忘	1/8/626	堕胎血瘀	5/51/3558
惊痫中风	5/50/3413	堕胎血溢	1/7/539
惊痫发热	1/8/595	堕胎腹痛	5/51/3550
	2/12/952	隐疹入腹	2/16/1383
	2/16/1407	颈项强硬	3/24/1937
惊痫嚼舌	5/50/3502	颈项瘰疬	4/41/2969

十二画

琥珀散	4/37/2784	揩牙乌须	3/22/1864
斑龙丸	5/51/3555		4/35/2612
斑龙宴	5/51/3565		4/39/2884
斑豆厥逆	3/26/2085		5/44/3110
斑疮入目	2/10/740	揩牙乌髭	1/8/570
斑疮入眼	3/21/1829		5/44/3130
斑疹不快	3/18/1708	揩齿乌须	4/30/2329
斑痘不快	4/34/2530	揩齿固牙	4/34/2479

痘疹入目	2/12/942	痫黄如金	2/15/1204
痘疹不收	5/51/3530	痛风走注	3/17/1569
痘疹不快	4/30/2284	颏下结核	4/40/2926
痘疹目翳	5/46/3237	粪后下血	2/15/1198
痘疹生翳	1/8/581		2/15/1236
痘疹作痒	4/39/2856		2/16/1374
痘疹险证	2/12/885		3/18/1634
痘疹烦热	5/52/3667		4/39/2879
痘痂不落	5/50/3437	粪前有血	4/30/2297
痘靥发搐	4/29/2252	湿气中满	3/18/1628
痞气胸满	2/14/1126	湿气作痛	2/12/920
痞块心痛	5/50/3479	湿气身痛	2/12/930
痞块有积	4/34/2548	湿气脚软	3/17/1455
痞块疳积	5/50/3423	湿气腰痛	2/16/1384
痞证发热	3/17/1474	湿泻暑泻	2/12/921
痢下肠蛊	2/16/1325	湿毒胫疮	3/20/1800
痢及泻血	3/26/2089	湿毒臁疮	4/41/2954
	5/45/3173	湿疮脚肿	3/18/1614
痢血五色	4/30/2297	湿热牙疼	4/34/2551
痢后肠痛	3/26/2072		5/50/3448
痢后脱肛	1/9/689	湿热水病	2/13/972
痢疾禁口	3/18/1615	湿热气	3/26/2093
痢痔脱肛	2/13/975	湿热头痛	3/18/1630
痢频脱肛	4/35/2664	湿热发黄	3/26/2079
痤痱瘙痒	1/9/693	湿热泄痢	3/25/1987
痫后虚肿	2/12/904	湿热眩运	3/17/1451

寒疝绞痛	2/16/1319		5/50/3499
	5/48/3283	寒湿腰痛	2/16/1401
寒疝诸疾	2/15/1262	寒痰气喘	4/35/2662
寒疝滑泄	3/17/1512	寒痰咳嗽	3/25/2010
寒疝腹痛	2/12/952	寒痰齁喘	3/20/1800
	3/17/1512	寒嗽痰喘	4/30/2324
寒热疟疾	1/5/475	寒澼宿食	4/35/2661
	1/7/543	寐中盗汗	4/39/2877
	1/8/580	遍体癞疮	3/18/1718
	3/17/1514	遍身风疠	4/33/2455
	4/41/2966	遍身风疹	2/13/1009
寒热注病	1/5/484	遍身风痒	2/15/1204
寒热怪病	4/32/2408	遍身生疮	3/17/1530
寒热痁疾	2/10/754	遍身如金	4/33/2428
寒热痰嗽	3/26/2078	遍身赤丹	5/51/3550
寒厥心痛	3/17/1512	遍身肿满	2/14/1103
寒痢白色	3/22/1879	遍身浮肿	3/26/2073
寒痢青色	3/26/2084	遍身黄肿	3/18/1664
寒湿气痛	3/26/2049	遍身黄疸	2/15/1205
寒湿泄泻	3/25/2010	强中消渴	2/12/891
寒湿脚气	1/7/537	强筋补益	4/34/2478
	2/15/1260	疏导脚气	4/36/2695
	4/32/2392	缓疽肿痛	3/17/1464
	5/45/3186		

十三画

解下胎毒	3/22/1859	解芫青毒	4/34/2495
解五石毒	2/12/891	解金银毒	1/9/646
解中药毒	4/35/2662		3/26/2031
解中鸩毒	3/18/1654	解河豚毒	3/22/1862
解中酒毒	2/13/1025	解药箭毒	5/52/3661
解中诸毒	1/9/672		5/52/3676
解中蛊毒	2/14/1082	解砒石毒	2/14/1074
	3/18/1684		3/22/1862
	3/18/1698		3/22/1895
	3/26/2089		3/24/1952
	4/29/2251		4/35/2588
	4/35/2577	解砒霜毒	1/8/572
	4/35/2668		1/8/585
	4/36/2680	解轻粉毒	2/12/935
	5/50/3438		3/25/1993
解丹石毒	5/50/3392	解钟乳毒	5/50/3393
解乌头毒	1/7/519	解钩吻毒	2/12/891
	2/13/996		3/26/2033
解巴豆毒	3/24/1939	解鸩酒毒	3/24/1952
解白酒酸	5/46/3214	解莨菪毒	2/13/1006
解百毒气	4/36/2676	解桐油毒	4/30/2291
解百蛊毒	5/47/3263	解射罔毒	1/7/528
	5/48/3290		3/22/1873
解肉脯毒	3/26/2023	解狼毒毒	2/11/790
解防葵毒	2/16/1340		4/29/2231
解芫花毒	2/13/996	解烧酒毒	3/24/1952

十四画

十六画

	4/32/2399		3/24/1959
	4/33/2448		3/26/2043
	4/38/2821		3/26/2079
	4/39/2860		4/30/2277
	5/50/3470		4/34/2474
霍乱吐泄	3/17/1516		4/34/2475
	1/5/484		4/35/2612
	2/11/831		4/36/2679
	2/11/842		4/36/2700
	2/12/880		4/38/2817
	2/14/1144		4/38/2818
	3/22/1897		4/38/2825
	3/26/2060		4/38/2836
	4/30/2303		4/38/2838
	4/38/2826		4/38/2841
霍乱吐逆	1/9/656	霍乱胀痛	2/15/1286
霍乱呕甚	2/14/1094		3/19/1760
霍乱呕恶	2/12/880		3/24/1938
霍乱困笃	2/14/1180		3/26/2068
	5/52/3676	霍乱胀满	2/14/1175
霍乱转筋	1/5/491		3/26/2043
	1/8/589	霍乱洞下	2/15/1198
	1/9/640	霍乱烦闷	1/7/519
	2/11/786		2/12/880
	2/14/1085		2/15/1286
	2/16/1414		4/32/2420

癣疮延蔓	2/16/1366	灌顶油法	1/8/604
癣疮作痒	2/11/849	露痕便毒	3/19/1761
	2/15/1243	霹雳酒	3/25/2008
	3/20/1803	癫邪狂妄	5/48/3281
癣疮湿痒	4/36/2688	癫狂邪疾	3/17/1461
鳖瘕坚硬	2/16/1402	癫狂邪祟	4/39/2897
鳖癥疼痛	5/44/3154	癫痫风疾	3/19/1760
鬓边生疖	5/51/3584	癫痫心风	3/17/1474
黥刺雕青	5/50/3478	癫痫狂乱	1/9/639
癥积满腹	5/52/3664	癫痫诸风	2/15/1197
癥瘕积聚	1/9/662	癫痫瘈疭	1/9/667
癥瘕鼓胀	2/14/1125		5/49/3377
	5/50/3467	禳解疫气	3/27/2124

十九画及以上

撷扑欲死	1/7/517		3/22/1884
囊疮痛痒	4/32/2392		3/25/1970
齆鼻不通	3/26/2085		3/25/1997
	4/35/2612		4/30/2270
蠼螋尿疮	1/7/518		4/32/2419
	1/7/524		5/48/3295
	1/7/525		5/48/3303
	1/8/577		5/51/3536
	2/11/789		5/51/3559
	2/16/1359	蠼螋咬疮	3/17/1452
	2/16/1430	蠼螋恶疮	4/35/2600

《本草纲目》药物名称笔画索引

一、收录全书详细介绍的中药药物名称。

二、药物名称右边的数字分别为该药材出现的册数、卷数和页码。如："4/34/2507"指"丁香"位于第4册第34卷第2507页。

三、药物名称按首字笔画顺序排序。笔画少的在前,笔画多的在后。首字笔画数相同,则按首字起笔笔形横(一)、竖(丨)、撇(丿)、点(丶)、折(乛)排列;首字相同,则按第二字笔画数和笔形排列,以此类推。

二　画

二月上壬日土	1/7/520	人参	2/12/871
丁香	4/34/2507	人面子	4/33/2465
十二时虫	4/43/3049	人骨	5/52/3683
七仙草	3/21/1837	人胆	5/52/3690
人气	5/52/3681	人胞	5/52/3686
人肉	5/52/3691	人屎	5/52/3658
人血	5/52/3677	人傀	5/52/3694
人汗	5/52/3680	人魄	5/52/3682
人肝藤	3/18/1682	人精	5/52/3678
人尿	5/52/3662	九牛草	2/15/1215
人势	5/52/3690	九龙草	3/21/1846
人虱	4/40/2942	九仙子	3/18/1683

三　画

四　画

火珠	1/8/618	巴朱	3/21/1834
火鼠	5/51/3614	巴豆	4/35/2657
户限下土	1/7/521	巴戟天	2/12/935
孔公孽	1/9/702	巴棘	2/12/937
孔雀	5/49/3369	双头莲	3/21/1848
巴旦杏	4/29/2232	双头鹿	5/51/3571

五　画

玉	1/8/605	甘薯	3/27/2156
玉井水	1/5/486	甘藤	3/18/1730
玉火石	1/9/674	甘露	1/5/473
玉英	1/8/611	甘露蜜	1/5/474
玉柏	3/21/1826	甘露藤	3/18/1731
玉蜀黍	3/23/1909	艾	2/15/1194
玉簪	3/17/1562	艾火	1/6/505
巧妇鸟	5/48/3329	艾纳	3/21/1827
甘土	1/7/515	艾纳香	2/14/1142
甘松香	2/14/1086	古文钱	1/8/587
甘草	2/12/859	古厕木	4/37/2806
甘剑子	4/33/2464	古砖	1/7/537
甘家白药	3/18/1691	古度子	4/31/2376
甘锅	1/7/535	古冢中水	1/5/489
甘遂	3/17/1470	古榇板	4/37/2806
甘蓝	2/16/1411	古镜	1/8/585
甘蔗	4/33/2437	节气水	1/5/484
甘蕉	2/15/1288	节华	3/21/1832

六 画

七　画

八　画

九　画

十 画

铁铳	1/8/602	皋芦	4/32/2420
铁犁镵尖	1/8/604	息王藤	3/18/1741
铁葛	3/18/1655	徐长卿	2/13/1038
铁落	1/8/597	徐李	4/29/2223
铁椎柄	4/38/2833	徐黄	2/14/1068
铁锁	1/8/604	殷孽	1/9/703
铁锈	1/8/599	釜脐墨	1/7/540
铁精	1/8/598	豺	5/51/3596
铁镟	1/8/603	豹	5/51/3524
铁熱	1/8/600	鸥	5/49/3376
铅	1/8/568	鸥鹎	5/49/3378
铅丹	1/8/578	狸	5/51/3585
铅光石	2/11/853	狼	5/51/3597
铅霜	1/8/572	狼牙	3/17/1461
特生礜石	2/10/750	狼把草	2/16/1392
特蓬杀	2/11/825	狼尾草	3/23/1919
秫	3/23/1916	狼毒	3/17/1456
秧鸡	5/48/3317	狼跋子	3/18/1655
积雪草	2/14/1170	留军待	2/16/1438
秘恶	3/21/1835	鸳鸯	5/47/3266
透山根	3/17/1587	栾华	4/35/2621
透骨草	3/21/1846	栾荆	4/36/2749
倚待草	3/21/1837	浆水	1/5/493
倒挂藤	3/18/1708	高良姜	2/14/1092
俳蒲木	4/37/2807	郭公刺	3/21/1849
射干	3/17/1558	病人衣	4/38/2820

十一画

雀医草	3/21/1831	蚯蚓	4/42/3010
雀瓮	4/39/2888	蚯蚓泥	1/7/526
雀梅	3/21/1833	蛇舌	3/19/1755
雀翘	2/16/1411	蛇含	2/16/1388
常山	3/17/1489	蛇角	4/43/3078
常吏之生	3/21/1836	蛇床	2/14/1064
常春藤	3/18/1725	蛇鱼草	3/21/1847
眼泪	5/52/3681	蛇芮草	2/16/1420
悬石	2/11/801	蛇莓	3/18/1610
悬钩子	3/18/1608	蛇黄	2/10/775
野女	5/51/3639	蛇眼草	3/21/1847
野马	5/51/3539	蛇婆	4/43/3071
野芋	3/27/2152	蛇蜕	4/43/3054
野苎草	3/21/1848	蛏	5/46/3220
野菊	2/15/1189	唼腊虫	4/42/3028
野猪	5/51/3539	崖椒	4/32/2395
野猪尾	3/18/1742	崖棕	3/20/1808
曼陀罗花	3/17/1566	铜青	1/8/566
曼游藤	3/18/1741	铜矿石	1/8/566
啄木鸟	5/49/3356	铜弩牙	1/8/590
啮铁	5/51/3527	铜盆	1/8/591
蛆	4/40/2938	铜壶滴漏水	1/5/494
蚰蜒	4/42/3009	铜钴鉧	1/8/591
蚺蛇	4/43/3057	铜秤锤	1/8/591
蛊虫	4/42/3027	铜匙柄	1/8/591
蚱蝉	4/41/2956	铜鼓草	3/21/1847

十二画

蛱蝶	4/40/2909	鲂鱼	5/44/3112
蛔虫	4/42/3025	猩猩	5/51/3638
蛞蝓	4/42/3019	猬	5/51/3629
蛤蚧	4/43/3051	猾	5/51/3612
蛤蜊	5/46/3218	然石	1/9/709
蛴螬	4/41/2946	粪坑底泥	1/7/529
蛟龙	4/43/3039	粪蓝	3/21/1834
黑石华	2/11/852	道中热土	1/7/521
黑石脂	1/9/686	遂石	2/11/852
锁阳	2/12/911	遂阳木	4/37/2807
锅盖	4/38/2845	曾青	2/10/739
鹄	5/47/3258	鹈鹕	5/47/3251
鹅	5/47/3253	温汤	1/5/486
鹅抱	3/18/1681	温藤	3/18/1742
鹅项草	3/21/1847	滑石	1/9/678
黍	3/23/1904	溲疏	4/36/2740
鹈鹭	5/47/3249	寒号虫	5/48/3338
筋子根	3/21/1838	寒具	3/25/1980
皇蚕	4/41/2979	富家土	1/7/520
番木鳖	3/18/1616	犀	5/51/3531
番红花	2/15/1239	犀洛	3/21/1833
貂鼠	5/51/3625	粥	3/25/1976
腊雪	1/5/475	隔山消	3/21/1849
腜	3/21/1836	媚蝶	4/41/2981
腆颗虫	4/41/2981	缘桑蠃	4/42/3020

十三画

十四画

碙石	1/8/618	鮧鱼	5/44/3134
豨莶	2/15/1279	鲙残鱼	5/44/3119
蜚厉	4/42/3029	鮠鱼	5/44/3133
蜚虻	4/41/2983	鲚鱼	5/44/3102
蜚蠊	4/41/2977	鲛鱼	5/44/3143
翡翠	5/47/3275	鲟鱼	5/44/3132
雌黄	1/9/665	獐	5/51/3573
鹖鸡	5/48/3313	豪猪	5/51/3541
蜻蛉	4/40/2910	腐婢	3/24/1948
蜡梅	4/36/2758	韶子	4/31/2381
蝇	4/40/2940	粽	3/25/1980
蜘蛛	4/40/2922	弊帚	4/38/2846
蜘蛛香	2/14/1069	漆	4/35/2575
蝉花	4/41/2960	漆器	4/38/2839
鹗	5/49/3375	漏卢	2/15/1247
鹗龟	5/45/3180	漏篮子	3/17/1522
罴	5/51/3544	寡妇床头尘土	1/7/545
罂子桐	4/35/2587	蜜香	4/34/2506
罂子粟	3/23/1927	蜜栗子	1/9/695
鹘嘲	5/49/3364	蜜蜂	4/39/2860
锺馗	4/38/2831	蜜蜡	4/39/2857
锻灶灰	1/7/545	熊	5/51/3543
熏陆香	4/34/2526	鹜	5/47/3260
箸	4/38/2843	骡	5/50/3487
箬	2/15/1283	缩砂蓉	2/14/1101
箘桂	4/34/2495		

十五画

羵羊	5/50/3429	鲨鱼	5/44/3115
潦水	1/5/472	鹤	5/47/3245

十六画

髭须	5/52/3682	鹦鹋	5/49/3366
燕	5/48/3330	䴾齐	4/33/2443
燕齿	3/21/1833	鸴鸠	5/49/3352
燕脂	2/15/1240	鼍魔鼍	5/45/3176
燕蓐草	3/21/1830	貒	5/51/3594
薤	3/26/2036	雕	5/49/3374
蕨	3/19/1772	鲮鲤	4/43/3042
薯蓣	3/27/2152	鲳鱼	5/44/3106
薇	3/27/2143	鲵鱼	5/44/3137
薇衔	2/15/1223	鲻鱼	5/44/3097
薏苡	3/23/1923	鹩鸪	5/48/3314
蕹菜	3/27/2109	磨刀水	1/5/494
薄荷	2/14/1167	麋舌	3/19/1755
橹罟子	4/33/2464	凝水石	2/11/795
橼木	4/35/2654	糕	3/25/1979
橙	4/30/2310	鹙雉	5/48/3311
橘	4/30/2299	甑	4/38/2843
醍醐	5/50/3492	甑气水	1/5/494
醍醐菜	3/27/2148	燧火	1/6/503
醒醉草	3/21/1850	壁虱	4/40/2941
墼	4/37/2785	壁钱	4/40/2928
蕯菜	2/15/1222	缴脚布	4/38/2822

十七画

十八画